临床常见疾病中医药诊治

主 编　蔡国滢　隋康民　韩永强　仲　璨
　　　　高　云　方凌云　蔡宏瑜　赵艳玲

U0256489

中国海洋大学出版社
·青岛·

图书在版编目(CIP)数据

临床常见疾病中医药诊治/ 蔡国滏等主编. —青岛：
中国海洋大学出版社,2022.7

ISBN 978-7-5670-3213-2

Ⅰ.①临… Ⅱ.①蔡… Ⅲ.①常见病－中医治疗法

Ⅳ.①R242

中国版本图书馆 CIP 数据核字(2022)第 130267 号

出版发行	中国海洋大学出版社			
社　　址	青岛市香港东路 23 号	邮政编码	266071	
出 版 人	刘文菁			
网　　址	http://pub.ouc.edu.cn			
电子信箱	369839221@qq.com			
订购电话	0532—82032573(传真)			
策划编辑	韩玉堂			
责任编辑	韩玉堂	电　　话	0532—85902349	
印　　制	蓬莱利华印刷有限公司			
版　　次	2022 年 9 月第 1 版			
印　　次	2022 年 9 月第 1 次印刷			
成品尺寸	185 mm×260 mm			
印　　张	28			
字　　数	700 千			
印　　数	1～1000			
定　　价	169.00 元			

如发现印装质量问题,请致电 0535—5651533,由印刷厂负责调换。

《临床常见疾病中医药诊治》

前　言

　　中国医药学是一个伟大的宝库，为中华民族的繁荣昌盛、人民群众的身体健康立下了不朽功勋。近年来，中医事业蓬勃发展，医疗经验、科研成果层出不穷。为了不断总结临床经验，继承和发扬中医学术成就，我们在广泛参阅国内中医文献基础上，结合自身工作经验，精心编写成本书。

　　本书主要涉及临床常见病的中医诊疗方法，详细介绍其病因病机、辨证分型、治则治法、中医学的研究现状与发展趋势等，着重体现中医特色。在选择病种时，摒弃了面面俱到，精选了临床最常见的疾病种类，以达到浓缩精华、科学实用的目的。在编写过程中，全面总结了古今中医内科学家的学术思想和丰富经验，系统整理古今中医内科的文献和遗产，同时，努力反映现代中医内科的新发展、新成就。希望本书能为提高中医学术水平、发展中医事业做出贡献。

　　本书编写设置：主编蔡国滢编写了前言、第十章第二节、第十章第十五节、第十一章，共 41.47 千字；主编隋康民编写了第十章第一节、第十章第三节至第五节、第十章第七节至第九节、第十章第十一节，共 31.42 千字；主编韩永强编写了第三章第三节、第三章第十节、第三章第十二节至第十三节，共 21.38 千字；主编仲璨编写了第三章第一节至第二节、第三章第十一节、第三章第十四节，共 21.34 千字；主编高云编写了第三章第五节至第六节、第八章第七节，共 21.32 千字；主编方凌云编写了第十二章，共 21.29 千字；主编蔡宏瑜编写了第四章第一节至第八节，共 63.96 千字；主编赵艳玲编写了第三章第四节、第三章第九节、第三章第十五节、第五章、第六章第一节至第八节，共 63.57 千字；副主编张东臣编写了第三章第十九节至第二十一节，共 21.27 千字；副主编何本求编写了第四章第九节至第十二节，共 52.82 千字；副主编杨东云编写了第十章第十节、第十章第十二节至第十三节，共 11.74 千字；副主编郝雨莹编写了第二章第二节至第三节、第七章第六节至第八节，共 31.38 千字；副主编段祥爱编写了第一章第一节至第四节、第七章第一节至第五节、第九章第一节至第七节，共 60.48 千字；副主编苏雪丽编写了第二章第七节，共 5.87 千字；副主编李耀东编写了第六章第九节，共 5.75 千字；副主编张伟编写了第三章第七节至第八节，共 11.65 千字；副主编刘继明编写了第二章第四节至第六节、第三章第十七节、第九章第十节，共 31.34 千字；副主编苏娜编写了第八章第一节至第六节、第八章第八节至第十一节，共 54.27 千字；副主编张志刚编写了第三章第十八节，共 5.71 千字；副主编杨树一编写了第三章第十六节，共 5.64 千字；副主编逄承健编写了第三章第二十二节至第二十三节，共 5.54 千字；副主编张文华编写了第三章第二十四节至第二十六节，共 52.17 千字；副主编李小鹏编写了第九章第八节，共 5.46 千字；副主编杨静编写了第二章第一节、第十章第六节，共 5.43 千字；编委杨艳军编写了第一章第五节，共 3.37 千字；编委贾慧编写了第六章第十节，共 3.34 千字；编委张晓文编写了第十章第十四节，共 2.21 千字；编委丁正香编写了第九章第九节，共 2.15 千字。

　　本书在编写内容上，力求与实际工作思维接近，简明实用，便于读者掌握。由于编者水平有限，书中难免存在疏漏之处，敬请读者提出宝贵意见并给予指正。

编者

2022 年 7 月

目　录

第一章　呼吸系统疾病

第一节　肺脓肿

肺脓肿是由多种病因所引起的肺化脓性感染,伴有肺组织炎性坏死、脓腔形成。临床表现为高热、咳嗽和咳大量脓臭痰。其致病菌多为金黄色葡萄球菌、化脓性链球菌、革兰阴性杆菌和厌氧菌等。因感染途径不同,可分为吸入型、血源性和继发性3种。病程在3个月以内者,为急性肺脓肿;若病情未能控制、病程迁延至3个月以上者,则为慢性肺脓肿。

本病多发生于青壮年,男多于女。根据其证候特征,系属于中医"肺痈"范畴。

一、病因病理

外邪犯肺是肺脓肿形成的主要原因;而正气虚弱,或痰热素盛、嗜酒不节、恣食辛热厚味等,致使湿热内蕴,则是易使机体感邪发病的内在因素。

由于风热之邪袭肺,或风寒郁而化热,蕴结于肺,肺受邪热熏灼,清肃失司,气机壅滞,阻滞肺络,致使热结血瘀不化而成痈;继而热毒亢盛,血败肉腐而成脓;脓溃之后,则咳吐大量脓臭痰。若热毒之邪逐渐消退,则病情渐趋改善而愈;但若误治或治疗措施不力,迁延日久,热毒留恋不去,则必伤及气阴,形成正虚邪实的病理状态。

二、诊断

(一)临床表现

1.病史

往往有肺部感染或异物吸入病史。

2.症状

常骤起畏寒、发热等急性感染症状。初多见于咳或有少量黏液痰,约1周后出现大量脓性痰,留置后可分为三层,下层为脓块,中层为黏液,上层为泡沫,多有腥臭味;炎症累及壁层胸膜可引起胸痛,且与呼吸有关。病变范围大时可出现气促。有时还可见有不同程度的咯血。

3.体征

肺部体征与肺脓肿的大小和部位有关。初起时肺部可无阳性体征,或患侧可闻及湿啰音;病变继续发展,可出现肺实变体征,可闻及支气管呼吸音;肺脓腔增大时,可出现空瓮音;病变累及胸膜可闻及胸膜摩擦音或呈现胸腔积液体征。血源性肺脓肿大多无阳性体征。慢性肺脓肿常有杵状指(趾)。

(二)实验室检查

急性肺脓肿血白细胞总数达$(20\sim30)\times10^9/L$,中性粒细胞百分率在90%以上,核明显左移,常有中毒颗粒。慢性患者的血白细胞可稍升高或正常,红细胞和血红蛋白减少。血源性肺脓肿时,血培养可检出致病菌。

（三）特殊检查

1.X线检查

早期多呈大片浓密模糊浸润阴影，边缘不清，或为团片状浓密阴影，分布在一个或数个肺段。当肺组织坏死、肺脓肿形成，脓液经支气管排出后，则脓腔病灶内可出现空洞及液平，脓腔内壁光整或略有不规则。恢复期脓腔逐渐缩小、消失，最后仅残留纤维条索阴影。慢性肺脓肿脓腔壁增厚，内壁不规则，有时呈多发性，周围有纤维组织增生及邻近胸膜增厚，肺叶收缩，纵隔可向患侧移位。血源性肺脓肿，病灶分布在一侧或两侧，呈散在局限炎症，或边缘整齐的球形病灶，中央有小脓腔和气液平。炎症吸收后，亦可能有局灶性纤维化或小气囊后遗阴影。肺部CT则能更准确定位及区别肺脓肿和有气液平的局限性脓胸，发现体积较小的脓肿和葡萄球菌肺炎引起的肺气囊，并有助于做体位引流和外科手术治疗。

2.细菌学检查

痰涂片革兰染色，痰、胸腔积液和血培养，以及抗菌药物的敏感试验，有助于确定病原体和指导选择抗菌药物。

3.气管镜检查

气管镜检查有助于明确病因和病原学诊断，并可用于治疗。如有气道内异物，可取出异物使气道引流通畅。还可取痰液标本进行需氧和厌氧菌培养。经支气管镜对脓腔进行冲洗、吸引脓液、注入抗菌药物等，可以提高疗效与缩短病程。

三、鉴别诊断

（一）细菌性肺炎

早期肺脓肿与细菌性肺炎在症状和X线改变往往相似，有时甚难鉴别。一般而言，细菌性肺炎高热持续时间短，起病后2～3 d，多数患者咯铁锈色痰，痰量不多，且无臭味，经充分和有效的治疗后体温可于5～7 d内下降，病灶吸收也较迅速。

（二）空洞性肺结核

本病常有肺结核史，全身中毒症状不如肺脓肿严重，痰量也不如肺脓肿多，一般无臭味，且不分层。X线显示空洞周围炎症反应不明显，常有新旧病灶并存，同侧或对侧可有播散性病灶，痰检查可找到结核菌，抗结核药物治疗有效。

（三）支气管肺癌

本病多见于40岁以上，可出现刺激性咳嗽及痰血，多无高热，痰量较少，无臭味，病情经过缓慢，X线表现为空洞周围极少炎症，可呈分叶状，有细毛刺，洞壁厚薄不均，凹凸不平，少见液平，肺门淋巴结可肿大；血检白细胞总数正常，痰中可找到癌细胞。

四、并发症

本病的并发症有支气管扩张、支气管胸膜瘘、脓气胸、大咯血及脑脓肿等。

五、临证要点

肺脓肿系邪热郁肺，肺气壅滞，痰热瘀阻所致。初期为表邪不解，热毒渐盛，治疗宜在辛凉解表的基础上，酌情配合清热解毒类药以冀截断邪热传里。若热毒炽盛，痰瘀互结不化，酿成脓肿，甚而脓肿溃破，咳吐大量脓臭痰时，则须采用苦寒清解之品，佐以化痰祛瘀利络，以直折壅结肺经热瘀之邪;如肺移热于大肠,出现腑气不通,大便秘结,但正气未虚者,可予通腑泄热治之。至于肺脓肿后期或转变为慢性者,往往存在正气虚弱而余热未清的病理状况,此时应注意扶正,宜益气养阴以复其元,清热化痰以清余邪,切不可纯用补剂,以免助邪资寇,使之死灰复燃。

六、辨证施治

(一)邪热郁肺

主症:畏寒发热,咳嗽胸痛,咳而痛甚,咳痰黏稠,由少渐多,呼吸不利,口鼻干燥。舌苔薄黄,脉浮滑而数。

治法:疏风散热,清肺化瘀。

处方:银翘散加减。

银花30 g,连翘30 g,淡豆豉9 g,薄荷6 g(后下),甘草6 g,桔梗12 g,牛蒡子9 g,芦根30 g,荆芥穗6 g,竹叶9 g,败酱草30 g,鱼腥草30 g,黄芩12 g。

肺脓肿病初多表现为表热实证,与上呼吸道感染以及肺炎早期的症状颇相类似,往往甚难鉴别。在临床上,此时采用银翘散或桑菊饮以清热散邪至为合拍。但要注意,本病乃属大热大毒之证,不能按一般常法治疗。因此,在应用银翘散时,宜适当加入败酱草、鱼腥草、黄芩等清热解毒药物以增强消炎防痈的作用。邪热亢盛,极易伤阴耗液,方中芦根具有清热生津之功,用量宜重,以新鲜多汁者为佳,干者则少效;淡竹叶能清心除烦,也属必不可少之品。此外,如咳嗽较剧者,可加桑白皮、杏仁、枇杷叶、浙贝;胸痛明显者酌加广郁金、瓜蒌皮、丝瓜络;食欲较差者,加鸡内金、谷麦芽、神曲等以醒脾开胃。根据笔者经验,若痰量由少而转多,发热持续不退者,有形成脓肿之可能,应重用鱼腥草,以鲜者为佳,剂量可加至45～60 g;也可酌加丹皮、红藤,此乃治疗肠痈之要药,移用于治疗肺脓肿,颇有异曲同工之妙。

(二)热毒血瘀

主症:壮热不退,汗出烦躁,时有寒战,咳嗽气急,咳吐脓痰,气味腥臭,甚则吐大量脓痰如沫粥,或痰血相杂,胸胁作痛,转侧不利,口干舌燥。舌质红绛,舌苔黄腻,脉滑数。

治法:清热解毒,豁痰散结,化瘀排脓。

处方:千金苇茎汤合桔梗汤加减。

鲜芦根30～45 g,冬瓜仁15～30 g,鱼腥草30 g,桔梗15 g,甘草5 g,生苡仁30 g,桃仁10 g,黄芩15 g,黄连5 g,银花30 g,金荞麦30 g,败酱草30 g,桑白皮12 g。

肺脓肿发展至成脓破溃阶段,其实质乃为邪热鸱张、血败瘀阻所致。因而必须重用清热解毒药物,若热势燎原,病情重笃者,可每日用2剂,日服6次,待病情基本控制,肺部炎性病变明显消散,空洞内液平消失,才可减轻药量,否则病情易于反复。同时,为促使脓痰能尽快排出,桔梗一药非但必不可少,而且剂量宜大,可用至15～30 g,即使药后略有恶心等不良反应也无妨。此药开肺排脓化痰之力较强,为历代医家屡用屡验的治疗肺痈要药。但用时要注意的是,对于脓血相兼者,其用量以9～16 g为宜;脓少血多者,6 g已足矣;纯血无脓者则慎用或禁用,以免徒伤血络。

此外,对因热结腑实,大便秘结者,可加大黄、枳实以通里泄热;咳剧及胸痛难忍者,酌加杏仁、浙贝、前胡、广郁金、延胡索、川楝子以理气镇痛、化痰止咳;呼吸急促、喘不得卧者则加甜葶苈、红枣以泻肺平喘;高热神昏谵语者,加服安宫牛黄丸以开窍醒神;血量较多时常加三七及白及研末冲服。

值得一提的是,本方中所用的金荞麦一药,即蓼科植物之野荞麦,具有清热解毒、润肺补肾、活血化瘀、软坚散结、健脾止泻、收敛消食、祛风化湿等多种功效。据中国医科院药物研究所等单位的研究结果,认为本品系一种新抗感染药,有抗炎解热、抑制血小板聚集以及增强巨噬细胞吞噬功能等作用。它虽然不能直接杀菌,但可通过调节机体功能,提高免疫力,降低毛细血管通透性,减少炎性渗出,改善局部血液循环,加速组织再生和修复过程,从而达到良好的治疗效果。

(三)正虚邪恋

主症:身热渐退,咳嗽减轻,脓痰日少,神疲乏力,声怯气短,自汗盗汗,口渴咽干,胸闷心烦。舌质红,苔薄黄,脉细数无力。

治法:益气养阴,扶正祛邪。

处方:养阴清肺汤合黄芪生脉饮、桔梗杏仁煎加减。

黄芪15～30 g,麦冬12 g,太子参15～30 g,大生地15～30 g,玄参12 g,甘草6 g,浙贝9 g,丹皮12 g,杏仁9 g,桔梗9 g,百合12 g,银花30 g,金荞麦30 g,苡仁30 g。

肺脓肿在发展过程中最易耗气伤阴,尤其是在大量脓痰排出之后。此时邪势虽衰,但正虚渐明,亟须采用益气养阴之剂,临床常常选用养阴清肺汤合黄芪生脉饮等。以扶其正气,清其余热。用药时宜注意的是,补肺气不可过用甘温,以防助热伤阴;养肺阴则不可过用滋腻,以防碍胃困脾。

益气生津选用太子参或绞股蓝为宜,养阴则以玉竹、麦冬、百合、沙参为妥。但须指出,本病不宜补之过早,只有在热退、咳轻、痰少且有明显虚象时,方可适当进补。同时,在扶正之时,不可忘却酌用祛邪药物,故方中合用桔梗杏仁煎以及适当选用金荞麦、银花等清热解毒、宣肺化痰、利气止咳之品。只有这样,才能达到既防余热留恋,又可振奋正气的作用。另外,对于病后自汗、盗汗过多者,可加用炒白术、防风、浮小麦、稽豆衣以固表敛汗;如低热不退者,可加青蒿、地骨皮、炙鳖甲、银柴胡等以清虚热;脾虚纳呆、便溏、腹胀者,酌加炒白术、茯苓、扁豆、鸡内金、神曲、谷麦芽等开胃运脾类药,以生金保肺。

七、饮食调护

(1)进食前宜以淡盐水漱口,清洁口腔。

(2)宜食清淡蔬菜、豆类和新鲜水果,如菊花脑、茼蒿菜、鲜萝卜、黄豆、豆腐、橘子、枇杷、梨、核桃等;多吃薏苡仁粥,常饮芦根或茅根汤以助排脓;禁食一切辛辣刺激物品,如葱、胡椒、韭菜、大蒜及烟、酒;忌油腻荤腥食物,如黄鱼、虾子、螃蟹等。

(3)宜少吃多餐,可用下列食谱。

早餐:赤小豆粥、酱豆腐、煎鸡蛋。

加餐:牛奶、南瓜子。

午餐:米饭、猪肺萝卜汤、菊花脑炒鸡蛋。

加餐:薏苡仁粥、梨子。

晚餐:汤面(肉丝、青菜)。

(段祥爱)

第二节 肺间质纤维化

肺间质纤维化(PIF)是由已明或未明的致病因素通过直接损伤或有免疫系统介入引起的肺泡壁、肺间质的进行性炎症,最后导致肺间质纤维化。常见的已知病因为有害物质(有机粉尘、无机粉尘)吸入,细菌、病毒、支原体的肺部感染,致肺间质纤维化药物的应用,以及肺部的化学、放射性损伤等。未明病因则称为特发性间质性肺炎(IIPs),可分 6 种亚型,其中以特发性肺间质纤维化(IPF)为最常见。此外,还继发于其他疾病,常见的有结缔组织病、结节病、慢性左心衰竭等。

PIF 的临床表现均因病变累及肺泡间质而影响肺换气功能,故引起低氧血症的临床表现,有病因或有原发病的 PIF 应归属原发病中介绍,故本文仅介绍病因未明的 PIF 即 IIPs。

中医古籍中无本病病名,有关本病的认识,散见于肺痿、肺胀、上气、咳喘、胸痹、肺痨、虚劳等病证的记载中。

一、病因病理

肺为五脏六腑之华盖,肺气与大气相通,肺气通于鼻,在空气中的有机粉尘、无机粉尘(二氧化硅)、石棉、滑石、煤尘、锑、铝及霉草尘、蔗尘、棉尘、真菌、曲菌、烟雾、气溶胶、化学性气体及病毒、细菌等,经鼻咽部吸入肺中,肺为娇脏,受邪而致发病。如宋代孔平钟《孔氏谈苑》曰:"贾谷山采石人,末石伤肺,肺焦多死。"

气候急剧变化也是本病致病原因。节气应至而未至,干燥寒冷或闷热潮湿的气候变化常使人有"非时之感"或温疫之邪相染,经口鼻而入,首先犯肺而致病。

皮毛者,肺之合也,肺主皮毛。风、寒、燥、暑之邪常在肌表皮毛汗孔开泄,卫气不固之时侵袭人体。许多农药、除草剂等有毒物质经皮肤吸收入血液中,"肺朝百脉",直接损其肺脏而发病。

肺与其余四脏相关作用,心肝脾肾有病,或受邪时亦可损于肺而发病。如有毒农药、细胞毒性药物、免疫抑制剂、磺胺类、神经血管活性药物、部分抗生素可损伤脾之运化、肝之疏泄,致使化源不足,肺失所养而致病。其中一部分药物还可损及肾精、骨髓,使脾肾功能低下,引起骨髓造血低下,自身免疫功能异常,精血亏耗,使肺之功能异常而发病。

肾为先天之本,本病的发生与先天禀赋关系密切,已经观察到本病有家族遗传因素,具有同种白细胞抗原相对增多的特征。有人研究发现,组织与细胞毒性组织特异性抗体相结合,引起细胞和组织的损伤及免疫复合物的沉着,经各种炎细胞、肺泡巨噬细胞、T 淋巴细胞等免疫系统的介入,发生肺泡炎和纤维化的形成。而以上这些免疫异常的形成与个体素质、先天禀赋有着内在的密切关系。

本病病理主要有燥热、痰瘀、痰浊及津亏。

(一)燥热伤肺

多见于先天禀赋不足,肾气亏虚者。因吸入金石粉尘及有毒物质,常以其燥烈之毒性直接伤及肺脏本身,"金石燥血,消耗血液"(李木延)。除伤其阴津外,由于气道干燥,痰凝成块不易咳出而郁于内,生热生火。又因先天肾亏,阴津不能蒸腾自救,燥痰郁阻更伤于肺。故见干咳、喘急、低热、痰少、胸闷诸症,劳作时则更剧。

（二）气亏津伤

气根于肾主于肺，肾气亏虚而气无所根，燥热伤肺，肺气不足而气无所主。肺肾气虚而不能保津，阴津亏耗，精液枯竭又不能养气，气亏津伤而肺脏失养，纤维增生或缩小而成肺痿，或膨胀而为肺胀。肺肾皆虚，呼气无力，吸气不纳，故胸闷气急，呼吸浅促，口咽干燥，舌红苔少，脉细弱而数。

（三）痰瘀互结

肺气亏虚则血行无力，阴虚血少则血行涩滞，故气滞血瘀。肺肾亏虚，脾失肺之雾露、肾之蒸腾，输布津液上不能及肺，下不能与肾，津液停聚，燥邪瘀热，煎熬成痰，痰阻脉络，使瘀更甚，痰瘀互结，故唇舌色黯，手足发绀，痰涎壅盛而气息短促。

（四）痰浊内盛

久病脾肾亏虚，以致饮停痰凝，痰湿内聚，脉道受阻，肺气不达，不能"朝百脉"升清降浊，血气不能相合，脏腑失养，五脏衰竭，清气不得升，浊气不得降，故喘满、气急、发绀、烦躁，痰盛甚者，阳衰阴竭，痰浊内阻，清窍不明，气阴两衰，内闭外脱。

二、诊断

（一）临床表现

1.症状

IIPs 均为病因不明，以进行性呼吸困难，活动后加重为其临床特征。

急性型常有发热、干咳、起病后发展迅速的胸闷、气急，类似 ARDS 的病情，1～2 周即发生呼吸衰竭，1～2 个月可致死亡。

慢性型隐匿起病，胸闷、气短呈进行性加重，初期劳累时加重，后期则静息时亦然。病程常数年。当继发感染后则咳吐痰液、喘急、发热、或导致呼吸衰竭。

2.体征

呼吸急促、发绀、心率快，两肺底听及弥散性密集、高调、爆裂音或有杵状指。慢性型可并发肺心病，可有右心衰竭体征，颈静脉充盈，肝大、下肢水肿。

（二）辅助检查

1.肺活检

可采用纤维支气管镜进行肺活检。本病初期病变主要在肺泡壁，呈稀疏斑点状分布；增生期则肺组织变硬，病变相对广泛；晚期肺组织皱缩实变，可形成大囊泡。

2.胸部 X 线检查

早期可无异常，随病变进展肺野呈磨砂玻璃样，逐渐出现细网影和微小结节，以肺外带为多，病变重时则向中带、内带发展。且细网状发展为粗网状、索条状，甚至形成蜂窝肺，此期肺容积缩小，膈肌上升，可并有肺大疱。

3.肺功能检查

肺呈限制性通气功能障碍，肺活量下降，弥散功能减退，$P(A-a)O_2$ 增大，低氧血症，运动后加重，早期 $PaCO_2$ 正常或降低，晚期可增加。

4.血气检测

IIPs 主要表现为低氧血症，或并有呼吸性碱中毒，PaO_2、SaO_2 降低的程度和速度与病情严重程度呈正相关，可做为判断病情严重程度、疗效反映及预后的依据。

（三）临床诊断要点

1.临床表现

（1）发病年龄多在中年以上，男女比例约为 2：1，儿童罕见。

（2）起病隐袭，主要表现为干咳、进行性呼吸困难，活动后明显。

（3）本病少有肺外器官受累，但可出现全身症状，如疲倦、关节痛及体重下降等，发热少见。

（4）50％左右的患者出现杵状指（趾），多数患者双肺下部可闻及 Velcro 啰音。

（5）晚期出现发绀，偶可发生肺动脉高压、肺心病和右心功能不全等。

2.胸部 X 线片（高千伏摄片）

（1）常表现为网状或网状结节影伴肺容积减小。随着病情进展，可出现直径多在 3～15 mm大小的多发性囊状透光影（蜂窝肺）。

（2）病变分布：多为双侧弥散性，相对对称，单侧分布少见。病变多分布于基底部、周边部或胸膜下区。

（3）少数患者出现症状时，胸部 X 线片可无异常改变。

3.高分辨率 CT（HRCT）

（1）HRCT 扫描有助于评估肺周边部、膈肌部、纵隔和支气管、血管束周围的异常改变，对 IPF 的诊断有重要价值。

（2）可见次小叶细微结构改变，如线状、网状、磨玻璃状阴影。

（3）病变多见于中下肺野周边部，常表现为网状和蜂窝肺，亦可见新月形影、胸膜下线状影和极少量磨玻璃影。多数患者上述影像混合存在，在纤维化严重区域常有牵引性支气管和细支气管扩张，和/或胸膜下蜂窝肺样改变。

4.肺功能检查

（1）典型肺功能改变为限制性通气功能障碍，表现为肺总量（TLC）、功能残气量（FRC）和残气量（RV）下降。一秒钟用力呼气容积/用力肺活量（FEV_1/FVC）正常或增加。

（2）单次呼吸法一氧化碳弥散（DLCO）降低，即在通气功能和肺容积正常时，DLCO 也可降低。

（3）通气/血流比例失调，PaO_2、$PaCO_2$ 下降，肺泡、动脉血氧分压差（$P(A-a)O_2$）增大。

5.血液检查

（1）IPF 的血液检查结果缺乏特异性。

（2）可见红细胞沉降率增快，丙种球蛋白、乳酸脱氢酶（LDH）水平升高。

（3）出现某些抗体阳性或滴度增高，如抗核抗体（ANA）和类风湿因子（RF）等可呈弱阳性反应。

6.组织病理学改变

（1）开胸/胸腔镜肺活检的组织病理学呈寻常性间质性肺炎（UIP）改变。

（2）病变分布不均匀，以下肺为重，胸膜下、周边部小叶间隔周围的纤维化常见。

（3）低倍显微镜下呈"轻重不一，新老并存"的特点，即病变时相不均一，在广泛纤维化和蜂窝肺组织中常混杂炎性细胞浸润和肺泡间隔增厚等早期病变或正常肺组织。

（4）肺纤维化区主要由致密胶原组织和增生的成纤维细胞构成。成纤维细胞局灶性增生构成所谓的"成纤维细胞灶"。蜂窝肺部分由囊性纤维气腔构成，常常内衬以细支气管上皮。另外，在纤维化和蜂窝肺部位可见平滑肌细胞增生。

(5)排除其他已知原因间质性肺病(ILD)和其他类型的IIP。

三、鉴别诊断

(一)嗜酸性粒细胞性肺疾病(eosinophilic lung disease,ELD)

嗜酸性粒细胞性肺疾病包括单纯性、慢性、热带型、哮喘性或变应性支气管肺曲菌病、过敏性血管炎性肉芽肿、特发性嗜酸细胞增多综合征等类型,影响多为肺实质嗜酸细胞癌浸润,部分并有肺间质浸润征象,亦常为弥散性阴影故需鉴别,主要依据ELD的临床病情和周围血及支气管肺泡灌洗液(BAL)中嗜酸性粒细胞增加>10%。

(二)外源性过敏性肺泡炎(HP)

HP的影像亦为弥散性肺间质炎、纤维化征象,其和IIPs影像相似,不能区别,主要依据IIPs病因不明,HP则有过敏源(如鸟禽、农民肺等)接触,BAL中淋巴细胞增高(常至0.3～0.7),治疗需脱离过敏源接触,否则糖皮质激素(GC)不能阻止病情。

(三)郎格罕组织细胞增多症(LCH)

以往称为肺嗜酸细胞肉芽肿、组织细胞增多症,好发于中青年,累及肺者为LCH细胞浸润,发病过程可分为三期:细胞期(细胞浸润)、增生期(肺间质纤维化)、纤维化期(细支气管阻塞形成囊泡),肺影像呈弥散性,早期为小结节,继之纤维化和囊泡,胸片特征为常不侵犯肋膈角部位。其和IIPs的鉴别为LCH具有弥散性囊泡的特征。

(四)肺结节病

肺结节病可分为4期。Ⅰ期肺门、纵隔淋巴结肿大,Ⅱ期淋巴结肿大并间质性肺炎,Ⅲ期肺间质纤维化,Ⅳ期蜂窝肺。Ⅱ、Ⅲ、Ⅳ期时需和IIPs鉴别,常依据结节病有Ⅱ、Ⅲ、Ⅳ期相应的影像发展过程,有时需依据病理。

(五)结缔组织病

类风湿关节炎、进行性系统硬化症、皮肌炎和多发性肌病、干燥综合征等为全身性疾病,可伴有肺间质纤维化。可依据结缔组织病的临床表现如关节畸形、皮肤肌肉炎症、口腔干燥等病情和相应的自身免疫抗体相鉴别。

(六)药物性肺间质病

抗肿瘤化疗与免疫抑制剂如博莱霉素、氮芥类、白消安、环磷酰胺、甲氨蝶呤、巯基嘌呤、丝裂霉素、甲基苄肼等均可引起肺间质病变。苯妥英钠、异烟肼、肼屈嗪当引起不良反应时可伴有肺间质损害。胺碘酮、呋喃妥因、青霉胺等也可引起肺间质病变,可依据有关应用药物史做鉴别。

(七)尘肺

石棉肺是因吸入多量石棉粉尘引起广泛弥散性肺间质纤维化及胸膜增厚。痰内和肺组织中可查到石棉小体。矽肺是因吸入多量游离二氧化硅粉尘、煤尘引起,影响以结节性肺纤维化为特征。均有职业接触史为特点。

四、并发症

本病常因呼吸不畅引起阻塞性肺气肿和泡性肺气肿,甚至发生气胸。合并慢性感染时易形成阻塞性肺炎、支气管扩张、慢性肺化脓症。累及胸膜时常有胸膜增厚,随病情进展可导致肺心病。合并肺癌者也不少见,多发于明显纤维化的下叶,多为腺癌、未分化细胞癌及扁平细胞癌。

五、临证要点

(一)首辨气阴亏虚、五脏气衰

本病以本虚为其病理基础,急进型多以气阴两亏并见,阴亏甚者必耗其气,气虚者必伤其阴,益气养阴为急重型治疗大法,非益气不能统摄阴津,不保阴津血液而气无所主。病缓者应辨其五脏虚损,初病者胸闷、气短、咽干口燥、纳少腹胀、汗出量多,病属脾肺气虚。病久者胸闷如窒,胸痛彻背,胸胁疼痛,口苦烦躁,目眩耳鸣,心悸不寐,腰膝酸软,则以心、肝、肾亏虚多见。

(二)明辨在气在血,掌握轻重缓急

本病虽与外感疾病不同,但多数也有先入气分,后入血分,新病在气,久患在血的规律。但急重型(急性间质性肺炎)发展迅速,症状明显,患者多痛苦异常,胸闷如窒,行走气短,口干咽燥,乏力汗出,这时治疗非常关键,应早期配合应用西药肾上腺皮质激素,用大剂的益气养阴之品,有效地控制病情发展,不然病情会迅速恶化,导致功能衰竭。

但对缓进型患者,养阴补血、滋填肝肾、化瘀祛痰为治疗大法,对中型、轻型患者,单纯中药治疗往往有效,但要以症状、体征、肺功能的客观指标为依据,密切观察病情,必要时仍需中西医结合治疗。

(三)急以养阴清热,缓以活血化瘀

重症患者以痰、瘀、热毒为标,以气阴两亏为本。邪毒甚者,可用银花、连翘、蒲公英、生地、沙参、黄芩、丹参、栀子、芦根、玄参、柴胡、陈皮、川贝、浙贝、桔梗、甘草。气阴两亏为主者则投人参、西洋参、童参、麦冬、沙参、五味子、生地、川贝、陈皮。缓进期气虚津亏血瘀,应重在益气活血化瘀,在辨证治疗基础上加入丹参、当归、生地、赤芍、桃仁、红花等。

六、辨证施治

适用于各种病因及病因不明所致的肺间质纤维化及肺泡炎的治疗。

(一)肺阴亏虚,燥热伤肺

主症:干咳无痰,胸中灼热、紧束感、干裂感,动则气急、胸闷、胸痛、乏力、气短,或有五心烦热,夜不得寐,或有咽干口渴、唇干舌燥。舌红或舌边尖红,苔薄黄而干或无苔,甚者舌红绛有裂纹,脉细或细数。

治法:益气养阴,止咳化痰。

处方:五味子汤。

红参 12 g(慢火单炖 1 h)(或党参、北沙参各 30 g),麦冬 15 g,五味子 9 g,川贝母 12 g,陈皮 6 g,生姜 3 片,大枣 3 枚。

本证是本类疾病最常见的临床证候,可见于本病的各种临床病种,以肺阴亏虚为主要病理机制,投以五味子汤养阴止咳化痰,既顾其阴虚之本,又兼管其干咳之症。若舌红苔少或无苔干裂者,可加鲜生地 60 g、鲜石斛 30 g、肥玉竹 15 g;伴身热、咳嗽、咽干、便结者,可予以清燥救肺汤;胃中灼热、烦渴者,予沙参麦冬汤;五心烦热、夜热早凉、舌红无苔者,予以秦艽鳖甲汤;伴腰膝酸软者,予以百合固金汤;如有低热干咳,痰少带血丝鲜红者,改用苏叶、黄芪、生地、阿胶、白茅根、桔梗、麦冬、贝母、蒲黄、甘草加三七粉冲服。

(二)肺脾气虚，痰热壅肺

主症：胸闷气急，发热，咽部阻塞憋闷，喉中痰鸣，咯吐黄浊痰，难以咯出，胃脘灼热，纳可。舌红，苔黄厚或腻，脉弦滑数。

治法：益气开郁，清热化痰。

处方：涤痰汤加味。

全瓜蒌 15 g，枯黄芩 12 g，党参 12 g，姜半夏 12 g，桔梗 12 g，云苓 15 g，橘红 12 g，贝母 12 g，石菖蒲 9 g，竹茹 3 g，甘草 3 g，生姜 3 片，大枣 3 枚。

本型多见于慢性病继发感染者，以痰热壅肺为主，故以清热化痰治疗。兼胸脘痞满者加薤白 12 g；伴呛咳、咽干，脉细数者改用贝母瓜蒌散加沙参、杏仁；伴咽部红肿者再加蝉衣、僵蚕、银花、连翘、薄荷。

(三)脾肺肾亏，痰浊内阻

主症：胸中窒闷，咳吐痰涎或痰黏难咯，脘腹胀闷，腰膝酸软，乏力，纳呆食少或腹胀泄泻。舌淡或黯红，苔白或白腻，脉滑或沉。

治法：健脾益肾，化痰止咳。

处方：金水六君煎加味。

清半夏 12 g，云苓 12 g，当归 12 g，陈皮 9 g，箕参 9 g，苍术 9 g，白术 9 g，紫苏 9 g，枳壳 9 g，生、熟地各 12 g，生姜(煨)3 片，大枣(掰)5 枚。

本证多见于慢性进展、迁延难愈者，以痰浊内蕴为主要表现，化痰为主要治则。若咳嗽重者加浙贝母、杏仁、桑白皮；喘鸣、咳痰清稀伴腰背胀痛者改用小青龙汤；伴腰膝酸软，下肢水肿，咳嗽痰多，腹胀者予以苏子降气汤；病久咳嗽夜甚，低热者用紫菀茸汤(人参、半夏、炙甘草、紫菀、冬花、桑叶、杏仁、贝母、蒲黄、百合、阿胶、生姜、水牛角粉)。

(四)气虚阴亏，痰瘀交阻

主症：胸痛隐隐或胸胁掣痛，胸闷，焦躁善怒，失眠心悸，面唇色黯，胃脘胀满，纳少，乏力，动则气短。舌黯红，苔黄或有瘀斑，脉沉弦或细涩。

治法：益气养阴，化瘀止痛。

处方：血府逐瘀汤加味。

当归 15 g，生地 18 g，党参 12 g，桃仁 12 g，赤芍 12 g，柴胡 9 g，枳壳 9 g，川芎 12 g，牛膝 9 g，红花 9 g，桔梗 9 g，炙甘草 6 g。

本型多见于晚期患者，以气虚阴亏为主，但其病理已呈肺痿，有瘀血内阻，故治用活血化瘀。伴咳嗽气急者，可加沙参 12 g、浙贝 9 g、瓜蒌 18 g；胃脘疼痛，干呕者可加香附 12 g、焦山栀 9 g、苏叶 9 g；胃脘疼甚者，加丹参 18 g、砂仁 9 g；咽干善饮者，加麦冬 15 g、芦根 30 g、木蝴蝶 6 g。

(五)五脏俱虚，气衰痰盛

主症：干咳气急，喘急气促，短气汗出，动则喘甚，心悸、憋闷异常，胸痛如裂，赢弱消瘦。舌红或红绛，少苔或无苔，脉细弱或细数。

治法：益气养阴，利窍祛痰。

处方：三才汤加味。

人参(慢火单炖 1 h)15 g，天门冬 30 g，生地黄 60 g，川贝母 12 g，桔梗 6 g，菖蒲 9 g。

本证已是本病的晚期表现,已有呼吸衰竭等垂危见症,当以益气养阴救逆为主。兼口干甚,舌红绛无苔干裂者加鲜石斛、鲜芦根、鲜玉竹;骨蒸潮热、盗汗者加秦艽、鳖甲、青蒿、知母,人参改用西洋参;病情较缓者可用集灵膏(生地、熟地、天冬、麦冬、人参、枸杞);如纳呆乏力,舌淡苔白,脉沉者改用香砂六君子汤;病情危重,大汗淋漓,精神萎靡,口开目合,手撒遗尿,脉微欲绝者,急用独参汤,取红参 30 g 或野山参 15 g 单炖喂服。

七、饮食调护

急重期患者饮食应清淡,多食新鲜富含汁液的水果、蔬菜,口咽干燥患者可予果汁,如梨汁、萝卜汁、藕汁及西瓜等。

缓解期患者应少食海鲜、羊肉等发物,但要保持每日饮食有鲜猪肉、禽蛋及水果、蔬菜等。忌暴饮暴食。

(段祥爱)

第三节　成人呼吸窘迫综合征

成人呼吸窘迫综合征(ARDS)是一种急性、进行性、缺氧性呼吸衰竭。可见于临床各科,包括内、外、妇科和儿科的多种原发疾病的抢救或医治过程中。其主要病理生理改变为肺的微循环障碍、毛细血管壁通透性增加及肺泡群萎陷,导致通气/血流比例失调,肺内分流量增加。临床表现为呼吸频数、严重的呼吸困难和不易缓解的低氧血症。如不给予有效的治疗,缺氧持续,可危及患者生命。本病属于中医"喘证"的范畴。

引起本病的常见病因有休克、严重创伤、大手术后、烧伤、严重感染、体外循环、输液过量、异型输血、脂肪或羊水栓塞等。

中医对此也早有类似记载,认为伤损、产后、温病、失血、痈疽等,均可导致喘逆的发生,且多表现为虚实夹杂的病理变化。

一、辨证施治

ARDS 所致的喘证,一般多属于本虚标实或虚实夹杂。虚主要为肺肾气血虚亏,实则多为瘀血、水湿或热毒等壅滞肺气。由于其病因、病程及各自体质状况的不同,治当根据具体病情进行辨证论治。

(一)热毒犯肺

主症:发热汗出,喘促气急,烦躁不安,面赤鼻扇,甚或神昏谵语。舌质红,苔黄燥,脉滑数。

治法:清热解毒,涤痰平喘。

处方:黄连解毒汤合千金苇茎汤加减。

黄连 5 g,山栀 9 g,黄芩 12 g,甘草 6 g,银花 30 g,连翘 15 g,竹叶 9 g,芦根 30 g,生石膏 30 g,知母 9 g,鱼腥草 30 g,桑白皮 12 g,甜葶苈 12 g,前胡 9 g。

本型为阳明热盛,肺气壅遏所致,故以黄连解毒汤合千金苇茎汤以清肺泻火,涤痰降逆。如便闭尿涩者,可加生大黄 9 g、全瓜蒌 12 g、车前草 30 g、茯苓 15 g;神昏谵语较重者,可用安宫牛黄丸,日服 2 次,每次 1 粒或用紫雪丹 0.9～1.5 g,分次口服。

(二)气虚血瘀

主症:因外伤、手术、产后等造成张口抬肩,喝喝喘急,气短难续,或胁痛唇青,恶露不行。舌质黯,苔薄白,脉弦细或结代。

治法:益气活血,祛瘀生新。

处方:二味参苏饮加减。

党参 30 g,黄芪 30 g,苏木 15 g,麦冬 12 g,五味子 6 g,当归 12 g,茯苓 12 g。

此系损伤、产后,或血虚失运,瘀血内留而致气血运行受阻,肺气不利之见症,方以二味参苏饮益气行滞,加黄芪、当归、丹参、麦冬、五味子以增强其益气养血、祛瘀生新之功。此外,也可选用中成药参麦注射液加丹参注射液静脉滴注。

(三)肺肾两虚

主症:喘促难平,呼多吸少,动则更甚,神疲乏力,甚则汗出肢冷,唇青。舌淡,苔薄白,脉沉细。

治法:益肺补肾,固本培元。

处方:生脉散合右归丸加减。

党参 30 g,黄芪 30 g,麦冬 12 g,五味子 6 g,生熟地各 15 g,怀山药 15 g,山萸肉 9 g,杜仲 12 g,菟丝子 12 g,枸杞子 12 g,当归 12 g,肉桂 5 g,制附子 9 g。

此型多为大出血或急性重症导致肺肾两虚,下元不固所现的临床症状,故此时以生脉饮益气养阴,上以治肺;并以右归丸补肾助阳,下以固本纳气。方中加用黄芪伍当归,有补气养血之功,对大出血所致的 ARDS,则更为适用。

二、成人呼吸窘迫综合征的中医研究

急性感染性疾病所致的 ARDS,选用西药抗生素控制炎症,效果较好;但如能及早结合中医治疗,根据其邪热深入发展的程度,分别选用人参白虎汤合泻心汤或清营汤加减等清热解毒方药,以起到"菌毒并治"的作用。

此外,若属里、热、实证者,可选用增液承气汤或大承气汤加减以清里攻下。实践证明,这对减轻呼吸困难及促进一般情况的好转也有一定裨益。

(段祥爱)

第四节　大叶性肺炎

大叶性肺炎是由肺炎链球菌引起的急性肺部炎症,主要临床表现:急骤发病,寒战,高热,胸闷,咳嗽,咯铁锈色痰等。本病多见于 12～40 岁青壮年男性,冬、春季节多发。西医以抗生素治疗为主。

本病相当于中医"咳喘""伤寒""温病"等范畴。中医治疗以清泻肺热为主。当前治疗本病存在的主要问题是如何控制发病时的高热、咳嗽和胸痛。

一、辨病要点

（一）西医诊断要点

（1）突然起病,寒战,高热呈稽留热型。

（2）胸痛、咳嗽、咯铁锈色痰、呼吸困难。

（3）查体:实变期可有典型体征如叩诊浊音、语颤增强和支气管呼吸音。

（4）X线示:肺叶或肺段分布均匀致密的大片实变阴影,血白细胞计数及中性粒细胞显著增加,核左移。

（二）鉴别诊断要点

1.肺结核

急性肺炎形式发病的肺结核症状和体征与大叶性肺炎相似,但肺结核多有先期低热、乏力,出现弛张型高热,恶寒不明显,痰中可找到结核杆菌,青霉素作诊断性治疗可助鉴别。

2.渗出性胸膜炎

可有类似的临床症状,有胸腔积液体征,中毒症状不如肺炎急剧,无血痰、白细胞增加等。

3.支气管肺癌

中毒症状甚微,刺激性咳嗽为主症,常伴肺门淋巴结肿大或肺不张。

4.肺栓塞

临床症状与肺炎相似,有突发的胸痛、发热、咳嗽、咯血,但无寒战、高热,咯血为整口鲜血。常发生在心瓣膜病或血栓性静脉炎患者。

二、辨证要点

（一）中医分型要点

1.邪袭肺卫

发热、恶寒,头痛,全身酸楚,咳嗽,痰白或微黄,胸闷或隐痛,口微渴。舌红,苍白或薄黄,脉浮数。

2.痰热壅肺

高热不寒,或有恶寒,咳嗽气喘,咯黄稠痰或铁锈色痰,或痰中带血,胸痛显著,口渴,小便黄赤。舌红,苔黄,脉洪大或滑数。

3.气阴两伤

低热,胸部隐痛,咳嗽少痰,手足心热,神疲纳呆。舌红,苔薄而干,脉细数。

4.热入心包

高热不已,呼吸喘促,痰中带血,或呈铁锈色痰,烦躁不安,神昏谵语。舌红绛,脉细数。

（二）临证治疗要点

1.邪袭肺卫

宜辛凉解表,宣肺化痰。银翘散加减:银花、连翘各 15 g,竹叶、桔梗各 6 g,荆芥、薄荷各 5 g,芦根 30 g,前胡 9 g,桑白皮、瓜蒌皮各 12 g。咳嗽重,咳痰不爽加杏仁、贝母,头痛加菊花,口干加花粉、沙参。

2.痰热壅肺

宜清泻肺热,解毒化痰。麻杏石甘汤合千金苇茎汤加减:麻黄、甘草各 6 g,杏仁、桃仁、天竺黄各 10 g,生石膏、苇茎、鱼腥草各 30 g,冬瓜仁 12 g,生苡仁 5 g。胸痛重加瓜蒌、郁金、赤芍,热盛加黄芩、银花、知母,咯血加侧柏炭、大小蓟,便秘加大黄、芒硝。

3.气阴两伤

宜益气养阴,润肺化痰。竹叶石膏汤加减:沙参、麦冬、天花粉各 12 g,太子参 15 g,生石膏 30 g,竹叶、贝母、茯苓、杏仁各 10 g,甘草 6 g。低热不退加知母、青蒿、白薇,盗汗加白芍、五味子,痰多加瓜蒌壳、冬瓜子。

4.热入心营

宜清营凉血,开窍息风。清营汤加减:水牛角(先煎)、生石膏各 30 g,鲜生地 20 g,丹皮 12 g,连翘、石菖蒲、天竺黄各 10 g。神昏谵语加安宫牛黄丸或紫雪丹,抽搐加羚羊角片、地龙、钩藤,喉中痰鸣加竹沥,皮肤斑疹加紫草、元参、大青叶。

三、特色与高效疗法精选

(一)蒙药诃子三仁汤治疗大叶性肺炎

药物:诃子肉 10 g,紫草 7 g,茜草 5 g,加水 400 mL 煮沸 10 min,将药液加牛油乳粉、白糖各 5 g,再煎至 200 mL,冲服紫草茸粉 4 g。

方法与疗效:每日 1 剂,每天 3 次口服,不用抗生素。结果均治愈。

(二)综合疗法治疗大叶性肺炎

药物:石膏、蒲公英各 30 g,党参、连翘各 12 g,桂枝、黄芩各 9 g,菊花 15 g,甘草 6 g。

方法与疗效:每日 1 剂水煎服,同时肌内注射鱼腥草针,并用青霉素 40 万单位分别注入肺俞及大椎穴内。5~10 d 为 1 个疗程。青霉素过敏者,采用其他抗生素治疗,治疗 43 例,治愈率为 99.7%。

(三)麻杏肺炎汤治疗大叶性肺炎

药物:麻黄 6 g,石膏 10 g,知母 12 g,杏仁 6 g,荆芥 9 g,远志 9 g,橘红 12 g,前胡 12 g,甘草 12 g。

方法与疗效:水煎服,治疗 25 例大叶性肺炎,肺部完全恢复正常平均为 7.6 d,血白细胞降至正常平均为 4.8 d,体温降至正常平均为 3 d。

(四)分型辨治肺炎球菌性肺炎

药物:邪犯肺卫,银翘散或桑菊饮加减;痰热壅肺,麻杏石甘汤合千金苇茎汤加减;气阴两虚,竹叶石膏汤或养阴清肺汤加减;阳气虚脱,参附汤合生脉散加减。

方法与疗效:水煎服,治疗 156 例。疗效:治愈 58 例,好转 11 例,平均退热时间为 3.1 d,血白细胞降至正常为 4~12 d,平均为 8.1 d,X 线恢复正常为 7~18 d。

四、特点、要点与疑点、难点评述

大叶性肺炎临床特点是急性发病,寒战、高热、胸痛、咳嗽、咯铁锈色痰。本病常见的诱因是受凉、淋雨或劳累。病理改变主要是肺泡的渗出性炎症和实变,病变呈叶、段分布,重则累及数叶。治疗要点是早期、足量应用抗生素,短期内控制感染。西医治疗首选青霉素,对青霉素过敏或无效者可选用磺胺药物、红霉素、洁霉素等。抗生素应用前做痰、血细菌培养及药敏试验很重要。

中西医结合治疗大叶性肺炎是临床疗效显著的方法。西医强调使用大剂量抗生素,对症处理,可迅速控制中毒性休克及并发胸膜炎;中医以辨证施治为原则,针对病机治疗,能较快缓解症状,减少并发症及后遗症的发生。近年来治疗本病还有针灸、穴位注射等治疗方法,均可根据病情酌情选用作为辅助治疗。本病的疑点是在病机转化方面尚有争议;在治疗上有人认为以祛邪为主,即使是邪热内陷、逆传心包,亦未必悉以扶正救脱为主。也有人认为,本病病机为热毒和气阴正邪交争两个方面,治疗上应把握热毒变化及气阴存亡进行辨证。治疗难点是中毒性休克的发生,是大叶性肺炎的危侯,由于中药剂型的限制,多采用西药救治。今后研究的热点是治疗急、重症方面中药新药的开发、应用。

(段祥爱)

第五节 肺 癌

一、定义

肺癌是指起源于支气管黏膜或肺泡细胞的恶性肿瘤。以咳嗽、咯血、发热、胸痛、气急为主要症状,晚期可能伴有肺外症状。

二、历史沿革

在中医古文献中未见肺癌的病名,但有不少类似肺癌的记载。根据本病的临床表现,肺癌可归属于中医学"咳嗽""咯血""胸痛""肺痈""肺痿""虚劳""痰饮"等范畴。古医籍中又有"肺积""息贲""肺壅"等称谓。

中医学早在春秋战国时期就对类似肺癌症状中的咳嗽、咯血、气急做了描述。《素问·咳论篇》曰:"肺咳之状,咳而喘息有音,甚则唾血。"此描述极似肺癌晚期咳嗽、胸痛、发热诸症危重及恶液质状态。到了《难经》时,提出了与西医学肺癌相似的中医病名息贲,并明确了它的病位和症状。《难经·五十六难》谓:"肺之积,名曰息贲,在右胁下,覆大如杯,久不已,令人洒淅寒热,喘咳,发为肺痈。"

汉代张仲景描述的肺痿症状、病机和治法方药,以及采用养阴、甘温法治疗"肺痿",对肺癌的病机证治具有指导意义。《金匮要略·肺痿肺痈咳嗽上气病脉证治七》云:"肺痿吐涎沫而不咳者,其人不渴,必遗尿,小便数……为肺中冷,必眩,多涎唾,甘草干姜汤以温之……大逆上气,咽喉不利,止逆下气者,麦门冬汤主之。"

宋代《济生方》对息贲的临床表现有了更详细的描述。如《济生方·积聚论治》云:"息贲之状,在右胁下大如覆杯,喘息奔溢,是为肺积,诊其脉浮而毛,其色白,其病气逆背痛,少气喜忘,目瞑肤寒,皮中时痛,或如虱缘,或如针刺。"并提出息贲汤治疗肺积,定喘丹用于久咳喘促,经效阿胶丸治劳嗽咳血等具体方药。

宋代《普济方》书中则载有治疗息贲、咳嗽喘促、胸胁胀满、咳嗽见血、胸膈壅闷、呕吐痰涎、面黄体瘦等肺癌常见症的方药。

金元时期李杲治疗肺积的息贲丸,所治之症"喘息气逆,背痛少气"类似肺癌症状。

明代张景岳《景岳全书·虚损》云:"劳嗽,声哑,声不能出,或喘息气促者,此肺脏败也,必死。"此描述与晚期肺癌纵隔转移压迫喉返神经而致声嘶等临床表现相似,并指出其预后不良。

清代沈金鳌所著《杂病源流犀烛》对肺癌的病因病机和治疗都有了详细的记载。书中提到:"邪积胸中,阻塞气道,气不得通,为痰……为血皆邪正相搏,邪既胜,正不得制之,遂结成形而有块""息贲,肺积病……皆由肺气虚,痰热壅结也,宜调息丸、息贲丸,当以降气清热,开痰散结为主。"

总之,宋以前,古人对肺癌的症状、病机、辨证分型、方药已有初步认识;宋元明清,对肺癌的症状、病机、辨证分型、治法方药等均有广泛而深入的研究。其形成的理论与积累的经验对于今天我们研究肺癌有一定的指导意义。

三、病因病机

本病病位在肺,与脾肾密切相关。《素问·五脏生成篇》谓:"诸气者,皆属于肺。"或因禀赋,或因六淫,或因饮食,或因邪毒,导致肺失宣降,气机不利,血行瘀滞,痰浊内生,毒邪结聚而成。

(一)正气亏虚

禀受父母之先天不足,或后天失养,肺气亏虚,宣降失常,邪毒乘虚而入,客邪留滞,肺气贲郁,脉络阻塞,痰瘀互结而成肺积。如《活人机要》云:"壮人无积,虚人则有之。"《医宗必读》谓:"积之成也,正气不足,而后邪气踞之。"

(二)情志失调

七情内伤,气逆气滞,而气为血帅,气机逆乱,血行瘀滞;或思虑伤脾,脾失健运,聚湿生痰,痰贮于肺,肺失宣降,气滞血瘀,痰凝毒聚,局部结而成块。诚如《素问·举痛论篇》说:"悲则心系急,肺布叶举,而上焦不通,荣卫不散……思则心有所存,神有所归,正气留而不行,故气结矣。"

(三)外邪犯肺

肺为娇脏,喜润而恶燥,燥热之邪最易伤肺,加之长期吸烟,"烟为辛热之魁",燥热灼阴,火邪刑金,炼液为痰,形成积聚;或邪毒侵肺,肺为气之主,通于喉,开窍于鼻,直接与外环境相通,如废气、矿尘、石棉和放射性物质等邪毒袭肺,则肺之宣降失司,肺气郁滞不行,气滞血瘀,毒瘀结聚,日久而成癌瘤。清代吴澄《不居集》云:"金性喜清润,润则生水,以滋脏腑。若本体一燥,则水源渐竭,火无所制,金受火燥,则气自乱而咳嗽,嗽则喉干声哑,烦渴引饮,痰结便闭,肌肤枯燥,形神虚委,脉必虚数,久则涩数无神。"

(四)饮食所伤

《素问·痹论篇》曰:"饮食自倍,肠胃乃伤。"脾为生痰之源,脾虚则水谷精微不能生化输布,致湿聚生痰,肺为贮痰之器,痰浊留于水之上源,阻滞肺络,痰瘀为患,结于胸中,肿块渐成。

本病的发病与痰、热、虚密切相关。肺失宣降,脾失健运,痰浊内生;"肺为娇脏,喜润而恶燥",肺肾阴虚,肺叶失润,或"肺热叶焦";肺气不足,肺脾肾虚,痰热互结,终成本病。

四、诊断

(一)发病特点

肺癌发病呈现城市化特征,中老年人多见。但近年来,发病年龄呈下降趋势,肺癌年轻化、女性化的趋势日益明显。与吸烟呈明显的相关性。本病起病缓慢,病情呈进行性加重,常因早期症状隐匿和缺少特异性而失治误治,延误时机。

(二)临床表现

肺癌的临床表现包括肺部和肺外两个方面的症状和体征。

1.肺内症状

咳嗽通常为肺癌较早出现的症状,患者可有干咳或咳吐少量黏稠白痰或剧咳,热毒犯肺时可咳吐脓痰。

咯血和血痰多为间断性反复少量血痰,血多于痰,色鲜红,偶见大咯血。

胸痛早期通常表现为不定时的胸闷,压迫感或钝痛,有些患者难以描述疼痛的性质和部位,痛无定处,甚则胸痛剧烈或痛无缓解。有的周围型肺癌患者以胸胁痛、肩背痛、上肢痛等为首发症状。

气急主要表现为活动后气急,肺癌晚期淋巴结转移压迫大支气管或隆突及弥散性肺泡癌、胸腔积液、心包积液等则气急症状更为明显。

发热多为肿瘤压迫或阻塞支气管后引起肺部感染,也可由于癌肿坏死毒素吸收而引起癌性发热,抗感染治疗效果不明显。

2.肺外表现

主要是由于肿块压迫、侵犯邻近的组织、气管,远处转移及副癌综合征,如"类癌综合征"(表现为皮肤潮红、腹泻、水肿、喘息、心悸阵作等)"柯兴综合征""异位生长激素综合征""异位甲状旁腺综合征""异位促性腺激素综合征""肺性关节炎"等。

(三)影像学检查

肺部的 X 线、CT 及 MRI 检查,使肺癌的定位及分期诊断有了很大的提高。

(四)细胞病理学诊断

细胞病理学诊断包括痰液、纤维支气管镜刷检物、支气管吸出液及灌洗液、各种穿刺物的细胞学检查,是确诊肺癌的重要方法。经皮肺穿刺术可行细胞学或病理学诊断。

(五)血清学检查

目前仍在寻找对于肺癌敏感性高、特异性强的生物标志物,如单克隆抗体诊断肺癌及对肺癌患者染色体、癌基因的研究等。部分患者血清癌胚抗原(CEA)呈阳性。

五、鉴别诊断

(一)肺痨

肺痨与肺癌两者病位均在肺,均可见咳嗽、咯血、胸痛、消瘦。但肺癌还见气急,是在正气亏虚的基础上,气郁、瘀血、痰湿、邪毒互相搏结而成,病情发展迅速,难以治愈。肺痨病情发展缓慢,还可见潮热、盗汗,它是一种慢性传染性疾病,其病理主要是阴虚火旺。

(二)肺胀

肺胀是因咳嗽、哮喘等证日久不愈,肺脾肾虚损,气道滞塞不利,出现以胸中胀满,痰涎壅盛,上气咳喘,动辄加剧,甚则面色晦暗,唇舌发绀,颜面四肢水肿,病程缠绵,经久难愈为特征的疾病。肺癌之气喘肿胀之症虽然可见,但不是必具之症,病程较短,发展迅速,预后不良。

(三)喘证

喘证是以气息迫促为主要临床表现的一类疾病。作为一个症状,喘息可以出现在许多急、慢性疾病的过程中,多呈反复发作,经治症状缓解。肺癌的主要症状中包括喘息气急,伴有咳嗽、咯血、发热、胸痛等症,经有效抗癌治疗或可缓解,但预后不良。

六、辨证

(一)辨证要点

1.辨咳嗽

咳嗽是肺癌患者主要症状,咳而声低气怯者属虚;洪亮有力者属实。晨起咳嗽阵发加剧,咳嗽连声重浊,多为痰浊咳嗽;午后、黄昏咳嗽加重,或夜间时有单声咳嗽,咳声轻微短促者,多属肺燥阴虚;夜卧咳嗽较剧,持续难已,短气乏力者,多为气虚或阳虚咳嗽。

2.辨咳痰

从痰可知疾病的盛衰及病邪虚实。痰少或干咳无痰者多属燥热、阴虚;痰多者常属痰湿、痰热、虚寒。

痰白而稀薄者属风、属寒;痰黄而稠者属热;痰白而稠厚者属湿。

3.辨咯血

咯血色鲜红、质地黏稠者,为实热证;血色淡红、质地清稀者,为虚证、寒证;血色暗红、夹有血块者,为瘀血。

4.辨胸痛

胸痛突然,且剧烈难忍者,多属实证;起病缓慢,呈隐痛、绵绵而痛,且时间长久者,多为虚证。胀痛窜痛为气滞;针刺刀割样疼痛为血瘀。

5.辨气急

气急或兼哮鸣,咳嗽痰白清稀,属寒;气急或兼哮鸣,咳嗽黄痰,或发热,属热;气急,胸闷痰鸣,痰多白黏或带泡沫状,为痰盛。喘促气短,言语无力,咳声低微,自汗怕风,为肺气虚;喘促日久,呼多吸少,动则喘息更甚,气不得续,汗出肢冷,畏寒,为肾气虚。

6.辨发热

发热,或高或低,劳累发作或加重,为气虚发热;午后潮热,或夜间发热,手足心热,为阴虚发热;发热欲近衣,四肢不温,为虚阳外越;发热,热势随情绪变化起伏,烦躁易怒,为气郁发热;午后或夜晚发热,或身体局部发热,但欲漱水不欲咽,为瘀血发热;低热,午后热甚,身热不扬,为湿郁发热。

(二)证候

1.肺郁痰瘀

症状:咳嗽不畅,咳痰不爽,痰中带血,胸肋背痛,胸闷气急,唇紫口干,便秘。舌暗红,有瘀斑或瘀点。苔白或黄,脉弦滑。

病机分析:肺主气,司呼吸,邪毒外侵,肺气郁闭,失于宣降,气机不利,血行瘀滞,痰浊内生,毒邪结聚于肺而成本病。肺气郁闭,失于宣降,痰浊凝聚则咳嗽不畅,咳痰不爽,胸闷气急;肺朝百脉,主治节,气滞血瘀,迫血妄行,损伤肺络,则痰中带血;气滞血瘀,不通则痛,故胸肋背痛;肺失宣降,津液失布,气机不畅故口干便秘;唇紫,舌暗,瘀斑(点)皆为血瘀之征;舌红,苔白或黄,脉弦滑皆为气郁痰阻之象。

2.脾虚痰湿

症状:咳嗽痰多,咳痰稀薄,胸闷气短,疲乏懒言,纳呆消瘦,腹胀便溏。舌淡胖,边有齿痕,舌苔白腻,脉濡、缓、滑。

病机分析:脾气亏虚,失于运化,痰湿内生,上渍于肺,故咳嗽痰多,咳痰稀薄;脾不健运,机体失养,故疲乏懒言,纳呆消瘦,腹胀便溏;脾失运化,痰湿内生,贮存于肺,肺失宣降,故胸闷气短;舌淡胖,边有齿痕,舌苔白腻,脉濡缓滑均为肺脾气虚夹痰湿的表现。

3.阴虚痰热

症状:咳嗽痰少,干咳无痰,或痰带血丝,咳血,胸闷气急,声音嘶哑,潮热盗汗,头晕耳鸣,心烦口干,尿赤便结。舌红绛、苔花剥或舌光无苔,脉细数无力。

病机分析:肺阴亏虚,肺失濡润,虚热内生,肺气上逆,故咳嗽痰少,干咳无痰,胸闷气急;肺阴不足,清肃不行,阴虚火旺,火灼肺络,故痰带血丝,咳血;肺阴亏虚,津液不布,肠道失养,故口干便结;潮热盗汗,头晕耳鸣,心烦尿赤均为阴虚内热之征;舌红绛、苔花剥或舌光无苔,脉细数无力为阴虚内热的表现。

4.气阴两虚

症状:干咳少痰,咳声低微,或痰少带血,面色萎黄暗淡,唇红,神疲乏力,口干短气,纳呆肉削。舌淡红或胖、苔白干或无苔,脉细。

病机分析:咳声低微,神疲乏力,面色萎黄暗淡,短气,纳呆肉削为肺脾气虚之征;干咳少痰,或痰少带血,唇红口干,则属肺阴虚内热的表现;舌淡红或胖、苔白干或无苔,脉细亦为气阴两虚之征。

七、治疗

(一)治疗原则

1.宣肺化痰为主

本病为各种原因致肺失宣降,气不利,痰浊内生而成。因此,宣肺化痰为治疗的基本原则。

2.治痰勿忘健脾

肺为贮痰之器,故治痰以治肺为主。而脾为生痰之源,故治痰常兼健脾。

3.益气养阴勿忘滋肾

本病病久,伤及气阴,穷必及肾,引起肾阴亏损,肺叶失润,肺叶干焦,故益气养阴勿忘滋肾。

(二)治法方药

1.肺郁痰瘀

治法:宣肺理气,化痰逐瘀。

方药:苇茎汤加减。方中苇茎甘寒轻浮,清肺泻热,冬瓜仁化痰排脓,桃仁活血行瘀,薏苡仁清肺破毒肿。四药合用,共成清肺化痰,逐瘀排脓之功。加用浙贝母、猫爪草、山慈菇等化痰散结;桃仁、三七活血通络。

胸胁胀痛者加制乳香、制没药、延胡索;咯血者重用仙鹤草、白茅根、旱莲草;痰瘀发热者加金银花、连翘、黄芩。

2.脾虚痰湿

治法:健脾燥湿,理气化痰。

方药:六君子汤加减。方中党参、茯苓、白术、甘草健脾益气;半夏、陈皮祛痰化湿;浙贝母、猫爪草、山慈菇、生牡蛎、壁虎等豁痰散结。

痰涎壅盛者加牛蒡子;肢倦思睡者加人参、黄芪。

3.阴虚痰热

治法:滋肾清肺,化痰散结。

方药:百合固金汤加减。方中百合、生熟地滋养肺肾阴液;麦门冬助百合以养肺阴,清肺热,玄参助生熟地以益肾阴,降虚火;当归、芍药养血和营;贝母、桔梗散结化痰止咳;甘草调和诸药。

咳血甚者,加侧柏叶、仙鹤草、白茅根以凉血止血;淋巴结转移者,加用白花蛇舌草、夏枯草等以加强散结之力;五心烦热者加知母、丹皮、黄柏以清热养阴;口干欲饮者加天花粉、天门冬益肺胃之阴;大便干结者加生地、火麻仁润肠通便。

4.气阴两虚

治法:益气养阴,化痰散结。

方药:大补元煎加减。方中人参大补元气,熟地、当归滋阴补血,人参与熟地相配,即是景岳之两仪膏,善治精气大耗之证;枸杞子、山茱萸滋补肝肾;杜仲温补肾阳;甘草助补益而和诸药。

诸药配合,能大补真元,益气养阴,故景岳曾称此方为"救本培元第一要方"。加用浙贝母、猫爪草、山慈姑等化痰散结;桃仁、三七活血通络。

面肢水肿者加葶苈子、郁金行气利水;神志昏蒙者加全蝎、蜈蚣攻毒通络。

(三)其他治法

1.古方

(1)息贲汤:半夏、吴茱萸、桂心、人参、桑白皮(炙)、葶苈(炒)。治肺之积,在右胁下,大如覆杯,久久不愈,病洒寒热,气逆喘咳,发为肺痈。

(2)定喘丹:杏仁、马兜铃、蝉蜕、煅砒。上为末,蒸枣肉为丸,如葵子大,每服六七丸,临睡用葱白泡茶放冷送下。治男子妇人,久患咳嗽,肺气喘促,倚息不得睡卧。

(3)经效阿胶丸:阿胶、生地、卷柏叶、山药、大蓟根、五味子、鸡苏、柏子仁、人参、茯苓、百部、防风、远志、麦门冬。上为细末,炼蜜为丸,如弹子大,每服一丸,细嚼,浓煎小麦汤或麦门冬汤咽下。治劳嗽,并咳血唾血。

(4)息贲丸:厚朴、黄连、干姜、白茯苓、川椒、紫菀、川乌、桔梗、白豆蔻、陈皮、京三棱、天门冬、人参、青皮、巴豆霜。上除茯苓、巴豆霜各另研旋入外,为细末和匀,炼蜜丸,梧桐子大。治肺积,名息贲,在右胁下,大如覆杯,喘息气逆,背痛少气,喜忘目眼,皮寒时痛。久不已,令人洒淅寒热,喘嗽,发为肺壅,其脉浮而毛。

2.中成药

(1)参一胶囊:由人参皂苷 Rg_3 单一成分组成。有培元固本,补益气血的功效。与化疗配合用药,有助于提高原发性肺癌、肝癌的疗效,可改善肿瘤患者的气虚症状,提高机体免疫功能。饭前空腹口服,每次 2 粒,每日 2 次,连续 2 个月为一个疗程。

禁忌:有出血倾向者忌用。

注意事项:火热证或阴虚内热证者慎用。

(2)鹤蟾片:由仙鹤草、干蟾皮、浙贝母、半夏、天门冬、人参、葶苈子组成。具有解毒除痰,凉血祛瘀,消症散结之功效。适用于原发性支气管肺癌,肺部转移癌,能够改善患者的主观症状和体征,提高患者生存质量。每次 6 片,每日 3 次,温开水送服。

（3）小金丹：由麝香、当归、木鳖子、草乌、地龙、乳香、没药、墨炭、白胶香、五灵脂、马钱子组成，有散结消肿，化瘀止痛的功效。用于痰气凝滞所致的瘰疬、瘿瘤、乳岩、乳癖，症见肌肤或肌肤下肿块一处或数处，推之能动，或骨及骨关节肿大、皮色不变、肿硬作痛。每次 1.2～3 g，每日 2 次，小儿酌减。

（4）梅花点舌丹：雄黄、牛黄、熊胆、冰片、硼砂、血竭、葶苈子、沉香、乳香、没药、麝香、珍珠、蟾酥、朱砂组成。能清热解毒，消肿止痛。用于火毒内盛所致的疔疮痈肿初起、咽喉牙龈肿痛、口舌生疮。口服，每次 1 粒，每日 1～2 次；外用，用醋化开，敷于患处。

3.针灸

（1）体针处方：以手太阴肺经俞穴和肺的俞、募穴为主。肺俞、中府、太渊、孔最、膏肓、丰隆、足三里。

方义：病变在肺，按俞募配穴法取肺俞、中府调理肺脏气机、宣肺化痰；孔最为手太阴郄穴，配肺俞可宣通肺气；太渊为肺经原穴，本脏真气所注，配肺俞可宣肺化痰。膏肓为主治诸虚百损之要穴，具有理肺补虚之效。丰隆为豁痰散结要穴，加胃经合穴足三里，意在培补后天之本，培土生金，诸穴合用可收祛邪化痰、益气宣肺之功。

辨证配穴：肺郁痰瘀证加膻中、三阴交行气活血，健脾化痰。脾虚痰湿证加脾俞、阴陵泉健脾利湿化痰。阴虚痰热证加尺泽、然谷，肺经合穴尺泽，配肾经荥穴然谷，可清虚热而保阴津。气阴两虚加太溪、气海益气养阴。

随症配穴：胸痛加膻中、内关宽胸理气；胁痛加支沟、阳陵泉疏利少阳；咽喉干痒加照海滋阴利咽；痰中带血加鱼际清肺止血；咯血者，加阴郄、地机；盗汗加阴郄、复溜滋阴敛汗；肢体水肿、小便不利加阴陵泉、三阴交健脾利湿。肺癌放化疗后呕吐、呃逆加内关、膈俞；肺癌放化疗后血白细胞减少加大椎、膈俞。

刺灸方法：常规针刺，平补平泻为主，虚证加灸。胸背部穴位不宜刺深。

（2）耳针：肺、气管、大肠、胸、肝、脾、神门、轮 4～6 反应点。针双侧，用中等刺激，留针10～20 min，或用王不留行籽贴压。每日 1 次。

（3）穴位注射：大椎、风门、肺俞、膏肓、丰隆、足三里。每次取 2～4 穴，用胎盘针、胸腺肽等药，注射量根据不同的药物及具体辨证而定。局部常规消毒，在选定穴位处刺入，待局部有酸麻或胀感后再将药物注入。隔日 1 次。

（4）拔罐：肺俞、膈俞、风门、膏肓。留罐 5 min，隔日 1 次。

（5）穴位贴敷：用白芥子、甘遂、细辛、丁香、川芎等研末调糊状，贴大椎、肺俞、膏肓、身柱、脾俞、膈俞等，用胶布固定，保留至皮肤发红，每星期 1 次，3 次为一个疗程。尤适用于放化疗后。

（6）挑治：多用于实证，取胸区点、椎环点、背区点以及压痛点、痧点挑治。

4.蟾酥膏外治

蟾酥、生川乌、蚤休、红花、莪术、冰片等组成，制成布质橡皮膏，外贴疼处，一般 15～30 min 起效，每 6 h 更换 1 次，可连用 1～3 d。

八、转归及预后

本病初起者，肺气郁滞，络脉受损，常因邪毒、痰湿为患，以实为主，机体正气尚强，通过调治，病情或可好转；若未控制，邪毒伤正，肺脾气虚，遏邪乏权，邪毒可进一步向肺外传变，或流窜于皮下肌肤，或流注于脏腑筋膜，或着于肢节骨骼，淫髓蚀骨，或邪毒上扰清窍，甚至蒙蔽清窍。虚损加重，耗气伤阴，见面削形瘦，"大肉尽脱"等虚损衰竭之症，常预示着患者已进入生命垂危阶段。此外，"痰热"常为肺癌病理演变的一个侧面，其机制是多因痰瘀化热所致。一旦出现这种转化，临床治疗时，必须采取截断方法，以求得热象迅速得到控制，以阻断病情的急剧恶化。本病变证较多，常见变证有血证(咯血)、虚劳、喘证等。

肺癌的预后相对较差，其与组织学类型、病程与分期、肿瘤的部位、有无转移、患者的年龄及机体的免疫状态、综合治疗、精神、饮食等因素有关。近 20 年来，中国肺癌病死率在全部恶性肿瘤中上升幅度最大，在大、中城市已居首位。约 80％的患者在诊断后 1 年内死亡，中位生存期一般在 6 个月左右，肺癌总的 5 年生存率只有 5％～10％，疗效尚不满意。

九、预防与护理

预防主要在于戒烟，防止空气污染，尤其是致癌物质的污染，改善劳动条件。对有职业性接触致病因素者及高发区人群进行定期健康检查。饮食方面注意营养均衡，防止过食辛燥之品伤及肺阴。慎起居，避风寒，适当锻炼，增强机体抵抗外邪的能力。

肺癌的护理首先是调理情志，涵养性情，做到"恬淡虚无，精神内守"，保持乐观积极健康的心理状态，并积极配合治疗。科学的生活包括：调饮食，益脾胃；慎起居，适气候；炼体魄，避邪气等方面。要防止饮食不节和偏嗜，注意五味既可养人、也可伤人的辩证观，使饮食多样化，五谷杂粮合理调配，果蔬之类，注意摄取，素食、荤食，适度调整；起居有常，不妄作劳。"动""静"结合，"劳""逸"适度。采取适合自身的、多样化的锻炼方式，如体育活动、健身操、气功、太极拳、舞蹈等，择其乐而从之，并要"练身"与"练心"有机结合，持之以恒。注意适应气候变化以"避邪气"；戒烟酒，避免不良环境的影响。

（杨艳军）

第二章 心血管系统疾病

第一节 心力衰竭

心力衰竭是指在有适量静脉血回流的情况下,由于心脏收缩和/或舒张功能障碍,心排血量不能满足机体代谢需要,出现的一种以异常水、钠潴留和周围组织血液灌注不足为特征的临床综合征。中医学有"心力衰竭"之名,常归属"心悸""喘证""水肿"等范畴。

一、诊断要点

(1)左心衰的诊断主要根据原有的心脏病体征及其特征性呼吸困难等肺循环充血的表现;右心衰的诊断主要根据原有心脏病的体征和体循环淤血表现,且患者多有左心衰的病史。

(2)Framingham 心力衰竭诊断标准(有增补),有助于心力衰竭的诊断。

1)主要条件:①夜间阵发性呼吸困难和/或端坐呼吸;②颈静脉怒张;③肺部啰音;④心脏扩大;⑤急性肺水肿;⑥第三心音奔马律;⑦颈静脉压升高>1.57 kPa(16 cmH$_2$O);⑧循环时间>25 s;⑨肝颈静脉回流征阳性。

2)次要条件。①踝部水肿和/或尿量减少而体重增加;②无上呼吸道感染的夜间咳嗽;③劳力性呼吸困难;④淤血性肝大,有时为肝区不适或疼痛;⑤胸腔积液;⑥潮气量低于最大量的1/3;⑦心动过速(>120 次/分)。

3)主要或次要标准:治疗 5 d 内体重下降>4.5 kg。

判断方法:具有 2 项主要条件或 1 项主要条件及 2 项次要条件即可确诊。

(3)劳力性气促和阵发性夜间呼吸困难是左心衰竭的早期症状,颈静脉充盈和肝大是右心衰竭的早期症状,两者如果不进行细致的诊察均易被临床医师所忽略,加之上述症状也不一定都是心力衰竭所致,故临证中必须详细询问患者病史,仔细检查,综合分析,避免漏诊和误诊。

二、病因病机

导致心功能不全主要病因有外邪侵袭、过度劳倦或久病伤肺、情志失调、饮食不节等。外邪侵袭,郁于气道,导致肺气宣降不利,升降失常,肺气壅塞,心主血,肺主气,气血互根互用,肺气受损,致心气不足,鼓动无力,导致心力衰竭。忧思伤脾,使中阳失运,或因郁怒伤肝,肝疏泄失常,均可致气滞或痰阻,升降失常,治节无力,血行不畅;或因痰郁化热成火,煎熬血液,均可导致瘀血内生,血行失畅,心脉痹阻,则发为心衰。饮食不当,损伤脾胃,运化失健,积湿成痰,痰湿上阻心肺,脉道不利,心气鼓动无力,亦可发为本病。因年迈体虚或久病体虚,日久导致心阳不振,气血运行失畅,心脉因之瘀滞,心失营运;或因各种疾病迁延日久,耗气伤津,伤阳损阴,加之外感六淫、内伤情志、体劳过度、药物失宜等,耗损阴阳,致使阴阳并损,均可出现心衰。本病以心阳虚衰为本,每因感受外邪、劳倦过度、情志所伤等诱发,病变脏腑以心为主,涉及肝、脾、肺、肾四脏,同时与气(阳)、血、水关系密切,为本虚标实之证。本病日久可致肾阳不足,难以上养心阳脾阳,甚至出现阳气虚脱,阴阳不相维系,症见冷汗淋漓、面色灰白、口唇紫暗、神昏脉微等危重症状。

三、辨证要点

①辨原发病:心力衰竭多因心脏类疾病所致,临床当辨别原发病;除心力衰竭的典型症状外,可根据其他伴随症或病因进行鉴别。②辨虚实缓急:本病为本虚标实之证,应了解患者年龄、性别、既往健康状况、发病缓急新旧等;一般来说,年轻人、新病、既往体健多为实,老年人、重病久病之后多为虚。③辨气血水分:"气分"病变以气阳虚乏表现为主;"血分"病变以血瘀络阻表现为主;"水分"病变引起水肿,则以瘀血水饮凝聚,日久结聚而成。

四、治疗原则

瘀血、痰饮、水湿是本病重要的病理因素,故以"气、血、水同治分消"作为中医治疗心力衰竭的三大法则。治疗时必须以益气活血、化痰通络、温阳利水为主,同时据痰、瘀、水三者的侧重不同,分别施予化痰、活血化瘀、利水之法。

五、辨证论治

1.心肺气虚,痰瘀痹阻证

症状:心悸气短,动则尤甚,神疲乏力,时有汗出,胸闷心痛,咳唾痰涎。舌质暗红,或舌下血脉青紫,苔白腻或白滑,脉弦滑或细或涩或结代。

治法:补益心肺,通瘀化痰。

方药:圣愈汤合小陷胸汤。

加减举例:心烦失眠、口干咽燥者,加麦冬、生地黄、玄参、柏子仁;喘促不已者,加葶苈子、大枣、桑白皮、杏仁;心气郁结,表现为心悸烦闷,精神抑郁,胸胁胀痛者,加郁金、柴胡、合欢皮、佛手。

中成药:丹参注射液活血化瘀、通脉养心;或丹红注射液静脉滴注活血化瘀;或补心气口服液补益心气;或心宝丸温补心肾、益气助阳、活血通脉;或清心沉香八味散清心肺、理气、镇静安神。

2.心肾阳虚,痰饮上逆证

症状:喘促气逆,不能平卧,或夜间喘甚,心悸不寐,咳痰清稀量多,形寒肢冷,腰膝酸软,小便不利。舌质淡紫,苔白腻或白滑,脉沉细或弦细而滑。

治法:温补心肾,泻肺逐饮。

方药:参附汤合葶苈大枣泻肺汤。

加减举例:下肢水肿者,加猪苓、车前草;纳呆食少者,加谷芽、麦芽、神曲;肺气不宣,表现为胸闷、咳喘者,加杏仁、桔梗、前胡。

中成药:恒制咳喘胶囊益气养阴、温阳化饮、止咳平喘;或桂茸固本丸温补脾肾、益气固本;或利尔眠胶囊清心降火、交通心肾;或神衰康颗粒扶正固本、益智安神、补肾健脾;或五加参颗粒益气健脾、补肾安神;或益心颗粒温补心肾。

3.心肾阳虚,水饮泛滥证

症状:下肢或全身水肿,喘促气急,形寒肢冷,腰膝酸软,心悸胸闷,小便短少。舌淡,苔白或白腻,脉沉细。

治法:温补心肾,通阳利水。

方药:真武汤合五苓散。

加减举例:喘促不止、心悸不宁者,加葶苈子、车前子、紫苏子、桑白皮;夹瘀血者,加丹参、赤芍、桃仁;恶心呕吐者,加法半夏、陈皮、生姜。

中成药:肾炎舒胶囊(颗粒、片)益肾健脾、利水消肿;或肾炎温阳片温肾健脾、化气行水;或交通心肾胶囊交通心肾、补肾益精、清心安神;或全鹿片补肾、益气;或护肾保元合剂补肾助阳。

4.心肾阳衰,虚阳外越证

症状:喘促日久,呼多吸少,动则更甚,身肿尿少,形寒神疲,渐至喘憋持续不解,抬肩撷肚,面赤躁扰,汗出如油,四肢厥冷。舌质淡紫,苔少或无,脉浮大无根。

治法:回阳救逆,益气固脱。

方药:参附龙牡汤合通脉四逆汤。

加减举例:水饮泛溢而肢肿甚者,加茯苓、猪苓、泽泻;气阴两亏者,加黄芪、麦冬、生地黄、五味子。

中成药:参雄温阳胶囊补肾壮阳;或鱼鳔补肾丸补肾益精;或四味生精口服液益气宁神、温补肾阳、生精益髓;或参茸蛾补肾助阳胶囊补气助阳、益精生髓;或参茸颗粒(口服液)补益心肾。心肾阳虚,水饮泛滥证和此证均可用参附注射液回阳救逆、益气固脱。

六、特色治疗

1.单味中药

现代药理研究表明,多种中药具有治疗心力衰竭的作用。

(1)增强心肌收缩力:如人参、附子、黄芪、党参、灵芝、刺五加、何首乌、黄精、刺蒺藜、毛冬青、牡丹皮、水蛭、全蝎、蟾酥、青皮、枳实、郁金、罗布麻、香附、钩藤、益母草、大蓟、小蓟、瓜蒌、肉桂等。

(2)利水消肿,减轻心脏负荷:如茯苓、泽泻、猪苓、葶苈子、紫苏子、黄芪、车前草、桑白皮等。

2.针灸疗法

(1)刺灸:针灸能改善心衰患者症状,具有调整和辅助治疗作用。

治法:宁心定悸,化痰平喘,温阳利水,取任脉、手三阴经俞穴及其相应俞、募穴为主。

针灸处方:内关、膻中、巨阙、中府、心俞、厥阴俞、肺俞、天突、定喘、丰隆、水道、委阳。

刺灸方法:针、灸并用,补法或平补平泻;根据症状情况,每次选用4~6穴,诸穴常规针刺,背部穴位当注意针刺的角度、方向和深度。留针30 min至1 h。

随证配穴:心阳不振者,加关元、足三里;心脾两虚者,加脾俞、足三里;心血瘀阻者,加曲泽、膈俞;水气凌心者,加水分、阴陵泉;心肾阳虚者,加灸肾俞、气海、关元、足三里。

(2)皮肤针法:取气管两侧、颌下部、后颈、骶部以及内关、膻中、三阴交、人迎,中度刺激至局部出现红晕略有出血点为度。每日2次。

(3)耳针疗法:取耳穴心、交感、神门、皮质下、小肠等穴。毫针轻刺激,每日1次,亦可采用王不留行籽贴压耳穴。

(4)穴位注射:按常规选穴,每次选用2~4穴,用维生素 B_1 注射液、维生素 B_{12} 注射液,或丹参注射液,每穴注射0.5 mL。每日1次。

3.推拿疗法

推拿适合于慢性心力衰竭治疗。捏拿五经、颈项3~5遍;横擦前胸部2~3遍;横擦肩背、腰部往返 2～3 遍;斜擦两肋 1 min。振百会、大椎、命门穴各 1 min;按揉心俞、脾俞、肾俞、足三里、气海、关元,每日 1 次。

（杨　静）

第二节　心律失常

心律失常是指心律起源部位、心搏频率与节律以及冲动传导等任何一项异常。中医学称心律失常为"心动悸"。心动悸是指由于诸种原因使心脏气机紊乱,心动异常,以心悸、怔忡、惊惕不安、胸闷气短为主要表现的心系疾病。

一、诊断要点

(1)可有心悸、乏力、头晕、甚至昏厥等症状,亦可无症状。

(2)需做常规心电图,或必要时做 24 h 动态心电图来判断心律失常类型。

(3)将心律失常分为快速型及缓慢型心律失常。

(4)除功能性心律失常外,应尽量寻找引起心律失常的原发疾病。

二、病因病机

本病的病因很多,主要有外邪侵袭、七情刺激、饮食不节、体质虚弱等。上述病因等均可直接或间接损伤于心,全心之气血、阴阳亏虚,或全心之血脉痹阻,心失濡养而发生心悸、怔忡、脉律失常。其病位在心,但与其他脏腑密切相关。心失所养、心脉瘀阻、脏腑功能失调是其基本病变。

本病的临床表现很多,但不外虚实两端,虚证之中通常有心气不足、心血不足、心气阴两虚、心阳不足、心阳虚脱、心神不宁等;实证之中通常有痰扰心脉、心脉瘀阻等。证型可以变化发展,心气不足,帅血无力,可以造成心脉瘀阻;痰浊血瘀可以阻塞脉道,令心失濡养,心气不足,心血不通,气阴两虚,心阳不足,甚至心阳虚脱。

三、辨证要点

①辨惊悸与怔忡:大凡惊悸发病,多与情绪有关,可由骤遇惊恐,忧思恼怒,悲哀过极或过度紧张而诱发,多为阵发性,病来虽速,病情较轻,实证居多,病势轻浅,可自行缓解,不发时如常人;怔忡多由久病体虚、心脏受损所致,无精神因素亦可发生,常持续心悸,心中惕惕,不能自控,活动后加重,病情较重,每属实证,或虚中夹实,病来虽渐,不发时亦可见脏腑虚损症状,惊悸日久不愈,亦可形成怔忡。②辨虚实:心悸症状特点多为虚实夹杂,虚者指脏腑气血阴阳亏虚,实者多指痰饮、瘀血、火邪之类;辨证时,要注意分清虚实的多寡,以决定治疗原则。③辨脉象:观察脉象变化是心悸辨证中重要的客观内容,常见的异常脉象如结脉、代脉、促脉、涩脉、迟脉,要仔细体会,掌握其临床意义;临床应结合病史、症状,推断脉症从舍,一般认为,阳盛则促,数为阳热,若脉虽数、促而沉细、微细,伴有面浮肢肿,动则气短,形寒肢冷,舌淡者,为虚寒之象;阴盛则结,迟而无力为虚,脉象迟、结、代者,一般多属虚寒,其中结脉表示气血凝滞,代脉常为元气虚衰、脏气衰微;凡久病体虚而脉象弦滑搏指者为逆,病情重笃而脉象散乱模糊者为病

危之象。④辨病情:对心悸的临床辨证应结合引起心悸原发疾病的诊断,以提高辨证准确性,如功能性心律失常所引起的心悸,常表现为心率快速型心悸,多属心虚胆怯,心神动摇;冠心病心悸,多为气虚血瘀,或由痰瘀交阻而致;风心病引起的心悸,以心脉痹阻为主;病毒性心肌炎引起的心悸,多由邪毒外侵,内舍于心,常呈气阴两虚,瘀阻络脉证。

四、治疗原则

按"急则治其标、缓则治其本"的原则,病情急重者首先是消除症状,病情较缓者,首先是消除病因以治其本。

五、辨证论治

1.心虚胆怯证

症状:心悸,善惊易恐,坐卧不安,少寐多梦。舌苔薄白,脉象动数或虚弦。

治法:镇惊定志,以安心神。

方药:安神定志丸。

加减举例:心阴不足者,加柏子仁、五味子、酸枣仁;心阳不振者,加附子、桂枝;心血不足者,加熟地黄、阿胶;气虚自汗者,加麻黄根、浮小麦、乌梅。

中成药:复脉定颗粒补气活血、宁心安神;或补心气口服液补益心气;或二十五味珍珠丸安神开窍;或紫雪口服液辟秽开窍、泻火散结、镇惊安神、清心开窍。

2.心脾两虚证

症状:心悸气短,头晕目眩,面色不华,神疲乏力,纳呆便溏。舌质淡,脉细弱。

治法:健脾养心,补益气血。

方药:归脾汤。

加减举例:心动悸而脉结代者,加炙甘草汤;热病后期损及心阴而致心悸者,加生脉散;神疲乏力、气短、失眠多梦者,加合欢皮、首乌藤、五味子、柏子仁。

中成药:心可舒胶囊活血化瘀、行气止痛;或补中益气丸补中益气、升阳举陷、益气健脾;或归脾丸益气健脾、养血安神。

3.心阴亏虚证

症状:心悸易惊,心烦失眠,口干微热,五心烦热,盗汗。舌红少津,脉细数。

治法:滋阴养血,宁心安神。

方药:天王补心丹或朱砂安神丸。

加减举例:阴虚火旺而兼见五心烦热、梦遗腰酸者,加知柏地黄丸;喜惊易恐者,加珍珠母、生龙骨、煅牡蛎。

中成药:十一味参芪胶囊补中益气、养血生津、扶正祛邪、化瘀止痛;或天狮滋心阴胶囊滋养心阴、活血止痛;或滋心阴颗粒(口服液)滋养心阴、活血止痛;或稳心颗粒、参松养心胶囊益气养阴。

4.心阳不振证

症状:心悸不安,胸闷气短,面色苍白,形寒肢冷。舌淡苔白,脉象虚弱或沉细而数。

治法:温补心阳,安神定悸。

方药:桂枝甘草龙骨牡蛎汤。

加减举例:汗出肢冷、面青唇紫、喘不得卧者,加人参、附子;水饮内停者,加葶苈子、五加皮、大腹皮、车前子。

中成药：参附注射液回阳救逆、益气固脱；或人参养荣丸与十全大补颗粒（口服液）温补气血；或心宝丸温补心肾、益气助阳、活血通脉；或宁心宝胶囊提高窦性心律、改善窦房结和房室传导功能、改善心脏功能。

5.水饮凌心证

症状：心悸眩晕，胸脘痞闷，形寒肢冷，小便短少，或下肢水肿，渴不欲饮，恶心吐涎。舌苔白滑，脉象弦滑。

治法：振奋心阳，化气行水。

方药：苓桂术甘汤。

加减举例：水饮上逆恶心呕吐者，加法半夏、陈皮、生姜。

中成药：三七冠心宁片活血益气、宣畅心阳、疏通心脉、蠲除瘀阻；或护心胶囊活血化瘀、温中理气；或参桂胶囊益气通阳、活血化瘀。

6.血脉瘀阻证

症状：心悸怔忡，短气喘息，胸闷不舒，心痛时作，或形寒肢冷。舌质暗或有瘀点、瘀斑，脉虚或结代。

治法：活血化瘀。

方药：血府逐瘀汤。

加减举例：胸痛甚者，加沉香、檀香、荜茇；气短乏力、自汗、脉细缓或结代者，重用人参、黄芪。

中成药：舒胸胶囊（颗粒）活血、祛瘀、止痛；或冰七片活血理气、开窍止痛；或血栓通胶囊活血通络。水饮凌心证和此证均可用黄杨宁片宁心复脉、通络止痛。

六、特色治疗

1.单味中药

(1)对快速性心律失常，下列中药能阻滞心肌细胞膜钠通道，如苦参、莲子心、缬草、当归、石菖蒲、山豆根、甘松、三七、延胡索、地龙等。

(2)对缓慢性心律失常兴奋 β 受体的中药，如麻黄、附子、细辛、吴茱萸、椒目、丁香等。

2.针灸疗法

(1)刺灸：针灸治疗心律失常能减轻症状，而且对疾病的本身也有调整和治疗作用。但在器质性心脏病出现心衰倾向时，则应及时采用综合治疗措施，以免延误病情。

治法：养心安神、宁心定悸；取手少阴、手厥阴经腧穴和相应俞、募穴为主。

针灸处方：神门、内关、通里、心俞、巨阙、厥阴俞、膻中。

刺灸方法：针灸并用，多用补法；阴虚火旺者只针不灸，平补平泻。诸穴常规针刺，急性发作者可用泻法；背部穴位当注意针刺的角度、方向和深度。留针 30 min 至 1 h，以症状消失或减缓为度。

随证配穴：心阳不振者，加关元、足三里；心虚胆怯者，加百会、胆俞；心脾两虚者，加脾俞、足三里；阴虚火旺者，加劳宫、太溪；心血瘀阻者，加曲泽、膈俞；水气凌心者，加水分、阴陵泉。

(2)皮肤针法：取气管两侧、颌下部、后颈、骶部以及内关、膻中、三阴交、人迎，中度刺激，至局部出现红晕略有出血点为度。发作时可每日治疗 2 次。

（3）耳针疗法：取耳穴心、交感、神门、皮质下、小肠等。毫针轻刺激，留针中行针 2～3 次。每日 1 次。亦可采用王不留行籽贴压耳穴。对于反复发作者，可于发作终止之后，每 3 d 更换 1 次。

（4）穴位注射：按常规选穴，每次选用 2～4 穴，用维生素 B_1 注射液、维生素 B_{12} 注射液，每穴注射 0.5 mL，每日 1 次。另一般穴位治疗：选心、神门、交感点，用 5 分毫针刺入穴内，留针 30 min，10 min 行针 1 次，中度刺激，适用于室上速及室速。

3.推拿疗法

捏拿五经、颈项 3～5 遍。按揉心俞、膈俞、肾俞、内关、足三里、气海、关元。指振百会、大椎、命门穴各 1 min；横擦前胸部 2～3 遍；斜擦两肋 1 min；直擦背部膀胱经及横擦腰骶部，往返2～3 遍。每日 1 次。

4.其他疗法

经典食疗。①莲子 30 g，粳米 50 g：先将莲子煮成如泥，再入粳米煮作粥，空腹食用，每日早、晚各服 1 次；②万年青 25 g，红糖适量：将万年青加水 150 mL，煎至 50 mL，滤出汁，反复两次，将两汁混合，加入红糖，1 d 内分 3 次服完，1 剂/天，连用 1 周。

（郝雨莹）

第三节　冠状动脉粥样硬化性心脏病

冠状动脉粥样硬化性心脏病简称冠心病，是指由于脂质代谢不正常，血液中的脂质沉着在原本光滑的动脉内膜上，一些类似粥样的脂类物质堆积而成白色斑块，称为动脉粥样硬化病变，这些斑块渐渐增多造成动脉腔狭窄，使血流受阻，导致心脏缺血，产生心绞痛。属中医学"胸痹心痛"。在古代文献中，也属"肝心痛""卒心痛""厥心痛"范畴。

一、诊断要点

1.症状

有典型的发作特点和体征，含服硝酸甘油后可缓解，结合年龄和存在冠心病的危险因素，除外其他疾病引起的心绞痛。

2.辅助检查

心电图（静息、发作时）、动态心电图、心电图负荷试验、超声心电图（静息、负荷）、放射性核素检查（ECT）、冠状动脉造影等。

3.除外其他引起心绞痛的疾病

除外其他引起心绞痛的疾病，如各种原因所致的主动脉瓣病变、肥厚型心肌病、甲状腺功能亢进、贫血等。

二、病因病机

中医学认为，本病的发生与年老肾衰、饮食不节、情志失调、寒邪侵袭等因素有关。其病位在心，与心、肝、肾、脾诸脏的盛衰相关，多属本虚标实之证，常在心气、心阳、心血、心阴不足或肝、脾、肾失调的基础上,兼夹痰浊、气滞、血瘀、寒凝等病变,产生不通则痛与不荣则痛的表现。

三、辨证要点

①辨病位:左侧胸部或膻中处突发憋闷而痛,可窜及肩背、前臂,可兼心悸,时发时止等,常因情志刺激、饮食、劳累、寒冷等因素诱发;局限于胸膺部位,多为气滞或血瘀;放射至肩背、咽喉、脘腹甚至手指者,为虚损已显,邪阻已著。②辨病势:心痛发作频繁者重,偶尔发作者轻;每次心痛发作瞬息即逝者轻,持续不能缓解者重;心痛症状属实者较轻,虚象明显者重;初发者一般较轻,病程迁延日久者重;脉象不疾不缓,节律规整者轻,脉象过疾、过缓,或见脉结代者为重;疼痛遇劳发作,休息或服药后能缓解者为顺证,若服药后难以缓解者为危候。③辨虚实:一般认为冠心病为本虚标实之病,其标实为寒凝气滞,痰瘀搏阻;其本虚为心气亏虚,阴阳不足。④辨寒热:猝然心痛如绞,形寒,甚则手足不温,冷汗自出,多因气候骤冷或骤遇风寒而发病或加重,苔薄白,脉沉紧或促者多属寒证;心烦不寐,舌质红或绛,苔黄,脉滑数者多属热证。

四、治疗原则

冠心病心绞痛的治疗应本着"急则治标""缓则治本"的原则,在发作期主要选用有速效止痛作用之药剂、气雾剂、丸片剂以迅速控制病情,缓解心痛;而在缓解期则重在根据不同证型予以补气养阴、活血化瘀、疏通心脉等治疗,并针对与发病有关的危险因素采取综合性防治措施,控制或消除危险因素,以预防和减少心绞痛的发生。但对于严重心绞痛者,应及时采用中西医结合治疗控制病情,以免发展为心肌梗死。

五、辨证论治

1.心脉瘀阻证

症状:心胸剧痛,如刺如绞,痛处固定,入夜尤甚,心悸不宁。舌质紫暗、有瘀点或瘀斑,脉沉涩或结代。

治法:活血化瘀,通脉止痛。

方药:血府逐瘀汤。

加减举例:胁痛者,加香附、延胡索;心气阴不足者,加白参、麦冬;心烦失眠者,加酸枣仁、首乌藤。

中成药:丹参注射液活血化瘀、通脉养心;或丹红注射液静脉滴注以活血通络;或奥欣康心脑康胶囊活血化瘀、通窍止痛;或冰七片活血理气、开窍止痛;或补虚通瘀颗粒益气补虚、活血通络;或丹参合剂(口服液、颗粒、片)活血化瘀、养心通脉。

2.痰浊痹阻证

症状:胸闷如窒而痛,痛引肩背,气短喘促,肢体沉重,体胖多痰,或有咳嗽,呕恶痰涎。舌苔浊腻,脉象弦滑。

治法:化痰泄浊,通阳开胸。

方药:瓜蒌薤白半夏汤合涤痰通脉汤。

加减举例:阳虚有寒者,加熟附子、肉桂;痰郁化火者,加黄连、天竺黄。

中成药:瓜蒌皮注射液行气除满、开胸除痹;或血络通胶囊祛痰通络;或蟾麝救心丸扩张冠状动脉、改善心肌供氧、增强心脏功能;或二夏清心片健脾祛痰、清心除烦;或利脑心胶囊活血祛瘀、行气化痰、通络止痛。

3. 寒凝心脉证

症状:胸痛彻背,感寒痛甚,胸闷气短,心悸喘息,面色苍白,四肢厥冷,冷汗自出,口淡不渴或吐清涎,小便清长,大便溏薄。舌淡苔白,脉象沉迟。

治法:温通心阳,散寒止痛。

方药:通脉四逆汤。

加减举例:血瘀心脉,痛剧者,加丹参、三七末;气虚者,加白参。

中成药:麝香保心丸温阳通脉;或参桂胶囊益气通阳、活血化瘀;或血栓心脉宁胶囊芳香开窍、活血散瘀;或心舒乐片活血化瘀、舒通心脉。

4. 气阴两虚证

症状:胸闷隐痛,时发时止,心悸气短,倦怠懒言,面色少华,头晕目眩,遇劳则甚。舌偏红或有齿印,脉细数或结代。

治法:益气养阴,通脉止痛。

方药:生脉散合炙甘草汤。

加减举例:心血虚明显者,加当归、川芎、白芍;心烦不眠者,加酸枣仁、首乌藤;心胸闷痛明显者,加丹参、三七末。

中成药:参麦注射液益气固脱、养阴生津、生脉;或(百祥)正心泰胶囊补气活血、通脉益肾;或补益强心片益气养阴、活血利水;或参松养心胶囊益气养阴、活血通络、清心安神;或炙甘草合剂益气、养血、温阳复脉。

5. 心肾阴虚证

症状:胸闷胸痛,心悸盗汗,心烦不寐,腰膝酸软,眩晕耳聋,大便秘结。舌红少苔或无苔,脉象细数。

治法:滋阴补肾,养心安神。

方药:左归饮合天王补心丹。

加减举例:心胸闷痛明显者,加丹参、三七末;心气虚弱者,加白参;腰痛者,加续断、杜仲。

中成药:参芎注射液补益心肾、活血通络;或心元胶囊滋肾养心、活血化瘀;或活力源片益气养阴、强心益肾;或强力蜂乳浆胶丸益气养阴、扶正固本。

6. 心阳不振证

症状:心胸疼痛,气短乏力,形寒肢冷,面色苍白,或见唇甲青紫。舌淡苔白,脉沉微或迟缓无力。

治法:补气助阳,温通心脉。

方药:人参四逆汤。

加减举例:血瘀心痛者,加丹参、三七末;尿少水肿者,加茯苓、猪苓。

中成药:参附注射液回阳救逆、益气固脱;或护心胶囊活血化瘀、温中理气;或益心酮滴丸活血化瘀、宣通心脉、理气舒络;或益心通脉颗粒温通心阳、活血化瘀;或银盏心脉滴丸活血化瘀、通脉止痛。

六、特色治疗

1. 单味中药

(1)扩张冠状动脉:延胡索、丹参、川芎、前胡、瓜蒌、人参、党参、当归、麦冬等。

（2）抗心绞痛：麝香、冰片、石菖蒲、苏合香、樟脑等。

2.针灸疗法

（1）刺灸：针灸能缓解冠心病心绞痛，改善心肌缺血状态，起到振奋胸阳、化瘀通络的作用。

治法：扶正祛邪，标本兼顾。可温振心阳、化瘀通络、补气养阴、疏肝解郁、祛痰化浊和回阳固脱。取手少阴、手厥阴经腧穴及其相应俞、募穴为主。

针灸处方：内关、通里、间使、郄门、厥阴俞、膻中、心俞、巨阙、足三里、三阴交。

刺灸方法：针、灸并用，平补平泻或补法；每次选用4～6穴，诸穴常规针刺，背部穴位当注意针刺的角度、方向和深度。留针30 min至1 h。

随证配穴：心血瘀阻者，加膈俞、阴郄；气阴两虚者，加阴郄、太溪；心阳不振者，加灸关元、命门、巨阙；肝气郁结者，加太冲、蠡沟；痰浊壅盛者，加中脘、丰隆；阴虚阳亢者，加百会、风池、太溪、太冲；阳气暴脱者，重灸关元、气海。

（2）耳针疗法：取耳穴心、神门、皮质下、肾、交感、肾上腺等穴。毫针轻刺激，每日1次。亦可采用王不留行贴籽压耳穴。

（3）皮肤针法：循后项、背部膀胱经第一侧线叩刺，以及叩刺内关、膻中、三阴交，中度刺激至局部皮肤潮红为度。每日治疗1～2次。

（4）穴位注射：按常规选穴，每次选用2～4穴，用维生素 B_1、维生素 B_{12} 注射液，或丹参注射液，每穴注射0.5 mL。每日1次。

3.推拿疗法

①背俞穴综合手法：患者取自然舒适位或卧位，医者先在患者背俞穴上（以左侧肩胛间区为主）寻找压痛敏感点，找到后即以此为俞施以指揉法、点按法，手法轻重以患者感觉舒适为度，需反复寻找，治疗3～5遍，直至疼痛明显缓解或消失；如为慢性病变患者，若触及结节状或条索状阳性反应物时，可酌情选用弹拨法、捋顺法，手法轻重以患者能耐受为度，最后施以散法。②胸部点按法、点振法：先以指揉法施术于天突、膻中、气户、屋翳、中府等穴，继以指按法及指振法，每穴3次，最后施以任脉捋顺及循肋分推两胁。③四肢部腧穴点按法：分别点按、弹拨极泉、曲泽、内关、神门等穴。辨证加减：气滞血瘀、寒邪壅盛者，揉心俞、厥阴俞，横擦屋翳，使热透胸背；痰涎壅盛、痹阻脉络者，摩腹，擦督脉胸段。

（郝雨莹）

第四节　原发性高血压

原发性高血压是以血压升高为主要临床表现伴或不伴有多种心血管危险因素的综合征，简称高血压。根据中西医病名对照，原发性高血压属中医学"风眩""眩晕""头痛"范畴。

一、诊断要点

（1）在未用抗高血压药情况下，收缩压＞140 mmHg[①] 和/或舒张压＞90 mmHg，按血压

[①]临床上仍习惯以毫米汞柱（mmHg）作为血压的单位。1 mmHg＝0.133 kPa，1 kPa＝7.5 mmHg。全书同。

水平将高血压分为 1 级、2 级、3 级。

（2）收缩压＞140 mmHg 和舒张压＜90 mmHg 单列为单纯性收缩期高血压。

（3）患者既往有高血压病史，目前正在用抗高血压药，血压虽然低于 140/90 mmHg，亦应该诊断为高血压。

（4）要排除继发性高血压，如肾动脉狭窄等。

二、病因病机

情志内伤，如素体阳盛，恼怒过度，或长期忧郁恼怒，气郁化火；饮食不节，损伤脾胃，或嗜酒肥甘，饥饱劳倦，伤于脾胃，健运失司；头部外伤或手术后，气滞血瘀；体虚、久病、失血、劳倦过度；肾阴素亏，肝失所养；大病久病或失血之后，虚而不复；劳倦过度，气血衰少，皆能发生本病。本病病位在清窍，由气血亏虚、肾精不足致脑髓空虚，清窍失养，或肝阳上亢、痰火上逆、瘀血阻窍而扰动清窍发病，与肝、脾、肾三脏关系密切。本病的病性以虚者居多，故张景岳谓"虚者居其八九"，如肝肾阴虚、肝风内动，气血亏虚、清窍失养，肾精亏虚、脑髓失充。本病实证多由痰浊阻遏、升降失常，痰火气逆、上犯清窍，瘀血停着、痹阻清窍而成。在本病发病过程中，各种病因病机可以相互影响，相互转化，形成虚实夹杂；或阴损及阳，阴阳两虚。肝风、痰火上扰清窍，进一步发展可上蒙清窍，阻滞经络，而形成中风；或突发气机逆乱，清窍暂闭或失养，而引起昏厥。

三、辨证要点

①辨脏腑：眩晕病位虽在清窍，但与肝、脾、肾三脏功能失常关系密切。②辨虚实：眩晕以虚证居多，夹痰夹火亦兼有之；一般新病多实，久病多虚，体壮者多实，体弱者多虚；发作期多实，缓解期多虚。③辨体质：面白而肥多为气虚多痰，面黑而瘦多为血虚有火。④辨标本：眩晕以肝肾阴虚、气血不足为本，风、火、痰、瘀为标。

四、治疗原则

眩晕的治疗原则主要是补虚而泻实，调整阴阳。虚证以肾精亏虚、气血衰少居多，精虚者填精生髓，滋补肝肾；气血虚者宜益气养血，调补脾肾。实证则以潜阳、泻火、化痰、逐瘀为主要治法。

五、辨证论治

1.肝阳上亢证

症状：眩晕耳鸣，头痛且胀，遇劳、恼怒加重，肢麻震颤，失眠多梦，急躁易怒。舌红苔黄，脉弦。

治法：平肝潜阳，滋养肝肾。

方药：天麻钩藤饮。

加减举例：阴虚较盛，舌红少苔、脉弦细数者，加生地黄、麦冬、玄参、何首乌、生白芍；肝阳化火，肝火亢盛，表现为眩晕、头痛较甚，耳鸣、耳聋暴作，目赤，口苦，舌红苔黄燥，脉弦数者，加龙胆、牡丹皮、菊花、夏枯草；便秘者，加大黄、芒硝或当归龙荟丸；眩晕剧烈，呕恶，手足麻木者，有肝阳化风之势，尤其是对中年以上者要注意是否有引发中风病的可能，加珍珠母、生龙骨、煅牡蛎，必要时加羚羊角增强清热息风之力。

中成药：天麻钩藤颗粒、天麻醒脑胶囊、天麻首乌片以平肝潜阳；或安宫降压丸清热镇惊、平肝降压；或复方羚角降压胶囊（片）清肝息风；或虎杖叶胶囊平肝潜阳；或脉君安片平肝息风、解肌止痛；或脑立清胶囊（丸）平肝潜阳、醒脑安神。

2. 肝火上炎证

症状：头晕且痛，其势较剧，目赤口苦，胸胁胀痛，烦躁易怒，寐少多梦，小便黄，大便干结。舌红苔黄，脉弦数。

治法：清肝泻火，清利湿热。

方药：龙胆泻肝汤。

加减举例：肝火扰动心神，失眠、烦躁者，加磁石、龙齿、珍珠母、琥珀；肝火化风，肝风内动，肢体麻木、颤震，欲发中风病者，加全蝎、蜈蚣、地龙、僵蚕。

中成药：龙胆泻肝丸、心脑静片清热降火；或高血压速降丸清热息风、平肝降逆；或降压袋泡茶（颗粒）清热泻火、平肝明目；或脉络通片清泻肝火、通经活络；或清热明目茶清热祛风、平肝明目；或清肝降压胶囊清热平肝、补益肝肾。

3. 痰浊上蒙证

症状：眩晕，头重如蒙，视物旋转，胸闷作恶，呕吐痰涎，食少多寐。苔白腻，脉弦滑。

治法：燥湿祛痰，健脾和胃。

方药：半夏白术天麻汤。

加减举例：素体阳虚，痰从寒化，痰饮内停，上犯清窍者，用苓桂术甘汤合泽泻汤。

中成药：安脑丸清热解毒、醒脑安神、豁痰开窍、镇惊息风；或牛黄降压丸（胶囊）清心化痰、镇静降压；或清脑降压片清肝泻火、化痰祛湿、活血化瘀、平肝息风、潜阳、养阴。

4. 瘀血阻窍证

症状：眩晕头痛，兼见健忘，失眠，心悸，精神不振，耳鸣耳聋，面唇紫暗。舌瘀点或瘀斑，脉弦涩或细涩。

治法：活血化瘀，通窍活络。

方药：通窍活血汤。

加减举例：天气变化加重，或当风而发者，重用川芎，加防风、白芷、荆芥穗、天麻等理气祛风之品；经验可用人工麝香或者白芷 10 倍代麝香。

中成药：复方银杏叶胶囊与血络通胶囊活血化瘀、通脉舒络；或活血通脉片活血通脉、强心镇痛；或苦丁降压胶囊清肝明目、凉血活血；或罗布麻降压片平肝潜阳、息风活血、通络止痛；或脑血康滴丸活血化瘀、破血散结；或脑血康胶囊（口服液、片）活血化瘀、破血散结。

5. 气血亏虚证

症状：头晕目眩，动则加剧，遇劳则发，面色苍白，爪甲不荣，神疲乏力，心悸少寐，纳差食少，便溏。舌淡，苔薄白，脉细弱。

治法：补养气血，健运脾胃。

方药：归脾汤。

加减举例：气虚卫阳不固，自汗时出、易于感冒者，重用黄芪，加防风、浮小麦；脾虚湿盛，泄泻或便溏者，加薏苡仁、泽泻、炒扁豆、当归；气损及阳，兼见畏寒肢冷、腹中冷痛等阳虚症状者，加桂枝、干姜；血虚较甚，面色苍白无华者，加熟地黄、阿胶、紫河车粉（冲服），并重用参、芪；中气不足，清阳不升，表现时时眩晕、气短乏力、纳差神疲、便溏下坠、脉象无力者，用补中益气汤。

中成药：补中益气丸补中益气、升阳举陷、益气健脾；或归脾丸益气健脾，养血安神；或回心康片益气活血、镇静平肝；或排毒养颜胶囊通便排毒、健脾益肾、补血化瘀；或芪苈强心胶囊益气温阳、活血通络、利水消肿。

6.肝肾阴虚证

症状：眩晕久发不已，视力减退，两目干涩，少寐健忘，心烦口干，耳鸣，神疲乏力，腰酸膝软，遗精。舌红苔薄，脉弦细。

治法：滋养肝肾，养阴填精。

方药：左归饮。

加减举例：阴虚生内热，表现咽干口燥、五心烦热、潮热盗汗、舌红、脉弦细数者，加炙鳖甲、知母、青蒿；心肾不交，失眠、多梦、健忘者，加阿胶、鸡子黄、酸枣仁、柏子仁；水不涵木，肝阳上亢者，加清肝、平肝、镇肝之品，如龙胆、柴胡、天麻等。

中成药：六味地黄丸与杞菊地黄丸滋补肝肾；或冬青补汁温补肝肾、滋阴益精；或杜仲颗粒补肝肾、降血压；或还精煎口服液补肾填精、扶正祛邪、阴阳两补、益元强壮；或降脂灵颗粒滋补肝肾、养血明目。

六、特色治疗

1.单味中药

现代药理研究表明，多种单味中药具有降压作用。

(1)扩张血管：防己、黄芩、钩藤、益母草、赤芍、罗布麻叶等。

(2)利尿：防己、杜仲、桑寄生、泽泻、茯苓、篇蓄、茵陈、龙胆、罗布麻等。

(3)中枢性降压：远志、酸枣仁等。

(4)钙离子阻滞：防己、川芎、当归、赤芍、红花、三棱、丹参、前胡、肉桂、五味子、藁本、白芷、羌活、独活、葶苈子、桑白皮、茵陈、海金沙、龙眼肉等。

(5)中枢神经节阻断：全蝎、地龙、钩藤、桑寄生等。

(6)β受体阻滞：葛根、佛手、淫羊藿等。

(7)影响血管紧张素生成：山楂、何首乌、白芍、木贼、红花、板蓝根、青风藤、海风藤、牛膝、泽泻、海金沙、胆南星、法半夏、瓜蒌、降香、细辛等。

目前有资料初步阐明了一些单成分如汉防己甲素、钩藤碱、萝芙木、毛冬青甲素等的降压作用机制。

2.针灸疗法

(1)刺灸取穴：①肝阳上亢证选用太冲、光明、阳陵泉、曲池等；②痰浊中阻证选用丰隆、曲池、百会、内关等；③瘀血内阻证选用风池、曲池、丰隆等；④肝肾阴虚证选用三阴交、风池、内关、肾俞、太溪等；⑤阴阳两虚证选用气海、关元、风池、太冲、曲池等。手法：补法、泻法。

(2)耳穴：主穴为降压沟、神门、交感、对屏尖、耳背、心、肝、脾、肾等，将王不留行籽贴压于所选穴位上，并交替按摩。此法适用于所有原发性高血压患者。

3.推拿疗法

推拿疗法选用足三里、三阴交、风池、涌泉、大椎等穴位。用推、拿、按、摩、揉等手法。

（刘继明）

第五节 高血压脑病

高血压脑病是指血压骤然急剧升高引起的暂时性急性全面脑功能障碍综合征。相当于中医所论"风头旋""眩晕",病发之始则见后头部头痛,活动后可消失。久则头痛、头晕、头胀,项部轻强,继而呈现耳鸣、目眩、心烦少寐、胸闷、心悸、口苦、指麻、尿赤、颜面红赤,舌红多有瘀斑,脉多沉弦有力之象。

一、病因病机

高血压脑病的形成多由先天与后天生理功能失调所致。先天之因始于父母,后天之因来自外邪、内伤而发。

(一)先天禀赋不足

一者男之天壬内胎此病之根,二者女之天癸内孕此病之基,两者居一即为先天成病之源。所以然者,男女之合,二情交畅,天壬天癸交融,为育形成体之本,内蕴生化之机。若此时生成之形体,遗有父母先天之病毒,则此病毒将植于肾、肝、心、脑之内,而肾、肝、心、脑为性命生化之枢轴,故此病之病源即由先天之胎气而生。

(二)肝气亢逆

一是先天肾水有亏,水精少不能生髓养肝,木少滋营,导致肝气逆变,阳郁为风,风动血涌,上冲而犯心侵脑则病成;或因情志失调而发,但以喜怒为多。喜是心志,喜则气缓,血脉软缓则引发君火不宁于心,相火不安于肝,相火之毒为火毒,火毒入血,由于上炎之力,其血必上冲脑为病。亦有暴怒不严,或盛怒不息,致使肝气内逆,逆则气不顺为郁、为热、为风。风有上升之性,热具蒸腾之能,血因风升热腾而上冲于脑髓。

(三)饮食不节

久食肥甘之味,或久饮酒类浆液之品,此等品味,入胃则易燥,入脾则助湿,胃燥不降,脾湿不升,中轴升降之枢机呆滞,致使肥甘之物,化脂液而成瘀浊之毒,经由脾胃之络,内淫脏腑,外侵经络,其脂液痰浊之毒沉积于脉络内,造成气血隧道瘀窄,气不宣通,血逆于上,不得下行,滞瘀脑髓,清气受阻,脑乏清阳而病生。

(四)命火受损

先天命火不足,或后天受内外二因伤损命火,命火有亏,脾胃乏此火之温煦,升降有碍致使清气不升,浊气不降;肝乏此火之温煦,肝阳不足,疏泄无力,调血功能阻滞;心乏此火之温煦,心火不足,心阳不振,血行阻滞;脑乏此火温化之能,脑之血脉血络循行受阻,清气必亏,浊气蓄而不降,脑髓不安,动而少静为病。另外,颈椎病引起此病者,亦不少见。

总之,肾命之真阴真阳有亏,水火有偏,生化功能不全,是生病的根本。肝、脾、心三维功能失调,气血循行不畅,是生病之源。脑髓元神、神机、神经,三维失统,气滞血瘀逆冲于脑,饮蓄积于髓海是病成之基础。

二、诊断

(一)诊断要点

血压骤然升高,急剧升至 26.6/16 kPa(200/120 mmHg)以上,尤以舒张压为著。伴有严重头痛、惊厥、意识障碍。在应用降血压药物治疗后常在 1 h 内症状迅速好转,可不留任何后遗症。若神经损害体征于数日内仍存在,表明脑内已发生梗死或出血。

(二)辅助检查

眼底可见高血压视网膜病变,头颅 CT 或 MRI 显示特征性顶、枕叶水肿。

(三)鉴别诊断

1.高血压性脑出血

高血压性脑出血远较高血压性脑病多见,也严重得多。本病的意识障碍及神经系统局灶体征一般较严重、固定,脑脊液多呈血性,脑超声波及动脉造影常提示有血肿存在,CT 检查可明确诊断。

2.蛛网膜下隙出血

蛛网膜下隙出血急性起病,有剧烈头痛,呕吐及不同程度的意识障碍,脑膜刺激征明显,血性脑脊液,一般血压不很高。

3.颅内肿瘤

脑瘤多有一个进行性加重的过程。通过脑电图、脑血管造影,CT 检查等可以确诊。

三、辨证论治

(一)辨证纲目

首先辨虚实:高血压脑病有虚有实。实者多见四肢阵阵抽搐,或持续抽搐,常伴有壮热、谵语,神昏;甚至呈角弓反张,苔黄燥,脉弦数;虚者,其抽搐呈手足蠕动,神疲或朦胧,舌红少津,脉虚细。其次审病机:大怒或邪热内炽,引动肝风,导致肝阳暴张,而见抽搐、神昏;若久病劳伤、大汗、亡血,致使气阴亏损,而致筋脉失养,则可发生虚风内动。辨明不同的病机,对正确的指导辨证十分重要。

1.阴虚阳亢

头晕目眩,心烦善怒,口干,咽干,胸中烦热,胸闷,失眠多梦,腰酸软,心中不快,汗出,恶心。舌红少津,苔薄黄,脉多虚弦而数。

2.风阳上冒

头晕头胀,目胀,头围如带束紧感,肢麻,手震颤,睡卧口角流涎,颜面苍红,步履踏地如在地毯上行,时有烘热状。舌赤,苔白,脉多见虚弦或沉弦无力。

3.痰瘀阻络

头痛头晕,两目肉轮青黯,胸闷恶心,颈部强,肩背不适,肢体沉重,言语前清后涩,善忘,性情易激动,心区时刺痛,尿有频意。舌赤有瘀斑,苔白,脉多弦涩之象。

4.命门衰弱

头晕,耳鸣,乏力,畏寒背冷,喜哈欠伸腰,易卧喜睡,四肢欠温,尿频、尿多,纳呆、恶心,痰多,颜面白黄不光泽,喜暖。舌体肥胖有齿痕,苔薄白,脉多沉弦无力。

(二)审因论治

治疗此病不能以血压高就用降压药单一治法,必须整体治疗,以防并发症(如卒中、厥心痛、真心痛、肾病之类)早期出现。

1.阴虚阳亢

治法:育阴潜阳,镇逆平冲。

方剂:育阴平逆汤。

组成:生地 15 g,麦冬 15 g,黄精 20 g,沉香 10 g,羚羊角 5 g,玳瑁 10 g,草决明 20 g,莱菔子 20 g,车前子 20 g,玄参 20 g,白芍 20 g。

方中生地、麦冬、黄精、白芍滋阴潜阳;羚羊角、玳瑁、草决明平肝潜阳;沉香、莱菔子理气降逆;车前子、玄参清肝明目。若气血两虚,头痛绵绵不休,心悸怔忡,失眠者,治宜气血双补,可在上方基础上加熟地黄、何首乌、阿胶等,或用人参养营汤加减;若兼气虚,症见神疲乏力,气短懒言者,加人参、黄芪、白术,或用人参养营汤以益气养血;若肝血不足,症见心烦不寐,多梦者,宜加酸枣仁、珍珠母。

2.风阳上冒

治法:滋阴敛阳,息风降逆。

方剂:息风敛阳汤。

组成:熟地 20 g,砂仁 15 g,白蒺藜 10 g,羚羊角 5 g,天麻 15 g,钩藤 20 g,怀牛膝 20 g,龟甲 20 g,麦冬 20 g,白芍 20 g,女贞子 20 g。

方中熟地、砂仁养血滋阴;白蒺藜、羚羊角、天麻、钩藤平肝潜阳;麦冬、白芍滋阴潜阳;女贞子、龟板清肝明目;怀牛膝引血下行。若肝火亢盛,症见头痛剧烈,口苦目赤,小便短黄,大便秘结,脉弦数者,治当清肝泻火,可酌加龙胆草、大黄之类;若阳化风动,症见头痛而目眩甚,肢体麻痹震颤者,治宜镇肝潜阳息风,可酌加牡蛎、珍珠母、龟板、鳖甲、地龙等。

3.痰瘀阻络

治法:活血化瘀,化痰通络。

方剂:化痰通络汤加减。

组成:半夏 15 g,茯苓 15 g,白术 10 g,胆南星 5 g,天竺黄 15 g,天麻 10 g,香附 15 g,丹参 15 g,大黄 5 g。

方中半夏、茯苓、白术健脾燥湿;胆南星、天竺黄清热化痰;天麻平肝息风;香附疏肝理气;丹参活血化瘀;大黄通腑泄热。若眩晕甚者,可酌加全蝎、钩藤、菊花以平肝息风;若瘀血明显者,可加桃仁、红花、赤芍以活血化瘀;若烦躁不安,舌苔黄腻,脉滑数者,可加黄芩、栀子以清热泻火。

4.命门火衰

治法:益火之源,温阳消阴。

方剂:右归丸。

组成:熟地 20 g,山药 20 g,山萸肉 15 g,杜仲 10 g,枸杞子 20 g,菟丝子 15 g,肉桂 20 g,附子 10 g,鹿角胶 20 g,当归 15 g,可用丸剂,亦可作煎剂。

方中附子、肉桂、鹿角胶培补肾中之元阳;熟地、山药、枸杞子、山萸肉补肾填精;当归益气养血;菟丝子、杜仲益肾壮腰。若胸脘痞闷,纳呆者,加红枣健脾益气。若兼见神疲乏力,少气,脉细弱无力,为气虚血瘀,治宜益气活血化瘀,可酌加黄芪、党参等补气以助血行;若头痛剧烈,可酌加虫类搜风通络之品,如僵蚕、蜈蚣、全蝎、地龙等。

四、中成药

(一)清开灵注射液

适应证:具有清热解毒、化痰通络、醒神开窍之功能。用于治疗热病神昏、中风偏瘫、神志不清,亦用于急慢性肝炎、乙型肝炎、上呼吸道感染、肺炎、高烧以及脑血栓形成、脑出血。

用法:静脉滴注,一般每日 20～40 mL,稀释于 10%葡萄糖注射液 200 mL 或生理盐水 100 mL 中。中风病治疗时,每日 40～60 mL,稀释于 5%葡萄糖注射液或生理盐水 500 mL。如产生沉淀或混浊时,不得使用。

(二)醒脑静注射液

适应证:清热泻火,凉血解毒,开窍醒脑。用于流行性乙型脑炎、肝昏迷,热入营血,内陷心包,高热烦躁,神昏谵语,舌绛脉数。

用法:肌肉注射,一次 2～4 mL,每日 1～2 次。静脉滴注,一次 10～20 mL(1～2 支),用 5%～10%葡萄糖注射液或氯化钠注射液 250～500 mL 稀释后使用,或遵医嘱。

(三)银杏叶片

适应证:活血化瘀通络,用于瘀血阻络引起的胸痹、心痛、中风、半身不遂、舌强语謇;冠心病稳定型心绞痛、脑梗塞见上述证候者。

用法:口服,一次 2 片,一日 3 次;或遵医嘱。

(四)银杏达莫注射液

适应证:预防和治疗冠心病、血栓栓塞性疾病。

用法:静脉滴注。成人一次 10～25 mL,加入 0.9%氯化钠注射液或 5%葡萄糖注射液 500 mL,每日 2 次。

(五)络达嗪注射液

适应证:用于治疗缺血性脑血管病,如脑供血不足、脑血栓形成、脑栓塞及其他缺血性血管疾病如冠状动脉粥样硬化性心脏病、脉管炎等。

用法:静脉滴注,一次 100 mL;缓慢滴注,每日 1 次,或遵医嘱。

(刘继明)

第六节　胸痹心痛

胸痹是指以胸部闷痛,甚则胸痛彻背、喘息不得卧为主症的一种疾病,轻者仅感胸闷如窒,呼吸欠畅,重者则有胸痛,严重者心痛彻背,背痛彻心。

"心痛"之病名最早见于马王堆汉墓出土的《五十二病方》。其后《灵枢五邪》也有心痛之病名,又有"卒心痛""厥心痛"(《素问谬刺论》)"真心痛"(《素问厥论》)。"胸痹"首见于《金匮要略》后世医家或以心痛、或以胸搏称本病。均是指以左胸膺或中部发作性憋闷或疼痛为主要临床表现的一种病证。

一、诊断

(1)左侧胸膺或膻中处突发憋闷而痛,疼痛性质为灼痛、绞痛、刺痛或隐痛、含糊不清的不适感等,疼痛常可窜及肩背、前臂、咽喉、胃脘部等,甚者可经手少阴、手厥阴经循行部位窜至中指或小指,常兼心悸。

(2)突然发病,作时止,反复发作。持续时间短暂,一般几秒至数十分钟,经休息或服药后

（3）多见于中年以上，常因情志波动，气候变化，多饮暴食，劳累过度等而诱发。亦有无明显诱因或安静时发病者。

（4）心电图应列为必备的常规检查，必要时可作动态心电图、标测心电图和心功能测定、运动试验心电图。休息时心电图明显心肌缺血，心电图运动试验阳性，有助于诊断。

若疼痛剧烈，持续时间长，达 30 min 以上，含化硝酸甘油片后难以缓解，可见汗出肢冷，面色苍白，唇甲青紫，手足青冷至肘膝关节处，甚至旦发夕死、夕发旦死，相当于急性心肌梗死，常合并心律失常、心功能不全及休克，多为真心痛表现，应配合心电图动态观察及血清酶学、白细胞总数、红细胞沉降率等检查，以进一步明确诊断。

二、鉴别诊断

1.悬饮

二者均有胸痛。胸痹为当胸闷痛，并可向左肩或左臂内侧等部位放射，常因受寒、饱餐、情绪激动、劳累而突然发作。历时短暂，休息或用药后得以缓解。悬饮为胸胁胀痛，持续不解。

2.胃脘痛

心在胃上，胃在心下，故有胃脘当心而痛之称，以其部位相近胸痹之不典型者，其疼痛可在胃脘部，易于混淆。胸痹胸痛疼痛部位在胸，疼痛随呼吸、运动、转侧而加剧，常合并咳嗽、咯痰、喘息等呼吸系症状。胸部 X 线检查等可助鉴别。以闷痛为主，为时短暂，虽与饮食有关，但休息、服药常可缓解。胃痛疼痛部位在上腹胃脘部，局部可有压痛，以胀痛、灼痛为主，持续时间较长，常因饮食不当而诱发，并多伴有泛酸、嗳气、恶心、呕吐、纳呆、泄泻等消化系统症状。配合 B 超、胃肠造影、胃镜、淀粉酶等检查，可以鉴别。某些心肌梗塞亦表现为胃痛，应予警惕。

3.真心痛

真心痛为胸痹的进一步；症见心痛剧烈，甚则持续不解，伴有汗出、肢冷、面白、唇紫、手足青至肘膝节，脉微或结代等危重症候。

4.胁痛

胁痛疼痛部位以右胁部为主，可有肋缘下压痛，可合并厌油、黄疸、发热等，常因情志不舒而诱发。胆囊造影、胃镜、肝功能、淀粉酶检查等有助于鉴别。

三、分型论治

1.心血瘀阻证

症状：心胸疼痛，如刺如绞痛有定处，入夜为甚，心痛彻背，背痛彻心，或痛引肩背，暴怒或劳累后加重，胸闷。舌质紫暗，有瘀斑，苔薄，脉弦涩或结代。血行瘀滞，胸阳痹阻，心脉不畅，故见以上各症。

治法：活血化瘀，通脉止痛。

方药：血府逐瘀汤加减。本方祛瘀通脉，行气止痛，用于胸中瘀阻，血行不畅，心胸疼痛，痛有定处，胸闷心悸之胸痹。川芎、桃仁、红花、赤芍活血化瘀；柴胡、桔梗、枳壳、牛膝调畅气机，行气活血；当归、生地滋阴养血（生地"逐血痹"《本经》，凉血消瘀《本草降香、郁金理气止痛求真》）；加减：瘀血痹阻重症，胸痛剧烈加乳香、没药、降香、丹参；血瘀气滞并重，胸闷痛甚加沉香、檀香、筚拨；寒凝血瘀或阳虚血瘀（伴畏寒肢冷，脉沉细或沉迟）加桂枝或肉桂、细辛、高良姜、薤白,或人参、附子;气虚血瘀(伴气短乏力,自汗,脉细弱或结代)益气活血,用人参养荣汤合桃红四物汤,重用人参、黄芪。

《临证备要》载,本证在临床上可选用如下活血化瘀药物:三七、川芎、丹参、当归、红花、苏木、赤芍、泽兰、牛膝、桃仁、鸡血藤、益母草、水蛭、王不留行、山楂、丹皮等;并据临床情况配伍益气、温阳、散寒、化痰、理气药物。活血化瘀是治疗胸痹的重要治法,但不可不加辨证,一味地活血化瘀。其瘀血的形成有多种原因,如寒凝、气滞、痰浊、气虚、阳虚等,故临床当注意在活血化瘀中配伍散寒、理气、化痰、益气、温阳等药物。注意选用养血活血之品,慎用破血攻伐之品,以防伤正气。

2.气滞心胸证

症状:心胸满闷,隐痛阵作,痛无定处,脘胀嗳气,时欲太息,或得嗳气、矢气则舒,苔薄或薄腻,脉细弦,肝失疏泄,气机郁滞,心脉不和。心胸满闷,隐痛阵作,痛无定处,为情志抑郁,气机不畅,胸阳失展,血遇情志不遂时诱发或加剧为气机郁滞加重。脘胀嗳气,时欲太息,或得嗳气、矢气则舒为肝气横逆,犯其脾胃。苔薄或薄腻,脉细弦则为肝郁气滞之象。

治法:疏肝理气,活血通络。

方药:柴胡疏肝散加减。本方疏肝理气,适用于肝气郁滞,气滞上焦,胸阳失展,血脉失和之胸胁疼痛等。柴胡、枳壳疏肝理气;香附、陈皮理气解郁;川芎、赤芍活血通脉。加减:胸闷心痛明显(气滞血瘀),合用失笑散或丹参饮;气郁日久化热(心烦易怒,口干便秘,舌红苔黄,脉弦数)以丹栀逍遥散加减;便秘重者加当归龙荟丸。临证常用芳香理气药物:木香、沉香、檀香、降香、延胡索、砂仁、厚朴、枳实、枳壳。

3.痰浊闭阻证

症状:胸闷重而心痛微,痰多气短,肢体沉重,形体肥胖,遇阴雨天诱发或加重,倦怠乏力,纳呆便溏,咯吐痰涎。舌体胖大边有齿痕,苔浊腻或白滑。

痰浊盘踞,胸阳失展,气机搏阻,脉络阻滞。胸闷重而心痛微为痰浊内阻,痹阻心脉,气血不能正常流通。痰多气短,肢体沉重,形体肥胖为痰湿偏盛。遇阴雨天诱发或加重为痰为阴邪,阴乘阳位,胸阳不展,气机不利。倦怠乏力,纳呆便溏,咯吐痰涎则为痰湿困脾,气机不畅,纳运失职。舌体胖大边有齿痕,苔浊腻或白滑为痰湿内盛之象。

治法:通阳泄浊,豁痰宣痹。

方药:栝蒌薤白半夏汤合涤痰汤加减。两方均能温通豁痰,前方偏于通阳行气,用于痰阻气滞,胸阳痹阻者,后方偏于健脾益气,豁痰开窍,用于脾虚失运,痰阻心窍者。栝蒌、薤白化痰通阳,行气止痛;半夏、胆南星、竹茹清化痰热;人参、茯苓、甘草健脾益气;石菖蒲、陈皮、枳实理气宽胸。

加减:痰浊郁而化热以黄连温胆汤加郁金;痰热兼有郁火加海浮石、海蛤壳、黑山栀、天竺黄、竹沥;大便干加桃仁、大黄;痰浊与瘀血并见者合桃红四物汤。

《临证备要》载此型常用药物:天竺黄、天南星、半夏、栝蒌、竹茹、苍术、结梗、莱菔子、浙贝母。痰浊每因过食肥甘,贪杯好饮,伤及脾胃,聚湿生痰;痰为阴邪,其性黏滞,易伤阳气,阻滞血行,而致气虚阳虚、湿浊痰阻。治疗应着重健运脾胃,在祛痰的同时,配伍健脾益气之品,以消生痰之源,痰化气行,则血亦行。必要时配以益气温阳之品。

4.寒凝心脉证

症状:卒然心痛如绞,心痛彻背,喘不得卧,多因气候骤冷或骤感风寒而发病或加重,心悸,胸闷气短,手足不温,冷汗出,面色苍白。苔薄白,脉沉紧或沉细。

素体阳虚,阴寒凝滞,气血痹阻,心阳不振。阴寒内盛,寒气客于背俞之脉心脉不通,不通则痛,卒然心痛如绞,心痛彻背,喘不得卧。寒为阴邪,多因气候骤冷或骤感风寒而发病或加重;心悸,胸闷气短,手足不温,冷汗出,面色苍白为寒凝胸中,胸阳失展,心气痹阻,营血运行不畅。苔薄白,脉沉紧或沉细为阴寒之象。

治法:辛温散寒,宣通心阳。

方药:枳实薤白桂枝汤合当归四逆汤加减。两方均能辛温散寒,助阳通脉。前方重在通阳理气,用于胸痹阴寒证,见心中痞满,胸闷气短者。后方温经散寒为主,用于血虚寒厥证,见胸痛如绞,手足不温,冷汗自出,脉沉细者。桂枝、细辛温散寒邪,通阳止痛;栝蒌、薤白化痰通阳,行气止痛;当归、芍药、甘草养血活血;枳实、厚朴理气通脉;大枣健脾和营。

加减:胸痛并有瘀血之象加川芎、赤芍、降香、乳香、元胡、荜拨;痛剧而四肢不温,冷汗自出即刻含化苏合香丸或麝香保心丸。

《临证备要》记本证当以芳香走窜、温通行气类药物治疗为主:桂心、吴茱萸、干姜、麝香、细辛、蜀椒、丁香、木香、安息香、苏合香等,近几年研制的喷雾剂、含化剂等速效、高效制剂,可用于急救。实验研究证实,芳香温通类药物大多含有挥发油,具有解除冠脉痉挛,增加冠脉血流量,减少心肌耗氧量,改善心肌供血作用,同时对血液流变性、心肌收缩力均有良好的作用。但此类药物具有辛香走窜之弊,应中病即止,以防耗伤阳气。

5.气阴两虚证

症状:心胸隐痛,时作时止,心悸气短,动则亦甚,伴倦怠乏力,声低气微,面色苍白,易于汗出。舌淡红,舌体胖且边有齿痕,脉细缓或结代。心气不足,阴血亏耗,血行瘀滞。思虑劳伤,或劳累疲乏,耗损气阴,血行瘀滞则心胸隐痛,作时止。心气不足,动则气耗,故心悸气短,动则亦甚。心脾气虚伴倦怠乏力,声低气微,面色㿠白。汗为心液,气虚不摄故易于汗出。舌淡红,舌体胖且边有齿痕,脉细缓或结代为气阴两虚之象。

治法:益气养阴,活血通脉。

方药:生脉散合人参养荣汤。两者均能补益心气。生脉散长于益心气,敛心阴,适用于心气不足,心阴亏耗者。人参养荣汤补气益血,安神宁心,适用于胸闷气短,头昏神疲等。人参、黄芪、炙甘草大补元气,通经利脉;肉桂温通心阳;麦冬、玉竹滋养心阴;五味子收敛心气;丹参、当归养血活血。

加减:兼气滞血瘀加川芎、郁金(行气活血);兼痰浊加茯苓、白术、白豆蔻(健脾化痰);兼纳呆、失眠(心脾两虚)加茯苓、茯神、半夏曲、远志、柏子仁、炒枣仁。

备选方:心脾两虚(神疲乏力,失眠多梦,纳呆)以养心汤加减:茯苓、茯神、远志、半夏曲、柏子仁、酸枣仁、当归、川芎;以心气虚为主者保元汤合甘麦大枣汤:人参、黄芪、炙甘草、肉桂(或易桂枝)、丹参、当归、淮小麦、大枣。

《临证备要》记常用补心气药物:人参、党参、黄芪、大枣、太子参。药理研究证明,黄芪能增强正常心脏的收缩力,对中毒和疲劳而衰竭的心脏,有增强心肌收缩力的作用,尚能使冠状动脉和肾动脉扩张。生脉散有正性肌力的作用,可增加冠状动脉血流量,改善心脏缺血状况,减少心肌耗氧量。

6.心肾阴虚证

症状:心痛憋闷时作,虚烦不眠,腰膝酸软,头晕耳鸣,口干便秘。舌红少津,苔薄或剥,脉细数或结代。心痛憋闷时作为素体阴虚,或思虑劳心过度,耗伤营阴,心肾阴虚,水不济火,虚火内灼,心失所养,血脉不畅所致。虚烦不眠为虚火扰心,心神不安。腰膝酸软,头晕耳鸣为肾阴亏虚。口干便秘为大肠津亏。舌红少津,苔薄或剥,脉细数或结代为阴虚火甚。

治法:滋阴清火,养心和络。

方药:天王补心丹合炙甘草汤加减。两方均为滋阴养心之剂。前方养心安神为主,治疗心肾两虚,阴虚血少者;后方以养阴复脉见长,主要用于气阴两伤,心动悸,脉结代之症。生地、玄参、天冬、麦冬滋水养阴清热;人参、炙甘草、茯苓补益心气,寓从阳引阴之意;柏子仁、酸枣仁、五味子、远志养心安神,化阴敛汗;丹参、当归身养心活血而通心脉;桔梗、朱砂引药入经;炙甘草甘温补中益气,缓急养心。

加减:阴不敛阳,虚火扰神(虚烦不眠,舌尖红少津),酸枣仁汤以清热除烦安神,不效者,黄连阿胶汤。风阳上扰加珍珠母、磁石、石决明、琥珀粉。心肾阴虚兼头晕目眩,腰膝酸软,遗精盗汗,心择不宁,口干咽燥以左归饮(滋阴补肾,填精益髓)。兼气滞加绿萼梅、玫瑰花、合欢花、金铃子、延胡索、栝蒌。

7.心肾阳虚证

症状:心悸而痛,胸闷气短,动则更甚,自汗,面色苍白,神倦怯寒,四肢欠温,四肢肿胀。舌质淡胖,边有齿痕,苔白或腻,脉沉细而迟。

阳气虚衰,胸阳不振,气机痹阻,血行瘀滞。心悸而痛,胸闷气短为阳气虚衰,胸阳不振,气机痹阻,血行瘀滞。动则气耗,故动则更甚,气虚不能敛汗,故自汗。面色苍白,神倦怯寒,四肢欠温为心肾阳虚,形体失温。阳虚水停则四肢肿胀。舌质淡胖,边有齿痕,苔白或腻,脉沉细而迟为脾肾阳气不足之征。

治法:温补阳气,振奋心阳。

方药:参附汤合右归饮加减,两方均能补益阳气。参附汤大补元气,温补心阳。右归饮温肾助阳,补益精气。人参大补元气;附子温补真阳;肉桂振奋心阳;炙甘草益气复脉;熟地、山萸肉、仙灵脾、补骨脂温养肾气。

加减:伴气滞血瘀加薤白、沉香、降香、檀香、砂仁、香附、鸡血藤、泽兰、红花、桃仁、延胡索、乳香、没药。阳虚寒凝心脉(心痛较剧者)加鹿角片、川椒、吴茱萸、荜拨、良姜、细辛、川乌、赤石脂。兼水饮上凌心肺(水肿、喘促、心悸)以真武汤加汉防己、猪苓、车前子、北五加皮。阳虚欲脱厥逆者用四逆加人参汤,或参附注射液静滴。

《临证备要》载:阳虚心痛治宜益气温阳,活血化瘀,一般常选用党参、黄芪、白术益气扶正,病情较重者加红参或人参;肉桂、附子、淫羊藿、巴戟天、补骨脂、菟丝子、肉苁蓉、鹿茸等温经散寒,温肾助阳;川芎、丹参、莪术、当归、赤芍、红花等活血化瘀。老年人心肾气虚或阳虚,不能温润五脏,温煦心阳,故心痛发作时,疼痛症状可以不重,但体乏无力,畏冷胸闷,气短自汗却可能较甚,予保元汤补益心脾肺肾诸脏。老年人舌质紫黯,有时可见瘀斑,其心绞痛者出现率较高,可用保元汤冲服复方血竭散(血竭、沉香、琥珀粉、冰片、三七、元胡)可补虚、理气、活血、定痛。

四、预防与调摄

调情志,慎起居,适寒温,饮食调治是预防与调摄的重点。情志异常可导致脏腑机能失调,气血紊乱,尤其与心病关系较为密切。《灵枢·口问》云:"悲哀愁忧则心动",后世进而认为"七情之由作心痛",故防治本病必须高度重视精神调摄,避免过于激动或喜怒忧思无度,保持心情平静愉快。气候的寒暑晴雨变化对本病的发病亦有明显影响,《诸病源候论·心痛病诸候》记载:"心痛者,风凉邪气乘于心也。"

(1)本病慎起居,适寒温,居处必须保持安静、通风。

(2)不宜过食肥甘,应戒烟,少饮酒,宜低盐饮食。

(3)多吃水果及富含纤维素食物,保持大便通畅,饮食宜清淡,食勿过饱。

(4)发作期患者应立即卧床休息,缓解期要注意适当休息,坚持力所能及的活动,做到动中有静,保证充足的睡眠。

(5)发病时医护人员还应加强巡视,观察舌脉、体温、呼吸、血压及精神情绪变化,做好各种抢救设备及药物准备,必要时给予吸氧、心电监护及保持静脉通道。

(刘继明)

第七节　眩　晕

眩晕是一种运动性或位置性幻觉,是对空间定向的一种错、幻觉;或认为眩晕是平衡障碍在患者大脑内所产生的生理反应。

中医学对本病早有认识,认为"眩"是眼花,"晕"是头晕,统称"眩晕"。轻者闭目即止;重者如坐车船,不能站立,或伴有恶心、呕吐、汗出,甚则昏倒等症状。古籍中也多有记载,《素问·至真要大论篇》:"诸风掉眩,皆属于肝。"《丹溪心法·头眩》:"无痰则不作眩。"《景岳全书·眩晕》:"眩晕一证,虚者居其八九……"本病的发生与风、火、痰、虚、瘀等病理因素相关,眩晕可独立为病,亦是多种疾病演变的一个中间过程,如中风先兆等。

一、病因病机

(一)病因

1.情志不遂

如忧郁恼怒导致肝郁化火损伤肝阴,从而使肝火上扰头目而致眩晕。

2.髓海空虚

如年老体衰或房室过度而致肾精不足,髓海空虚而致眩晕。

3.病后体虚

如久病体虚、饮食不节、忧思劳倦等耗气伤血致气血不足而眩晕。

4.饮食不节

如饮食不慎损伤脾胃导致脾失健运,痰浊不化,湿阻清阳而致眩晕。

5.跌打损伤

如不慎外伤经络,使气血瘀阻,气血不能上行头目,头目失养而致眩晕。

眩晕病位在脑(清窍),病理性质分为本虚和本虚标实两类。

本虚常由阴亏、气血亏虚、髓海不足等而致眩晕;本虚标实多为肝阴亏虚,肝火上扰,或脾胃虚弱,痰浊中阻而致眩晕。

(二)病机

1.病理变化

病理变化为阴阳失衡,阴虚则肝阳上亢,肝风内动,上扰清空,发为眩晕;气虚则清阳不展,血虚则脑失所养,皆能发生眩晕;肾精亏耗,不能生髓,髓海不足,上下俱虚,发生眩晕;或嗜食肥甘,饥饱劳倦,伤于脾胃,健运失司,以致水谷不化精微,聚湿成疾,痰湿中阻,则清阳不升,浊阴不降,引发眩晕。

2.病理因素

病理因素主要为风、火、痰、瘀、虚四者,其中虚为病理基础,风、火、痰为病理产物。《灵枢·海论》:"髓海不足,则脑转耳鸣,胫酸眩冒,目无所见,懈怠安卧。"《素问·至真要大论篇》中提到:"诸风掉眩,皆属于肝。"元代朱丹溪在《丹溪心法》中提到:"头眩,痰挟气虚并火,治痰为主,挟补气药及降火药。无痰则不作眩,痰因火动,又有湿痰者,有火痰者。"《景岳全书》中提到:"无虚不作眩。"这些理论从各个不同的角度阐述了眩晕"风、火、痰、虚、瘀"的病机,即气血、阴阳亏虚为病的根源,风阳痰瘀上扰为病的表象,属于本虚标实。虚者是以肾精不足、血气亏虚和脑髓失养为主,实者是以肝阳偏亢、风阳上扰清窍、痰浊中阻和瘀血阻窍为主。

3.病理转归

肝肾阴亏,日久失治,可见肝阳亢逆,气血逆乱,脑脉瘀阻之病理转归。

中年以后,肝肾渐亏,失于调理,本虚与标实向两极分化,致肝阳上亢,化风而动,引气血逆乱上行,可见猝然晕倒,成中风危候;或风痰入络,气血郁滞,血瘀络痹,而致肢体不遂,偏枯口僻。这些都说明,眩晕多为中风的先兆。明代虞抟《医学正传·眩晕》指出:"眩晕者,中风之渐也。"

二、诊断依据

(1)头晕目眩,视物旋转,轻者闭目即止,重者如坐车船,甚则仆倒。

(2)可伴恶心,呕吐,眼球震颤,耳鸣耳聋,汗出,面色苍白等。

(3)慢性起病,逐渐加重,或急性起病,或反复发作。

(4)一些辅助检查有助于明确诊断,如心电图、血常规、脑干诱发电位、眼震电图、颈椎X线、经颅多普勒、CT、MRI等。

(5)应注意除外一些特殊疾病,如肿瘤、严重血液病等。

三、辨证论治

(一)辨证要点

1.辨脏腑

眩晕病位虽在脑,但与肝、脾、肾三脏关系密切。肝阴不足,肝郁化火,均可导致肝阳上亢,叶天士《临证指南医案·眩晕》指出:"头为六阳之首,耳目口鼻,皆系清空之窍。所患眩晕者,非外来之邪,乃肝胆之风阳上冒耳。"其眩晕兼见头胀、潮红等症状。脾虚气血生化乏源,多见纳呆、乏力、面色苍白等;脾失健运,痰湿中阻,多见纳呆、呕恶、头重、耳鸣等;肾精不足,多见腰酸腿软,耳鸣如蝉等。治疗主脏的同时,应兼顾心、肺功能调理,要善于运用中医的整体观念来协调处理脏腑的阴阳失衡问题。

2.辨虚实

眩晕以虚证居多,夹痰夹火亦兼有之。一般新病多实,久病多虚;体壮者多实,体弱者多虚；呕恶、面赤、头胀痛者多实，体倦乏力、耳鸣者多虚；发作期多实，缓解期多虚。任应秋在《病机临证分析·形体诸病》中就指出："眩晕一证，据临床所见，实证少而虚证多；下虚上实者，亦屡见不鲜。下虚者总属气与血，上实者无非风火痰。下虚是病本，上实是病标。必须以治本为主，辅以治标。"

3. 辨体质

面白而胖多为气虚多痰，面黑而瘦多为血虚有火。《古今医统·眩晕之病三虚宜审》中指出："肥人眩晕，气虚有痰；瘦人眩晕，血虚有火；伤寒吐、汗、下后，必是阳虚。"

4. 辨标本

眩晕以肝肾阴虚，气血不足为本，风、火、痰、瘀为标。其中阴虚多见咽干口燥，五心烦热，潮热盗汗，舌红少苔，脉弦细数；气血不足则见神疲倦怠，面色不华，指甲不荣，纳差食少，舌淡嫩，脉细弱。标实又有风性主动，火性上炎，痰性黏滞，瘀性留着之不同，要注意辨别。

（二）治疗原则

治疗以滋肾补虚、平肝潜阳、健脾化痰为主，临证时当分清标实与本虚的主次，同时兼顾心、肺功能调理。

（三）分证治疗

1. 肝阳上亢证

证候：眩晕，耳鸣，头目胀痛，头胀，口苦口干，每因劳累、恼怒而诱发并加重，伴面红目赤，心烦失眠，急躁易怒。舌红苔黄，脉弦数。

治法：平肝潜阳，息风泻火。

例方：天麻钩藤饮加减。此方平肝潜阳，清热息风。主治肝阳上亢，肝风上扰证。

常用药：天麻、钩藤、白芍、夏枯草、栀子、丹参、牛膝、白蒺藜、石决明、菊花、黄芩。

加减：如大便秘结者，可加用当归龙荟丸以泄肝通腑；如眩晕急剧，泛泛欲呕，手足麻，为阳动化风之象，加龙骨、牡蛎、珍珠母等以镇肝息风或加羚羊角以增强清热息风之力；兼见腰腿酸软，遗精疲乏，脉弦细数，舌质红，苔薄或无苔，则属肝肾阴虚，肝阳上亢，宜用大定风珠滋阴息风。

2. 痰湿中阻证

证候：眩晕，头重昏蒙，或伴胸脘满闷，恶心，呕吐痰涎，食少多寐。舌淡，苔白腻或滑润，脉濡缓或滑。

治法：化痰祛湿，健脾和胃。

例方：半夏白术天麻汤加减。此方化痰湿，健脾胃。主治风痰上扰证，症见头痛眩晕，胸膈痞闷等。

常用药：半夏、白术、天麻、陈皮、茯苓、砂仁、苍术、竹茹、葛根、泽泻。

加减：若眩晕较剧，呕吐频作者，加代赭石、竹茹、生姜以镇逆止吐；若脘闷不食，加白豆蔻、砂仁等芳香和胃；若耳鸣重听，加葱白、郁金、石菖蒲以通阳开窍；若瘀阻气机，郁而化火，症见头目胀痛，心烦口苦，渴不欲饮，苔黄腻，脉弦滑者，宜温胆汤加减以化痰泻热。

3. 肾精不足证

证候：眩晕，日久不愈，伴神疲健忘，腰酸膝软，耳鸣目涩，潮热盗汗。舌体瘦小，舌红少苔，脉细或数。

治法：滋补肝肾，填精益髓。

例方：左归丸加减。滋阴补肾，填精益髓。主治肾阴不足证。

常用药:熟地黄、山茱萸、山药、菟丝子、牡丹皮、云苓、泽泻、枸杞子、菊花、葛根、川芎、丹参。

加减:若五心烦热、舌质红、脉弦细数、阴虚内热者可加炙鳖甲、知母、黄柏、牡丹皮、菊花、地骨皮之类滋阴清热;若眩晕较甚,阴虚阳浮,可加龙骨、牡蛎、珍珠母以潜浮阳,同时应注意突发中风的可能。

4.气血亏虚证

证候:眩晕,劳累加重,伴少气懒言,面色苍白,唇甲不华,心悸少寐,纳呆腹胀。舌淡体胖苔白,脉细弱。

治法:补益气血,调养心脾。

例方:归脾汤加减。此方可大补气血,养心健脾。主治心脾气血两虚证,脾不统血证。

常用药:黄芪、党参、白术、陈皮、升麻、当归、白芍、柴胡、葛根、川芎、丹参、甘草。

加减:如食少便溏,脾胃较弱者,加炒白术、茯苓、薏苡仁、砂仁、煨木香、六曲健脾化湿;若兼见形寒肢冷,腹中隐痛,可加桂枝、干姜以温中助阳;如血虚甚者,加熟地黄、阿胶、紫河车粉(另冲),并重用人参、黄芪以补气生血;如属中气不足,清阳不升,可予补中益气汤加减。

四、其他疗法

(一)单方、验方

(1)天麻 10 g,生石决明 30 g,水煎服,每日 2 次。适用于肝阳上亢之眩晕。

(2)女贞子 12 g,墨旱莲 15 g,菊花 9 g,水煎服,每日 2 次。适用于眩晕肝肾不足者。

(二)中成药

(1)二陈丸:适用于痰浊中阻型眩晕。1 次 6 g,每日 3 次,吞服。

(2)归脾丸:适用于气血亏虚型眩晕。1 次 12 粒,每日 3 次,吞服。

(三)外治法

(1)耳穴疗法:取米粒大小之冰片,放在 0.5 cm×0.5 cm 的橡皮膏中心,贴于双耳穴上。取穴:神门、脑、皮质下、交感,双侧,每次 2～3 个穴位,3 d 一换,4 次为 1 个疗程。用药时应将橡皮膏严格密封周围,防止冰片挥发。个别人贴药后有欲寐感,稍候会转清醒,不必多虑。

(2)穴位注射法:患者取坐位,选准双侧风池穴,医者用 5 号皮试针抽取复方丹参注射液 2 mL,局部皮肤常规消毒后,将针快速刺入皮下组织,缓慢推进 0.5～0.8 寸,得气后回抽无血,将药液缓缓推入。每穴各 1 mL,隔日治疗 1 次,10 次为 1 个疗程,疗程间隔 1 周。此法治疗颈性眩晕疗效较佳。

(3)草决明 60 g,石决明 10 g,研末,以浓茶汁调成糊状,敷两侧太阳穴,可平肝潜阳。适用于肝阳眩晕。

(苏雪丽)

第三章 消化系统疾病

第一节 反流性食管炎

一、概述

反流性食管炎是一种胃食管反流病,由胃、十二指肠的酸性胃液,或酸性胃液加胆汁反流至食管所引起的食管黏膜的炎症、糜烂、溃疡和纤维化等病变。病变部位主要在食管的中下段,常和慢性胃炎、消化性溃疡或食管裂孔疝等病共存,也可单独存在。近年来,通过对食管 pH 值的连续监测,发现有 48%～79% 的反流异常者有反流性食管炎。本病中年人居多,有明显的性别差异,男女之比为(2～3)∶1。正常人也有胃食管反流,这是一种生理现象,无任何症状,不需要治疗,故称生理性胃食管反流。本病病因有:食管下段括约肌抗反流的屏障功能减弱,食管对胃反流物的廓清能力障碍,食管黏膜屏障功能的损害,小肠细菌过度生长,心理社会因素等,使反流的胆汁和胃液共同作用于食管黏膜,导致黏膜充血、水肿,甚至糜烂等炎性改变。若长期反复不愈,可发生食管出血或穿孔、食管溃疡狭窄和 Barrett 食管(癌前病变)等并发症,反流的胃酸尚可侵蚀咽部、声带和气管而引起慢性咽炎、慢性声带炎和气管炎,临床上称为 Delahunty 综合征。

本病属中医学"胸痛""反胃""吐酸""噎食"等范畴,现称"食管瘅"。

二、诊断要点

(一)症状

1.烧灼感

50% 以上的患者有此症状。由酸性或碱性反流物对食管上皮下感觉末梢的化学性刺激引起。多出现于餐后 1～2 h,可向项部放射。进食某些食物,如酒、浓茶、咖啡、冷水、甜食、阿司匹林等药物及吸烟时可诱发或加重;在某些体位,如仰卧位、侧卧(尤其是右侧卧位)、躯干前屈、剧烈运动、头低位、弯腰及腹压增高时,如咳嗽、大量腹腔积液、用力排便、穿紧身外衣等也可诱发或加重,直立或服用制酸剂后多可缓解或消失。胃酸缺乏者,烧灼感主要由胆汁反流所致,故服制酸剂效果不明显。烧灼感的严重程度不一定与病变的轻重一致。严重食管炎尤其是瘢痕形成后,可无或仅有轻微烧灼感。

2.胸痛

胸痛出现于胸骨后、剑突下或上腹部,常向胸、腹、肩、颈、下颌、耳和上肢放射,严重时呈剧烈的刺痛。这类胸痛也称为非心源性胸痛。

3.吞咽困难

初期一般较轻,常因食管炎引起的食管痉挛而出现间歇性吞咽困难,情绪波动可使症状加重,使用镇静药可使症状缓解;后期则可由于食管瘢痕形成而出现食管狭窄,此时烧灼感可逐渐减轻,但吞咽困难呈进行性加重,进食固体食物时可在剑突处引起堵塞感或疼痛。

4.反胃

大多数患者有此症状,多在胸骨后烧灼感发生前出现。多于进食后、体位改变、用力时或夜间卧床睡觉时,有酸性液体或食物从胃、食管反流至咽部、口腔。空腹时反胃为酸性胃液反流,称为反酸,但也可有胆汁溢出。

5.胃胀

患者的胃胀症状较为常见,主要是由于患者为减轻烧灼感觉和对抗反胃而自觉或不自觉地做吞咽动作,咽下过多气体而导致,或者患者可能有胃动力障碍致胃排空延迟等所导致。

6.多涎

由于酸反流至食管远端引起的反射作用。多涎有利于增加吞咽次数,加快酸在食管内的清除,同时唾液还可中和酸性反流物。

7.出血及贫血

严重患者可因食管黏膜糜烂或溃疡,出现持续或反复的少量慢性出血,长期少量出血可出现贫血。

(二)体征

部分患者压胸骨后有隐痛,或剑突下轻度压痛;部分长期病变的患者可有贫血表现。继发呼吸道感染者可有肺部啰音。

(三)辅助检查

1.内镜检查

内镜检查是诊断反流性食管炎最准确的方法,并能判断反流性食管炎的严重程度和有无并发症,结合活检可与其他原因引起的食管炎和其他食管疾病作鉴别。

2.X线钡餐造影

X线钡餐造影可观察食管蠕动情况,并可发现食管憩室或肿瘤等病变,轻度食管炎在X线检查时无明显征象,严重的食管炎常位于食管的下段,表现为扩张受限、黏膜纹理不规则、紊乱或中断,蠕动能力减弱,并可出现点片状钡剂残留的溃疡龛影。

3.24 h食管pH测定

24 h食管pH测定可提供食管是否存在过度酸反流的客观证据,并了解酸反流的程度及其与症状发生的关系。注意检查前3 d应停用抑酸药与促胃动力药等。

4.食管测压

有病理性反流的患者,食管下段的高压区静息压较正常者为低,有严重食管炎者可出现低振幅波或无蠕动波。

由于食管下段压力有个体差异,故单从测压不能做出食管反流的诊断,但可作为抗反流手术后自身定量评价的依据。

5.诊断依据

本病的诊断根据患者的临床表现和辅助检查结果做出;临床表现有因体位改变而出现的烧灼样胸骨后痛或首发原因不明的夜间发作性呛咳、喘急,甚至窒息;辅助检查有:内镜及活检、测定食管下段括约肌压力、pH值和X线钡透检查。

(四)鉴别诊断

反流性食管炎应与食管癌和冠心病心绞痛等病相鉴别。食管癌的典型症状是进行性吞咽困难,胃镜检查及取活检可明确诊断。心绞痛的胸骨后疼痛发作与体位无关,且休息后或舌下含服硝酸甘油可缓解,心电图及心肌酶学检查多有变化,而反流性食管炎患者硝酸甘油治疗试验无效。

三、治疗

(一)辨证论治

1.脾虚胃热证

症候:胃脘隐痛,剑突下有灼热感,胃中嘈杂,泛吐酸水或清水,口干喜饮,知饥纳差,头晕畏冷,小便淡黄,大便时干时稀;舌淡红、苔薄黄或薄白,脉弦缓。

病机:寒热错杂,胃气失降。

治法:温脾清胃,和气降逆。

方药:半夏泻心汤加减。半夏10 g,黄芩10 g,黄连6 g,干姜5 g,炙甘草6 g,党参15 g,茯苓15 g,炒白术15 g,延胡索10 g,乌贼骨15 g,煅瓦楞子20 g。

用法:每日1剂,水煎分2次服。

加减:腹胀明显者,加大腹皮10 g,枳壳10 g,厚朴10 g;大便干结者,加火麻仁10 g,郁李仁10 g;腹痛明显者,加川楝子10 g;胃中灼热明显者,加蒲公英10 g。

2.肝胃不和证

症候:胸脘灼热或疼痛,痛连两胁,多因情志抑郁而致症状加重,嗳气泛酸,胸骨后有灼热感,食欲缺乏,小便淡黄,大便不畅;舌淡红、苔薄白,脉弦。

病机:肝气郁结,胃气不降。

治法:疏肝理气,和胃降逆。

方药:柴胡疏肝散加减。柴胡10 g,白芍12 g,陈皮10 g,香附10 g,枳壳10 g,延胡索10 g,川楝子10 g,半夏10 g,苏梗10 g,炙甘草6 g。

用法:每日1剂,水煎分2次服。

加减:反酸明显者,加乌贼骨15 g,煅瓦楞子20 g;胸胁疼痛明显者,加郁金10 g,佛手15 g;嗳气明显者,加旋覆花(包煎)10 g,代赭石(先下)10 g。

3.肝郁胃逆证

症候:剑突下或胸骨后灼热感或烧灼样疼痛,多因恼怒而发作或加重,反酸嗳气,性情急躁,两胁闷胀疼痛,口苦口干,喜冷饮,小便黄,大便干结;舌红、苔黄腻,脉弦数。

病机:肝失疏泄,郁久化热。

治法:疏肝清热。

方药:丹栀逍遥散加减。牡丹皮10 g,栀子10 g,柴胡10 g,赤芍10 g,当归10 g,茯苓15 g,炒白术15 g,薄荷5 g(后下),姜半夏10 g,枳壳10 g,旋覆花(包煎)10 g,甘草5 g。

用法:每日1剂,水煎分2次服。

加减:胃脘痛者,加醋延胡索10 g,炒川楝子10 g;胃中灼热,苔黄者,加黄连3 g,连翘10 g;吐酸者,加黄连3 g,乌贼骨10 g,煅瓦楞子10 g。

4.脾虚胃逆证

症候:胃脘痞满隐痛,胸骨后灼痛,知饥纳差,恶心嗳气,或有呕吐,泛酸遇冷加重,食后加剧,头晕神倦,四肢乏力,小便清长,大便溏软;舌淡红、苔薄白,脉细弱。

病机:脾虚失运,胃气上逆。

治法:补脾健运,和胃降逆。

方药:香砂六君子汤加减。党参 15 g,炒白术 15 g,茯苓 15 g,陈皮 10 g,半夏 10 g,木香 6 g,砂仁(后下)6 g,枳壳 10 g,海螵蛸 15 g,炙甘草 6 g,生姜 3 g。

用法:每日 1 剂,水煎分 2 次服。

加减:食少便溏者,加山药 10 g,鸡内金 10 g,芡实 10 g;胃气上逆,呕吐不止者,加竹茹 10 g,旋覆花(包煎)10 g;形寒肢冷,四肢不温者,加熟附子 5 g,肉桂 3 g。

5.湿热气逆证

症候:胃脘痞满,胸骨后灼痛,口干口苦,进食辛辣酒食后症状明显,小便黄,大便秽臭不爽;舌淡红、苔黄腻,脉弦滑。

病机:湿热中阻,胃失和降。

治法:清热祛湿,和胃降逆。

方药:黄连温胆汤加减。黄连 6 g,茵陈 10 g,厚朴 10 g,佩兰 10 g,竹茹 6 g,半夏 10 g,茯苓 15 g,陈皮 10 g,白豆蔻(后下)6 g,白扁豆 10 g,薏苡仁 20 g。

用法:每日 1 剂,水煎分 2 次服。

加减:胃脘痛者,加醋延胡索 10 g,川楝子 10 g;湿热较盛者,加蒲公英 10 g,黄芩 10 g;口黏纳呆者,加藿香 10 g,焦山楂 10 g;恶心呕吐明显者,将半夏改为姜半夏 10 g,竹茹加至10 g;食欲缺乏者,加鸡内金 10 g,生山楂、生麦芽、生神曲各 10 g。

6.气虚血瘀证

症候:面色无华,神疲健忘,形体消瘦,四肢乏力,气短懒言,口干咽燥,吞咽困难并呈持续性胸骨后疼痛,皮肤干燥,两颧色红,小便淡黄,大便干燥;舌淡暗、边尖红或有瘀点,苔薄白,脉沉涩。

病机:气阴两虚,血络瘀结。

治法:益气养阴,化瘀散结。

方药:启膈散合橘皮竹茹汤加减。太子参 15 g,玉竹 10 g,生地黄 12 g,丹参 20 g,竹茹 6 g,郁金 15 g,麦门冬 12 g,荷叶蒂 10 g,桃仁 10 g,当归 10 g,浙贝母 12 g,牡丹皮 10 g,炙甘草 6 g。

用法:每日 1 剂,水煎分 2 次服。

加减:大便干燥明显者,加大黄(后下)10 g,火麻仁 10 g,郁李仁 10 g;口苦泛酸者,加黄连 3 g,吴茱萸 1.5 g;口干烦渴者,加天花粉 10 g,芦根 15 g。

(二)中成药治疗

1.香砂枳术丸

香砂枳术丸每次 10 g,每日 2～3 次,口服(脾虚胃热证)。

2.柴胡疏肝丸 •

柴胡疏肝丸每次 10 g,每日 2 次,口服(肝胃不和证)。

3.丹栀逍遥丸

丹栀逍遥丸每次 6 g,每日 2 次,口服(肝郁化热证)。

4.香砂养胃丸

香砂养胃丸每次 9 g,每日 2 次,口服(脾虚胃逆证)。

5.黄连清胃丸

黄连清胃丸每次 10 g,每日 1～2 次,口服(湿热气逆证)。

6.补中益气丸

补中益气丸每次 6 g,每日 2 次,口服;或舒气丸每次 4.5 g,每日 1～2 次,口服(气虚血瘀证)。

(三)针灸

1.体针

(1)穴位:中脘、内关、足三里、胃俞、脾俞、肝俞、胆俞、阳陵泉、太冲。

(2)方法:每次选 3～5 穴,依证施泻法或补法针刺,每日 1 次,10 次为 1 个疗程,休息 2～3 d可继续针灸。亦可在上述穴位施行按摩术。

2.耳针

(1)穴位:食管、贲门、皮质下、神门、枕、肝、胃。

(2)方法:每次选 2～3 穴针刺,强刺激留针 20～30 min,1～2 d 1 次,10 次为 1 个疗程。

(仲　璨)

第二节　慢性浅表性胃炎

一、概述

慢性浅表性胃炎是胃黏膜上皮反复受损后发生的慢性炎性病变,胃的窦部多见。基本病变是上皮细胞变性,小凹上皮增生及固有膜炎细胞浸润。病变较浅,仅局限于黏膜浅层的 1/3,即腺凹层而不影响腺管,但有时也累及全层。固有膜炎细胞浸润主要为淋巴细胞、浆细胞,如有较多的中性粒细胞浸润于表层上皮及小凹皮细胞之间,提示为活动性炎症存在。胃镜检出率为 60%～70%,青年人多见。

二、诊断要点

(一)症状

慢性胃炎缺乏特异性症状,且症状的轻重与黏膜的病变程度往往不一致。部分患者常无症状。部分患者出现症状多为消化不良表现,如胃脘部痞满或疼痛不适,嗳气呃逆,少数患者可有恶心呕吐,上腹部隐痛多见。若有胆汁反流性胃炎,可出现持续性上腹部疼痛不适,尤以进食后为甚。主要症状有上腹疼痛、腹胀、嗳气。次要症状:食欲缺乏、反酸、乏力、便秘或便溏。

(二)体征

一般无特异性体征,有时上腹部有轻度压痛。

(三)辅助检查

1.实验室检查

(1)血常规:胃有出血且病情长者,可出现贫血。

（2）大便常规：胃有出血者，大便潜血试验阳性。

（3）胃酸：一般正常，也有高酸者。

（4）幽门螺杆菌：常呈阳性。

2.胃镜和胃黏膜病理

本病胃镜诊断与病理诊断的符合率在90％以上。

（1）胃镜：主要表现为黏液分泌增多，胃黏膜充血、水肿，黏膜红白相间和糜烂，甚至出血。常呈局限性，也有弥散性。

（2）胃黏膜病理及其分级：轻度，炎细胞浸润较轻，范围局限于黏膜浅层的1/3，其他病变也不甚明显；中度，病变程度介于轻重两者之间，炎细胞浸润及黏膜浅层的（1～2）/3；重度，炎细胞浸润较重，深度达黏膜层的2/3以上，甚至达全层，上皮细胞变性明显，且有坏死及胃小弯扩张、变长、变深或伴有肠腺化生。

3.X线钡餐透视

X线钡餐透视可用气钡双重造影显示胃黏膜细微结构。能显示胃黏膜粗乱或钝锯齿状，可出现不规则痉挛性收缩。但多数无阳性发现。X线钡餐检查诊断慢性胃炎常常是不准确也不全面，但在排除某些恶性病灶如浸润性胃癌，了解胃肠动力等方面胃镜无法取代。

（四）诊断依据

本病的诊断主要有赖于胃镜检查和直视下胃黏膜活组织检查所见。但要排除其他因素引起的反应性炎性细胞浸润，所以仅有少量的单核细胞浸润（每高倍视野＜5个），应视为正常。按照我国井冈山慢性胃炎会议的共识，慢性浅表性胃炎的诊断内容包括：分布范围（胃窦、胃体或全胃），胃镜像（点、片状或条状红斑，黏膜粗糙不平，点或斑状出血），胃黏膜病理（炎症或活动性或伴肠化生的程度），是否伴有糜烂（平坦或隆起）或胆汁反流，并尽可能描述病因。

（五）鉴别诊断

该病需与慢性萎缩性胃炎、功能型消化不良、消化性溃疡等相鉴别。

三、治疗

（一）辨证论治

慢性浅表性胃炎多呈实证，虚证较少，亦有虚实兼见证。临床可分痰湿内阻、邪热内陷、肝郁气滞、脾胃虚弱4个证型施治，再视兼证加药。

1.痰湿内阻证

症候：胃脘痞满，闷塞不舒，胸膈满闷，纳呆，口淡不渴，或时有恶心呕吐，头晕目眩，头重如裹，小便清，大便溏软；舌淡红，舌体胖大、边有齿痕、苔白厚腻，脉沉滑。

病机：痰湿内阻，气滞不畅。

治法：化痰祛湿，理气和胃。

方药：二陈汤加减。陈皮10 g，半夏10 g，茯苓15 g，炒白术15 g，全瓜蒌15 g，苍术15 g，厚朴8 g，豆蔻仁（后下）5 g，炙甘草6 g。

用法：每日1剂，水煎分2次服。

加减：若大便干结难下，加枳实10 g，大黄（后下）10 g；湿热盛者，加蒲公英10 g，黄芩10 g；食欲缺乏者，加鸡内金10 g，生山楂、生麦芽、生神曲各10 g；畏寒肢冷，肠中漉漉者，加桂枝5 g。

2.邪热内陷证

症候:胃脘灼热痞满,按之满甚,心中烦热,口干咽燥,渴喜冷饮,身热汗出,小便短赤,大便干结;舌红、苔黄,脉滑数。

病机:表邪入里,中焦气滞。

治法:理气泻热,和胃开结。

方药:大黄黄连泻心汤加减。大黄(后下)5 g,黄连 6 g,枳实 6 g,厚朴 10 g,木香 3 g,茯苓 10 g,生白术 10 g。

用法:每日 1 剂,水煎分 2 次服。

加减:嗳腐吞酸等食积症状明显者,加神曲 10 g,莱菔子 10 g,鸡内金 10 g;头重如裹,苔白腻者,加苍术 10 g,半夏 10 g,薏苡仁 15 g;大便干结者,将大黄(后下)加量至 10 g,将枳实加量为 10 g。

3.肝郁气滞证

症候:胃脘不舒,两胁满闷,多因情志因素而加重,心烦易怒,恶心嗳气,喜长叹息,大便不爽;舌淡红、苔薄白,脉弦。

病机:肝脾不和,气机郁滞。

治法:疏肝理气,健脾和胃。

方药:越鞠丸加减。香附 12 g,川芎 15 g,苍术 12 g,神曲 10 g,栀子 10 g,枳实 6 g,厚朴 10 g,木香 3 g,茯苓 15 g,炙甘草 6 g。

用法:每日 1 剂,水煎分 2 次服。

加减:嗳气明显者,加旋覆花(包煎)10 g,代赭石(后下)10 g;胃脘痛明显者,加乌药 10 g,延胡索 10 g,炒川楝子 10 g;胃酸过多,反酸明显者,加黄连 3 g,吴茱萸 1.5 g,煅瓦楞子 10 g,乌贼骨 10 g。

4.脾胃虚弱证

症候:胃脘闷痛或闷胀,时缓时急,喜温喜按,不知饥不欲食,口淡,身倦乏力,四肢不温,少气懒言,小便清,大便溏薄;舌质淡或有齿痕、苔薄白,脉细弱。

病机:脾胃虚弱,中气不足。

治法:补中益气,升清降浊。

方药:补中益气汤加减。炙黄芪 20 g,炒白术 15 g,陈皮 10 g,升麻 10 g,柴胡 10 g,党参 15 g,当归 10 g,茯苓 10 g,砂仁 6 g,炙甘草 6 g。

用法:每日 1 剂,水煎分 2 次服。

加减:手足不温者,加熟附子 3 g,干姜 3 g;畏冷,呕吐清水者,加桂枝 3 g,吴茱萸 2 g;胃脘胀闷不适者,加木香 6 g,厚朴 10 g;苔薄黄,口苦,小便淡黄者,加黄连 3 g,连翘 10 g。

(二)中成药治疗

1.二陈合剂

每次 15 mL,每日 3 次,餐前温开水送服(痰湿内阻证)。

2.黄连清胃丸

每次 10 g,每日服 1～2 次(邪热内陷证)。

3.越鞠丸

每次 6～9 g,每日服 2 次(肝郁气滞证)。

4. 益气和胃胶囊

每次 2 粒,每日 3 次,餐前温开水送服(脾胃虚弱证)。

(三)针灸治疗

1. 穴位

主穴:中脘、足三里、脾俞、胃俞;配穴:梁门、气海、肝俞、天枢、三阴交。

2. 方法

每次选主穴 2 个,配穴 1～2 个,依证针刺施补或泻,每日或隔日 1 次。必要时加灸。

（仲　璨）

第三节　急性胃炎

一、概述

急性胃炎是由多种病因引起的胃黏膜急性炎性病变,常呈弥散性。严重者,炎症可累及黏膜下层和肌层,甚至深达浆膜层。按照病理改变的不同,可分为急性单纯性、急性糜烂出血性、急性腐蚀性和急性化脓性 4 种,以急性单纯性胃炎最多见。伴有食管炎者称为食管胃炎,伴有肠道炎症者称胃肠炎,有的甚至可伴有全消化道炎症。按照病因可分为急性外因性和急性内因胃炎两种。外因性胃炎指致病因子经口入胃内引起的胃炎,包括细菌性胃炎、中毒性胃炎、腐蚀性胃炎、药物性胃炎等。内因性胃炎指有害因子通过血循环到达胃黏膜而引起的胃炎,包括急性传染病(如伤寒、肺炎、流感、肝炎及各种细菌性败血症)合并胃炎、全身性疾病(如尿毒症、肝硬化、肺心病、呼吸衰竭等)合并胃炎,化脓性胃炎,过敏性胃炎和应激性胃炎(如严重感染、严重创伤、颅内高压、严重烧伤、大手术后、休克等)等。本病的并发症可有上消化道出血和重度贫血,或胃穿孔,或贲门、幽门狭窄等。本病属中医学"胃脘痛""呕吐"等范畴,现称"胃瘅"。

二、诊断要点

(一)症状

本病起病急骤,症状轻重不等。轻者仅有上腹部疼痛、恶心、呕吐、消化不良等,可伴有发热、腹泻;严重者可有呕血、黑便,甚至脱水、酸中毒及休克等。各种急性胃炎有各自的临床特点。主要症状:胃脘部疼痛、恶心、呕吐;次要症状:腹胀、嗳气、反酸、纳呆、便溏。

1. 急性单纯性胃炎

急性起病,症状轻重不一。主要症状有上腹饱胀、隐痛、食欲减退、嗳气、恶心、呕吐。由于食物中毒引起的患者,恶心、呕吐多在食后 24 h 内发作,且腹痛较剧,可伴有水泻,严重者会有发热、脱水、酸中毒、休克等。

2. 急性糜烂出血性胃炎

急性糜烂出血性胃炎可无症状或被原发病症状掩盖,也可表现为腹痛、腹胀、恶心等非特异性消化不良症状;严重者起病急骤,可间歇出现呕血或黑便,大量出血可引起昏厥或休克。

3.急性腐蚀性胃炎

吞服腐蚀剂后最早出现唇、口腔、咽喉、胸骨后及中上腹部剧烈疼痛,常伴吞咽困难,频繁的剧烈恶心呕吐,严重者可吐出带血性黏膜样物,更甚者可出现食管或胃穿孔,导致胸膜炎,弥散性腹膜炎及休克。与腐蚀剂接触的黏膜(口腔、唇、咽喉)呈现不同颜色的灼痂:硫酸所致为黑色,盐酸所致为灰棕色,硝酸所致为深黄色,醋酸或草酸所致为白色,强碱所致黏膜呈透明水肿样改变。

4.急性化脓性胃炎

急性化脓性胃炎以全身败血症和急性腹膜炎为其主要临床表现,常有上腹剧痛、寒战、高热、上腹部肌紧张和明显压痛。可并发胃穿孔、腹膜炎、血栓性门静脉炎及肝脓肿等。

(二)体征

体检时一般可发现上腹部有轻度压痛,舌苔厚腻。伴有肠炎者,脐周也有轻度压痛和肠鸣音亢进。呕吐、腹泻严重者,可见脱水征。病程较长、出血量多者,有贫血貌和低血压。

(三)辅助检查

1.实验室检查

周围血白细胞计数大多增高,中性粒细胞比例升高;出血者,呕吐物或粪便潜血实验呈阳性;呕吐剧烈或腹泻明显者,可致血电解质改变及酸碱失衡;因食物中毒者,呕吐物或粪便细菌培养可发现致病菌;因腐蚀剂引起者,呕吐物要做腐蚀剂化学分析。

2.胃镜检查

急性胃炎常在短时间内病变愈合,一般认为检查越早,发现病变的概率越高。急性单纯性胃炎内镜检查见胃黏膜充血、水肿、渗出,可见点状出血或小糜烂灶等;急性糜烂出血性胃炎内镜见胃黏膜糜烂、出血或浅表溃疡,多为弥散性,也可见局限性;急性腐蚀性和化脓性胃炎,急性期禁做胃镜和X线检查,以免引起胃穿孔。

(四)诊断依据

(1)有进食化学、物理刺激及含微生物、细菌毒素的食物史,常于进食这些物品后24 h内发病。

(2)具有上腹不适、疼痛、恶心、呕吐等症状;严重病例可有腹泻、高热、寒战、脱水、酸中毒,甚至休克,糜烂性胃炎常有上消化道出血表现,如呕血、黑便。

(3)有腹部或脐周轻压痛,肠鸣音亢进。

(4)胃镜可见胃黏膜充血、水肿、分泌物增多,或糜烂、出血,或浅表溃疡等现象。

(五)鉴别诊断

1.急性阑尾炎

本病的上腹痛或脐周痛是因内脏神经反射引起的,发病开始疼痛就固定于右下腹部,或经数小时后转移并固定于右下腹部,同时可出现右下腹有局限性压痛、反跳痛及肌紧张;也可伴有腹泻,但程度较轻,与急性胃肠炎的水泻不同。大多伴高热,外周血白细胞或中性粒细胞计数明显升高。

2.急性胆囊炎

发病前常有进食油腻食物。腹痛常位于右上腹胆囊区,呈持续性剧痛,间歇性加重,可向右肩、右背部放射。胆囊区压痛、肌紧张、墨菲征阳性。伴寒战、发热。外周血白细胞及中性粒细胞计数升高。B超检查可见增大的胆囊,胆囊壁增厚、内壁粗糙,或有胆囊结石。

3.急性胰腺炎

腹痛多位于中上腹,其次是左上腹、右上腹或脐部,典型者呈束带状,以仰卧位为甚,坐位和向前倾可减轻,多呈持续性钝痛、钻痛或绞痛,疼痛一般较剧烈,夜间疼痛明显,严重者可发生休克。腹部检查可发现中上腹部或右上腹部压痛、反跳痛与肌紧张。血、尿淀粉酶升高。

4.胆道蛔虫病

呈突发性右上腹部或剑突下阵发性剧烈钻顶样痛,痛时辗转呻吟,全身汗出,有时吐出蛔虫,间歇期患者安静如常。腹部检查见腹壁柔软,仅在剑突下或稍偏右有轻度压痛。过去有排蛔虫或吐蛔虫病史。

5.急性心肌梗死

呈突发性上腹部疼痛,亦有呕吐、腹肌紧张,但无压痛,多伴心前区压迫感。心电图检查及心肌酶检验可确诊。

三、治疗

(一)辨证论治

1.食积伤胃证

症候:胃脘胀满,疼痛拒按,嗳腐吞酸,甚则呕吐,吐出胃内积食,酸腐难闻,吐后痛减,不知饥不欲食,口淡而苦,小便淡黄,大便秽臭不畅;舌质淡红、苔黄腻,脉滑。

病机:饮食停滞,胃失和降。

治法:消食导滞,和胃止痛。

方药:保和丸加减。神曲 10 g,焦山楂 10 g,莱菔子 10 g,陈皮 10 g,茯苓 15 g,炒白术 15 g,半夏 10 g,厚朴 10 g,连翘 10 g,炙甘草 6 g。

用法:每日 1 剂,水煎分 2 次服。

加减:食积化热者,加栀子 10 g;便秘者,加酒大黄(后下)10 g,枳实 10 g;胃脘痛者,加醋延胡索 10 g,枳壳 10 g;湿热盛者,加茵陈 10 g,蒲公英 10 g,黄芩 10 g。

2.寒邪客胃证

症候:胃脘冷痛,遇寒加重,喜温喜按,口淡流涎,不渴,小便清,大便溏软;舌质淡红、苔白,脉沉紧。

病机:寒邪客胃,脾胃失和。

治法:温胃散寒,理气止痛。

方药:良附丸加减。高良姜 5 g,香附 15 g,吴茱萸 2 g,干姜 3 g,木香 4 g,陈皮 10 g,枳壳 10 g,半夏 10 g,炙甘草 6 g。

用法:每日 1 剂,水煎分 2 次服。

加减:若见寒热身痛等表寒证者,可减干姜,加紫苏 10 g,生姜 5 g,或加香苏散疏风散寒;大便溏泄者,加吴茱萸 1.5 g,干姜加量为 5 g。

3.湿热中阻证

症候:胃脘嘈杂灼热,时有疼痛,或有恶心呕吐,口干口黏,渴不欲饮,头重如裹,身重肢倦,纳呆,小便色黄,大便不畅;舌红、苔黄腻,脉滑数。

病机:湿热阻中,气机不利。

治法:清热化湿,理气止痛。

方药:三仁汤加减。薏苡仁 15 g,白蔻仁(后下)6 g,杏仁 10 g,白扁豆 10 g,藿香 10 g,半夏 10 g,茯苓 15 g,竹茹 6 g,荷叶 10 g,厚朴 8 g,黄连 3 g。

用法:每日 1 剂,水煎分 2 次服。

加减:湿热较盛者,加茵陈 15 g,金银花 15 g,黄芩 10 g;口黏纳呆者,加佩兰 10 g;恶心呕吐明显者,加橘皮 10 g,竹茹加量至 10 g;食欲缺乏者,加鸡内金 10 g,生麦芽、生山楂、生神曲各 10 g。

4.痰湿中阻证

症候:胃脘胀闷不舒,呕吐痰沫,纳呆,头晕目眩,头重如裹,口淡不渴,或有恶心呕吐,小便清,大便溏软;舌淡红、舌体胖大、边有齿痕、苔白厚腻,脉沉滑。

病机:痰湿阻中,气机失降。

治法:除湿化痰,理气宽中。

方药:二陈汤加减。陈皮 10 g,半夏 10 g,苍术 15 g,佩兰 10 g,茯苓 15 g,厚朴 8 g,白豆蔻(后下)5 g,炙甘草 6 g。

用法:每日 1 剂,水煎分 2 次服。

加减:痞满不适症状较重者,加枳实 10 g,厚朴加量至 10 g;口苦,舌苔黄腻者,加黄连 5 g,竹茹 10 g,薏苡仁 15 g;头晕目眩者,加天麻 10 g,炒白术 15 g。

5.肝气犯胃证

症候:胃脘胀满,攻撑作痛,痛连双胁,喜长叹息,遇烦恼郁怒则症状加重,得嗳气、矢气则舒,食欲缺乏,小便淡黄,大便不畅;舌淡红、苔薄白,脉弦。

病机:肝气不疏,胃失和降。

治法:疏肝理气,和胃降逆。

方药:柴胡疏肝散加减。柴胡 10 g,白芍 12 g,陈皮 10 g,香附 10 g,枳壳 10 g,延胡索 10 g,川楝子 10 g,郁金 10 g,佛手 15 g,半夏 10 g,苏梗 10 g,炙甘草 6 g。

用法:每日 1 剂,水煎分 2 次服。

加减:大便干燥秘结者,去枳壳,加大黄(后下)10 g,枳实 10 g;口苦口干等热象明显者,加栀子 10 g,竹茹 10 g;吞酸嘈杂者,加左金丸,竹茹加量至 10 g;食欲缺乏者,加鸡内金 10 g,生麦芽、生山楂、生神曲各 10 g。

6.肝郁化热证

症候:剑突下或胸骨后灼热感,多因性情恼怒而发作或加重,泛酸嘈杂,心烦易怒,两胁闷胀疼痛,口干口苦,喜冷饮,小便黄,大便干结;舌红、苔黄腻,脉弦数。

病机:肝失疏泄,郁久化热。

治法:疏肝理气,清热和胃。

方药:丹栀逍遥散加减。牡丹皮 10 g,生栀子 10 g,柴胡 10 g,赤芍 10 g,当归 10 g,白茯苓 15 g,炒白术 15 g,薄荷(后下)5 g,姜半夏 10 g,枳壳 10 g,旋覆花(包煎)10 g,生甘草 5 g。

用法:每日 1 剂,水煎分 2 次服。

加减:胃脘痛者,加醋延胡索 10 g,川楝子 10 g;胃中灼热,苔黄者,加黄连 3 g,吐酸明显者,加黄连 3 g,乌贼骨 10 g,煅瓦楞子 10 g。

（二）中成药治疗

1.保和丸

保和丸每次 6 g,每日 2～3 次,温开水送服(食积伤胃证)。

2.藿香正气冲剂

藿香正气冲剂每次 5 g,每日 2～3 次,白开水冲服(寒邪客胃证)。

3.香苏正气丸

香苏正气丸每次 6 g,每日 2～3 次,温开水送服(湿热中阻证)。

4.平胃散

平胃散每次 6～12 g,每日 3 次,开水冲服(痰湿中阻证)。

5.柴胡疏肝丸

柴胡疏肝丸每次服 10 g,每日 2 次(肝气犯胃证)。

6.丹栀逍遥丸

丹栀逍遥丸每次服 6 g,每日 2 次(肝郁化热证)。

（三）针灸治疗

1.体针

(1)穴位:梁门、中脘、足三里、内关、公孙、胃俞。

(2)方法:每次选 3～5 穴针刺,用泻法,必要时加灸,每日 1 次。

2.耳针

(1)穴位:脾、胃、肝、神门、交感、皮质下。

(2)方法:每次选 2～3 穴针刺,强刺激,留针 15～30 min,每日 1 次。

（韩永强）

第四节　胃下垂

一、概述

胃下垂是指人体站立时胃小弯切角迹低于髂嵴连线。本病多见于瘦长无力体型或多生育妇女及虚弱性疾病患者。可同时伴有肾、肝及直肠、子宫等内脏下垂。

中医一般将本病归属于"胃缓""胃下""腹胀""胃脘痛"等范畴。但胃脘痛、腹胀所包罗的病症众多,为有别于其他胃脘痛、腹胀诸病,结合本病的病理特征,可专称为"胃下"或"胃缓",如《灵枢·本脏》曰:"胃下者,下管约不利;肉䐃不坚者,胃缓。"

二、病因病理

本病多由长期饮食失节,或七情内伤,或劳倦伤脾,导致中气下陷,升降失常而发病。脾主升喜燥恶湿,胃主降喜润恶燥,脾主运化水谷,胃主受纳腐熟;饮食失节,脾胃失和,功能紊乱,脾虚运化失常,中气亏乏,升举无力,因而发生气陷;中气下陷,升降失常而致胃膈韧带、胃肝韧带及腹壁肌肉松弛,无力撑托胃体而使之下垂。

劳倦伤脾,脾虚不运,胃失通降;七情内伤,气机阻滞,或脾湿不化,湿滞胃脘,积湿为痰为饮,结于胃中而致胃体下垂。气滞则血瘀,气结则痰生,痰瘀阻络,胃体失养;或过食辛热,灼伤胃阴,络脉失养,而致胃弛缓而下垂。或肝郁脾虚,气机失司,升降失常;或素体阳虚,脾胃阳气虚弱,气虚下陷,清者不升,浊者不降,留滞胃中而致胃下垂。

总之,胃下垂以中气下陷,升举无力为基本病理。可伴有痰饮内阻,气滞中焦,夹滞夹瘀之邪实之候,故本病多为本虚标实之证。脾胃气虚或胃阴匮乏为病之本;气机郁滞或痰瘀内结,为病之标。

三、诊断

(一)临床表现

1.病史

患者多体形瘦长,禀赋偏弱,或有慢性虚损性疾病,如肺痨、长期消化不良症,及站立工作为主群体,如教师、演员等,或为生育过多的妇女。

2.症状

常有腹胀下坠感,餐后明显,平卧减轻,常有嗳气,上腹痛,腹痛无规律性,可伴有头晕、乏力等症。

3.体征

上胃部常可闻及振水音及强烈的主动脉搏动,可发现其他内脏下垂,如肝、肾下垂的体征。

(二)胃肠钡餐检查

可发现胃的张力减退,小弯弧线最低点在髂嵴连线以下,胃的蠕动缓慢,常示胃液潴留。

纤维胃镜对诊断本病无帮助,但可以明确胃黏膜的其他病变。

胶囊内镜对胃肠消化系统都有一定的诊断价值。本病也可试用。

四、鉴别诊断

(一)慢性胃炎

慢性胃炎为胃黏膜的炎症性病变,亦常见胃脘疼痛,饱胀。但胃下垂以餐后痛胀明显,呈坠痛坠胀,平卧则明显减轻。借助胃镜和上消化道钡餐检查可以确诊。

(二)溃疡病

溃疡病的胃痛多呈周期性和节律性,胃胀多不明显,与胃下垂的坠痛、食后不适、腹胀之临床表现有别。经消化道钡餐或胃镜检查不难鉴别。

(三)胃神经症

胃神经症以胃运动功能紊乱为主要特征,除胃痛、胃胀等症状外,常伴神志和精神方面的症状,且无坠痛、坠胀之感。排除胃的器质性病变方可做出诊断。

五、并发症

可并发消化不良,少数可并发十二指肠壅积症,或慢性贫血症、营养不良症。

六、中医证治概要

中气下陷为病之本,胃失通降、气机不调为病之标,治当标本兼顾,在补中益气之中兼佐通降,做到升中有降。东垣之补中益气汤合枳术丸为本病常用之剂。两方可单独应用,也可联合运用,补中益气汤近年来有丸剂、口服液剂型,但于胃下垂多无济于事,"丸者缓也",又难以消化,不利于病;口服液杯水车薪,药力不够,所以临床应用以汤剂为宜。一般气虚甚者,用补中益气汤为主,气壅甚者,以枳术丸为主,虚中夹实者,两方合用。

黄芪既补气又升提,为治疗胃下垂必需之品,需重用至 30 g 以上。其他升降之品如柴胡、升麻、葛根、枳壳宜酌情佐之;其中枳壳,有经验认为重用至 30 g 以上也有升提作用。同时,还要配合药食疗法,如黄芪炖鸡、黄芪山药粥、芡实红枣羹、栗子粥、糯米炖藕、扁豆红枣泥等。在饮食方面,要注意营养,选择营养丰富、易于消化吸收的、体积小的、质地软的、香糯、酥松的食物,一般用一些动物蛋白丰富的食物,多纤维素的植物类食物宜少一些。这些在临证时必须向患者讲清楚,有利提高疗效。

本病药治需从胃给药,一定程度上增加胃的负担,所以在服药时要注意少量多次,温服为宜,食后服为佳。

除内服药外,也需配合外治法,如穴位敷贴、针灸、埋线、推拿、气功、按摩等综合治疗以取效。如外贴自制升胃饼。也有针灸的长粗针透刺法、芒针针刺背俞穴法、双针刺建里穴法,还有艾灸百会、足三里,或中脘、气海、关元穴,及穴位注射疗法等。这也是中医优势和治疗本病中不可忽视的方法。

七、辨证施治

(一)虚证

1.脾虚气陷

主症:食后脘腹胀满,嗳气不舒,腹胀而坠痛,倦怠嗜卧,得卧则舒;舌苔白,脉缓弱无力。

治法:补气升陷,健脾和胃。

处方:补中益气汤加枳壳。黄芪 30 g,党参 15 g,白术 10 g,升麻 5 g,柴胡 10 g,当归 10 g,炙甘草 3～6 g,陈皮 5 g,枳壳 15 g。

阐述:本证为胃下垂最常见证候,所用方是常用专方,方中黄芪需重用,才能起到补气升陷的作用,再伍以党参、白术、当归益气养血;升麻,柴胡与黄芪为伍,升提举陷。近年来研究表明,枳壳有兴奋胃肠平滑肌作用,故配伍用之。有人报道用单味枳实治疗胃下垂取效,说明枳实单味应用亦有升提胃体的作用。然毕竟是破气之品,用之应慎,枳壳除胀下气,与补中益气汤同用,可使升中有降,有利于气滞症的改善。

2.脾胃阳虚

主症:脘腹胀坠冷痛,泛吐清水痰涎,喜温喜按,食少便溏,气短乏力,四肢不温;舌淡,苔白,脉沉弱无力。

治法:升阳益气,健脾温中。

处方:理中丸加味。党参 15 g,白术 10 g,干姜 5 g,炙甘草 3～6 g,升麻 5 g,枳壳 15 g。

阐述:理中丸为温补中阳之剂。脾胃阳虚之胃下垂,以理中丸温中和胃以治本,复以升麻、枳壳升举其陷,为标本兼治之法。方中党参、白术、甘草益气健脾,加干姜温中和胃,以升脾胃之阳气;升麻升提中阳,加枳壳理气消壅,使补而不滞。

(二)实证

1.饮邪内聚

主症:胃中痞满,或水声辘辘,按之有振水声,胃中怕冷,或泛吐清水痰涎,口淡无味。舌淡,苔白滑,脉沉弦。

治法:蠲饮化痰,理气温胃。

处方:苓桂术甘汤合小半夏汤。茯苓 15 g,桂枝 5 g,苍术 10 g,甘草 5 g,姜半夏 10 g,生姜 5 g。

阐述:苓桂术甘汤与小半夏汤为仲景治疗痰饮病的专方,移用于治疗饮邪内聚之胃下垂症亦甚适当。方中白术易苍术,取用《普济本事方》之苍术丸治癖囊之意。饮邪内聚多系胃内大量液体潴留,排空迟缓,张力低下,若见胃下垂为虚证之候,一味补正,邪气得助,正气反不能来复,若单纯通降胃气,则有形之邪未得去除,无形之气徒伤无益,故只能温阳化气利痰饮,"病痰饮者当以温药和之"此之谓也。

2.肝脾不和

主症:脘腹胁痛或胀,嗳气呃逆,食后胀坠,攻撑不舒,胸闷太息,兼有便秘;舌淡,苔白薄,脉弦。

治法:调和肝脾,升降气机。

处方:四逆散加味。柴胡 10 g,白芍 10 g,枳壳 15 g,白术 10 g,炙黄芪 30 g,炙甘草 6 g,白豆蔻 5 g,升麻 5 g。

阐述:肝脾不和之胃下垂证,临床并不少见。以脘腹或胸胁胀满,排气不畅为主要特征。用四逆散调和肝脾,加黄芪、白术、升麻补气升陷。但黄芪不能用之太重,以防气滞壅满,白豆蔻疏理气机,以防壅塞太过。若兼便秘者,可以枳实易枳壳,加槟榔、酒制川军;兼脘腹痛者,加白芍、川楝子;气滞而排气不畅,加大腹皮、厚朴。

(三)虚中央实

1.气虚血瘀

主症:少气乏力,不思纳食,食后胀满不舒,平卧则安,痛有定处;舌质黯紫,或舌有瘀斑、瘀点,脉弦涩。

治法:益气养阴,活血化瘀。

处方:四君子汤加味。党参 15 g,白术 10 g,茯苓 10 g,炙甘草 10 g,桃仁 10 g,红花 5 g,三棱 10 g,莪术 10 g,黄芪 30 g。

阐述:气为血之帅,气虚无力,血行不畅,留滞络脉而为瘀血;或因气虚下垂,牵引压迫血管,而致血流受阻而发生瘀滞。因此,气虚血瘀在胃下垂中较为常见。方中黄芪、莪术是配伍较佳的药对,于胃下垂及其他胃病均可配伍应用,如朱良春常用此二味治疗萎缩性胃炎,收效较好,故治疗气虚血瘀之胃下垂亦可借鉴。

2.脾虚夹滞

主症:疲倦乏力,少食便溏,纳谷不化,脘腹胀满,食后加重,口苦嗳腐;舌淡胖嫩,苔黄腻而浊,脉濡缓。

治法:健脾和胃,消食导滞。

处方:枳实参朴汤(经验方)。白术 20 g,党参 15 g,茯苓 12 g,枳实 10 g,陈皮 10 g,半夏 10 g,厚朴 10 g,莱菔子 10 g,槟榔 10 g,砂仁 5 g,黄连 5 g,干姜 5 g,炒麦芽 10 g,炙甘草 3 g。

阐述:脾虚失运,胃纳呆迟,食滞不化而见虚中夹实之象本方主之。此方主药为枳实、人参、川朴;枳实导滞,川朴疏泄,党参益气,合而为治脾虚夹滞之胃下垂的经验方。若脾虚甚者,重用人参、白术,再加黄芪 15 g、山药 12 g,可去黄连、槟榔;若胃热者,重用黄连至 10 g,加焦山栀6 g；若痞满者，重用川朴、莱菔子、槟榔。脾虚用药一致，夹滞用药多变，如夹湿、夹痰、夹食、夹瘀、夹水饮等；若几种病邪夹杂一起，这时必须审其所夹，随症加味。

（赵艳玲）

第五节　十二指肠炎

一、概述

十二指肠炎是指十二指肠黏膜的炎性病变，可单独存在，也可与慢性胃炎、消化性溃疡并见。在接受上消化道内镜检查的病例中，本病的患病率占 2.1％～30.3％，其中 30％～60％伴有上消化道出血，男女患病率比例为 4∶1，青壮年占 80％以上。

十二指肠炎病变多发生于十二指肠球部，有急性与慢性、原发性与继发性、特异性与非特异性等之分。原发性也称非特异性十二指肠炎，发病原因目前尚不明，可能与进食刺激性食物、饮酒、药物（如阿司匹林）、放射线照射等有关。继发性也称特异性十二指肠炎，是由一组各种特异性病因引起的十二指肠炎，如感染（寄生虫、真菌、结核等），心脑血管疾病引起的出血性十二指肠炎，以及门脉高压、心力衰竭等造成十二指肠慢性充血，克隆病侵犯形成十二指肠肉芽肿性炎症，肝炎、胰腺及胆管疾病局部压迫或蔓延引起的十二指肠供血障碍等。本病属中医学"胃脘痛""胃痛"范畴。

二、诊断要点

（一）症状

主要表现为上腹部疼痛、恶心、呕吐，常伴有腹胀、嗳气、反酸等消化不良症状；有的与十二指肠球部溃疡相似，上腹部疼痛呈周期性、节律性，空腹疼痛，进食或服制酸药可缓解，甚者呕血或便血。

（二）体征

上腹部轻度压痛，部分患者可有贫血、消瘦等。

（三）辅助检查

1.内镜检查

十二指肠炎症多发生于球部，内镜下可见病变部位的黏膜粗糙、充血、水肿、糜烂、出血，或黏膜有颗粒感及结节状增生，或黏膜皱襞肥厚粗大，或黏膜下有血管暴露。

2.胃液分析

胃酸及胃液量分泌正常或较高，部分病例的胃酸水平与十二指肠溃疡相似。

3.十二指肠液分析

十二指肠液可呈混浊，有黏液，镜检可见有较多的上皮细胞，胃酸低者可见较多细菌。

4.X线钡餐检查

本病无明确的 X 线特征，一般呈现十二指肠球部激惹、痉挛、排空加速，黏膜皱襞增粗而不规则，但无龛影及固定畸形。X 线对本病的诊断阳性率不高。

（四）鉴别诊断

1.十二指肠溃疡

十二指肠溃疡与十二指肠炎在症状上很相似,易混淆,但凭症状较难鉴别,主要依靠内镜检查加以鉴别。

2.慢性胃炎

慢性胃炎的症状,如上腹部不适或疼痛、消化不良、嗳气等与十二指肠炎或溃疡相似,内镜检查是主要鉴别手段。

三、治疗

（一）辨证论治

1.肝气犯胃证

症候:胃脘痞胀,或有疼痛,疼痛牵连两胁,每因忧郁恼怒等情志因素而发作,嗳气频作,小便清,大便欠畅;舌淡红、苔薄白,脉弦。

病机:肝气横逆,胃失和降。

治法:疏肝理气,和胃降逆。

方药:柴胡疏肝散加减。醋柴胡 10 g,陈皮 10 g,半夏 10 g,茯苓 15 g,炒白术 15 g,白芍 10 g,苏梗 10 g,香附 10 g,醋延胡索 10 g,炙甘草 6 g。

用法:每日 1 剂,水煎分 2 次服。

加减:吐酸者,加黄连 3 g,乌贼骨 10 g,煅瓦楞子 10 g;嗳气频繁者,加白蔻仁(后下)6 g,代赭石(先下)10 g,旋覆花(包煎)10 g;有黑便者,加生大黄(后下)10 g,白及粉(分冲)10 g,藕节 10 g。

2.湿热中阻证

症候:胃脘胀满疼痛,嘈杂吞酸,口苦或黏,渴不欲饮,头重如裹,身重肢倦,纳呆,小便色黄,大便秽臭不爽;舌偏红、苔黄腻,脉滑数。

病机:湿热中阻,气机失畅。

治法:清热祛湿,和胃降逆。

方药:黄连温胆汤加减。黄连 6 g,佩兰 10 g,茵陈 10 g,厚朴 10 g,陈皮 10 g,竹茹 6 g,清半夏 10 g,茯苓 15 g,白豆蔻(后下)6 g,薏苡仁 15 g,白扁豆 10 g,炙甘草 6 g。

用法:每日 1 剂,水煎分 2 次服。

加减:湿热较盛者,茵陈加量为 15 g,并加金银花 15 g,黄芩 10 g;口黏纳呆者,加藿香 10 g;恶心呕吐明显者,加橘皮 10 g;食欲缺乏者,加鸡内金 10 g,生山楂、生麦芽、生神曲各 10 g。

3.瘀阻胃络证

症候:胃痛较剧,痛如针刺或刀割,痛有定处,痛处拒按,经久不愈,面色晦暗,或见呕血黑便;舌暗或有瘀斑、苔薄,脉涩。

病机:胃络血瘀,气机受阻。

治法:理气活血,通络止痛。

方药:失笑散合丹参饮加减。生蒲黄(包煎)10 g,五灵脂 10 g,丹参 20 g,延胡索 10 g,三七粉(分冲)3 g,枳壳 10 g,陈皮 10 g,炙甘草 6 g。

用法:每日 1 剂,水煎分 2 次服。

加减:反酸胃灼热者,加黄连 5 g,乌贼骨 10 g;疼痛较重者,加川楝子 12 g;若有气短乏力,疲惫等气虚症状者,加黄芪 15 g,党参 15 g,炒白术 15 g。

4.胃阴亏虚证

症候:胃脘隐痛或灼痛,嘈杂似饥,口干咽燥,纳呆食少,消瘦乏力,小便淡黄,大便干结;舌红少津或有裂纹、少苔,脉细数。

病机:胃阴不足,中焦郁热。

治法:养阴润胃,和中清热。

方药:沙参麦冬汤加减。北沙参 15 g,麦门冬 15 g,粳米 15 g,玉竹 15 g,石斛 15 g,白芍 10 g,牡丹皮 10 g,荷叶 6 g,炙甘草 6 g,大枣 3 枚。

用法:每日 1 剂,水煎分 2 次服。

加减:食积内停者,加生山楂、生麦芽、生神曲各 10 g;食欲差者,加鸡内金 10 g;疼痛较甚者,可加醋延胡索 10 g;嘈杂泛酸者,加左金丸;大便干燥者,加火麻仁 10 g,肉苁蓉 15 g;神疲气短,乏力明显者,加炙黄芪 15 g,太子参 15 g。

5.脾胃虚寒证

症候:胃痛绵绵不休,空腹为甚,得食则缓,喜温喜按,泛吐清涎,面色萎黄,神疲乏力,手足不温,小便清长;舌淡胖有齿痕、苔白,脉沉细。

病机:脾胃阳虚,纳运失常。

治法:健脾益气,温中和胃。

方药:黄芪建中汤加减。炙黄芪 15 g,桂枝 6 g,炙甘草 6 g,生姜 6 g,炒白术 15 g,炒白芍 15 g,大枣 10 g,饴糖 20 g。

用法:每日 1 剂,水煎分 2 次服。

加减:反酸胃灼热者,加黄连 3 g,吴茱萸 2 g;泛吐清水者,加姜半夏 10 g,陈皮 10 g;胃脘痛甚者,加醋延胡索、枳壳各 10 g;食欲缺乏者,加鸡内金 10 g,生山楂、生麦芽、生神曲各 10 g;胃脘发凉,喜热饮者,加吴茱萸 1.5 g;嗳气频繁者,加白蔻仁(后下)6 g,代赭石(先下)10 g。

(二)中成药治疗

1.气滞胃痛冲剂

每次 10 g,每日 2～3 次,餐前白开水冲服(肝气犯胃证)。

2.三九胃泰胶囊

每次 2 粒,每日 3 次,餐前白开水冲服(湿热中阻证)。

3.延胡索止痛胶囊

每次 4～6 粒,每日 3 次,餐前白开水冲服(瘀阻胃络证)。

4.养胃舒胶囊

每次 3 粒,每日 2 次,餐前温开水送服(胃阴亏虚证)。

5.小建中冲剂

每次 1 包,每日 3 次,餐前温开水送服(脾胃虚寒证)。

(三)针灸治疗

1.体针

(1)穴位:足三里、内关、中脘、阳陵泉、脾俞、胃俞、章门等。

(2)方法:每次选 3～5 穴,电针,2～4 Hz,连续波,每日 1 次。

2.耳针

取十二指肠、小肠、脾、胃、交感、神门等穴位,可以针刺,也可贴敷。

(四)拔火罐治疗

可于神阙、中脘、关元等穴位拔火罐以治疗脾胃虚寒。

（高　云）

第六节　消化性溃疡

一、概述

消化性溃疡是指发生于胃和十二指肠因胃液中胃酸和胃蛋白酶对胃肠黏膜等自身消化作用而形成的组织缺损,其深度达到或穿透黏膜肌层,直径多大于 5 mm。溃疡好发于胃和十二指肠,也可发生于食管下段、小肠、胃肠吻合口及其附近的肠襻。胃溃疡和十二指肠溃疡是最常见的消化性溃疡。胃溃疡多发于胃窦小弯部;十二指肠溃疡则常发于球部。十二指肠溃疡多见于青壮年,胃溃疡多见于中老年。发作有季节性,秋冬和冬春之交是高发季节。

消化性溃疡的发生是一种或多种有害因素对黏膜破坏超过黏膜抵御损伤和自身修复的能力所引起的综合结果。各种原因,如精神、环境、饮食、药物、吸烟和幽门螺杆菌感染及神经内分泌功能和胃肠功能的紊乱、遗传等,致使胃内攻击因子(胃酸和胃蛋白酶增多、幽门螺杆菌感染、食物的理化性创伤、胆汁反流等)与防御因子(胃黏膜屏障、十二指肠液、膜液等)的失衡,攻击因子增强或防御因子减弱而发生。胃溃疡较多是因胃黏膜屏障削弱和胃泌素分泌增加所致;十二指肠溃疡则较多是壁细胞总数的增多和大脑皮质自主神经功能紊乱所致。主要的并发症有出血、穿孔和幽门狭窄或梗阻。本病属中医学"胃脘痛"范畴,现称"胃疡"。

二、诊断要点

(一)症状与体征

胃溃疡与十二指肠溃疡统称为消化道溃疡,但两者之间差别仍很显著。胃溃疡发病年龄平均比十二指肠溃疡高 15～20 岁,发病高峰在 40～60 岁。胃溃疡患者基础胃酸分泌平均为 1.2 mmol/h,明显低于十二指肠溃疡患者的 4.0 mmol/h。部分胃溃疡可发展为胃癌,而十二指肠溃疡很少恶变。因此,胃溃疡的外科治疗尤显重要。十二指肠溃疡多见于中青年男性,有周期性发作的特点,秋天、冬春季节好发。主要表现为上腹部及剑突下的疼痛,有明显的周期性,与进食密切相关,多于进食后 3～4 h 发作,服抗酸药物可缓解,进食后腹痛可暂时缓解。饥饿痛和夜间痛是十二指肠溃疡的特征性症状,疼痛多为灼烧痛或钝痛,程度不等。溃疡好发于十二指肠球部,查体时右上腹可有压痛。十二指肠溃疡每次发作时持续数周,可自行缓解,间歇 1～2 个月再发。如缓解期缩短,发作期延长或腹痛程度加重,提示溃疡病加重。

胃溃疡同样以腹痛为主要症状,但腹痛节律性不如十二指肠溃疡。进食后 0.5～1 h 腹痛即开始,持续 1～2 h 缓解。进食不能使疼痛缓解,有时反而加重腹痛。溃疡好发于胃窦小弯侧,查体时压痛点常位于上腹剑突与脐连线中点或偏左,抗酸治疗后易复发。约有 5% 胃溃疡可以发生恶变。对于年龄较大的胃溃疡患者,典型溃疡症状消失,呈不规则持续性疼痛或症状日益加重,服用抗酸药物不缓解,出现体重减轻、乏力、贫血等症状时,需高度警惕溃疡恶变。

(二)辅助检查

1. X线钡餐检查

诊断消化道溃疡的直接征象是钡剂填充溃疡的凹陷部分所造成的龛影,正面观龛影呈圆形或椭圆形,边缘整齐;侧面观龛影呈半圆形、乳头形或长方形。胃溃疡的龛影多见于胃小弯,十二指肠溃疡龛影常见于球部。溃疡浅小,溃疡灶有黏液或血液,或胃底贲门区溃疡,不易通过X线钡餐检查发现。

2. 胃镜检查

胃镜检查是确诊消化性溃疡的主要方法,内镜直视下可直接观察胃、十二指肠溃疡的个数、大小、深浅和形态,并可取活组织做病理检查,以鉴别溃疡性质的良性或恶性。

3. 幽门螺杆菌测试

选用胃镜下取胃黏膜活检行组织涂片或切片染色法,或^{13}C、^{14}C尿素呼气试验,以及细菌培养、免疫学试验等。

4. 胃液分析

胃溃疡患者的胃酸分泌正常或低于正常;十二指肠溃疡患者则胃酸分泌过高,以基础酸排出量和夜间最大酸排出量最为明显。

5. 粪便潜血试验

经3 d素食后,如粪便潜血阳性,提示溃疡有活动性出血。

(三)诊断依据

(1)长期反复发生的周期性、节律性慢性上腹部疼痛,应用碱性药物可缓解。

(2)上腹部有局限性相应位置的压痛。

(3)X线钡餐造影见胃或十二指肠有溃疡龛影。

(4)胃镜检查可见到活动期溃疡。

(四)鉴别诊断

该病需与胃癌、功能性消化不良、胃泌素瘤、慢性胆囊炎及胆石症等相鉴别。

三、治疗

(一)辨证论治

中医治疗本病,既能疗疾,又可强体;既能消除攻击因子,又可增强防御因子;既能愈合溃疡,又可治疗胃炎;减少并发症,降低复发率。

本病位在胃,与肝、脾密切相关。病初多实常热,病久常虚多寒;先滞气,后瘀血,可耗气损阳和灼阴亏血。

1. 肝胃不和证

症候:胃脘胀痛,牵及两胁,多因忧郁恼怒而诱发或加重,嗳气或矢气则舒,善太息,脘闷食少,小便清,大便欠畅;舌淡红、苔薄白,脉弦。

病机:肝气郁滞,横逆犯胃。

治法:疏肝理气,和胃止痛。

方药:柴胡疏肝散加减。柴胡10 g,枳壳10 g,香附15 g,川楝子10 g,延胡索10 g,白芍

15 g,陈皮 10 g,川芎 10 g,炙甘草 6 g。

用法:每日 1 剂,水煎分 2 次服。

加减:嗳气者,加旋覆花(包煎)10 g,木香 5 g;胃脘灼热,苔黄者,加黄连 3 g,栀子 10 g;胃脘冷痛者,加吴茱萸 2 g,干姜 3 g;伴吐酸烧心者,加左金丸;食积不化者,加神曲 10 g,莱菔子 10 g,谷芽 10 g。

2. 湿热中阻证

症候:胃脘疼痛,或引背,嘈杂灼热,得食不减,口干口苦,渴不喜饮,头重如裹,身重肢倦,纳呆恶心,小便色黄,大便不畅;舌红、苔黄腻、脉滑数。

病机:湿热中阻,气机不利。

治法:清热化湿,理气和胃。

方药:清中汤加减。黄连 6 g,栀子 10 g,半夏 10 g,茯苓 15 g,陈皮 10 g,茵陈 15 g,白扁豆 10 g,厚朴 10 g,延胡索 10 g,竹茹 5 g,薏苡仁 15 g。

用法:每日 1 剂,水煎分 2 次服。

加减:热象盛者,加金银花 10 g,蒲公英 10 g,黄芩 10 g;口黏纳呆者,加藿香 10 g,佩兰 10 g;热盛便秘者,加枳实 10 g,瓜蒌仁 15 g,大黄(后下)10 g;气滞腹胀者,加苏梗 10 g,大腹皮 10 g;大便带血者,加大黄炭 6 g,三七(分冲)3 g。

3. 瘀血停滞证

症候:胃脘疼痛,痛有定处,如针刺或刀割,拒按,或见呕血或黑便,小便清,大便干结或干涩不爽;舌暗淡,或见瘀斑、苔白、脉涩。

病机:久病入络,瘀血阻胃。

治法:活血化瘀,和胃止痛。

方药:失笑散合丹参饮加减。蒲黄(包煎)10 g,五灵脂 10 g,丹参 20 g,延胡索 10 g,三七(分冲)3 g,枳壳 10 g,陈皮 10 g,炙甘草 6 g。

用法:每日 1 剂,水煎分 2 次服。

加减:兼胁痛者,加柴胡 10 g;疼痛较重者,加川楝子 10 g,乳香 10 g,没药 10 g;大便隐血阳性或大便色黑者,加生大黄(后下)10 g,白及粉(分冲)6 g,藕节炭 10 g。

4. 胃阴亏虚证

症候:胃脘隐痛或灼痛,午后尤甚,似饥不欲食,口干咽燥,纳呆食少,口渴喜饮,五心烦热,消瘦乏力,小便淡黄,大便干结;舌红少津或有裂纹、少苔或剥脱苔,脉细数。

病机:阴津不足,胃失濡养。

治法:滋阴益胃,和中止痛。

方药:一贯煎合芍药甘草汤加减。北沙参 15 g,生地黄 10 g,枸杞子 15 g,当归 15 g,川楝子 10 g,芍药 10 g,炙甘草 6 g,石斛 15 g,玉竹 10 g,荷叶 10 g。

用法:每日 1 剂,水煎分 2 次服。

加减:食欲差者,加鸡内金 10 g,生山楂、生麦芽、生神曲各 10 g;疼痛较甚者,可加延胡索 10 g;嘈杂泛酸者,加左金丸;大便干燥者,加火麻仁 10 g,肉苁蓉 15 g;苔薄黄者,加蒲公英 10 g;神疲气短,乏力明显者,加炙黄芪 15 g,太子参 15 g。

5. 脾胃虚寒证

症候:胃痛绵绵不休,时时隐隐作痛,喜温喜按,得食则缓,劳累或受凉后发作或加重,神疲乏力,四肢不温,纳呆食少,小便清,大便溏薄;舌淡、苔白,脉细弱。

病机:中焦虚寒,胃失温养。

治法:温中健脾,和胃止痛。

方药:黄芪建中汤加减。炙黄芪 20 g,桂枝 10 g,白芍 10 g,饴糖 10 g,炙甘草 6 g,生姜 3 g,大枣 3 枚。

用法:每日 1 剂,水煎分 2 次服。

加减:泛吐清水者,加姜半夏 10 g,陈皮 10 g;胃脘发凉,喜热饮者,加吴茱萸 1.5 g,去生姜,加干姜 5 g;吐酸者,加乌贼骨 10 g,煅瓦楞子 10 g;嗳气频繁者,加白蔻仁(后下)6 g,代赭石(先下)10 g,紫苏子 10 g。

(二)中成药治疗

1.胃康灵胶囊

胃康灵胶囊每粒 0.4 g,每次 4 粒,每日 3 次,餐前白开水冲服(肝胃不和证)。

2.清胃黄连丸

清胃黄连丸每次 9 g,每日 2 次,口服(湿热中阻证)。孕妇慎用。

3.摩罗丹蜜丸

摩罗丹蜜丸每次 6 g,每日 3 次,餐前白开水冲服(瘀血停滞证)。

4.复方鲜石斛颗粒

复方鲜石斛颗粒每次 5～10 g,每日 3 次,口服(胃阴亏虚证)。

5.小建中颗粒

小建中颗粒每袋 15 g,每次 15 g,每日 3 次,餐前温开水冲服(脾胃虚寒证)。

(三)针灸治疗

1.体针

(1)穴位:主穴,足三里、中脘、梁门、内关;配穴,阳陵泉、太冲、脾俞、胃俞。

(2)方法:每次选主穴 2 个,配穴 1～2 个,依证施补或泻针刺,必要时加灸,每日 1 次。

2.耳针

(1)穴位:胃溃疡取胃、交感、神门;十二指肠溃疡选十二指肠、交感、神门。

(2)方法:针刺时每穴每次捻转 1～2 min,也可置王不留行籽压穴,每日 1 次。

(四)推拿、按摩

可选择按摩中脘、气海、天枢、足三里,然后用推、按、揉法按摩背部脊柱两旁,沿膀胱经顺序而下,重点在肝俞、脾俞、胃俞、三焦俞。

(高　云)

第七节　功能性消化不良

一、概述

功能性消化不良(functional dyspepsia,FD)系指一组无法解释的消化不良的症状群,所表现的餐后饱胀不适、早饱、上腹痛和/或烧灼感（burning）的症状源于胃十二指肠区域，并排除可能引起上述症状的器质性、系统性和代谢性疾病，症状持续或反复发作至少 6 个月，近 3 个月持续发作。

功能性消化不良在中医归属于"痞满""胃痛""呃逆""呕吐"等范畴。因其多以上腹胀满不舒为主症，临床多将其归属于"痞满"范畴。

二、病因病机

1.病因

脾胃同居中焦，脾主升清，胃主降浊，共司水谷的纳运和吸收，清升浊降，纳运如常，则胃气调畅。若因表邪内陷入里，饮食不节，痰湿阻滞，情志失调，或脾胃虚弱等各种原因导致脾胃损伤，升降失司，胃气壅塞，即可发生痞满。

2.病机

胃痞的病位在胃，与肝脾有密切关系。基本病机为脾胃功能失调，升降失司，胃气壅塞。

胃痞的病机有虚实之分，实即实邪内阻，包括外邪入里，饮食停滞，痰湿阻滞，肝郁气滞等；虚即中虚不运，责之脾胃虚弱。实邪之所以内阻，多与中虚不运，升降无力有关；反之，中焦转运无力，最易招致实邪的侵扰，两者常常互为因果。

另外，各种病邪之间，各种病机之间，亦可互相影响，互相转化，形成虚实互见，寒热错杂的病理变化，为痞证的病机特点。

三、病证诊断

1.病名诊断

以餐后饱胀不适、早饱为主要症状者应归属于中医"胃痞"范畴，以上腹痛、上腹烧灼感为主症者应归属于中医"胃痛"范畴。

2.辨证要点

(1)辨虚实：外邪所犯，食滞内停，痰湿中阻，湿热内蕴，气机失调等所成之痞皆为邪，邪皆为实痞；脾胃气虚无力运化，或胃阴不足失于濡养所致之痞则属虚痞。

(2)辨寒热：痞满绵绵，得热则减，口淡不渴或渴不欲饮，舌淡苔白，脉沉迟或沉涩者属寒；而痞满势急，口渴喜冷，舌红苔黄，脉数者为热。临证还要辨虚实寒热的兼杂。

四、辨证论治

（一）辨证治疗原则

基本病机为中焦不利，脾胃升降失宜。治疗以调理脾胃升降、行气除痞消满为基本法则。实者泻之，虚则补之。扶正重在健脾益胃、补中益气，或养阴益胃。祛邪则视具体证候，分别施以消食导滞、除湿化痰、理气解郁、清热祛湿等法。

（二）分证论治

1.肝胃不和证

(1)症状：上腹部胀满，攻撑作痛，嗳气频繁，每因情志因素而症作；苔多薄白，脉弦。平素情绪抑郁或易怒。

(2)病机：肝气犯胃，胃气郁滞。

(3)治法：疏肝理气，和胃降逆。

（4）方药：柴胡疏肝散（《景岳全书》）加减。

药物组成：柴胡、白芍、香附、陈皮、枳壳、川芎、炙甘草。

若气郁明显，胀满较甚者，加郁金、厚朴，或用五磨饮子加减以理气导滞消胀；郁而化火，口苦而干者，可加黄连、黄芩泻火解郁；嗳气甚者，加竹茹和胃降气。

常用中成药：四磨饮、胃苏冲剂、气滞胃痛冲剂。

2. 脾胃湿热证

（1）症状：上腹部痞满，或有烧灼样痛，泛酸嘈杂，厌食嗳气，口干口苦或口中黏腻；舌红，苔腻或黄腻，脉弦滑。

（2）病机：湿热内蕴，困阻脾胃，气机不利。

（3）治法：清热化湿，理气和胃。

（4）方药：三仁汤（《温病条辨》）加减。

药物组成：杏仁、白蔻仁、薏苡仁、滑石、通草、竹叶、半夏、厚朴。

若纳呆不食，加鸡内金、谷芽、麦芽以开胃导滞；若嘈杂不舒者，可合用左金丸；便溏者，加白扁豆、陈皮以化湿和胃。

常用中成药：肠胃康。

3. 饮食积滞证

（1）症状：上腹部胀痛，嗳腐厌食，吞酸，或呕吐不消化食物，呕吐或矢气后痛减，或大便不爽；苔厚腻，脉滑。

（2）病机：饮食停滞，胃腑失和，气机壅塞。

（3）治法：消食导滞，和胃降逆。

（4）方药：保和丸（《丹溪心法》）加减。

药物组成：半夏、陈皮、山楂、神曲、茯苓、连翘、莱菔子。

若食积化热，大便秘结者，加大黄通腑消胀，或用枳实导滞丸推荡积滞，清利湿热；兼脾虚便溏者，加白术、白扁豆等健脾助运，化湿和中，或用枳实消痞丸消除痞满，健脾和胃。

常用中成药：加味保和丸、王氏保赤丸、健胃消食片。

4. 脾胃虚弱证

（1）症状：上腹隐痛，空腹亦甚，食欲缺乏，脘胀不适，乏力，大便溏薄；舌淡苔白，脉虚弱。

（2）病机：脾胃虚弱，健运失职，升降失司。

（3）治法：温中健脾，益气和胃。

（4）方药：香砂六君子汤（《古今名医方论》）加减。

药物组成：党参、白术、茯苓、甘草、陈皮、半夏、木香、砂仁。

若脘腹胀满较重，可加枳壳、木香、厚朴以理气运脾；纳呆厌食者，加砂仁、神曲等理气开胃。

常用中成药：香砂六君丸、人参健脾丸、参苓白术丸。

5. 寒热错杂证

（1）症状：上腹部痞闷，嘈杂反酸，口干口苦，肢冷便溏，嗳气纳呆，舌淡苔薄白，脉弦数。

（2）病机：寒热错杂，气机不利。

（3）治法：清热散寒，调中和胃。

（4）方药：半夏泻心汤（《伤寒论》）加减。

药物组成:黄连、黄芩、干姜、半夏、党参、甘草、大枣。

若便溏者,加白扁豆、陈皮以化湿和胃;嘈杂不舒者,可合用左金丸;纳呆不食者,加鸡内金、谷芽、麦芽以开胃导滞。

常用中成药:荆花胃康胶丸。

6.脾胃虚寒

(1)症状:上腹部隐痛或痞满,绵绵不休,喜暖喜按,空腹痛甚,得食则缓,泛吐清水,神疲乏力,手足不温,大便溏薄,舌淡苔白,脉虚弱。

(2)病机:脾胃虚寒,失于温养。

(3)治法:温中健脾,和胃止痛。

(4)方药:黄芪建中汤(《金匮要略》)加减。

药物组成:饴糖、黄芪、桂枝、白芍、生姜、大枣、炙甘草。

若泛吐清水较多,加半夏、陈皮、茯苓以温胃化饮;四肢不温,阳虚明显者,加附子、干姜温胃助阳,或合理中丸以温胃健脾。

常用中成药:香砂养胃丸、温胃舒胶囊。

7.痰湿中阻

(1)症状:脘腹痞满,闷塞不舒,胸膈满闷,头晕目眩,头重如裹,身体肢倦,恶心呕吐,口淡不渴,舌体胖大,边有齿痕,苔白腻,脉沉滑。

(2)病机:痰浊阻滞,脾失健运,气机不和。

(3)治法:除湿化痰,理气宽中。

(4)方药:二陈汤(《太平惠民和剂局方》)合平胃散(《太平惠民和剂局方》)加减。

药物组成:清半夏、陈皮、茯苓、苍术、厚朴、陈皮、甘草、生姜、大枣。

若痰湿盛而胀满甚者,可加枳实、紫苏梗、桔梗等,或合用半夏厚朴汤以加强化痰理气;气逆不降,嗳气不止者,加旋覆花、代赭石、枳实、沉香等;痰湿郁久化热而口苦、舌苔黄者,改用黄连温胆汤。

常用中成药:香砂养胃丸、温胃舒胶囊。

8.胃阴不足证

(1)症状:上腹部隐隐作痛,或有烧灼感,饥而不欲食,嘈杂,口燥咽干,大便干结;舌红少津,无苔或花剥苔,脉细数。

(2)病机:胃阴亏虚,胃失濡养,和降失司。

(3)治法:滋阴益胃,和胃健脾。

(4)方药:沙参麦冬汤(《温病条辨》)加减。

药物组成:沙参、麦冬、玉竹、炙甘草、冬桑叶、生白扁豆、天花粉。

若津伤较重者,可加石斛等以加强生津;便秘者,加火麻仁、玄参润肠通便;食滞者,加谷芽、麦芽等消食导滞。

常用中成药:养胃舒胶囊。

(三)其他疗法

1.针灸疗法

常分虚实进行辨证取穴。实证常取足厥阴肝经、足阳明胃经穴位为主,以毫针刺,采用泻法,常取足三里、天枢、中脘、内关、期门、阳陵泉等。虚证常取背俞穴、任脉、足太阴脾经、足阳明胃经穴为主,毫针刺,采用补法,常用脾俞、胃俞、中脘、内关、足三里、气海等,并配合灸法。

2.推拿治疗

辨证使用不同手法配合相关穴位,调节脾胃功能。按摩手法常用揉、捏法等。

3.外治疗法

辨证选择温阳散寒、理气和胃、健脾益气等中药穴位敷贴或熏洗治疗。

根据病情需要,可选择有明确疗效的治疗方法,如音乐疗法、心理治疗、中药离子导入疗法、中频电疗等。

(张 伟)

第八节 功能性便秘

一、概述

便秘(constipation)是指排便次数每周少于 3 次、粪便量减少、粪便干结、排便费力。慢性便秘病程至少 6 个月。

便秘和肛门直肠病(如痔、肛裂等)关系密切。慢性便秘在大肠癌、肝性脑病、乳腺疾病、阿尔茨海默病等的发生中可能起重要作用。在急性心肌梗死、脑血管意外等疾病,排便用力甚至可导致死亡。严重慢性便秘可引起粪性结肠穿孔,该并发症的病死率高。本节介绍功能性便秘。

二、病因病机

1.病因

(1)饮食不节:饮酒过多,过食辛辣肥甘厚味,导致肠胃积热,大便干结;或恣食生冷,阴寒凝滞,胃肠传导失司,造成便秘。

(2)情志失调:忧愁思虑过度,久坐少动,气机郁滞,不能宣达,通降失常,传导失职,糟粕内停,不得下行,大便秘结。

(3)年老体虚:素体虚弱,病后、产后及年老体虚之人,气血两亏,气虚则大肠传送无力;血虚则津枯肠道失润;甚至阴阳俱虚,阴亏则肠道失荣;大便干结,便下困难;阳虚则肠道失于温煦,阴寒内结,便下无力。

(4)感受外邪:外感寒邪,阴寒内盛,凝滞胃肠失于传导,糟粕不行,导致冷秘。热病之后,肠胃燥热,耗伤津液,大肠失润,大便干燥,排便困难。

2.病机

病机主要是气滞、热结、寒凝、气血阴阳亏虚引起肠道传导失司所致。

(1)病位及涉及脏腑:病位在大肠,与肺、脾、胃、肝、肾等脏腑的功能失调有关。

(2)病性:可概括为寒、热、虚、实四个方面。

三、病证诊断

1.主症

(1)排便间隔时间超过自己的习惯 1 d 以上,或 2 次排便时间间隔 3 d 以上。

（2）大便粪质干结，排出艰难，或欲大便而艰涩不畅。

2. 兼症

常伴腹胀、腹痛、口臭、纳差及神疲乏力、头眩心悸等症。

3. 病史及诱发因素

常由饮食不节、情志内伤、劳倦过度等病史而诱发。

4. 发病特点

起病缓慢，多表现为慢性过程。

四、辨证论治

（一）辨证要点

便秘的辨证当分清虚实，实者包括热秘、气秘和冷秘，虚者当辨气虚、血虚、阴虚和阳虚的不同。

实证：邪滞日久，耗伤正气，气血不足或阳虚阴亏，转化为虚证。

虚证：停积日久，化燥为实，形成本虚标实。

（二）治疗原则

便秘的治疗以通下为主，但决不可单纯用泻下药，应针对不同的病因采取不同的治法。实秘为邪滞肠胃、壅塞不通所致，故以祛邪为主，予泄热、温散、通导之法，使邪去便通；虚秘为肠失润养、推动无力而致，故扶正为先，给予益气温阳、滋阴养血之法，使正盛则便通。如《景岳全书·秘结》曰："阳结者邪有余，宜攻宜泻者也；阴结者正不足，宜补宜滋者也。知斯二者即知秘结之纲领矣。"

（三）证治分类

1. 实秘

（1）热秘

症状：大便干结，腹胀腹痛，口干口臭，面红心烦，或有身热，小便短赤；舌红，苔黄燥，脉滑数。

病机：肠腑燥热，津伤便结。

治法：泄热导滞，润肠通便。

方剂：麻子仁丸（《伤寒论》）加减。

药物组成：大黄、枳实、厚朴、麻子仁、杏仁、白蜜、芍药。

津液已伤加生地黄、玄参、麦冬以滋阴生津；肺热气逆，咳喘便秘者加瓜蒌仁、苏子、黄芩清肺降气以通便；兼怒伤肝，易怒目赤者加服更衣丸以清肝通便；燥热不甚，或药后大便不爽者可用青麟丸以通腑缓下，以免再秘；痔、便血加槐花、地榆以清肠止血；热势较盛，痞满燥实坚者用大承气汤急下存阴。

单方验方：决明子 30 g，水煎，分 2 次服。

常用中成药：麻仁润肠丸、麻仁丸。

（2）气秘

症状：大便干结，或不甚干结，欲便不得出，或便而不爽，肠鸣矢气，腹中胀痛，嗳气频作，纳食减少，胸胁痞满；舌苔薄腻，脉弦。

病机：肝脾气滞，腑气不通。

治法：顺气导滞。

方剂:六磨汤(《证治准绳》)加减。

药物组成:木香、乌药、沉香、大黄、槟榔、枳实。

腹部胀痛甚加厚朴、柴胡、莱菔子以助理气;便秘腹痛,舌红苔黄,气郁化火加黄芩、栀子、龙胆草清肝泻火;气逆呕吐者加半夏、陈皮、代赭石;七情郁结,忧郁寡言者加白芍、柴胡、合欢皮疏肝解郁;跌仆损伤,腹部术后,便秘不通,气滞血瘀者加红花、赤芍、桃仁等药活血化瘀。

常用中成药:木香理气丸。

(3)冷秘

症状:大便艰涩,腹痛拘急,胀满拒按,胁下偏痛,手足不温,呃逆呕吐;舌苔白腻,脉弦紧。

病机:阴寒内盛,凝滞胃肠。

治法:温里散寒,通便止痛。

方药:温脾汤(《备急千金要方》)合半硫丸(《太平惠民和剂局方》)加减。

药物组成:附子、大黄、党参、干姜、甘草、半夏、硫黄。

便秘腹痛加枳实、厚朴、木香助泻下之力;腹部冷痛,手足不温,加高良姜、小茴香增散寒之功。

2.虚秘

(1)气虚秘

症状:大便并不干硬,虽有便意,但排便困难,用力努挣,汗出短气,便后乏力,面白神疲,肢倦懒言;舌淡苔白,脉弱。

病机:脾肺气虚,传送无力。

治法:益气润肠。

方药:黄芪汤(《金匮翼》)加减。

药物组成:黄芪、麻仁、白蜜、陈皮。

乏力汗出者加白术、党参助补中益气;排便困难,腹部坠胀者合用补中益气汤升提阳气;气息低微,懒言少动者加用生脉散补肺益气;肢倦腰酸者用大补元煎滋补肾气;脘腹痞满,舌苔白腻者加白扁豆、生薏苡仁健脾祛湿;脘胀纳少者加炒麦芽、砂仁以和胃消导。

常用中成药:便通胶囊。

(2)血虚秘

症状:大便干结,面色无华,头晕目眩,心悸气短,健忘,口唇色淡;舌淡苔白,脉细。

病机:血液亏虚,肠道失荣。

治法:养血润燥。

方药:润肠丸(《沈氏尊生方》)加减。

药物组成:当归、生地黄、麻仁、桃仁、枳壳。

面白,眩晕甚加玄参、何首乌、枸杞子养血润肠;手足心热,午后潮热者加知母、胡黄连等以清虚热;阴血已复,便仍干燥用五仁丸润滑肠道。

单方验方:何首乌30~60 g,水煎服。

(3)阴虚秘

症状:大便干结,如羊屎状,形体消瘦,潮热盗汗,头晕耳鸣,两颧红赤,心烦少眠,腰膝酸软;舌红少苔,脉细数。

病机:阴津不足,肠失濡润。

治法:滋阴通便。

方药:增液汤(《温病条辨》)加减。

药物组成:玄参、麦冬、生地黄。

口干面红,心烦盗汗者加芍药、玉竹助养阴之力;便秘干结如羊屎状加火麻仁、柏子仁、瓜蒌仁增润肠之效;胃阴不足,口干口渴者用益胃汤;肾阴不足,腰膝酸软者用六味地黄丸;阴亏燥结,热盛伤津者用增液承气汤增水行舟。

(4)阳虚秘

症状:大便干或不干,排出困难,四肢不温,腹中冷痛,小便清长,面色苍白,或腰膝酸冷;舌淡苔白,脉沉迟。

病机:阳气虚衰,阴寒凝结。

治法:温阳通便。

方药:济川煎(《景岳全书》)加减。

药物组成:肉苁蓉、牛膝、当归、升麻、泽泻、枳壳。

寒凝气滞、腹痛较甚加肉桂、木香温中行气止痛;胃气不和,恶心呕吐加半夏、砂仁和胃降逆。

(四)其他疗法

1.针灸疗法

针灸主穴:天枢、大肠俞、上巨虚、支沟、照海。热秘者,加合谷、曲池;气秘者,加中脘、太冲;冷秘者,加灸神阙、关元;虚秘者,加脾俞、气海。实证针用泻法,虚证针用补法。冷秘、虚秘可用温针灸、温和灸、隔姜灸或隔附子饼灸。

2.外治疗法

(1)穴位贴敷:①芒硝9 g,皂角刺1.5 g。各研细末,混合调匀,用纱布包裹敷神阙穴,胶布固定,并不时给药末滴水少许,使之湿润。清热通便,主治热结便秘。②大田螺3个,冰片少许。取田螺肉捣烂,加入冰片。上药用纱布包裹,压成饼状,敷气海穴,胶布固定。清热通便,主治热结便秘。

(2)脐疗:葱白适量。用醋炒葱白至极热,布包熨脐部,凉后再炒再熨。温散寒结,温运通便。主治阴寒积滞及阳虚便秘。

(张 伟)

第九节 慢性腹泻

腹泻是指排便次数增多,排粪量增加,粪质稀薄,或粪便中夹有黏液、脓血或未消化的食物。通常每日排便三次以上,或每天粪便总量大于200 g(200 mL),其中粪便含水量大于80%,则可认为是腹泻。慢性腹泻是指腹泻持续或反复超过4周。西医学中许多消化道的器质性或功能性病变均会导致慢性腹泻,如慢性结肠炎、肠道易激综合征、消化道肿瘤、糖尿病性腹泻、肠结核等;由于各具体病种在相关章节中有所论述,因此本节从腹泻这一症状出发进行论述。本病可发生于任何年龄、性别、地区、种族等无明显差异。中医根据证候不同属"泄泻"

"鹜溏""飧泄"等范畴。

一、病因病机

中医学认为,其致病原因,有感受湿邪、饮食所伤、情志失调、脾胃虚弱、脾肾阳虚等因素,导致脾虚湿盛,脾胃运化功能失调,肠道分清降浊、传导功能失司,导致腹泻。

1.病因

(1)感受湿邪:六淫伤人导致脾胃失调都可发生泄泻,但以"湿"邪最为重要,"湿多成五泄",是指湿侵于脾,脾失健运,不能渗化及分清泌浊,水谷并入大肠而成泄泻;湿邪致病多兼夹其他病邪,如雨湿过多或坐卧湿地,或汗出入水则寒湿内侵,困遏脾阳,清浊不分而致泻;如长夏兼暑(热),壅遏中焦,则湿热下注大肠。风、寒、暑、火都可引起泄泻,但仍多与湿邪有关。

(2)饮食所伤:饮食过量,宿食内停;进食不洁,损伤脾胃;肥甘厚味,呆胃滞脾;脾胃受戕,水谷不化精微,反成痰浊,凡此均使脾胃运化失健,水谷停为食滞。损伤脾胃,阻碍中州,升降失调,传导失职均可发生泄泻。然饮食致泄,亦不离于湿,有寒热之分,如恣啖生冷,寒食交阻,成寒湿之证;若伤于肥甘,则湿热内蕴,遂成湿热之证。

(3)情志失调:凡忧思恼怒,木郁不达,肝气横逆乘脾,脾胃受制,运化失常,而成泄泻;或忧思伤脾,致土虚木贼亦可致泄;或素有脾虚湿盛,或逢怒时进食,更易成泄。

(4)脾胃虚弱:胃主受纳,脾主运化,一降一升,主宰消化吸收,若先天禀赋不足或后天饮食失调,劳倦内伤,久病缠绵均可导致脾胃虚弱,或中阳不健,或中气下陷,不能受纳水谷和运化精微,水谷停滞,清浊不分,混杂而下,遂成泄泻。

(5)肾阳虚衰:久病及肾,或年老体衰,肾之阳气不足,肾阳虚衰,命火不足,不能助脾胃以腐熟水谷,则水谷不化而为泄泻。盖肾主大小二便,又司开阖。大便之能开能闭者,肾操权也。今肾既虚衰,则命门火熄,火熄则水独治,令人多水泻不止。故久泻与肾的关系尤为密切。

2.病机

泄泻之主要病变部位在胃(脾)、大小肠,因胃主受纳,脾主运化,小肠分清化浊,大肠主传导。但其他脏器的传变、生克关系失调亦可导致泄泻。如肝主疏泄,肺通调水道,肾司二便,对大便的形成和排泄都有一定的协调作用,所以泄泻的形成非独脾胃大小肠的病变。

总之,本病病因与风、寒、湿、热、暑邪及情志失调、饮食不节及脏腑病变等因素有关;外邪(尤为湿邪)侵犯,饮食遏伤脾胃,或肝气乘脾,肾不暖土致脾胃运化失职,湿浊内生而酿成本病。

本病初起以实证为主,多表现为湿浊内蕴之候,病久则由实转虚,或脾虚、肾虚,或虚实兼杂。本病病位在脾、胃、肠,还与肝、肾相关,基本病机为湿浊内蕴,脾、胃、肠的运化功能失常。

二、临床表现

(一)症状

腹泻是指排便次数增加和粪便有量与质的改变或含有病理性内容而言。如上所述,不同发病原理有不同的临床特点,而不同疾病更有不同的临床表现。

1.分泌性腹泻

排出大量水样粪便,24 h排便>1 L,可达10 L;粪便中含大量电解质,且其渗透压与血浆渗透压基本相同,血浆-粪便溶质差<50 mmol/(L·H$_2$O);粪便中不含脓血;粪便 pH>7;禁食后腹泻仍不停止;一般无腹痛;肠黏膜组织学检查基本正常。

2.渗透性腹泻

禁食或停用高渗性药物后腹泻停止;肠腔内的渗透压超过血浆渗透压,血浆-粪便溶质差 > 100 mmol/(L·H$_2$O);粪便中含大量未完全消化或分解的食物成分或药物;粪中电解质含量不高;粪便酸度 pH 为 5 左右;每 24 h 排便量 < 1 L。

3.渗出性腹泻

粪便往往含有渗出物或血,且伴有腹痛,结肠(特别左侧结肠)的病变多引起肉眼脓性便,如伴有糜烂或溃疡则可有明显血便。病变位于小肠,渗出物和/或血都均匀混在粪便里,一般无肉眼脓或血。还可伴有发热、营养不良等。

4.动力性腹泻

粪便稀烂或水样,无脓血及渗出物;腹泻伴有肠鸣音亢进;伴有腹部不适、腹痛、腹胀、排便后腹痛缓解。

5.吸收不良性腹泻

禁食后腹泻减轻;粪便渗透压由未被吸收的电解质或其他物质组成。

(二)体征

(1)观察精神状态、血压、脉搏、呼吸的变化、皮肤有无弹性、眼窝是否凹陷等脱水征象,重度脱水提示霍乱、沙门菌食物中毒、急性砷中毒等。

(2)皮肤色素沉着常提示乳糜泻、肾上腺皮质功能减退症。

(3)虹膜炎、结节性多形性红斑、关节炎等常见于溃疡性结肠炎、克罗恩病。

(4)淋巴结肿大、多发性关节炎常见于 Whipple 病。

(5)毛细血管扩张和阵发性皮肤潮红常见于类癌综合征。

(6)甲状腺肿大、血管杂音及震颤、突眼等,常提示甲状腺功能亢进。

(7)腹部体征:①腹胀,如腹胀叩之鼓音,提示肠易激综合征伴吞气证、肠道气囊肿、部分肠梗阻;如腹胀叩之无鼓音,可及移动性浊音,除外腹腔积液,提示成人乳糜泻小肠扩张充盈液体。②腹部包块:提示肿瘤或慢性炎性病变,恶性肿瘤的腹部包块常质地较硬且固定,炎性包块多有明显压痛,常有粘连不太移动。③腹痛的部位和性质,小肠病变常有脐周压痛,结肠病变表现为下腹或下腹压痛。④腹壁静脉曲张,肝、脾大,腹腔积液征阳性伴有皮肤黏膜黄染、蜘蛛痣等,提示腹泻与肝脏疾病有关。⑤腹泻患者肠鸣音多有亢进。

(8)直肠指检:可发现有压痛,带出黏液或脓血,为直结肠炎性病变;发现坚硬之肿块而手套带血,应怀疑为直肠癌;若发现肛门瘘管,则提示克罗恩病;若直肠指检发现直肠周围有压痛点,提示腹泻可能由阑尾周围脓肿和盆腔炎等引起。

(三)常见并发症

腹泻是一个症状,涉及的疾病较多,每种疾病都有各自的并发症,但总的来说,由于腹泻可以影响消化吸收功能,所以慢性腹泻患者多可见营养不良、消瘦等情况,对于有慢性血便的患者还可以出现贫血等情况。

三、实验室和其他辅助检查

(一)血液检查

1.血常规

白细胞升高,多提示炎症;嗜酸性粒细胞升高,提示寄生虫可能性大;血红蛋白及红细胞减低,提示慢性消耗性疾病造成贫血;血红蛋白升高提示脱水引起血液浓缩。

2.生化检查

生化检查包括肝功能、肾功能、电解质、血糖及血脂等,可反映水、电解质和酸碱平衡紊乱及肝、肾功能损伤。

3.红细胞沉降率及血结核杆菌检查

红细胞沉降率及血结核杆菌检查有助于肠结核的诊断。

(二)尿常规

尿常规可反映溶血和肾脏损伤。

(三)粪便检查

1.一般性状检测

一般性状检测包括粪便的量、颜色和性状,对腹泻的病因做出初步诊断。

2.显微镜检测

显微镜检测包括镜检红细胞、白细胞、巨噬细胞、肠黏膜上皮细胞、肿瘤细胞、食物残渣、寄生虫及寄生虫卵等,常用于细菌性痢疾、阿米巴痢疾、溃疡性结肠炎、结肠和直肠癌、过敏性肠炎、胰原性腹泻、肠道寄生虫病等疾病的诊断。电镜或免疫电镜检查患者的粪便可发现轮状病毒或腺病毒颗粒,有助于病毒性肠炎的诊断。

3.粪便隐血试验

粪便隐血试验有助于结肠癌、肠结核、克罗恩病、溃疡性结肠炎、钩虫病及流行性出血热等病的诊断。

4.细菌学检测

细菌学检测包括粪便直接涂片镜检和细菌培养,有助于腹泻致病菌的确诊和菌种鉴定。根据致病菌进行药敏试验,有助于临床选择敏感的抗生素,达到有效的治疗目的。

5.免疫学检查

粪便中病原体的特异性抗原或抗体,有助于病因的诊断。

6.其他

若考虑分泌性腹泻需测定粪便电解质含量和渗透压;疑为血吸虫病时做粪便孵化检查;疑为特殊病原菌感染时,如结核杆菌、隐孢子虫和阿米巴原虫等,可行特殊染色检查。

(四)血清学检查

血清学鉴定确定菌群及血清型,并做药敏试验。

(五)内镜检查

1.电子结肠镜

电子结肠镜可以确诊炎症性肠病、结肠癌、慢性菌痢、阿米巴痢疾等。通过结肠镜可以直接窥视直肠、乙状结肠及整个结肠的病变,观察有无黏膜充血、出血糜烂、溃疡、息肉、肿瘤及狭窄等,并可采用肠拭子涂片镜检或培养,必要时取肠黏膜活组织进行病理检查。

2.小肠镜检查

目前国内拥有推进式电子小肠镜和双气囊电子小肠镜两种,前者检查范围为从十二指肠降部到空肠上 1/2 左右,而双气囊小肠镜则可检查全部空肠和回肠,必要时可取小肠黏膜活检,对某些 X 线钡餐检查无法确诊的小肠疾病引起的腹泻有助诊断,如吸收不良综合征、克罗恩病、Whipple 病、乳糜泻、弥散性小肠淋巴瘤和其他小肠黏膜病变。

3.胶囊内镜检查

胶囊内镜适用于难以耐受常规小肠镜检查的患者及长期慢性腹泻患者的病因诊断筛查。

四、诊断

(一)临床诊断重点

放在病史和体格检查,结合实验室检查(粪便检查尤为重要)及其他特殊检查。

(1)大便次数增多,每日在 3 次以上。

(2)伴有粪便量和性状的改变,每日量超过 200 g(200 mL)以上,为不成形稀便。

(3)病程持续或反复超过 4 周。

(二)病史和症状

病史和症状包括年龄、性别、出生地、工作环境等,病史方面注意:起病时季节、地方性、散发性、集体性、流行性;急性发作或慢性、反复发作性;病状方面:腹泻情况,其他胃肠道症状;腹部疼痛部位,性质,过程,与排便关系,呕吐、里急后重;粪便质量,水样便、脓血便、黏液便等;全身情况有无发热、脱水、休克、贫血、消瘦等;其他肠外症状,如关节炎、皮疹。

(三)体征

注意全身情况,如恶病质、贫血、消瘦、脱水、黄疸、出血等。腹部重点检查,注意有无隆起及位置。寻找压痛点和包块、部位、大小、形状、硬度、移动性、压痛等。肛门指检很重要。如有压痛、手套带血,为直肠炎性变;如触及包块、硬结、带血,怀疑结肠癌;出现腹壁漏管怀疑克罗恩病。

(四)鉴别诊断

1.是否腹泻

腹泻以排便次数增多,粪便溏稀为特征。有些患者仅大便次数增多而不伴有粪量和性状的改变(稀烂不成形,每日量未超过 200 g),则不能诊断为腹泻。

2.是否慢性腹泻

腹泻病程呈急性发作,未超过两个月者,属急性腹泻,不属慢性腹泻,如急性菌痢、霍乱、急性中毒性肠炎等。

五、治疗

(一)辨证治疗

本病起病缓慢,病程较长,病位在脾胃和肠,基本病机以脾虚湿盛为主,因此临证时须准确把握以脾虚为主,抑或以湿浊为主;久泻不宜过投分利,清热莫过于苦寒;补虚勿纯用甘温,虚实相兼者,又宜补虚祛邪并用,寒热错杂者,又宜温清并行。

1.气郁痰结

证候特点:左少腹痛,部分患者可在左下腹触及条索状包块,严重者右下腹亦可出现,大便稀烂,夹杂多量黏液,每于腹痛后排便,便后痛减,每天次数不等;舌淡红,苔白滑或腻浊,脉弦滑。

治法:理气解郁,导痰化浊。

推荐方剂:四逆散合二陈汤加味。

基本处方:柴胡 12 g,白芍 12 g,枳壳 12 g,陈皮 12 g,茯苓 15 g,法半夏 12 g,白术 15 g,神

曲 12 g,炙甘草 8 g。每日一剂,水煎服。

加减法:泻下量多,见阴虚偏盛之象者,加乌梅 20 g 养阴涩肠;痰湿重者加厚朴 10 g、槟榔 10 g 燥湿化痰行气;纳谷不馨者加炒谷芽、炒麦芽各 30 g 健脾消食;便血者加仙鹤草 20 g 止血。

2.肝郁湿阻

证候特点:每遇情绪紧张或精神刺激而诱发,排便稀烂,少黏液,一般腹痛轻微,每日排便可十多次,每于餐后(特别是早餐后)腹痛即泄,泄后痛减,腹泻常随情绪的改变而呈周期性发作,兼见胸脘腹满、肠鸣、头晕、纳呆、四肢倦怠、大便稀烂;舌苔腻,脉濡滑或缓。

治法:抑木扶脾,燥湿化浊。

推荐方剂:痛泻要方合胃苓汤加减。

基本处方:白术 15 g,白芍 12 g,陈皮 9 g,防风 12 g,苍术 12 g,厚朴 12 g,猪苓 15 g,泽泻 15 g,赤苓 15 g。每日一剂,水煎服。

加减法:胃中吞酸嘈杂者,加黄连 10 g、吴茱萸 5 g 以泄肝和胃;平素脾虚,疲乏,脘闷,纳差,加党参 15 g、茯苓 15 g、山药 18 g 以健脾止泻;胸胁胀满甚者加柴胡 12 g、车前子 12 g 渗湿利水;不思饮食加谷芽、麦芽各 18 g 开胃消食;泄泻日久,见腹胀痛,便下不爽,口干,心烦,疲乏少力,容易感冒,舌体胖苔白或黄者为寒热错杂,可改用乌梅丸以攻补兼施,调和肝脾。

3.水饮留肠

证候特点:素盛今瘦,肠鸣辘辘有声,便泻清水样,或呈泡沫状,泛吐清水,腹胀尿少;舌淡,苔白润滑,脉濡。

治法:健脾利湿,前后分消。

代表方剂:苓桂术甘汤合理中丸加减。

基本处方:桂枝 10 g,白术 15 g,茯苓 30 g,炙甘草 8 g,党参 12 g,炮姜 10 g。每日一剂,水煎服。

加减法:脘腹胀痛,嗳气者去炙甘草,加乌药 10 g、木香 8 g(后下)以理气温中止痛;湿蕴化热,舌苔黄腻者加连翘 12 g、厚朴 12 g、马齿苋 20 g 以清积热化湿;形寒肢冷,脉沉迟,腹部冷痛者,加草豆蔻 6 g 温中散寒。

4.寒热互结

证候特点:泻下迁延日久,大便黏滞或夹杂黏液,腹痛,呈阵发性绞痛或冲顶痛,伴肛门重坠或急迫感;舌淡红,苔黄厚腻,脉濡数。

治法:扶正祛邪,寒热并用。

代表方剂:乌梅丸加减。

基本处方:熟附子 12 g(先煎),桂枝 10 g,党参 15 g,苍术 12 g,干姜 12 g,炙甘草 10 g,黄柏 15 g,黄连 12 g,当归 12 g,乌梅 10 g。每日一剂,水煎服。

加减法:腹痛重者,加白芍 15～30 g,配炙甘草 9～15 g 缓急止痛;泄泻日久,见体虚气弱,而腹胀不显著者,加炙升麻 4.5 g,党参 12 g,炙黄芪 15 g 补中益气。

5.脾虚泄泻

证候特点:大便溏泄,清冷,甚则完谷不化,食后腹胀,喜按,面色萎黄,食欲减退,肌瘦无力;舌淡苔白,脉细弱。

治法:健脾益气。

代表方剂:参苓白术散加减。

基本处方:党参 12 g,白术 15 g,茯苓 15 g,炙甘草 10 g,砂仁 6 g(后下),陈皮 9 g,桔梗 12 g,扁豆 15 g,怀山药 15 g,莲子 15 g,薏苡仁 15 g,黄芪 18 g。每日一剂,水煎服。

加减法:若气短少力,大便滑脱不禁,甚则肛门下坠或脱者,加升麻 15 g、羌活 12 g、石榴皮 18 g 益气涩肠止泻;胃脘痞闷,舌苔白腻者,加白蔻仁 10 g 理气宽胸化湿。

6.肾虚泄泻

证候特点:泄泻每于黎明前脐腹作痛后,肠鸣即泻,泻后即安,腰膝酸软,形寒、肢冷;舌淡、苔白、脉沉细。

治法:温补脾肾,固涩止泻。

代表方剂:四神丸合附桂理中丸加减。

基本处方:补骨脂 15 g,吴茱萸 5 g,肉豆蔻 6 g,五味子 8 g,熟附子 12 g,肉桂 3 g(焗服),党参 18 g,白术 15 g(土炒),干姜 12 g,炙甘草 10 g,赤石脂 12 g,石榴皮 30 g。每日一剂,水煎服。

加减法:久泄不止,加禹余粮 10 g、诃子肉 15 g 以涩肠固泻;伴有心烦口干,减附子、炮姜、吴茱萸等温药剂量,加黄连 10 g、黄柏 12 g 调和寒热;肾阳不振者,加仙茅 12 g 温补肾阳。

(二)中成药治疗

(1)参苓白术丸:健脾,益气。用于体倦乏力,食少便溏。口服,每次 6 g,每天 3 次。

(2)补脾益肠丸:补中益气,健脾和胃,涩肠止泻。用于脾虚泄泻,临床表现为腹泻腹痛,腹胀肠鸣。口服,每次 6 g,每天 3 次。

(3)理中丸:温中散寒,健胃。用于脾胃虚寒,呕吐泄泻,胸满腹痛。口服,每次 8 丸,每天 3 次。

(4)四神丸:温肾散寒,涩肠止泻。用于肾阳不足所致的泄泻,症见肠鸣腹胀,五更泄泻,食少不化,久泻不止,面黄肢冷。口服,每次 9 g,每天 1~2 次。

(5)乌梅丸:温脏安蛔。用于治疗蛔厥,久痢,厥阴头痛,或脾胃虚引起的胃脘痛,肢体瘦弱。口服,每次 2 丸,每天 2~3 次。

(赵艳玲)

第十节　非酒精性脂肪性肝病

一、概述

非酒精性脂肪性肝病(NAFLD)是一种与胰岛素抵抗(IR)和遗传易感密切相关的代谢应激性肝脏损伤,其病理学改变与酒精性肝病(ALD)相似,但患者无过量饮酒史。疾病谱包括非酒精性单纯性脂肪肝(NAFL)、非酒精性脂肪性肝炎(NASH)及其相关肝硬化和肝细胞癌。NAFLD 的危险因素包括:高脂肪高热量膳食结构,多坐少动的生活方式,IR、代谢综合征及其组分(肥胖、高血压、血脂紊乱和 2 型糖尿病),目前有专家共识认为铁过载与 NAFLD 的进展有关。随着肥胖症和代谢综合征在全球的流行,NAFLD 被认为是代谢综合征在肝脏的表现。

非酒精性脂肪性肝病是现代医学的病名,我国医学并无此病名。根据其临床症状及病机特点可将其归属为中医学的"胁痛""肝胀""肝痞""肝癖""积聚""痰证""湿阻"等病的范畴。"十一五"国家中医药管理局中医肝病重点专科协作组将其中医病名定为"肝癖"。

二、病因病机

本病病因多归结于嗜食肥甘厚腻、劳逸失度、情志失调、久病体虚、禀赋不足等。中医学对于本病的发病机制,多数医家认为肝失疏泄,脾失健运,肾精不足,湿热内结,痰浊郁结,瘀血阻滞,而最终形成痰湿瘀阻互结,痹阻肝脏脉络而形成脂肪肝。其病理基础与痰、湿、浊、瘀、热等有关,病位在肝,涉及脾、胃、肾等脏腑,证属本虚标实,脾肾亏虚为本,痰浊血瘀为标。

三、辨病

(一)症状

本病的临床表现不尽相同,约有 25% 的轻度脂肪肝无明显的临床症状,少数会有疲劳乏力、肝区不适感。随着病情的发展,中、重度脂肪肝症状可较明显,有类似慢性肝炎或消化不良的表现,出现两肋胀痛或隐痛,疲倦乏力,食欲缺乏,恶心呕吐,上腹胀满等。

(二)体征

部分患者可有轻度肝大、丙氨酸氨基转移酶(ALT)和天门冬氨酸氨基转移酶(AST)轻度或中度升高,当非酒精性脂肪性肝病发展为肝硬化,可出现肝掌、蜘蛛痣、黄疸或门脉高压等相应肝硬化症状。

(三)辅助检查

1. 常规检查

常规检查的项目有肝功能、血脂、肝脏 B 超、肝脏 CT 等检查。肝功及血脂检查对于判断非酒精性脂肪性肝病的病因、可能的病理阶段及其预后有一定的参考价值。

B 超检查具有安全、简捷、快速、方便、经济和可连续动态观察等优点,是目前最常见的检查方法,规定具备以下 3 项腹部超声表现中的两项者为弥漫性脂肪肝。

(1)肝脏近场回声弥漫性增强("明亮肝"),回声强于肾脏。

(2)肝内管道结构显示不清。

(3)肝脏远场回声逐渐衰减。

CT 检查的敏感性不及 B 超,但特异性较强。CT 诊断脂肪肝的依据为肝脏密度普遍降低,肝/脾 CT 值之比小于 1.0。其中,肝/脾 CT 比值小于 1.0 但大于 0.7 者为轻度,≤0.7 但大于 0.5 者为中度,≤0.5 者为重度脂肪肝。

MRI 是检测脂肪肝最快速及最准确的方法之一,但是该检查较昂贵。目前主要用于超声及 CT 检查诊断困难者,特别是局灶性脂肪肝难以与肝脏肿瘤区别时。

2. 特殊检查

肝组织学检查(简称肝活检)是非酒精性脂肪性肝病诊断及预后的金标准,可准确判断肝组织脂肪贮积、炎症和纤维化程度,用于区分非酒精性脂肪性肝炎与 NAFLD,可以用于评估肝脏疾病的预后。但这是一种侵入性检查,可以造成患者不适,有时会导致严重的并发症,并且花费较高,NAFLD 的临床诊断通常无须肝活检证实。

四、类病辨别

(一)病毒性肝炎

常见甲、乙、丙、丁、戊 5 种病毒性肝炎,实验室检查有肝功能异常,其中血清学相应抗原抗体检测有助区别。

(二)药物性肝炎

临床表现无特异性,但有明显的损肝药物使用史,肝功能异常多在服药的第一个月内出现,停药后肝功能恢复较快,再次用药肝功能异常可重现。

(三)自身免疫性肝炎

女性多见,可发生于任何年龄段,但以青春期(15~24 岁)及绝经期前后(45~64 岁)高发。起病隐匿,大部分患者临床症状及体征不典型,只是在体检时发现肝功能异常。部分患者伴发其他自身免疫性疾病,如自身免疫性甲状腺炎、类风湿关节炎等,则可有相应临床症状。实验室检查 ALT 明显升高,胆红素水平中度升高,球蛋白明显升高,自身抗体如抗核抗体(ANA)、抗微粒体抗体(LKM)、抗平滑肌抗体(SMA)等呈阳性。

(四)肝豆状核变性

本病多发于儿童与青少年,男性多见。起病隐匿,呈慢性进行性改变,有家族史。表现为肝大、黄疸、腹水及锥体外系症状(不自主运动和肌强直),角膜色素环,血清铜低,尿铜增加,肝组织含铜量增加。

五、治疗

(一)治疗原则

目前对非酒精性脂肪性肝病的治疗,临证时,首先要分清寒热、虚实、主次,在辨证论治的基础上,适当运用降脂的中药,即辨证与辨病相结合,宏观与微观相结合。

(二)分证论治

1.肝郁气滞证

症状:肝区不适,两胁胀痛,抑郁烦闷,胸闷、喜叹息,时有嗳气,纳食减少,大便不调,月经不调、乳房胀痛。舌质红,苔白而薄,脉弦滑或弦细。

治法:疏肝理气。

方药:柴胡疏肝散加减。药用醋柴胡、枳壳、泽泻、陈皮、法半夏、郁金、白芍、大黄、山楂、生甘草。

2.肝郁脾虚证

症状:胁肋胀满或走窜作痛,每因烦恼郁怒诱发,腹痛欲泻,倦怠乏力,抑郁烦闷,时欲太息,食欲缺乏。舌淡边有齿痕,苔薄白,脉弦细。

治法:疏肝健脾。

方药:逍遥散加减。药用醋柴胡、炒白术、薄荷、炒白芍、当归、茯苓、山楂、生姜、生甘草。胸胁胀痛甚者加枳实、郁金、佛手;乏力气短者,加黄芪、太子参。

3.痰湿内阻证

症状:右胁不适或胀闷,形体肥胖,周身困重,倦怠乏力,脘腹胀满,头晕恶心,食欲缺乏,大便黏滞不爽。舌质淡,苔白腻,脉沉滑。

治法:健脾益气,化痰祛湿。

方药:二陈汤加减。药用法半夏、陈皮、茯苓、泽泻、莱菔子、山楂、葛根、黄精、生白术、藿香、甘草。食少纳呆者,加鸡内金、炒谷麦芽;呕恶者加竹茹。

4.湿热蕴结证

症状:右胁肋胀痛,口黏或口干口苦,胸脘痞满或疼痛,周身困重或身目发黄,食少纳呆,大便黏腻不爽,小便黄。舌质红,苔黄腻,脉濡数或滑数。

治法:清热利湿。

方药:茵陈蒿汤加减。药用茵陈、栀子、大黄、虎杖、厚朴、车前草、茯苓、生白术、猪苓、泽泻。肝区痛甚者,可加郁金、元胡;大便不爽者加川连、木香。

5.痰瘀互结证

症状:右胁下痞块,右胁肋刺痛或钝痛,纳呆厌油,口吐痰涎,胸脘痞闷,面色晦滞,形体肥胖,四肢沉重。舌淡黯边有瘀斑,苔腻,脉弦滑或涩。

治法:活血化瘀,祛痰散结。

方药:膈下逐瘀汤合二陈汤加减。药用柴胡、当归、桃仁、五灵脂、丹皮、赤芍、大腹皮、茯苓、生白术、陈皮、半夏、枳实。肝区刺痛者加元胡、泽兰、青皮;呕恶腹胀者加川朴、竹茹。

6.肝肾亏损证

症状:肝区不适,胁肋隐痛,干呕,纳呆,腹胀,可见头晕目眩,男子梦遗滑精,女子经少闭经,腰背酸软,神疲乏力。舌淡或红,苔薄或少津,脉弦细。

治法:补益肝肾。

方药:六味地黄丸加减。药用生地、山萸肉、山药、茯苓、泽兰、牡丹皮、当归、元胡、川芎、枳壳等。头晕者加天麻、白术、半夏;腰背酸疼甚者加杜仲、桑寄生。

(三)中医特色治疗

1.专方专药

(1)强肝胶囊。功能清热利湿、补脾养血、益气解郁。适用于慢性肝炎、早期肝硬化病、脂肪肝、中毒性肝炎等。口服,每次3粒,每日3次。

(2)决明降脂片。功能补肾,降血脂。适用于肾虚痰湿型的高脂血症,也可作为脂肪肝、慢性肝炎的辅助治疗。口服,每次4片,每日3次。

(3)绞股蓝总苷片(或胶囊)。功能养心健脾、益气和血、除痰化瘀、降血脂。适用于高脂血症,对于高脂血症引起的脂肪肝疗效较好。口服,每次2粒,一日3次。

(4)血脂康胶囊。该药是从红曲中提炼精制而成的纯生物制剂,具有良好的降血脂和改善肝内脂肪沉积之功效。功能除湿祛痰、活血化瘀、健脾消食。用于由高脂血症引起的脂肪肝的辅助治疗。口服,每次2粒,每日2～3次。

(5)健肝降脂颗粒。该药由丹参、三七粉、莪术、山楂、黄芪、青皮、赤芍、姜黄、泽泻、菊花、荷叶、甘草构成,功能益气健脾、活血化瘀。用于高脂血症、脂肪肝及脂肪性肝炎等。口服,每次1袋,每日3次。

2.其他治疗

贴敷、耳针、针灸是治疗本病的重要手段,具有经济、方便、安全的优势,根据辨证论治的中医基本法则,实施个体化治疗,在改善临床症状上有一定帮助。

临床研究表明,针灸具有降脂、阻断胰岛素抵抗及过氧化反应的功效,一般取穴丰隆、足三里、太冲、肝俞、三阴交等,根据病者的情况,采取不同手法及方式,或补或泻,或针或灸,或采用其他穴位刺激法。

(韩永强)

第十一节　酒精性肝病

一、概述

酒精性肝病是由于长期大量饮酒所致的肝脏疾病。通常初期表现为脂肪肝,进而可发展为酒精性肝炎、酒精性肝纤维化和酒精性肝硬化。严重酗酒还可诱发广泛肝细胞坏死甚或肝衰竭。该病已是我国常见的肝脏疾病之一,严重危害人们的健康。酒精性肝病的发病情况,世界各地区差异较大,在欧美国家发病的比例较高,占 10%～33%,日本则为 10%～16.2%。随着近年我国经济的发展,酒的消耗量增加,酒精性肝病的比例呈上升趋势,已经成为一个不可忽视的问题。酒精性肝病可发生于任何年龄,青壮年居多,可能与此年龄段精神压力大、应酬较多有关。女性对酒精介导的肝毒性更敏感,同样酒精摄入量女性比男性易患酒精性肝病,与女性体内乙醇脱氢酶(ADH)含量较低有关,与男性相比,较小剂量和更短的饮酒期限就有可能出现酒精性肝病。

祖国医学无酒精性肝病这一病名,但古代医家对其早有研究,分别以"酒癖""伤酒""酒疸""胁痛""酒鼓""酒癖"等病名名之,对其理法方药的描述亦十分精辟。

二、病因病机

主要由于长期饮酒不节引起。过量饮酒,兼食肥甘厚腻,酒毒湿热之邪蕴结中焦,伤胃郁脾,土壅木郁,而致肝失条达,肝脾同病,清阳不升,浊阴不降,气机失调,气血运行不畅脉络失养,可致气滞、血瘀、湿热蕴结,可停滞于腹部,或结于胁下,而致胃痞、胁痛等伤酒之症。酒毒合并湿热内蕴,损伤肝脾,内生痰浊,气血不和,痰湿与气血相搏,结于胁下而成积块,日久不愈而致肝、脾、肾三脏失调,水湿停聚腹内形成鼓胀。气、血、水三者关系密切,酒毒先伤脾胃,渐积于肝,肝脾同损,日久及肾,而致实者更实,虚者更虚,气滞,血瘀,水停,正虚交织错杂,是酒鼓的病理变化实质。

三、辨病

(一)症状

因肝组织损伤的程度不同而患者的临床症状有明显的差异,表现轻重不一。

1. 酒精性脂肪肝

一般情况良好,在长时间内没有任何症状或症状轻微,仅有轻度乏力、食欲缺乏、右上腹隐痛或不适,少数人有手脚麻木、腹泻、性功能减退等,肝脏有轻度肿大。

2. 酒精性肝炎

本病早期可无明显症状,但肝脏已有病理改变,可发生于有或无肝硬化的基础上。常在短期内(数周至数月)有大量饮酒史后,有明显体重减轻、全身倦怠乏力、右上腹不适或疼痛、食欲减退、恶心、呕吐、腹泻、贫血、上消化道出血及精神症状等，可伴有发热（一般为低热），常有黄疸，肝脏有不同程度的肿大并有触痛，严重者可并发急性肝衰竭。

3.酒精性肝硬化

酒精性肝硬化则是一种较严重的酒精性肝病。发生于长期大量饮酒者，临床表现交叉或重叠肝细胞坏死、门脉高压症两者的征象，与其他原因引起的肝硬化相似。肝细胞坏死的症状有乏力、恶心、呕吐、黄疸、肝大、肝区疼痛、血清酶学等生化改变；门脉高压的表现有腹腔积液、门-体侧支循环形成、脾大、肝肾综合征、肝性脑病、食管、胃底静脉曲张出血，甚至肝细胞癌。还可伴有慢性酒精中毒的其他表现如精神神经症状、慢性胰腺炎等。

（二）体征

酒精性脂肪肝：患者营养状况大多良好，可有肥胖，80％～100％的患者有肝大，可自右肋缘下 1～2 cm 触及，有压痛。

酒精性肝炎：以黄疸、肝大和压痛为其特点。

酒精性肝硬化：表现为面色发灰、肝掌、蜘蛛痣、水肿、肝大、脾大、食管静脉曲张、腹腔积液、发热。

（三）辅助检查

1.影像学检查

影像学检查有助于酒精性肝病的早期诊断，能反映肝脏脂肪浸润的分布类型，粗略判断弥散性脂肪肝的程度。但其不能区分单纯性脂肪肝与脂肪性肝炎，且难以检出<33％的肝细胞脂肪病变；可估计肝脏的体积，并提示是否存在显性肝硬化。

2.实验室血常规及生化检查

（1）酒精性脂肪肝：此阶段肝脏生物化学检查基本正常，或血内三酰甘油、前 β 脂蛋白、胆固醇轻至中度增高；肝功：血清天门冬氨酸氨基转移酶（AST）、丙氨酸氨基转移酶（ALT）、谷氨酰转肽酶（GGT）轻度升高。

（2）酒精性肝炎：肝功，总胆红素（Tbil）可增高，达 17.1 μmol/L 或以上；具有特征性的酶学改变，表现为 AST 升高幅度大于 ALT 中度水平，AST/ALT 常大于 2，但 AST 和 ALT 值很少大于 500 IU/L。GGT 的特异性增高，尤其在大量酒精摄入和/或酒精性肝病时显著升高，有助于发现酒精性肝病；谷氨酸脱氢酶和碱性磷酸酶活力增高。

凝血酶原时间（PT）等指标也可有不同程度的改变，凝血酶原时间延长，使用维生素 K 不能纠正。

患者可出现各种形态异常的红细胞，包括靶形细胞、巨红细胞、刺状细胞和口形细胞，而且平均细胞容积（MCV）往往增加，中性白细胞增多。

（3）酒精性肝硬化：有肝硬化的临床表现和血清生物化学指标的改变。此期胆固醇正常，但胆固醇酯和总胆固醇比值下降。常规的血液学和生化检查是非特异性的，不能作为酒精性肝病的确诊依据，尤其对酒精性肝炎，肝活检是最可靠的诊断手段。

四、类病辨别

该病需与非酒精性脂肪肝、病毒性肝炎、药物性肝损害、自身免疫性肝病、其他原因的肝硬化等相鉴别。

五、治疗

(一)治疗原则

酒精型肝病随病情演变而病机不断变化,但湿热内蕴却贯穿始终。故治疗应当分期论治、辨证论治结合。其治疗原则为,初期以理气活血,解毒化湿为主;中期以理气化瘀,消癖化痰为主;晚期则以扶正祛邪,攻补兼施为主。由于本病随病情发展,病机演变,气滞、血瘀、痰湿、水停等症可相互兼夹,且其变症较多,故临床辨证施治时应该针对具体病情,及时合理地选用理气活血、祛湿化痰、化湿利水等治法。

(二)分证论治

1.湿热蕴结证

症状:身目俱黄,发热,口苦口干而不欲饮,恶心欲呕,嗳气,时而腹胀明显,或胁肋胀痛,小便短赤,大便秘结或稀溏。舌红,苔黄腻而厚,甚或灰黑,脉弦数。

治法:清热利湿,解毒退黄。

方药:茵陈蒿汤加减。药用茵陈、大黄、栀子、云茯苓、厚朴、车前子。若湿重于热者,则加藿香、佩兰、白蔻仁,并重用车前子、茵陈;热重于湿者,加黄柏、黄芩、板蓝根、蒲公英;湿热并重,则加甘露消毒丹,连朴饮;刺痛明显者,加王不留行、地鳖虫;腹胀满、嗳气者,加大腹皮、枳实、木香、砂仁;胁肋胀痛明显者,加柴胡、玄胡、郁金、川楝子;若出现血热出血之症,当加赤芍、丹参、知母等。

2.胆热淤积证

症状:身目俱黄,胁肋胀痛或刺痛,身热甚,口干,口苦,腹胀纳呆,恶心欲呕,便秘,小便短赤。舌红,苔黄糙,脉弦滑而数。

治法:清热解毒,利胆退黄。

方药:清胆汤加减。药用柴胡、黄芩、大黄、枳实、金银花、连翘、姜半夏、茵陈、丹参、金钱草、蒲公英。胁肋疼痛明显,加玄胡、郁金、川楝子、虎杖;口苦、口干、身热明显者,可加龙胆泻肝汤。

3.肝郁血虚证

症状:胁痛不舒,或胁下有症块,腹大坚满,青筋怒张,面色如熏,胸颈部可见朱纹赤缕,肝掌,可有便黑。舌瘀暗,脉细涩。

治法:疏肝养血,活血化瘀。

方药:膈下逐瘀汤加减。药用柴胡、白术、当归、茯苓、桃仁、丹参、五灵脂、地鳖虫、白茅根、大腹皮。腹胀满难忍,加枳实、槟榔、厚朴行气导滞。

4.肝郁脾虚证

症状:胸胁胀满窜痛,情志抑郁不爽,性情急躁易怒,腹胀纳呆,大便稀溏或泄泻,肠鸣矢气,泻后腹痛减轻。舌淡苔白腻,脉弦。

治法:疏肝解郁,养血健脾。

方药:逍遥散加减。药用柴胡、白术、白芍、当归、茯苓、薄荷、生姜、甘草。腹胀尤甚者,加枳实、木香、砂仁。

5.脾阳不足证

症状:腹大胀满,按之如囊裹水,面色晦暗如熏,神疲肢冷,气短,下肢水肿,动辄气喘,小便短少,大便溏泄。舌淡胖或淡紫,苔白腻,脉沉细而弦缓。

治法:温补脾阳,化气行水。

方药:实脾饮合茵陈术附汤加减。药用附子、白术、厚朴、车前子、茯苓、广木香、草果仁、干姜、大腹皮、甘草。腹胀甚,伴苔厚腻者,去白术、甘草,加苍术、厚朴、郁金、砂仁;小便不利者,加桂枝、猪苓、泽泻。

6.肝肾阴虚证

症状:胁肋隐痛不休,面色晦暗,形体消瘦,精神萎靡,腰酸膝软,腹部鼓胀,腹壁青筋暴露,午后潮热,口干咽燥,或有牙龈、口鼻出血,甚或胸颈部可见朱纹赤缕,小便短赤,便秘。舌红少津,苔干黄或剥脱,脉弦细。

治法:滋补肝肾,活血化瘀利水。

方药:六味地黄丸或一贯煎合膈下逐瘀汤加减。药用山茱萸、山药、生地、丹皮、茯苓、泽泻、白芍、当归、栀子、柴胡、延胡索、川芎、桃仁、红花。阴虚潮热而烦躁者,加银柴胡、地骨皮、竹叶;兼有湿热者,去生地、山茱萸,加厚朴、茵陈;若有齿鼻流血,加仙鹤草、鲜茅根;如面色晦暗,唇紫,瘀阻严重者,当加赤芍;若见耳鸣,面赤颧红,一派阴枯阳浮之象,则加龟板、牡蛎、鳖甲;若小便不利明显者,加猪苓。

(三)中医特色治疗

1.专方专药

(1)葛花解醒汤:由葛花、砂仁、白豆蔻、青皮、陈皮、木香、神曲、茯苓、猪苓、泽泻、白术、干姜、人参组成。主要用于酒食痰浊停积不化,心烦,恶心呕吐者。

(2)解酒保肝汤:枳实、泽泻、猪苓、杭芍、鸡内金、柴胡、栀子、黄芩、山楂、神曲、砂仁、郁金、甘草。主要用于酒精性脂肪肝。

(3)石膏汤方:石膏、葛根、生姜。主要用于治疗酒毒积在肠胃,或呕吐不食,可多引饮。

(4)连葛解醒汤:黄连、葛根、栀子、滑石、神曲、青皮、木香、茵陈、泽泻、猪苓、肉桂。治疗酒积、腹痛、泄泻。

2.其他治疗

(1)针灸治疗:酒精性肝病。①原则:当根据病情发展的不同阶段来确认治疗原则,在早期,病位在肝胃,属实属热,当多用泻法,疏肝行气导滞,兼以清热化湿;中期病位在肝脾,正气始衰,治则当以有补有泻,当以行气导滞,消症散结,疏肝健脾为主;后期肝脾之病累及到肾,本虚标实,故治当温肾健脾兼滋养肝肾之阴为主。②取穴:选穴当以肝经、胃经、脾经、肾经之穴为主,加肝俞、脾俞等;配穴黄疸加至阳穴;腹胀加天枢穴;发热加曲池、合谷、大椎穴;睡眠差加三阴交。③手法:早期当以泻法为主,中期应以平补平泻为主,晚期当以补法为主。

(2)穴位注射:可根据上述针刺原则,选择合适穴位,用丹参注射液、柴胡注射液等进行穴位注射,每次2～4穴,每日或隔日一次,10次为一疗程。

(仲　璨)

第十二节　急性胆囊炎

急性胆囊炎是胆囊的急性炎症。初起病变仅限于胆囊黏膜层,继而可侵及胆囊全层,甚则出现壁层组织坏疽、穿孔。

急性胆囊炎分为急性单纯性胆囊炎、急性化脓性胆囊炎和急性坏疽性胆囊炎。本病约占急腹症的第二位。多发于 40 岁以上,其中女性多见,男女之比为 1∶4。病因有胆囊出口梗阻(其中多数为结石)、细菌感染和胰液反流等。若胆囊穿孔可引发胆汁性腹膜炎、胆囊周围脓肿、胰腺炎、肝脓肿和胆肠瘘等。

本病属中医学"胁痛""黄疸"等范畴,现称"胆瘅"。

一、诊断要点

(一)临床表现

1.症状

(1)腹痛:多始于右上腹或剑突下,疼痛逐渐加重,局限于右肋下,呈持续性阵发性加剧。可向右肩胛下区放射,少数也有向左肩放射。常发生于夜间的饱餐或高脂餐之后。如有胆囊管梗阻,则可出现间断性胆绞痛。注意,老年人可无剧烈腹痛甚至无腹痛。

(2)恶心、呕吐:多数呈反射性恶心、呕吐,严重者可吐出胆汁,甚至造成脱水。

(3)发热:多数体温在 38 ℃～39 ℃。热度与炎症的范围和程度有关。化脓性胆囊炎、并发胆道感染,可出现寒战、高热及烦躁、谵妄等,甚至出现感染性休克。

(4)其他:还可伴有食欲缺乏、腹胀、大便秘结等症状。

2.体征

(1)压痛、肌紧张:右上腹有压痛、肌紧张、Murphy 征阳性。腹部压痛及肌紧张扩延至腹部其他区域或全腹时,提示有胆囊穿孔或急性腹膜炎等并发症。

(2)肿块:右上腹可扪及肿块,提示胆囊化脓肿大或胆囊周围脓肿。

(3)黄疸:炎症如果波及肝脏,或累及胆总管使 Oddis 括约肌痉挛、水肿,可出现轻、中度黄疸;若胆总管或肝胆管结石梗阻或胆管炎,则呈重度黄疸。

(二)诊断依据

(1)右上腹急性疼痛,可向右肩胛下区放射,伴发热、恶心、呕吐。

(2)体检右上腹有肌紧张和压痛、Murphy 征阳性。

(3)B 超示胆囊增大、水肿。

(4)血白细胞计数增高。

二、鉴别诊断

1.消化性溃疡发作或穿孔

患者多有消化性溃疡史,腹痛位于上腹部剑突下或偏右,合并穿孔者可发现典型的急性弥散性腹膜炎体征。X 线立位平片、胃镜检查有助于鉴别。

2.急性胰腺炎

此病的病史和体检均可能与胆囊炎混淆,但左上腹疼痛反射至腰背、血尿淀粉酶明显升高有助于鉴别。

3.急性阑尾炎

本病主要为右下腹局限压痛、反跳痛,结合病史可诊断,如高位阑尾则二者容易混淆,B超常能明确协助诊断。

4.急性梗阻性胆管炎

常合并有急性胆囊炎,多伴有黄疸和寒战,全身中毒严重,病情发展比一般胆囊炎快,B超检查显示胆管扩张。

5.急性病毒性肝炎

有时也可出现胆囊样绞痛,但体检肝有肿大而胆囊不大。血清转氨酶活性明显升高,碱性磷酸酶不增高,血白细胞一般也不增高,B超也可鉴别。

三、治疗

(一)依证治疗

1.肝胆气滞证

症候:右上腹经常闷痛或绞痛,有时呈阵发性加剧,口苦欲呕,嗳气纳呆或畏冷发热,小便清或淡黄,大便不畅,右上腹可有局限性压痛;舌淡红、苔薄黄,脉弦细或弦紧。

病机:肝胆失疏,气滞热郁。

治法:疏肝利胆,理气清热。

方药:柴胡疏肝散加减。柴胡、黄芩、半夏、川楝子各 10 g,白芍 15 g,枳壳、川芎、香附、木香各 6 g,甘草 3 g。

2.肝胆湿热证

症候:右上腹持续疼痛、痛引肩背,发热恶寒或寒热往来,口苦喜温饮,恶心呕吐,或皮肤、巩膜黄染,小便黄,大便秘结,右上腹压痛,可触及肿大的胆囊;舌红、苔黄腻或黄燥,脉弦滑或弦数。

病机:肝胆湿热,气机郁滞。

治法:清肝利胆,行气泄热。

方药:大柴胡汤合茵陈蒿汤加减。茵陈、金银花各 15 g,柴胡、黄芩、栀子、大黄、白芍、枳实、竹茹、半夏各 10 g,车前草 12 g,甘草 3 g。

3.肝胆脓毒证

症候:右胁剧痛不已,腹胀而满,高热寒战,口渴喜冷饮,甚或神昏谵语,四肢厥冷,小便短少、色深如浓茶,大便燥结,身目黄染,腹肌紧张、拒按,多可触到肿大的胆囊;舌红绛、苔黄燥或有芒刺,脉滑数。

病机:肝胆热毒,结腑犯营。

治法:清热解毒,通腑凉营。

方药:茵陈蒿汤合清营汤加减。水牛角 20 g,茵陈、金银花、败酱草、大黄、生地黄、连翘各 15 g,黄芩、黄连、栀子、郁金、赤芍、丹皮、玄参各 10 g,甘草 6 g。

(二)依因治疗

因胆石梗阻引起者,可加用金钱草、鸡内金、生香附、郁金等疏气、活络、排石;因细菌感染所致,可选用或重用蒲公英、金银花、连翘、虎杖、鱼腥草、黄芩、栀子等清热解毒诸药。

(三)依症治疗

急性胆囊炎主要症状有腹痛、恶心呕吐、发热、黄疸等,必要时可对症治疗。

(四)依理治疗

急性胆囊炎主要表现为胆囊壁充血、水肿及囊腔内炎性渗出,可重用或加用清热祛湿,或化痰、理气、活络、养阴等药。

(五)其他治疗

1.手术

内科治疗效果不好,24～36 h病情无改善,或出现坏疽性胆囊炎或穿孔,应及时手术。

2.成药

(1)胆乐胶囊:由胆汁酸、连钱草、郁金、陈皮、山楂等组成。疏肝利胆,适用于胆囊炎肝胆气滞证,有促进胆汁排泄、增强胆囊收缩和消炎、止痛等作用。每次4粒,每日3次,餐后温开水送服。

(2)胆宁片:由大黄、虎杖、青皮、陈皮等组成。疏肝利胆,清热通下,适用于胆囊炎肝胆湿热证,有增强胆囊上皮细胞功能和促进胆汁分泌作用。每次5片,每日3次,餐后温开水送服。

(3)消炎利胆片:由金银花、金钱花、大青叶、大黄、柴胡、黄芩、滑石粉等组成。清热解毒,疏肝利胆,适用于胆囊炎肝胆脓毒证,能加强胆囊收缩、促进胆汁排泄和消炎等作用。6片/次,每日3次,餐后温开水送服。

3.针灸

(1)体针。①穴位:主穴,阳陵泉、胆囊穴、中脘、丘墟、太冲、胆俞;配穴,合谷、曲池、内关。②方法:每次选主穴3～4个,配穴1～2个,每日1～2次;依证针施补法或泻法,必要时加灸。

(2)耳针:①穴位:胆、胰、交感;②方法:中度刺激或留针。

4.敷贴

用如意金黄散适量,调茶油成泥,外贴右上腹压痛点(胆囊区),直径3～5 cm,外用纱布覆盖固定,每日1次。

(韩永强)

第十三节　慢性胆囊炎

慢性胆囊炎是胆囊的慢性炎症。由于长期反复的炎症过程,致使胆囊纤维组织增生,囊壁增厚,囊腔变小或胆囊萎缩,且可与周围组织粘连。慢性胆囊炎可分慢性结石性胆囊炎和慢性非结石性胆囊炎,以前者多见。发病率在10%左右。病因有结石刺激、感染、化学损害、代谢因素及急性胆囊炎迁延等引起。可并发胆囊脓肿、胆囊癌、幽门梗阻、结肠梗阻等。本病属中医学"胁痛""黄疸"等范畴,现称"胆胀"。

一、诊断要点

（一）临床表现

1. 症状

可无症状，或仅轻微右上腹不适。常见的症状有以下几点。

（1）腹痛：反复发作性右上腹、右季肋部或中上腹疼痛，可向右肩胛下区放射。多于饱餐、进油腻食物后发生或加重。当胆囊、胆管有结石嵌顿时，可出现胆绞痛，或伴有高热、黄疸。

（2）消化不良：上腹部闷胀，食欲缺乏，灼热泛酸，嗳气不适等。

2. 体征

（1）右上腹部有轻度压痛及叩击痛，Murphy 征阳性，右膈神经有压痛点（右侧胸锁乳突肌两下角之间）或第 8～10 胸椎右旁有压痛点。

（2）胆囊肿大时，于右上腹部可扪及囊性包块。

（3）急性发作或结石嵌顿，可出现黄疸。

（二）诊断依据

具备以下⑤或⑥，再加①至④中的 2 项，即可诊断：①持续右上腹钝痛或不适感，或肩胛区疼痛；②有恶心、嗳气、泛酸、腹胀和胃部灼热等消化不良症状，进食油腻后加重；③病程长，病程经过有急性发作与缓解交替的特点；④胆囊区有轻度压痛或叩击痛；⑤B 超显示胆囊壁毛糙增厚、胆囊缩小或变形，或伴有胆囊结石；⑥胆囊造影可见胆囊缩小或变形，胆囊收缩功能不良，或胆囊显影淡薄，或可见胆囊结石。

二、鉴别诊断

1. 慢性胰腺炎

有急性胰腺炎病史，腹痛多位于剑突下和左上腹，尤其是左上腹。B 超及 X 线检查可以区别，必要时可行十二指肠内镜胰、胆管逆行造影检查进一步确诊。

2. 慢性胃炎

慢性胃炎亦常表现消化不良症状，但胃镜和 B 超检查可以鉴别。

3. 消化性溃疡

腹痛呈周期性、节律性发作，服制酸药可以缓解，且疼痛部位常在上腹中部或偏左。X 线钡餐或胃镜检查可以确诊。

4. 慢性肝炎

多有肝、脾大和肝功能异常，可资鉴别。

三、治疗

（一）依证治疗

1. 肝胆气滞证

症候：右胁胀痛，脘腹胀闷，时轻时重，时作时止，随情绪变化而增减，嗳气频作，纳食减少，小便清，大便欠畅；舌淡红、苔薄白、脉细弦。

病机：肝胆失疏，气机郁滞。

治法：疏肝利胆，行气解郁。

方药：柴胡疏肝散加减。柴胡、白芍、香附、枳壳、青皮、川芎各 10 g，木香 6 g，甘草 3 g。痛甚,加元胡、川楝子;郁热,加黄芩、栀子;夹瘀,白芍易赤芍,加丹参。

2.肝胆湿热证

症候:右胁胀痛或钝痛,口苦咽干,脘胀纳呆,小便淡黄,大便溏而不爽或秘结,或黄疸;舌红、苔黄腻,脉细弦。

病机:肝胆郁热,痰湿内阻。

治法:清热祛湿,疏肝利胆。

方药:龙胆泻肝汤加减。龙胆草、生地、黄芩、栀子、柴胡、赤芍、泽泻、大黄各 10 g,车前子 12 g,当归 6 g。黄疸,加茵陈、郁金;伴胆石,加金钱草、鸡内金。

3.肝郁脾虚证

症候:右上腹胀痛,脘闷嗳气,知饥纳少,头晕肢乏,小便清,大便溏;舌淡、苔薄白,脉弦细无力。

病机:肝气郁滞,侮脾致虚。

治法:疏肝理气,健脾益气。

方药:柴芍六君子汤。人参 3 g,白术、茯苓、白芍、半夏各 10 g,陈皮、柴胡各 6 g,炙甘草 4.5 g。不知饥,加麦芽、谷芽、焦山楂;兼瘀,加丹参、郁金;夹热,加黄连。

4.肝郁阴虚证

症候:右胁隐隐作痛,口燥咽干,急躁易怒,胸中烦热,善饥欲食,头晕目眩,午后低热,小便淡黄,大便干燥;舌红、苔少,脉细数。

病机:肝郁气滞,肝阴亏虚。

治法:滋阴养肝,疏郁理气。

方药:一贯煎加减。沙参、麦冬、生地各 15 g,枸杞、地骨皮、川楝子、白芍各 10 g,甘草 3 g;夹瘀,加丹皮、赤芍;纳呆,加麦芽、谷芽;化热,加栀子、知母;便秘,加火麻仁、郁李仁。

(二)依因治疗

因胆石刺激引起的,在依证治疗的基础上,加用金钱草、鸡内金、海金沙、郁金等;脾虚气弱排石无力者,加用或重用生黄芪、枳壳。因感染引起的,可依不同感染原选择加药。

(三)依症治疗

慢性胆囊炎腹痛明显,或出现黄疸,可对症治疗,必要时可配合针灸、外涂等疗法。

(四)依理治疗

慢性胆囊炎主要病理改变是囊壁水肿、纤维组织增生和钙化,而致囊壁增厚,并可与周围组织发生粘连。中医认为属气滞、血瘀、湿阻、热郁、痰聚等病理变化,可在依证治疗的基础上,参考胆囊 B 超、X 线等检查结果,加用或重用理气、散瘀、祛湿、清热、化痰等药。

(五)其他治疗

1.成药

(1)舒肝冲剂:由当归、白术、柴胡、香附、丹皮等组成。疏肝健脾,适用于慢性胆囊炎肝郁脾虚证,主要有调节胆汁分泌,抑制肠自发收缩等作用。制剂规格:每袋 10 g。1 袋/次,每日 2 次,餐后温开水或姜汤冲服。

(2)四逆散:由柴胡、白芍、枳实、甘草组成。疏肝理气,解郁清热,适用于慢性胆囊炎肝郁化热证,有保肝、利胆、抗感染、镇痛等作用。制剂规格:每包 9 g。0.5～1 包/次,每日 2 次,餐后温开水调服。

(3)胆石通胶囊:由茵陈、黄芩、广金钱草、大黄、溪黄草、柴胡、枳壳等组成。清热利湿,疏肝理气,适用于慢性胆囊炎肝胆湿热证或伴有胆石者,主要有利胆和泻下等作用。4～6 粒/次,每日 3 次,餐后温开水送服。

(4)六味地黄片合胆乐胶囊:前药由熟地黄、山茱萸、山药、泽泻、茯苓、丹皮组成,滋补肝肾之阴,有增强免疫、抗突变、改善血液流变性、保肝等多种作用。后者疏肝利胆,具有促进胆汁排泄,增强胆囊收缩和消炎、止痛等作用。两药合用适用于慢性胆囊炎肝郁阴虚证。前药每片 0.55 g,每次 4 片,每日 2 次;后药每次 4 粒,每日 3 次,均餐后温开水送服。

2.针灸

(1)体针:①穴位,胆俞、肝俞、期门、阳陵泉、足三里等;②方法,每次 2～3 穴,依证针施补法或泻法,必要时加灸,每日 1 次。

(2)耳针:①穴位,胆穴、胰穴、交感;②方法,用耳针刺或王不留行籽压以上各穴。

3.按摩

(1)穴位:曲池、内关、期门、阳陵泉、胆囊穴、悬钟、丘墟等。

(2)方法:3～4 穴/次,用拇指按顺时针方向与逆时针方向各 36 圈,每日 3～4 次。

4.敷贴

用如意金黄散适量,调葱汁、茶油成泥,外贴右上腹压痛点(胆囊区),直径 3～5 cm 外用纱布覆盖固定,每日 1 次。

(韩永强)

第十四节　胆石症

胆石症是指胆道系统(包括胆囊与胆管)的任何部位发生结石的疾病。其发病既有地域上的广泛性,又有不同区域的特殊性。在我国,据尸检资料报道,发生率为 7%～12%,也有随年龄增长而升高的特点,80 岁以上的老年人其发病率可达 23%,女性多于男性,男女之比为 1∶2。

本病病因目前尚未完全阐明,一般认为胆汁淤积、胆道细菌和寄生虫感染及胆固醇代谢失调为发病的主要因素。另外,遗传因素、生活环境、生活方式和饮食习惯等均可能与结石的形成有关。其分类通常可根据胆结石的外观和化学成分分为胆固醇和胆色素结石两大类。其临床表现取决于结石是否引起胆道感染、梗阻及梗阻的部位与程度。根据临床表现有胆囊结石、胆囊管结石、胆总管结石及肝内胆管结石之分。并发症有急性胆囊炎、胆囊坏疽、胆囊穿孔、胆管炎、感染性休克、胆道出血、细菌性肝脓肿、胆道炎症性狭窄、急性胰腺炎等。

本病属中医学"胁痛""腹痛""黄疸"等范畴,现称"胆石"。

一、诊断要点

(一)临床表现

1.症状

多数无症状,部分可以出现腹痛、腹胀、胃部灼热等。腹痛最为常见,发作时有典型的绞痛,上腹部和右上腹阵发性痉挛性疼痛,持续性加重,常向右肩胛部放射。另外,合并感染时常有发热、畏寒等症状。

2.体征

发作时心窝部或右上腹部压痛,叩击痛明显,Murphy 征阳性,时可触及肿大胆囊,出现黄疸。

(二)诊断依据

(1)上腹疼痛,为阵发性绞痛,可向右肩胛部放射,伴有恶心、呕吐、腹胀、上腹不适等症状。

(2)右上腹压痛,可有腹肌紧张,Murphy 征阳性,有时触及肿大胆囊。少数患者可出现黄疸。

(3)伴胆囊炎时,可有血白细胞计数及中性白细胞增加。

(4)B 超检查、X 线检查、CT、ERCP 等影像学检查可见结石影像。

二、鉴别诊断

1.肾绞痛

肾绞痛常在腰部或胁腹开始,向大腿内侧或外生殖器放射,伴有排尿困难和血尿等症状。

2.铅中毒

腹绞痛,据患者的职业、齿龈铅线、血红细胞的嗜碱性点彩、尿棕色素及铅定量检查等可鉴别。

3.肠绞痛

肠绞痛多为弥散性,在脐周尤为显著。

4.急性胰腺炎

急性胰腺炎多呈上腹部持续剧痛,常伴有束带状牵引痛,血清淀粉酶升高。

5.胆道蛔虫症

胆道蛔虫症为突发钻顶样剧烈绞痛,间歇期不痛、腹软而疼痛不明显。

三、治疗

(一)依证治疗

1.肝郁气滞证

症候:右上腹胀满隐痛,或阵发性绞痛、窜痛、痛引肩背,或伴胃脘痞满,口苦纳少,小便赤,大便秘结;舌质淡红、苔白或微黄,脉弦紧或弦细。

病机:肝胆气滞,疏泄失常。

治法:疏肝理气,缓急止痛。

方药:柴胡疏肝散加减。柴胡、鸡内金、木香、香附各 10 g,白芍 30 g,金钱草 15 g,陈皮 5 g,川芎、枳壳、甘草各 6 g。

2.肝胆湿热证

症候:右上腹持续性胀痛,阵发性加剧,甚则绞痛难忍,痛引肩背,口苦咽干,恶心呕吐,畏寒发热,或见黄疸,尿黄赤,大便秘结;舌质红,舌苔厚腻,脉弦数或弦滑。

病机:肝胆湿热,气机不畅。

治法:舒肝利胆,泄热通腑。

方药:大柴胡汤合茵陈蒿汤加减。柴胡 12 g,白芍 30 g,黄芩、大黄、半夏各 10 g,茵陈、金钱草各 15 g,枳实、生栀子、甘草各 6 g。

3.脓毒蕴积证

症候:右上腹剧痛不已,腹胀而满,拒按,寒战高热,或寒热往来,口舌咽干,身目黄染甚,或神昏谵语,四肢厥冷,小便黄赤,大便燥结;舌红绛、苔黄燥或有芒刺,脉弦滑数或细数。

病机:胆腑脓毒,热毒蕴积。

治法:清热解毒,利胆通腑。

方药:大柴胡汤合黄连解毒汤加减。柴胡、黄芩、茵陈各 15 g,黄连、半夏、枳实、栀子、大黄各 10 g,芒硝 20 g,甘草 6 g。

(二)依因治疗

可针对胆石这一病因采用溶石排石治疗。金钱草 60～120 g,水煎服,1 剂/日,30 d 为一疗程。排石散(郁金粉 0.6 g,白矾粉 0.4 g,火硝 0.3 g,滑石 1.8 g,甘草粉 0.3 g,混合为一次量)每日 2～3 次,20 d 为一疗程。对胆囊结石无效。

(三)依理治疗

胆石症的病理特点是结石、梗阻、炎症。胆道急性梗阻是病情发作的关键,当结石引起胆道梗阻时,始转变为致病的祸首,治疗应着眼于"攻"字,通过通里攻下,消除梗阻,从而恢复脏腑的升降功能,常用方有大承气汤、大柴胡汤等。也可以经 ERCP、经皮肝穿刺胆管造影(PTC)、胆道镜取石治疗。

(四)其他治疗

1.成药

(1)消溶肝胆结石片:由黄连、吴茱萸、高良姜、香附、白术、枳实、牛胆浸膏等组成,每日 3 次,连服 6 个月。

(2)胆舒胶囊:是成分单一的中药制剂,为天然植物中提取的薄荷油。疏肝利胆,理气止痛,适用于慢性胆囊炎(结石性者尤佳),具有较好的溶石及排石作用,且能明显降低血清 ALT 水平,具有改善肝功能的作用。长时间应用无不良反应。每次 2 粒,每日 3 次,每 3 个月为一疗程,温开水送服。

2.针灸

(1)体针。①穴位:主穴,胆俞、中脘、足三里、胆囊穴、阳陵泉、日月、期门;配穴,合谷、至阳、曲池、内关。②方法:每次 2～4 穴,依证施补或泻,必要时加灸,每日 1～2 次。

(2)耳针。①穴位:主穴,神门、交感、肝、胆等;配穴,皮质下、胃。②方法:每次 2～3 穴,强刺激,留针 30 min,每日 1～2 次。

(3)耳穴贴压。①穴位:主穴,胆、胰、肝、十二指肠、耳迷根、交感、三焦;配穴,神门、皮质下、胃、食管、脾、肝、胆等。②方法:用王不留行籽或磁珠作贴敷物,把胶布剪成 0.25 cm×0.25 cm 小方块将贴敷物固定于胶布中央,并将其贴敷于患者耳穴上,每次压按 15 min 左右,每日 3～4 次,两耳交替。

(仲 璨)

第十五节　胆道蛔虫病

一、概述

胆道蛔虫病（biliary ascariasis）是蛔虫从小肠逆行进入胆道，引起胆管和奥狄括约肌痉挛，以患者突然发作的上腹部疼痛为主要临床特征，其症状剧烈但体征轻微，"症征不符"为本病特点，若不及时妥善处理，可引起严重并发症。

胆道蛔虫病，祖国医学称之为"蛔厥"等，蛔厥始见于《伤寒杂病论》"辨厥阴病脉证"及《金匮要略》"蛔虫病脉证治"篇中。前贤已明确指出"蛔厥者，其人当吐蛔"，已经对蛔厥的临床表现有了清晰的认识。前贤以乌梅丸为治疗蛔厥的代表方，并至今有效。多数胆道蛔虫病，可通过中西医结合治疗，以解痉、止痛、消炎利胆、排蛔等手段可治愈。出现严重并发症者应考虑手术治疗。

二、病因病机

病原为寄生在肠道内的蛔虫。中医认为此病多因外邪侵袭、饮食不洁、脏寒胃热、寒热错杂等引起。由于肠胃功能失调，蛔虫妄动不安，窜入胆道，以致肝气闭郁，胆气不行，虫体扰动，气机逆乱，不通则痛，故卒然上腹绞痛。

三、辨病

多有不当驱蛔虫史或有全身及消化道紊乱史，曾有便、吐蛔虫史。本病初发时剧烈腹痛与体征不成比例，出现并发症时则症状体征复杂，应仔细分析。

（一）症状

1.腹痛

常为突然发作的剑突下钻顶样剧烈绞痛，患者面色苍白、坐卧不宁、大汗淋漓、弯腰捧腹、哭喊不止、十分痛苦，腹部绞痛时可向右肩背部放射，但也可突然缓解。腹痛多为阵发性、间歇发作，持续时间长短不一，疼痛过后，可如常人安静或戏耍，或精神萎靡。

2.恶心呕吐

常有发生，多在绞痛时相伴发生，吐出物中可含胆汁或黄染蛔虫。有的为"干呕"，患者不能正常进食。

3.全身症状

早期无明显发冷发热，当并发急性化脓性胆管炎、胆囊炎时可有发冷发热和黄疸。如并发肝脓肿、膈下感染、败血症等，则出现寒战高热，甚至中毒性休克等。

（二）体征

早期虽然上腹绞痛，但腹软或仅上腹存在轻微压痛，无肌紧张，与其他急腹症显著不同。晚期如出现肝、胆化脓性感染、腹膜炎，可有腹膜刺激征。或可触及肿大而有压痛的肝脏、胆囊等。由于胆道蛔虫堵塞或胆石并存，或肝脏中毒性损害，可有不同程度的黄疸。

（三）辅助检查

早期血白细胞及中性粒细胞计数正常或轻度升高，当出现并发症时则显著增高，嗜酸性粒细胞多增高。呕吐物、十二指肠引流液、胆汁或粪便中可查见蛔虫虫卵。合并胰腺炎时，血、尿淀粉酶可升高。败血症时,血培养可为阳性。后期可有肝功损害和继发性贫血。

四、类病辨别

(一)胆囊炎、胆石症

B 超等影像学多可看到胆结石相关影像学改变,与胆道蛔虫症的影像学表现多有明显不同。且各种体液标本及排泄物标本中,均无蛔虫虫卵或蛔虫成虫发现。

(二)急性胰腺炎

该病多有转移性腹痛,且多呈阵发性加重,血尿淀粉酶多明显升高,腹部 CT 及 B 超可见明确的胰腺形态学变化,但应注意辨别是否存在由胆道蛔虫病引起的急性胰腺炎。

五、辨证论治

中医药治疗胆道蛔虫症是根据"蛔得酸则静,得苦则下,得辛则伏"的特性,采用安蛔、止痛、驱虫的治法。

1.肝胆气滞证

症状:脘腹疼痛胀满,连及腰背,四肢厥逆,口干、倦怠乏力。舌苔黄,脉弦细。肝胆 B 超可提示蛔虫嵌顿胆道,一条或数条死蛔虫可见。

治法:疏肝利胆,止痛安蛔。

方药:四逆散加减。药用柴胡、白芍、枳实、甘草、乌梅、大黄、栀子、黄芩。若胸胁胀满、大便秘结,宜大柴胡汤化裁;若 B 超所见虫体较多,可改用驱蛔承气汤,药用槟榔、使君子、雷丸、大黄、芒硝、枳实、川厚朴、柴胡、金钱草、白芍、鸡内金、郁金、海金沙、黄芩、元胡。

2.寒热错杂证

症状:恶寒发热,腹痛拒按,阵发性加剧,辗转呼叫,吐出蛔虫,心烦懊恼,口渴喜饮,肢厥自汗,面颧色赤,唇舌俱红。舌苔黄白相间,脉弦细。

治法:温脏清胃安蛔。

方药:乌梅汤加减。药用乌梅、细辛、干姜、川楝子、乌附片、花椒、桂枝、枳实、槟榔、大黄、竹茹。若呕吐不止,加代赭石、法半夏;偏寒者,重用干姜、细辛、桂枝,酌用苦寒之品;偏热者,酌减干姜、桂枝用量;若疼痛难忍,加元胡、白芍。本证用药宜辛苦甘酸合化。

3.肠结不通证

症状:蛔虫上窜胆道,下结于肠成团,腑气不通,症见突然剑突下阵发性钻顶样剧烈疼痛或绞痛,辗转不定,呻吟不止,腹痛可向肩部或腰部放射,甚则大汗淋漓,面色苍白,恶心呕吐,吐出蛔虫,无黄疸,发热,体温一般在 38℃ 以下。舌苔黄,脉细数有力。

治法:攻下蛔虫。

方药:(《素问·金匮真言论》)大黄牡丹汤加减。药用大黄、丹皮、桃仁、冬瓜子、芒硝、乌梅、使君子、柴胡、元胡、槟榔、竹茹、黄芩。若大汗淋漓,有阴阳欲脱之象,则酌加人参、麦冬、山萸肉、附子等品。使用时注意,虫出痛缓便通则止。

六、预防和调护

(1)养成良好的卫生习惯,饭前便后洗手。胆道蛔虫症来源于肠道有蛔虫的患者,而肠蛔虫病是一种传染病,传染源是蛔虫患者或带虫者,感染性虫卵通过口腔吞入肠道而成为带虫者。所以只有把握好传染源,切断传播途径才能彻底根除肠道蛔虫的发生。

(2)肠道有蛔虫的患者,在进行驱虫治疗时,用药剂量要足,以彻底杀死,否则因蛔虫轻度中毒而运动活跃,到处乱窜,极有可能钻入胆道而发生胆道蛔虫症。

(赵艳玲)

第十六节　急性胰腺炎

急性胰腺炎是指胰酶在胰腺内被激活后引起胰腺组织自身消化的急性化学性炎症。临床表现以急性腹痛,恶心,呕吐,发热及血、尿淀粉酶增高为特点。

按照病理变化,可将急性胰腺炎分为急性水肿型和急性出血坏死型,前者病轻,约占90%,预后良好,后者病重,并发症多,病死率高。本病为常见急腹症,可发生于任何年龄,女性多于男性。

一、中医诊断

1.脾心痛(急性胰腺炎轻型)

主要症状:起病突然,常有饮酒和进油腻食物等诱因,以急性起病的上腹疼痛为主要症状。次要症状:常伴有腹胀、恶心、呕吐,可伴有轻度发热、黄疸、便闭等表现。体征:上腹部压痛,伴或不伴腹肌紧张和反跳痛,肠鸣音减弱或正常。舌脉:舌淡红或红,苔薄白、或薄黄、或黄厚、或黄腻、或燥,脉细或紧或弦数或弦滑数。

现代影像技术(超声、CT、MRI):表现出胰腺炎的特征,可见胰腺非特异性增厚或肿大,胰周边缘不规则或有一个间隙的少量积液。

2.脾心痛(急性胰腺炎重型)

主要症状:脘腹胀满疼痛,心烦喜呕。次要症状:寒热往来,口干渴,尿短赤。舌脉:舌质红,苔黄腻,脉弦数或洪数或弦滑。

二、中医辨证

1.急性胰腺炎轻型

(1)肝郁化火证:突发的中上腹疼痛,走窜两胁、腰背,伴低热、咽干、口苦、嗳气、恶心、呕吐、大便干结。舌质淡红,苔薄白或薄黄,脉弦或弦数。

(2)肝胆湿热证:持续的腹部及两胁疼痛、阵发性加剧,胸闷、恶心、呕吐、发热或寒热往来,口苦、目黄、身黄、尿黄。舌红,苔黄腻,脉弦数或弦滑数。

(3)腑实热结证:上腹疼痛,拒按,痛如刀割,腹胀难忍,时有恶心呕吐,发热口渴,烦躁,大便秘结,小便短黄。舌质红或红暗,苔黄厚或燥,脉弦数或洪数。

2.急性胰腺炎重型

(1)结胸里实证:寒热往来,胸胁苦满,默默不欲饮,心烦喜呕等与痞满燥实坚。

(2)热毒炽盛证:脘腹胀满,腹胀拒按,高热,口渴,头痛,烦躁不宁,肌肤发斑。舌绛苔黄,脉数。

(3)气阴两虚证:神疲乏力,气短懒言,咽干口燥,烦渴欲饮,午后颧红,小便短少,大便干结。舌体瘦薄,苔少而干,脉虚数。

三、护理评估

1. 健康史

(1)了解患者既往有无胆道结石、感染等胆道疾病,有无十二指肠疾患,有无暴饮暴食和酗酒的习惯,是否有手术和外伤史等。

(2)了解患者的腹痛部位,疼痛程度及发病的主要诱因。

(3)了解患者患病后的主要治疗经过和病情控制情况等。

2. 身体状况

(1)一般状态:仔细观察患者的各项生命体征,尤其是血压变化;观察患者的精神神志反应;注意患者的体位,以及是否呈急性危重面容;注意是否有失液征象等。

(2)体征:观察患者腹部有无压痛、反跳痛;有无 Grey-Turner 征或 Cullen 征;是否出现腹部膨隆,可否扪及肿块;有无腹肌紧张和移动性浊音,肠鸣音是否减弱或消失;皮肤黏膜、巩膜有无黄染。

3. 心理-社会状况

(1)了解患者的文化层次、社会地位、家庭角色、经济生活状况等。

(2)了解患者发病前是否有强烈的精神刺激史。

(3)观察患者对疾病及治疗所持的态度,并注意其是否存在紧张、焦虑、恐惧等心理问题。

(4)了解患者和家庭主要成员对本病的认识程度,评估患者家属对患者治疗所持的态度,以及患者的医疗保障程度和所在社区的医疗保健服务情况等。

四、护理措施

(一)病室要求

病室安静、温湿度适宜、保证空气流通,每天消毒。注意调节室温与环境,高热患者室温宜偏低,凉爽、通风为宜。高热烦躁者,环境应舒适、安静,避免噪声、阳光直射,避免不良的知觉刺激。患者汗出过多时,应及时更换被褥及内衣,谨防汗出受凉复感他病。并应保持床单清洁干燥。

(二)情志护理

(1)加强情志护理,避免不良刺激,尽量使患者保持良好的精神状态,以防情绪波动而加重病情。对于因疼痛而导致烦躁不安的患者,应给予理解和关怀,鼓励患者诉说内心的苦恼,尽量满足患者的身心需要。

(2)肝郁气滞者应与患者进行恰当的心理沟通,针对患者存在的心理问题,进行有效的疏导,以消除抑郁恼怒等不良情绪,达到条达气机、缓解气滞的目的。

(3)在病情允许的情况下,指导患者适当地活动或欣赏曲调流畅的音乐等,并与患者进行恰当的思想沟通,为患者解除心中的疑虑,使患者做到"恬淡虚无,精神内守",以达到良好的护理效果。

(三)饮食护理

(1)急性发作时应禁食或遵医嘱行胃肠减压,以减轻腹痛和腹胀。

(2)清醒的患者待病情好转后,可在医生的指导下先进食少量低脂饮食,而后逐步增加饮食,饮食中应控制脂肪和淀粉的摄入量。避免暴饮暴食,尤其是避免高脂肪饮食、饱餐和酗酒以防复发。

(3)如果患者恶心呕吐严重,可给予具有和胃止呕、疏肝理气作用的食品,如金橘、柑橘或佛手片、陈皮煎水代茶饮。

(4)肝胆湿热证无禁食者,可给予具有清热利胆的饮食,如赤小豆、绿豆、扁豆煎汤饮,或茵陈、白糖、糯米粥等。

(5)热盛伤阴、精神萎靡、汗多、不思饮食、舌质干红少苔或苔光剥者,可用沙参、麦冬、石斛、芦根等煎水代茶饮,频频送服。并遵医嘱补充足够液体。

(四)生活起居护理

(1)做好口腔护理,防止口腔内感染。如患者能生活自理,应嘱其每天刷牙1~2次,口干、口渴时可含漱或湿润口唇,或用生理盐水或金银花水漱口。

(2)如果患者躁动不安,则应加床护栏,以防坠床。

(3)加强皮肤护理,对于高热卧床的患者要协助定时翻身,预防压疮。

(4)患者应注意劳逸结合,在能够下床时应适当活动,有助于脾胃运化和机体的恢复。

(5)腹痛时患者应取弯腰、屈膝侧卧位,以减轻疼痛。急性期患者应绝对卧床休息,以降低机体代谢率,增加脏器血流量,促进组织修复和体力恢复。对于因剧痛辗转不安者应加护栏或派专人看护,以防坠床。

(6)密切观察病情变化,注意体温、血压、呼吸、脉搏、脉象、舌质、舌苔和尿量的变化,动态进行腹部检查,了解有无腹肌紧张,压痛程度及范围扩大等,了解各项检查结果。

(五)给药护理

(1)剧烈疼痛时,可遵医嘱给予哌替啶等止痛药,但反复使用可致成瘾,严禁使用吗啡。注意观察用药后反应,若疼痛持续并伴有高热,应考虑是否并发胰腺脓肿,若疼痛剧烈,腹肌紧张、压痛和反跳痛明显,则提示并发腹膜炎,立即通知医生进行紧急处理。

(2)肝胆湿热证者可遵医嘱给予抗感染和止痛药,或给中药小柴胡汤合龙胆泻肝丸,以清肝利胆、除热化湿。

(3)如果患者呕吐严重时服中药,应温后少量多次服用,服前可用生姜汁滴舌以止呕。

(4)若腹胀如鼓、呕吐、便秘不通者,应立即行胃肠减压,中药可由胃管按时滴入。

五、健康教育

(1)向患者及其家属介绍疾病的相关知识

1)胰腺是仅次于肝的第二大消化腺,在生理上具有内分泌和外分泌的功能。外分泌部的腺泡细胞和小的导管管壁细胞所分泌的胰液,对食物的消化十分重要;而内分泌所分泌的胰岛素、胰高血糖素、生长抑素主要参与糖代谢的调节。

2)急性胰腺炎就是指胰腺内胰酶激活后引起胰腺组织自身消化的急性化学性炎症。临床上以急性腹痛、发热、恶心、呕吐、血淀粉酶、尿淀粉酶升高为特点,是常见的消化系统急症之一。青壮年多见。

(2)教育患者积极防治胆道疾病,消除诱发胰腺炎的因素;及时治疗水肿型胰腺炎,防止其转化为出血坏死型胰腺炎。

(3)指导患者及其家属要遵医嘱服药,并告诉其服药须知,如药名、作用、剂量、途径、不良反应及注意事项等。指导并发糖尿病的患者进行饮食控制,并遵医嘱用药。

(4)患者应起居有常,劳逸结合,保证充足睡眠,维持心情舒畅,避免情绪波动。

(5)饮食调养:指导患者及其家属掌握饮食卫生知识,养成规律的进食习惯,避免暴饮暴食,避免强刺激、产气多、高脂肪和高蛋白质食品,戒烟酒,防止复发。

(6)用药与饮食禁忌

1)禁用诱发胰腺炎的药物:应避免使用肾上腺糖皮质激素、四环素、磺胺、硫唑嘌呤等类药物,因其可使胰液分泌或黏稠度增加,从而诱发胰腺炎。

2)忌茶与多酶片同服:茶叶中所含的鞣酸可与蛋白质发生化学作用,使其活性减弱,甚至消失而影响疗效。

3)忌碱性食物与喹诺酮类药物同用:碱性食物可减少喹诺酮类药物的吸收,故服药期间应避免与菠菜、胡萝卜、黄瓜等碱性食物同服。

4)忌胰酶片与酸性片同服:胰酶片在中性或弱碱性环境中活性较强,遇酸可使其失去活力。故服用胰酶片时应忌服山楂片、山楂丸、醋等酸性食物。

5)忌胰酶片与含有鞣质、大黄粉的中成药合用:与此类药物合用可使胰酶片疗效降低或消失。

6)忌饭后服用阿托品:阿托品可抑制腺体分泌,饭后服用会影响食物消化。

7)忌盲目使用止痛药:滥用止痛剂会掩盖病情,进而延误治疗,故应在医生指导下使用。

8)忌酗酒:酒精可增加胰腺泡的分泌,使胰管内压力骤增,从而致胰小管及胰腺泡破裂,释放活性胰酶,消化胰腺及周围组织而诱发急性胰腺炎。

9)忌饮食不节:暴饮暴食刺激胰腺消化酶大量分泌,诱发胰腺炎;长期大量进高脂饮食,引起毛细血管栓塞或内膜损伤而导致胰腺炎。

六、出院指导

(1)遵医嘱服药,每2~4周复查1次,如有腹痛、体温增高等病情变化,随时就诊。

(2)避免各种诱发因素,生活起居有常,注意劳逸结合及饮食调控。

(3)提高社会适应能力,保持心情舒畅,坚持适度的体育锻炼,增强体质。

(杨树一)

第十七节 复发性口腔溃疡

复发性口腔溃疡是口腔黏膜病中最常见的多发病,其患病率高达20%,本病具有反复发作、自限性、孤立单发或多发溃疡性损害的特点。溃疡多为圆形或椭圆形,边缘整齐,周围绕以窄的红晕,有明显灼痛,可发生于口腔黏膜任何部位。发病不受年龄、性别限制。一般7~10 d自行愈合。本病又称为复发性口疮或复发性阿弗他溃疡,阿弗他在希腊文中有灼痛之意,因本病明显灼痛故名。

复发性口疮属于中医学中"口疮""口疡""口疳""口破"等范畴。

一、病因病机

本病病因复杂，发病机制尚不明确，有多种不同观点和看法，有关发病及激惹因素甚多，因个体差异不同，尚未统一。因此推测本病的发生可能是多因素综合作用的结果。

口疮可发生于口腔黏膜任何部位，脾开窍于口，上唇属脾，下唇属肾（或唇属脾），舌为心之苗，心开窍于舌。又舌尖属心肺，舌背中央属脾胃，边缘属肝胆，舌根属肾。腮、颊、牙龈属胃。说明口疮的发生与心、肝、胆、脾、胃、肾等脏腑皆有联系。

由于诸经皆会于口，"足太阴之……挟咽，连舌本，散舌下。""脾之脉，系于舌两旁。""手少阴之别……循经入心中，系舌本。""肾少阴之脉，循喉咙，挟舌本。""肝是厥阴之脉，其支者循目系，下颊里，环唇内。"肝经脉络于舌。口腔为消化道门户，为胃之门，属胃系。"手阳明大肠脉……其支者，贯颊入下齿中，还出颊口环唇，足阳明胃……下循鼻外入上齿中，还挟口环唇。下交承浆。由此可以看出口疮发病部位与许多经络脏腑有直接联系，脏腑经络失调，可中发或传变，无不反映于口。外邪内伤皆可致病，尤其与心、脾、胃关系更为密切。心火上炎，脾胃热壅而致口舌生病，故古代口疮诊治多以心脾积热治之。应指出一点，把急性发作口腔溃疡糜烂划为实火，把脏腑虚衰而发的溃疡糜烂划为虚火，可能为广义所指，而不能均属现今之复发性口疮。

口疮的病因病机是复杂的，与各脏腑、阴阳、气血、寒热、虚实均有关系。《证治准绳·口疮》："口疮，一曰热。经云：少阳司天，火气下临，肺气上从，口疡是也；二曰寒。经云：岁金不及，炎火乃行，复则寒雨暴至，阴厥且格，阳反上行，病口疮是也。"说明肺与热，肝与寒，脏腑与六淫之气可引起口疮的发生。《杂病源流犀烛·口齿唇舌病源流》："脏腑积热则口糜。口糜者，口疮糜烂也。心热亦口糜，口疮多赤；肺热亦口糜，口疮多白；膀胱移热于小肠亦口糜；三焦火盛亦口糜；中气不足，虚火上泛亦口糜；服凉药不效；阴亏火旺亦口糜，内热亦口糜"，以上对脏腑虚实口疮及表现均做了描述。可以认为六淫等外邪之中以风、火、燥三因素与之关系较大，其中尤其与火因素最为密切。内因中七情内伤，脏腑功能失调，也莫不与蕴郁化火有关。外感风热、寒湿等外邪亦可郁热化火、内伤脏腑如肝郁气滞化火，心火炽盛，胃火上攻，心肾不交，虚火上炎等。以及饮食不节，过食辛辣肥甘厚味，以致湿浊停滞，内伤脾胃，蕴热化火，熏蒸于口皆可致口舌生疮。正如中医之"诸疮疡肿皆属于火""人之口破皆由于火"。但是不能简单地理解口疮皆属于火，而尽清火治之，这当有失偏颇。首先应考虑火之形成原因，与外界六淫、内伤、七情有无关系，是与哪些脏腑气血功能失调有关。其传变过程如何，从而了解人体内在及外界之间关系失衡之由。这样对解决人体相对平衡状态所引起的疾病病因，诊治针对性更确切。

二、辨证分型

古今各家对于口疮均以虚实来分。首先分清虚实，这是口疮辨证的基本原则。要用四诊八纲对全身证候进行分析归纳，以判定虚实和寒热。并且进一步落实到脏与腑，并要结合患者局部症状和口疮表现进行病损辨证分析，应把全身与局部辨证及舌诊脉象进行综合分析加以判断，分出主证和辅证。也就是说口疮的虚火、实火辨证，是概括了全身证候、局部病损、舌诊脉象的综合分析的结果。

由于本病病因较为复杂，内外因素交织，个体存在差异，临床并非皆为典型，因此要全面着眼，具体着手，从患者出发，从病出发，既要注意患者禀赋素质，又要看到患者局部病损，以及生活环境、习惯、起居等因素影响,相互结合,综合考虑。如衰弱患者全口发生散在多发溃疡,经常是抵抗力低下的表现,是在脏腑虚损、气血不足等情况下发生的,属于虚火类型,是属标实本虚,邪盛正虚交杂。本病治疗有时纯补纯攻难以奏效,而应分清主次,标本兼顾,虚实并治方可收到效果。

在辨证时亦要正确分析全身状况和局部病损的关系,口疮治疗局部病损为不可缺少的,使药物直接作用于病损局部,充分发挥药效,有利于缓解疼痛和促进疮面愈合。但这不是唯一的。因口疮如单纯局部治疗,则往往收效不大,此次治愈不久仍可不断出现反复发作。如果只注意全身忽视局部,亦对口疮的减轻症状、缩短病程不利。另外患者可能同时或长期患有多种不同全身系统病症,许多脏腑功能失常,并可与口疮发作有关。如心火上炎和脾气下陷可能同时兼有,因之应分清主次,分析与口疮直接有关和间接有关因素,并结合口疮病损局部进行辨证论治。口腔溃疡局部病损不外为红斑充血,水肿渗出,糜烂溃疡,收敛愈合等改变。从中医角度分析,主要与血、湿、热三者有关。如红斑充血,可为血热、血瘀,可采用清热凉血、活血化瘀治之。如感染炎症渗出水肿,多为湿盛或湿热相兼,可采用清热利湿凉血解毒之法。糜烂溃疡则为毒热炽盛,宜采用清热解毒,泻火祛湿,消肿止痛之法治之。在收敛愈合之时,亦应配以清热、燥湿、养血之品以利愈合。当然在运用时,还要针对患者全身状况,局部病损表现,亦即虚实程度和类型,酌情选用方药。

(一)实火型

实火型可分为脾胃伏火,心火上炎,肝郁蕴热等类型。主要特点是起病急骤,发展迅速,溃疡充血发红明显,可见黄色渗出假膜覆盖及轻度水肿,疼痛明显。

1.脾胃伏火

主证:溃疡形状多不规则,大小不等,相互融合,溃疡基底平坦有黄色分泌物覆盖,周缘轻度水肿高起,溃疡周围充血面大而明显,可发生于唇、颊、龈、腭等部位,灼热疼痛以青壮年多见,面红口热,口渴口臭,唇红舌燥,大便干结,小便短黄。舌质偏红,舌苔黄或厚腻,脉实有力。

证候分析:平素过食辛辣肥腻厚味,五志过极,肝气不舒肝郁化火犯胃;或外邪生热,日久蕴热化火,致脾胃热盛;火热阳邪,热极化火,其性炎上,火热循经熏蒸于口,则口舌生疮。火热伤阴故口渴喜冷饮,胃火炽盛,气机失畅,故胃脘灼痛,热伤津液故便干尿黄,舌红苔黄,口干少津,脉洪大滑数均属脾胃热盛之象。

2.心火上炎

主证:溃疡面积较小,可多个发生,多在舌尖,舌前部或舌侧缘发生,色红而痛。亦可见于下唇及下前牙间之口腔前庭区黏膜,周围充血较明显,可伴有口热口渴,心悸心烦性急,小便短赤涩痛,夜寐不安。舌尖红,舌苔薄黄,脉实略数。

证候分析:心开窍于舌,心火上炎,故舌尖红,口舌糜烂生疮。心火内炽,扰乱心神,心失所养,故心烦心悸,夜寐不安。热伤津液,故口干口渴思饮。苔黄,脉数等均为心火内热之象。心移热于小肠,则小便黄赤涩痛。

3.肝郁蕴热

主证:多见于女性患者,伴有情志不舒,肝郁气滞化火,常有情绪改变或月经周期而发作或加重。溃疡可发生在舌侧边缘或唇黏膜及其他部位,米粒大小,形状可不规则,黄或灰白色基底,边缘有较宽红晕围绕。可伴有胸胁胀闷,心烦易怒,口苦咽干,失眠不寐,乳房经前胀痛,月经多有失调,经多或量少,并有血块痛经,舌尖红或暗红有瘀斑点,舌苔薄黄,脉弦数。

证候分析:思虑过多或情志不舒,郁怒伤肝,郁结化火,火热炎上,故口舌生疮,口苦,头痛目赤,耳鸣眩晕,肝气郁结,失于疏泄,木失条达,气机不畅,故胸胁胀闷,心烦易怒。气为血帅,气滞则血瘀,可有刺痛,经行血块色黑。肝气郁结,任脉亏虚,太冲脉衰,则经血失调。

(二)虚火型

虚火型中包含阴虚火旺、脾虚湿困、脾气虚弱等类型。虚火型中以阴虚火旺型为最常见,多以肾阴虚为主,亦可见心阴虚,肝肾阴虚等类型,脾肾阳虚则较少见。在虚火型中虽以虚损证候为多,但多伴有火旺,有虚火的表现。

1.阴虚火旺

主证:溃疡反复发作,大小不等,多在几毫米以内,块数1～3个。圆形或椭圆形,基底呈浅碟状,基底平坦。呈灰黄色,有少许渗出物,边缘整齐清楚稍隆起,周围绕以狭窄红晕,有轻度灼痛。常伴有口燥咽干,口干口渴不欲饮,面热唇红或面色苍白颧红,头晕耳鸣,心悸健忘,心烦性急,手足心热,腰膝酸软,尿黄便干等阴虚火旺证候。舌尖或舌质偏红,苔薄黄,脉沉细数或细弦数。

证候分析:久病多虚累肾,或思虑劳累过度,或禀赋虚弱阴虚,致阴分受损,阴虚则火旺,虚火上炎,熏灼于口,久则肌肤受灼而溃破发为口疮,口疮迁延不愈,反复发作。肾阴虚损则头晕耳鸣,盗汗遗精,腰膝酸软,午后潮热;肝肾虚损则冲任二脉不充,而致月经失调;心肾不交则心烦心悸,失眠健忘,手足心热,腰酸遗精;阴虚则溃疡面色淡不红,水肿渗出较少。唇红口干喜冷饮,手足心热,便干尿黄,舌红苔薄黄,脉沉细数或细弦数等均为阴虚火旺之象。

2.脾虚湿困

主证:溃疡数目少,1～2个,面积较大多在3 mm以上,溃疡周围水肿高起,疮色暗红或淡红,基底色呈灰白发暗,愈合缓慢,口淡乏味,常伴有头沉头重,口黏不渴、食欲不振、胃脘满闷、便溏腹泻乏力,舌淡胖嫩有齿痕,舌苔白滑腻,脉沉缓或细。

证候分析:脾虚不能运化水湿,或脾阳不振寒湿停滞,或过食生冷食物,水湿停滞于内,则头重,阻于中焦则口黏不渴,胃脘胀满,食欲不振,口干不欲饮。湿注下焦则便溏泄泻,湿蕴郁久化热,熏蒸于口,则发口疮。舌体胖嫩质淡,舌苔白滑腻,均为湿浊内郁之象。

3.脾气虚弱

主证:口疮反复发作,溃疡面积小,数目少,单个或数个,溃疡色呈淡红,基底呈淡黄色,溃疡较浅在,红肿轻,痛不重,病程长,愈合慢。常兼纳少便溏,神倦乏力,腹胀,面色萎黄,舌淡苔白,脉濡弱等。

证候分析:脾胃气衰,中气不足,多由饮食不节,劳倦过度,忧思日久,损伤脾胃,或禀赋不足,素体虚弱,或久病大伤,营养失调等,致运化失常,食少腹胀,满闷,便溏,脾胃气虚,生化精微不足,不能荣养肌肤,加以气虚阴火内生,而致口舌生疮,倦怠乏力。舌淡苔白,舌胖有齿痕,脉濡弱等,均属脾气虚弱之象。

复发性口疮因其病症复杂,病因各异,自古至今分型亦多有差别。因此没有统一分型和一致看法,但其基本观点并无根本不同。除以上分型外,亦有只分虚实两型,急性与慢性迁延两型。其他还有分肾阳虚型,认为是肾阳虚于下,虚阳浮于上所致,因此应清上浮之阳,温养下元,温阳养虚引火归元治之。应用肉桂、附子、干姜之类药物。亦有人认为实火者用大黄黄连泻心汤与导赤散合而化裁。属虚寒者用附子理中汤加味。复发性口疮急性发作者,黏膜多充血糜烂明显,波及舌、腭、龈等多个部位,灼热疼痛难以进食,全身可伴有发热不适症状,可为肺胃之热上壅,亦有由于心胃伏热上攻于口所致。

复发性口疮中有一比较重的类型,即腺周口疮。溃疡为单个或2~3个。数目不多,但溃疡面积大而深在。多有较长时期口疮复发史。可发生于唇、颊、舌、咽各部位,溃疡呈暗红色,面积多在直径1 cm以上。边缘不整,水肿高起明显,有剧痛,愈合缓慢,可长达数月,愈合后留有瘢痕,甚至造成组织缺损。这种腺周口疮(复发性坏死性黏膜腺周围炎),病症亦属复发性口疮范畴,多属虚火类型口疮,本虚标实,主要是脾肾虚损,气血不足,脏腑功能失调,热自内生,蕴久化火,虚火上炎,毒热积聚,火热炽盛所致。久病脏腑亏虚,血脉失和,气血不足,致溃疡长期不愈。虚实寒热兼杂,因此调治困难。本病早期溃疡发展较快,症状显著,火毒正盛,应先治标,火郁发应宜折之,治以清热解毒,活血散结,渗湿消肿,以控制其发展和缩短高峰期。后期即高峰过后,应补脾肾,益气养血以治本,促进愈合,缩短病程,巩固疗效。并应佐以清除余热,早期可用五味消毒饮、化斑解毒汤、普济消毒饮、连翘败毒丸、龙胆泻肝丸等加减。后期可用补中益气汤、十全大补汤、圣愈汤、左归丸、人参养荣丸等加减。

三、诊断

根据反复发作病史,临床病损特征,自限性病程,即可做出明确诊断。一般实验室检查,常无异常所见。

如果临床病损表现异常,长期不愈,应予提高警惕,应考虑其他特异性病变或癌变可能,则尽可能进行组织病理或其他相应检查。

四、内治法

(一)实火型

1.脾胃伏火

治法:清热泻火,凉血通便。

方药:凉膈散、泻黄散、清胃散、清胃降火汤、玉女煎等加减。主要药物如生石膏、知母、黄芩、黄连、栀子、竹叶、生地黄、升麻、天花粉、怀牛膝、大黄等。

以生石膏、知母、马尾连、黄芩、黄连等清脾胃之热;栀子清三焦之火,黄芩、黄连、栀子清热燥湿消肿;生地黄、丹皮、赤芍清热凉血活血,大黄泻火通便,牛膝引药下行,升麻散阳明之火。

2.心火上炎

治法:清心降火,凉血利尿。

方药:导赤散、小蓟饮子、泻心汤、泻心导赤散等加减。主要药物如生地黄、竹叶、黄芩、黄连、蒲黄、滑石、木通、栀子、灯心草、莲子心、大黄、甘草等。

以黄连、栀子、连翘心、竹叶、木通、莲子心清心火;滑石、木通、蒲黄、灯心草、竹叶清心降火利尿;生地黄清热养阴凉血。尿赤加白茅根、大小蓟。心热口渴加麦冬、玄参。口舌生疮加清热解毒药物,如银花、连翘、板蓝根、青黛、紫地丁等。黄芩清心肺之火,燥湿消肿。大黄导热下出,通便泻火。

3.肝郁蕴热

治法:清肝泻火,理气凉血。

方药:柴胡舒肝散、龙胆泻肝汤、小柴胡汤等加减。主要药物如柴胡、龙胆草、栀子、香附、枳壳、芍药、川芎、当归、菊花、夏枯草、车前子、生地黄、木通、甘草等。

柴胡疏肝解郁清热,和解少阳;龙胆草泻肝胆实火及下焦湿热;黄芩清上焦之热,栀子清三焦之火;木通、车前子清热利湿;热盛伤阴耗液,配生地黄、当归养血滋阴,以防伤正。

(二)虚火型

1.阴虚火旺

治法:滋阴清热。

方药:六味地黄汤、杞菊地黄汤、麦味地黄汤、知柏地黄汤、右归饮及养阴清肺汤、黄连阿胶汤、交泰丸、甘露饮、归脾汤、补心丹、一贯煎、百合固金汤、养胃汤、养阴清热汤等化裁加减。本型是一个大的类型,涉及脏腑较多,既有养阴扶正药物,又有清热降火之品。因此应针对不同阴虚及火旺分别酌情选择方药。如肾阴虚为主,肾阴不足,肾火偏亢,消烁真阴者,可用六味地黄汤或知柏地黄汤、一贯煎;如心阴虚为主,方用归芍天地煎(熟地黄、当归、天冬、白芍)、补心丹等加减;如为脾阴虚为主则用甘露饮等加减。

滋补肾阴常用药物有生地黄、熟地黄、枸杞子、玄参、山萸肉、女贞子、旱莲草、桑寄生、龟甲、鳖甲、潼蒺藜、何首乌等。滋补心阴药物有白芍、阿胶、当归、丹参、龙眼肉、枣仁、百合、紫河车、玉竹。滋补肝阴的药物大致与滋补心肾阴的药物相同。常用养胃阴药物有北沙参、麦冬、石斛、玉竹、天花粉、芦根、生地黄等。养肺阴药物如天冬、麦冬、山药、南沙参、黄精、玄参等。清各经之热常用药物有黄芩、黄柏、栀子、竹叶、知母、莲子、龙胆草、生龙骨、生牡蛎、珍珠母、石决明等。阴虚血热则常用生地黄、丹皮、紫草、玄参、地骨皮、青蒿等,以凉血清热滋阴。

2.脾虚湿困

治法:益气健脾,清热祛湿。

方药:补中益气汤、参苓白术散、健脾胜湿汤、五苓散、苓桂术甘汤、除湿胃苓汤、藿香正气散、平胃散等加减。主要药物如生黄芪、茯苓、白术、苍术、苡仁、半夏、厚朴、泽泻、藿香、佩兰、砂仁、桂枝、陈皮、木香、炙甘草等。

3.脾气虚弱

治法:补中益气,健脾和胃,佐以清热。

方药:补中益气汤、生脉散、黄芪建中汤、香砂六君子汤、参苓白术散等加减。主要药物如黄芪、党参、白术、山药、半夏、茯苓、五味子、麦冬、大枣、莲肉、桔梗、木香、黄芩、栀子、竹叶、白芍等。

复发性口疮临床表现证型复杂多样,虚实寒热夹杂。气血亏虚,肾气不足,脾肾阳虚,肝胆郁热等等,皆可有之。如邪犯厥阴,相火内郁,风火循经上扰于心,心火不得下通而上炎,均可致口舌生疮。有用乌梅丸加减治之。寒热错杂,上热下寒为主,以阴阳双调,寒热并用,补泻兼施,调畅气机,平抑肝木,疏泄解郁,苦寒祛热,防辛温化火伤阴。本方有广谱抗菌抑菌,改善微循环,提高机体免疫功能和特异性抗体生成作用。

复发性口疮是一个长期反复发作疑难之证,在治疗中应注意标本缓急,如为虚火类型,本虚标实,邪盛明显,亦不应见虚就补,可先清后补或攻补结合。实火型可以清为主,但应注意不宜一清到底,后一阶段以调理为主。治疗应随症加减,既不要频换主药,亦不要固执一方。口疮的早期、高峰期、愈合期及巩固期,其治法亦有差别。如腺周口疮早期宜清热解毒,散结消肿,使之不致扩大发展,处于高峰期已基本形成溃疡,则应力求缩短其高峰时间,促其趋于愈合收敛。因此要清补兼施,一面清热泻火,一面健脾祛湿,理气活血,促其生肌收敛。愈合期则应以补为主,益气固表,滋阴养血,略佐清热,以清余热,而防反弹再发。巩固期则以调理全身为主,兼顾局部。

五、外治法

复发性口疮外治是不可少的,局部治疗可以使药物直接作用于病损的局部,充分发挥药物的作用。可以缓解消除局部症状,消除感染炎症,促进溃疡愈合,起到消肿止痛,收敛生肌的作用。如口腔含漱药,可以通过含漱清洁口腔创面,去除溃疡渗出污物,起到消炎消肿止痛作用。创面清洁后,有利于局部涂敷膏剂或粉末散剂,而易于吸附于疮面。口疮外敷中药散剂,可直接黏附于溃疡创面,发挥其渗透性强,药力持续作用和止痛消肿的功能。

1.外用散剂

(1)养阴生肌散:药物有雄黄、青黛、龙胆草、牛黄、黄柏、蒲黄、冰片、甘草等。适用慢性、虚火型口疮。本药适应证广泛,刺激性小,有养阴生肌,止痛消肿的功能。

(2)口腔溃疡散:药物有青黛、白矾、冰片。有清热敛疮功能。适用于风热、脾胃积热,火热上蒸于口的溃疡,有清热消肿止痛功能。

(3)冰硼散:药物有硼砂、冰片、玄明粉等。可用于肝、脾、胃火炽盛引起的口疮龈肿之症,有清热止痛作用。

(4)西瓜霜:用于肺胃火热上蒸口疮,有消肿止痛功能。

(5)珍珠散:药物有珍珠、炉甘石、琥珀、龙骨、赤石脂、钟乳石、血竭等。有解毒消肿,生肌长肉功能,可用于疮口不敛,肌肉不生之溃疡。

(6)珠黄散:药物有马勃粉、儿茶、玄明粉、硼砂、珍珠、牛黄、薄荷、青黛、冰片等。可用于心胃火热口疮,有清热解毒、消肿止痛、收敛生肌功能。

(7)锡类散:药物有象牙屑、珍珠、青黛、牛黄、冰片等。可用于心、胃、肺火口疮,外感时疫温邪,口咽生疮,疮面污秽,红肿疼痛。本药具有解毒清热,消肿止痛,祛腐生新的作用。

(8)赴筵散:药物有黄芩、栀子、黄连、干姜、细辛、黄柏等。可用于脾胃湿热口疮,有清热祛湿功能。

(9)柳花散:药物有黄柏、青黛、肉桂、冰片等。用于脾胃虚弱口疮,有解毒燥湿祛浊功能。

(10)青吹口散:药物有煅石膏、煅人中白、青黛、薄荷、黄柏、黄连、煅月石、冰片等。有清热解毒、燥湿祛腐功能,可用于肺胃热壅、脾胃湿热口疮。

(11)双料喉风散:内含人工牛黄、珍珠、冰片、青黛、黄连、山豆根等,有清热解毒、消炎止痛功能。主治口腔糜烂溃疡,咽喉肿痛,牙龈肿痛等症。

(12)青黛散:药物有黄连、青黛、黄柏、雄黄、牛黄、硼砂、薄荷、冰片等。有清热燥湿、消肿止痛功能。

2.含漱药液

(1)金银花、竹叶、白芷、薄荷等量,煎煮过滤,含漱口腔。有清热消肿止痛祛浊功能。

(2)黄柏、菊花、决明子、桑叶等量,煎煮过滤,含漱口腔。有清热燥湿解毒祛风作用。

(3)黄芩、生石膏、佩兰等,煎煮过滤,含漱口腔。有清热祛湿、消肿化浊的功能。

(4)野蔷薇根、茎、生甘草煎煮,频频含漱,有清热止痛作用。

(刘继明)

第十八节　肛　裂

肛裂是位于肛缘和齿状线之间的皮肤全层裂开，形成的纵行裂疮，表现为便时肛门周期性疼痛和出血。肛裂为常见的肛肠疾病，在肛门疾患中发病率仅次于痔疮，占肛肠病的 4.12%。肛裂好发于肛管前、后正中线，一般男性肛裂多发生于后正中，女性多发生于前正中。本病患者多为青年和中年人，近年来小儿也较多见。由于小儿未能进行良好的排便训练，可导致便秘，从而使肛门裂伤。随着现代人们饮食结构的改变、生活方式的变化、工作压力的增加，肛裂的发病率有逐年升高的趋向。

中医学文献中没有"肛裂"的病名，认为此病属于"痔"的范畴，故有"痔裂"之称。中医文献中的"钩肠痔""担肠痔""脉痔""裂肛痔"等描述，均属肛裂。

一、病因

中医学认为本病多是由感受风热邪气，致使血热肠燥或阴虚津亏，导致大便秘结，排便努挣，引起肛门皮肤裂伤，湿毒之邪乘虚而入皮肤经络，局部气血瘀滞，运行不畅，破溃之处缺乏气血营养，经久不敛而发病。

1.血热肠燥

常因饮食不节，恣饮醇酒，过食辛辣厚味，以致燥热内结，耗伤津液，无以下润大肠，则大便干结；临厕努挣，使肛门裂伤而致便血。

2.阴虚津亏

素有血虚，津亏生燥，肠道失于濡润，可致大便燥结，损伤肛门而致肛裂；阴血亏虚则生肌迟缓，疮口不易愈合。

3.气滞血瘀

气为血之帅，气行则血行，气滞则血瘀。热结肠燥，气机阻滞而运行不畅，气滞则血瘀阻于肛门，使肛门紧缩，便后肛门刺痛明显。

二、临床表现

（一）症状

1.疼痛

患者排便时，肛门出现周期性疼痛，是肛裂的主要特征。所谓周期性疼痛，是指肛裂时的疼痛由四个阶段构成，包括排便时的排便痛—间歇期—痉挛性疼痛三个过程。周期性疼痛的第一个阶段，是排便时的肛门灼痛或刀割样疼痛，称为排便痛，由肛管撕裂或粪便冲击原有的裂口而引发。排便后数分钟至 10 min，疼痛停止或减轻，这个时期，称为疼痛间歇期。数分钟后，因肛门括约肌逐渐发生痉挛收缩，引发肛门剧烈疼痛，是肛门的痉挛性疼痛期。这一期间的疼痛，常持续半小时至数小时，疼痛较排便初期的撕裂样疼痛程度重，更加难忍，持续时间更长。这种痉挛性疼痛，只有当括约肌因痉挛而疲乏时，才能逐渐得到缓解。这样的疼痛当下次排便时又可以重复出现，反复发作。

通常，肛裂的疼痛程度，与肛裂创面的深浅和大小、内括约肌肥厚和痉挛的程度有关。肛裂创面越深越大，内括约肌越肥厚，患者的肛门疼痛就越重，反之较轻。

2.出血

患者平时在排便时,可有几滴鲜血流出,或在粪便上有几条血丝,或染红便纸,有时与黏液混在一起。出血的多少,与肛裂的大小、深浅及新鲜程度等有关,裂口越大、越深,出血越多。

3.便秘

患者因害怕排便时发生疼痛而不愿排便,因此常引起便秘。由于便秘又可使肛裂加重,形成恶性循环。

4.瘙痒

患者多因分泌物自肛门流出,刺激肛门周围皮肤而引起肛门瘙痒,或并发肛周皮肤皲裂。

5.神经症状

长期慢性肛裂患者可伴有一系列类神经症状,消化道敏感性增强,常伴有心情苦闷、焦虑不安、失眠、大便易干结或腹泻,影响患者的日常生活和工作。

(二)体征

局部检查时,可发现肛裂有以下一些局部表现。

1.梭形溃疡

溃疡多发生于前后正中,表现为与肛管纵轴平行的梭形溃疡或裂隙状溃疡,深达皮下组织,甚至深达括约肌。急性肛裂时,溃疡色红,底浅,边缘柔软。慢性肛裂时,溃疡边缘多不整齐,较深,基底较硬,色灰白,常有少量分泌物。

2.肛管紧缩

大部分肛裂患者的肛管都呈紧缩状态,检查时不容易牵拉开肛门。对肛裂患者一般不做指诊检查,如要检查,必须先向患者说明并征得患者同意。指诊时因肛管紧缩,手指插入肛内的阻力较大,患者疼痛加重。

3.皮赘外痔

裂疮下端肛缘皮肤因炎症改变,浅部静脉及淋巴回流受阻,引起水肿和组织增生,形成结缔组织外痔,又称为裂痔、哨兵痔。有时皮赘下方有袋脓现象,形成皮下脓肿或皮下瘘。

4.肛窦炎、肛乳头炎和肛乳头肥大

因肛裂的裂疮上端与齿状线相连,裂疮的感染向上蔓延时,常引起肛窦炎和肛乳头炎,刺激肛乳头增生而肛乳头肥大。

也有人认为因肛窦感染扩散,肛管皮下形成小脓肿,破溃后生成溃疡而导致肛裂。

5.肛门梳硬结

溃疡的基底部组织因慢性炎症而增生变硬,指诊时可扪及裂疮基底发硬,称为肛门梳硬结。肛门梳硬结反过来会妨碍肛管的舒张,影响肛裂溃疡的愈合。

6.皮下瘘或皮下脓肿

肛裂较深时,因引流不畅,导致疮面的感染蔓延到裂创下方或肛缘皮下,形成皮下脓腔或窦道,称为皮下脓肿或皮下瘘。

临床上习惯将肛裂的梭形溃疡、皮赘外痔、肛乳头肥大称为肛裂的三联征。

三、检查

(一)肛门检查

因肛门指诊加重肛门疼痛,故如无特殊情况,一般不行肛门指诊。如患者肛门疼痛症状与肛门体征不相符合时需行肛门指诊,以利鉴别,Ⅰ期肛裂可及肛门疼痛,肛管紧缩;Ⅱ、Ⅲ期肛裂可及裂口的肛缘隆起肥厚,触及肥大肛乳头;Ⅲ期肛裂可及创底炎性组织增生。

(二)辅助检查

肛裂一般通过询问相关病史及局部视诊,可明确诊断;但需手术治疗时,常可进行如下实验室检查。

1. 一般检查

血常规、尿常规、肝肾功能、出凝血时间、心电图、超声波和 X 线检查。

2. 肛管压力测定

急性肛裂患者由于肛门内括约肌的过度活跃,肛管静息压力相比正常人显著升高,并伴有短暂或持久的蠕动迟缓。在慢性肛裂患者中有肛管静息压升高和肛管静息压正常甚至低于正常值,肛裂者为(127.5 ± 42.2) kPa,正常者为(86.3 ± 34) kPa,同时肛管收缩波有明显增强。

3. 肛管直径测量

即以肛管直径测量仪测量肛裂患者肛管直径。

四、诊断与鉴别诊断

(一)诊断

根据患者的症状和体征,肛裂诊断较明确。应注意患者有无肛门疼痛症状、与体征是否相符合。如患者肛裂位于肛管侧面,且多发性,应排除继发性肛裂。

(二)鉴别诊断

临床上还有引起肛管溃疡的疾病,需与肛裂鉴别。

1. 肛门皲裂

肛门皲裂多由肛门湿疹、肛门瘙痒症、肛门皮炎等引起,可发生于肛管的任何部位,裂口浅,仅局限于皮肤表层,疼痛轻,便血少,多为便纸带血,伴有肛门皮肤瘙痒,肛门外皮肤湿疹样改变,皮肤色泽降低,皲裂裂口常位于肛缘外,不伴有裂痔和肥大肛乳头。

2. 肛管结核性溃疡

溃疡创面不规则,边缘不整齐,底部呈暗红色伴干酪样坏死组织,疼痛轻,出血少,无裂痔形成及肛乳头肥大,多有结核病史,伴有低热及消瘦,溃疡面分泌物可见有结核杆菌,病理检查可确诊。

3. 肛管皮肤癌

肛管皮肤癌比较少见,溃疡形状不规则,溃疡底部凹凸不平,上覆污秽,质地坚硬,与周围边界不清,周边组织受浸润,肛门括约肌功能受影响,关闭不全,伴有肛门疼痛,晚期患者可有腹股沟淋巴结肿大。

4. 肛管放射性溃疡

肛管放射性溃疡多见于妇科肿瘤放疗后直肠肛门受累,有放射治疗史,肛管皮肤不规则溃疡糜烂,多有血性分泌物渗出,溃疡色暗红,伴有与溃疡不相符合的剧烈疼痛。

5. 性病性肛管溃疡

性病性肛管溃疡包括梅毒性、HIV 感染性溃疡及软下疳。

梅毒性肛管溃疡常见于女性,初期为肛门瘙痒、刺痛,搔抓溃破后形成溃疡,溃疡色红、质地硬,不痛,底灰白常有少量脓性分泌物,按常规肛管溃疡治疗效果不明显,溃疡常位于肛管两侧,或溃疡不位于肛管下端及肛缘处,伴有双侧腹股沟淋巴结肿大。有冶游史,血清检测梅毒抗体和快速反应试验阳性。

HIV 感染性溃疡,肛门疼痛伴有出血,色暗红,出血量较大,检查创面溃疡尚整齐,暗红或鱼肉样色,溃疡多发,可于肛管两侧,血液检测 HIV 抗体阳性。

软下疳:有多个圆形或卵圆形的溃疡同时发生,质软,有潜行边缘,底部有灰色坏死组织,常伴有少量脓性分泌物,肛门疼痛不明显,双侧腹股沟淋巴结肿大,在阴茎或阴唇常可发现同样的溃疡。溃疡分泌物涂片检查,可检测到软下疳链杆菌。

五、治疗

(一)内治法

1.一般治疗

一般治疗多通过饮食调治,养成良好的饮食、生活、排便习惯,以保持大便通畅。

(1)调理饮食:调整饮食节律,保持良好的生活习惯,进食富含膳食纤维,如粗粮豆类、蔬菜、水果类食物;忌食辛辣发物,如海鲜、辣椒、牛羊肉等食物,禁饮酒、咖啡等饮品,或于睡前口服蜂蜜等润肠食物。

(2)适当服用缓泻剂:如患者通过饮食调节后大便仍干燥,可适当服用缓泻剂以软化大便;热结肠道则短时服用清热通便药,如一清胶瘦、黄连上清丸、舒秘胶囊等;津亏肠燥则予润肠通便药如麻仁软胶囊、黄杏润肠片、苁蓉通便口服液;如肠道运行无力,则予行气通便药,如六味安消胶囊、马来酸曲美布汀胶囊等药。服用通便药时应注意先从小剂量开始服用,根据药效和排便情况逐渐调整药量,防止剂量过大,引起腹泻,反使肛门疼痛加重。

缓泻剂根据作用机制分为以下几种。

1)润滑性泻药:常用的有甘油、液状石蜡、蓖麻油、润肠丸等,这类药物大都富含油脂,能够润滑肠道,并阻止肠道水分被吸收,可软化粪便,适合老年人便秘和急性肛裂患者。

2)刺激性泻药:常用的有比沙可啶(便塞停)、番泻叶、酚酞(果导)、舒秘胶囊等,这类药物的作用原理是刺激肠管蠕动,阻止肠道水分被吸收,增加水、电解质分泌,润滑肠壁,软化大便。由于部分药物中含有蒽醌类成分,长期服用后,容易形成结肠黑色病变。且这类药物久服后需增加服药量,故这类泻药不宜长期服用。

3)高渗性泻药:常用的有乳果糖、硫酸镁、聚乙二醇等,这类药物中含有不能分解、吸收的成分,在肠道内形成高渗环境,吸收肠道内水分,体积膨胀,从而软化大便,故服用后需要服用较多的水。

4)膨胀性泻药:常用的有欧车前纤维素制剂(康次尔)、恺司尔、金谷纤维王、非比麸等。这类药物含有纤维素或其衍生物,具有较强的亲水性和吸水膨胀等特点,可使粪便吸水、体积增大,进而促进结肠蠕动使粪便排出,服用后需饮用较多的水,防止大便干结。

2.中医辨证论治

中医辨证论治适用于各期肛裂,通过内治法使患者大便通畅,减少创面出血,缓解肛门疼痛。肛裂的辨证施治,根据患者不同证候分型,将辨病和辨证相结合,采取相应的方药。

(1)血热肠燥:大便二三日一行,质干硬,便时滴血或手纸染鲜血,肛门疼痛,腹部胀满,溲黄,裂口色红。舌偏红,舌苔黄燥,脉弦数。治宜泻热通便,滋阴凉血。常用凉血地黄汤加减。

(2)湿热下注:大便不畅,肛门疼痛,便中带血或滴血,色鲜红,肛门潮湿,身倦神疲,口苦,舌红,苔黄腻,脉濡数。治宜清热利湿。常用四妙丸加减。

(3)阴虚津亏:大便干燥数日一行,便时疼痛,点滴下血,口干咽燥,五心烦热,裂口深红。舌质红,少苔或无苔,脉细数。治宜养阴增液,润肠通便。常用增液承气汤加减。

(4)气滞血瘀:肛门刺痛,便时、便后尤甚,肛门紧缩,裂口色紫暗,舌紫暗。脉弦或涩。治宜行气活血,化瘀止痛。常用六磨汤加桃仁、红花、赤芍等。

(5)血虚肠燥:面色无华,唇甲苍白,大便干燥,便时肛门疼痛,伴有头晕目眩、心悸心慌。舌质淡,苔薄白,脉细数。治宜养血润燥,润肠通便。常用润肠丸加减。

(二)外治法

1.熏洗法

熏洗即先熏后洗法,用于治疗肛裂,有改善肛门局部血液循环,减轻肛门括约肌痉挛,缓解疼痛,促进溃疡修复的作用。便前或便后均可使用,便前熏洗坐浴可使肛门括约肌松弛以减轻粪便对裂疮的刺激;便后可洗净粪便残渣,减少异物对疮面的影响。

熏洗坐浴的主方为苦参汤。常用药物为苦参、地肤子、蛇床子、黄柏、苍术、银花、菖蒲、花椒、防风等,一般煎水 1 000～1 500 mL,趁热先熏后洗 15～20 min。也可选用各种肛肠病熏洗用中成药,如复方黄柏液、洁尔阴、皮肤康洗液等,熏洗方法同煎剂。

2.塞药法

一般于排便后使用,先清洗肛门,然后再将消炎痛栓、各种痔疮膏或痔疮栓注入肛内或塞入肛内,可起到消炎止痛的效果。

3.敷药法

对于各期肛裂均可用具有清热解毒、活血止痛、生肌敛疮作用的中药粉散剂、膏等外敷。常用药如九华膏或玉红生肌膏、各种痔疮膏、太宁软膏。

目前推荐用 0.2%硝酸甘油膏或硝苯地平凝胶外涂肛裂溃疡疮面,早晚各 1 次,可以有效改善肛裂的疼痛等症状,但少数患者使用后可见头痛,多于停药后消失。

4.封闭疗法

选取患者长强穴,用 5 mL 的 0.25%布比卡因或做皮下的扇形注射,隔日一次,5 次为一疗程。也可用复方美蓝长效止痛注射液 5～10 mL 行长强穴封闭,如注射 1 次不愈者,7 d 后可再注射 1 次。或者用长效止痛液注入肛门裂口基底部,每周注射一次。

5.针刺法

主穴长强穴,刺入寸许,强刺激 1～2 次,留针 2～5 min。配穴白环俞,直刺 2～3 寸,捻转强刺激,得气后留针 15 min,7 次为一个疗程。

另外,也可在局麻下,用三棱针于肛裂两侧缘内及基底垂直密刺三行,将栉膜带刺断为度,然后稍做扩肛,便后坐浴,换药。

(三)手术疗法

手术疗法通过切除肛裂、裂痔和肛门内括约肌侧切达到消除病灶、缓解肛门括约肌痉挛、创面修复愈合的效果。适用于慢性肛裂伴有明显裂痔、皮下瘘、肛管狭窄影响创面愈合者。

(张志刚)

第十九节 肛 瘘

肛管直肠因肛门周围间隙感染、损伤、异物等病理因素形成的与肛门周围皮肤相通的一种异常通道,称为肛管直肠瘘,常称为肛瘘。肛瘘是一种常见的肛门直肠疾病,发病率仅次于痔,且复发率较高。可发生于不同性别、年龄,以 20～40 岁青壮年为主,男性多于女性,婴幼儿发病者亦不少见。中医学称为肛漏。

一、病因病机

中医认为肛瘘的形成与以下因素有关。

1. 外感风、热、燥、火、湿邪所致

如《河间六书》盖:"以风热不散,谷气流溢,传于下部,故令肛门肿满,结如梅李核,甚至乃变而为瘘也。"《本草纲目》:"漏属虚与湿热。"

2. 痔久不愈所致

《诸病源候论》:"痔久不瘥,变为瘘也。"

3. 与饮食醇酒厚味、劳伤忧思、便秘、房劳过度有关

《备急千金要方》:"肛门主肺,肺热应肛门,热则闭塞,大便不通,肿缩生疮。"《丹溪心法》:"人唯坐卧风湿,醉饱房劳,生冷停寒,酒面积热,以致荣血失道,渗入大肠,此肠风脏毒之所由作也。"《外科正宗》:"夫脏毒者,醇酒厚味,勤劳辛苦,蕴毒流注肛门结成肿块。"

4. 与局部气血运行不足有关

《薛氏医案》:"臀,膀胱经部分也,居小腹之后,此阴中之阴,其道远,其位僻,虽太阳多血,气运难及,血亦罕到,中年后尤虑此患。"

至于病变过程,《内经》已认识到是由"营气不足,逆于肉理,乃生痈肿"及"陷脉为瘘"。《千金翼方》则具体指出瘘是痈疽的后遗疾患,云:"一切痈疽,皆是疮根本所患,痈之后脓汁不止,得冷即是鼠,是以漏为次之,大须急救之。"《奇效良方》指出:至于失治而成漏者,成漏而穿臀者及有穿肠成孔、粪从孔中出者,或肛门四围,生数枚,脓血浸淫,若莲花者,都是复杂瘘。

二、临床表现

(一)病史

可发生于各种年龄和不同性别,但以成年人为多见。通常有肛门周围脓肿反复发作史,并有自行溃破或切开引流的病史。

(二)流脓

局部间歇性或持续性流脓,久不收口。最初形成的肛瘘流脓较多,有粪臭味,色黄而稠;久之,则脓水稀少,或时有时无,呈间歇性流脓。当外口阻塞或假性愈合,瘘管内脓液积存,局部肿胀疼痛,甚至发热,以后封闭的瘘口破溃,症状方始消失。由于引流不畅,脓肿反复发作,也可溃破出现多个外口。较大较高位的肛瘘,常有粪便或气体从外口排出。

(三)疼痛

当瘘管通畅时,一般不觉疼痛,而仅有局部坠胀感。如果外口自行闭合,脓液积聚,可出现局部疼痛;如果溃破后脓水流出,症状可迅速减轻或消失。但也有因内口较大,粪便流入管道

而引起疼痛,尤其是排便时疼痛加剧。

(四)瘙痒

由于脓液不断刺激肛门周围皮肤,常感觉瘙痒,肛门周围潮湿不适,皮肤变色,表皮脱落,纤维组织增生和增厚,有时形成湿疹。

(五)排便不畅

复杂性肛瘘经久不愈,可引起肛门直肠周围形成大的纤维化瘢痕或环状的条索,影响肛门的舒张和闭合,大便时感到困难,有便意不尽的感觉。

(六)全身症状

在急性炎症期,可伴有发热、寒战、乏力等全身感染症状。复杂性肛瘘反复发作时,可出现消瘦、贫血、体虚等长期慢性消耗症状。

三、检查

(一)一般检查

1. 视诊

首先,观察脓液情况对判定肛瘘性质有很大帮助。如脓汁稠厚而多,表明有急性炎症;血样分泌物,表示脓肿破溃不久;脓水清稀或呈米泔样分泌物,可能有结核菌感染;脓液色黄而臭,多属大肠埃希菌感染;混有绿色脓汁,表示有铜绿假单胞菌混合感染;分泌物质黏如胶冻样,可能有恶性改变。其次,观察外口形状、多少和部位。一个外口并且距肛门边缘又近,表明瘘管简单;外口数多且距肛缘较远,说明瘘管复杂。

对于外口与内口的关系许多学者做过研究,前人将其总结为"索罗门定律(Salmon's law)"或"Goodsall 规律",即患者取截石位,经肛门中部画一横线,如外口在横线之前,距肛门缘不超过 5 cm,则其管道较直,内口多在对应位置齿状线上;如外口距肛门缘超过 5 cm 或外口在横线之后,则管道多弯曲向后,内口多位于后正中齿状线上。一般外口距肛门近者,管道较浅;距肛门远,管道较深。但这只是一般规律,临床所见常复杂多变,需进行全面检查、分析才能准确定位。

2. 指诊

首先触摸肛门外瘘管走向和深浅。从外口开始向肛缘检查,轻摸可触到明显条索状瘘管,说明瘘管较浅;重压才能感到条索状物或不甚明显,表示瘘管较深。如瘘管走向弯曲,内外口不在相对部位,是弯曲瘘;条索较直,内外口在相对部位,为直瘘。辨别瘘管走向和深浅后,将指循其走向伸入肛门触摸内口,如在齿状线触到硬节或凹陷,应疑是内口。初步确定内口后,再从内口向直肠黏膜触摸,如直肠壁附近有分支瘘管应检查其长短和部位。肛门触诊还应检查括约肌松紧及其功能。肛门周围视诊可见外口,常为一乳头状突起或是肉芽组织的隆起,挤压有少量脓液排出,多为单一外口,在肛门附近。也有多个外口,外口之间皮下瘘管相通,皮肤发硬并萎缩。也有多个外口位于两侧,瘘管成马蹄形。指诊在病变区可触及硬结或条索状物,有触痛,随索状物向上探索,有时可扪及内口。若外口不整齐,不隆起,有潜行边缘,肉芽灰白色,或有干酪样稀薄分泌物,应怀疑为结核性肛瘘。

(二)辅助检查

1. 肛窦钩检查

用圆筒形肛门镜或肛门拉钩,显露齿状线处,发现有颜色改变或隆起的肛窦时,用肛窦钩轻轻探查,如能够顺利进入肛窦,其深度在 2～5 mm 以上者,即可能是内口。

2.探针检查

探针检查的目的是弄清瘘管走行方向及内口部位。先将探针从外口顺瘘管走向探入,另示指伸入肛内接触探针尖端,确定内口部位。如瘘管弯曲,可将探针弯曲成与瘘管相似弯度,有时能顺利探入内口。如管道弯曲度过大或有分支不易探通,可注入亚甲蓝溶液或龙胆紫溶液检查或在手术中边切开瘘管边检查内口。探针是检查和治疗肛瘘的一种重要工具,应备有粗细不同、软硬不等探针,以适应不同类型瘘管。使用探针时必须轻柔,避免强力,以防造成人为假道。

3.染色检查

在肛内放置一块清洁的纱布卷,然后将染色剂从外口缓慢注入瘘管,使瘘管壁和内口染色,显示瘘管的范围、走向、形态、数量和内口位置。注药时要压紧外口,防止药液从外口溢出,如果在注药后发现纱布被染成蓝色,即表示有内口,纱布卷被染蓝的部位,即为内口存在的部位。但是纱布卷未被染色,也不能完全排除内口的存在,因为瘘道弯曲,瘘道内有分泌物阻塞,括约肌痉挛压迫闭合瘘道,及注药量太少、从外口溢出等因素都可影响药物到达内口,使纱布不能染色。临床上常用染色剂为 5％亚甲蓝溶液。

4.碘油造影检查

碘油造影可以显示瘘管走向、分支、空腔分布及内口位置,瘘管与直肠的关系及瘘管与周围脏器的关系。用硅胶管从外口缓慢将造影剂注入瘘管内,遇阻力稍后退,并在外口处作一金属环标记。

由外口注入碘化油等造影剂,边注药边观察,满意时行 X 线正侧位摄片。一般造影剂为30％碘化油。

5.直肠腔内超声

该法可测定肛瘘的范围、内口位置及管道、支管分布。在检测括约肌损伤程度及诊断克罗恩病引起的肛瘘等方面有显著的优势。

6.核磁共振

检查前进行肠道清洁准备,该法对于肛瘘的范围、定位及与肌肉、韧带等组织关系有较好的识别性,是高位复杂性肛瘘术前检查的重要项目之一。

四、诊断与鉴别诊断

(一)诊断

(1)主要症状是肛门周围溃破流脓,刺激皮肤可引起肛门周围潮湿、瘙痒。如瘘管引流通畅,一般不觉疼痛;如外口封闭,有脓液积存则疼痛,排便时加重。

(2)局部肛门视诊可见肛门周围硬结或破溃口,或有脓性分泌物从破溃口流出。肛门外指诊可触及自外口至肛内走行的条索状物,肛内指诊可触及硬结或凹陷。

(3)有肛周脓肿病史。

(4)病情常反复发作,病程较长,最长者可达几十年。

(二)鉴别诊断

1.化脓性汗腺炎

一种皮肤及皮下组织的慢性炎症,多见于肥胖患者。最易被误诊为肛瘘的肛门皮肤病。

化脓性汗腺炎的病变在皮肤及皮下组织,病变范围广泛,可有无数窦道开口,呈结节性或弥散性,但窦道均浅,不与直肠相通,切开窦道后无脓腔和瘘管。

2.肛门周围毛囊炎和皮肤疖肿

该病初期局部红肿、疼痛,以后逐渐肿大,中央形成脓栓,脓出渐愈,病变浅表,不与肛门相通。

3.肛门会阴部急性坏死性筋膜炎

肛门及会阴部、阴囊部由于细菌感染而出现肛门部周围大面积坏死,有的可形成瘘管。此病变范围广,发病急,常蔓延至皮下组织及筋膜,向前侵犯阴囊部,肛管内无内口。

4.骶髂骨坐尾骨病变

发病缓慢,无急性炎症,破溃后流清稀脓液,创口凹陷,久不收口;有食欲缺乏、低热、盗汗等症;瘘口距肛门较远,与直肠不相通;X线片可见骨质破坏或增生。

5.骶尾部畸胎瘤

骶尾部畸胎瘤是一种先天性疾病,因胚胎发育异常引起,多在青春期20～30岁发病。病变位于骶前间隙,可单囊或多囊,腔内有胶冻样黏液。囊肿较大时直肠指诊可发现骶前膨隆,有囊性肿物,表面平滑、界限清楚;探针检查可向骶骨前肛门后方向深入,深者可达10余厘米;X线片,可见骶骨和直肠之间有间隙增宽,囊肿腔内壁光滑,呈梨形或多囊分叶形,内有不定形的散在钙化阴影,一般不与直肠相通;术中可见腔内有毛发、骨质或牙齿等。病理检查可以确诊。

6.克罗恩病

该病多伴有腹痛、腹泻、体重减轻,须作进一步全消化道检查确诊。

7.晚期肛管直肠癌

溃烂后可形成肛瘘,特点是肿块坚硬,分泌物为脓血,恶臭,持续疼痛,菜花样溃疡。病理学检查可见癌细胞,不难与肛瘘鉴别。

五、治疗

(一)内治法

1.湿热下注型

证候:瘘口溢脓质黏稠,色黄或白,局部红、肿、热、痛较明显,纳呆少食,或有呕恶,渴不欲饮,大便不爽,小便短赤,形体困重。舌红苔黄腻,脉滑数或弦数。

治法:清热解毒,除湿消肿。

主方:萆薢渗湿汤(《疡科心得集》)合五味消毒饮(《医宗金鉴》)加减。

常用药:萆薢、薏苡仁、土茯苓、滑石、牡丹皮、泽泻、通草、黄柏、金银花、野菊花、蒲公英、紫花地丁、紫背天葵子。

2.热毒蕴结型

证候:外口闭合,局部红肿灼热疼痛,伴有发热,烦渴欲饮,头昏痛,大便秘结,小便短赤。舌红苔黄,脉弦数。

治法:清热解毒,透脓托毒。

主方:仙方活命饮(《校注妇人良方》)。

常用药:白芷、贝母、防风、赤芍药、乳香、没药、金银花、陈皮。

3.阴虚夹湿型

证候:外口凹陷,周围皮肤颜色晦暗,心烦不寐,口渴,食欲缺乏。舌红少津,少苔或无苔,脉细数。

治法:养阴托毒,清热利湿。

主方:青蒿鳖甲汤(《温病条辨》)加减。

常用药:青蒿、鳖甲、细生地、知母、丹皮。

4.气血两虚型

证候:肛瘘经久不愈,反复发作,溃口肉芽不鲜,脓水不多。形体消瘦,面色无华,气短懒言,唇甲苍白,纳呆。舌淡苔白,脉细弱无力。

治法:补益气血,托里生肌。

主方:十全大补汤(《太平惠民和剂局方》)加减。

常用药:人参、肉桂、川芎、地黄、茯苓、白术、甘草、黄芪、当归、白芍。

(二)外治法

1.熏洗法

在肛瘘手术前后,根据病情可选用具有清热解毒、行气活血、利湿杀虫、软坚散结、消肿止痛、收敛生肌、祛风止痒作用的药物煎水熏洗肛门部以起相应的治疗作用,减轻患者的痛苦,提高疗效。

常用的熏洗剂代表有消肿止痛汤、祛毒汤、苦参汤、五倍子汤、硝矾洗剂等。

2.敷药法(掺药法)

根据肛瘘的辨证分型,选用适当的药物和剂型,敷于患处,达到消炎止痛,促进局部肿痛消散或穿破引流,祛腐生肌的目的。常用的有油膏和掺药。

油膏:适用于肛瘘闭合或引流不畅,局部红肿热痛者。常用方:熊珍膏、九华膏、如意金黄膏、黄连膏、鱼石脂软膏等。

掺药:将药物研成粉末,按制方规则配伍成方,直接撒布于患处,或撒布于油膏上敷贴,或黏附于纸捻上,插入瘘口内。常用的掺药有以下两类。

(1)提脓化腐药:适用于脓肿溃后,脓水未净,腐肉未脱,或瘘管引流不畅者,常用方如渴龙奔江丹。

(2)生肌收口药:适用于肛瘘术后,腐肉已脱,脓水将尽时,能促进肉芽和上皮生长。常用方如生肌散、皮粘散。

3.冲洗法

冲洗可将脓腔或瘘道中的脓液冲洗干净并使其引流通畅。冲洗后还可将抗生素等药物注入脓腔或瘘道,起到抑菌消炎,促进肉芽生长,闭合管腔的作用。适用于肛瘘局部肿胀、疼痛,外口分泌物多者,或在肛瘘手术后应用。常用冲洗剂为过氧化氢、生理盐水、抗生素溶液等。一般是将冲洗药吸入注射器中,接上球头输液针头或输液用塑料管,从外口伸入瘘管内冲洗。可酌情每日或隔日进行。

(三)手术治疗

1.治疗原则

手术是治疗肛瘘的主要手段,基本原则是去除病灶、引流通畅,减少括约肌损伤,保护肛门功能。治疗的关键是正确处理内口,将瘘管内感染的组织彻底清除。

2.手术方法

(1)肛瘘切开(除)术:适用于低位肛瘘。

(2)肛瘘挂线术:挂线疗法的机制是依靠挂线逐渐收缩的机械作用,使引流通畅,从而防止急性感染的发生。这种逐渐剖开瘘管的方法,其最大的优点是被挂线以内的组织,在逐渐被切开的过程中,基底创面也逐渐开始愈合。括约肌虽然被切断,但断端已被瘢痕组织所固定,断端不致因切断而回缩,使分离不会太大,愈合后瘢痕小,不会引起肛门失禁。

(3)肛瘘隧道对口引流法:适用于复杂性肛瘘以及瘘管走形弯曲者。

(4)拖线疗法:适应于单纯性肛瘘。早期加入提脓祛腐丹药令瘘管管壁化脱,随线引流而出,肛门损伤小,愈合快。提高患者的生活质量,保护肛管括约功能。

(5)药捻脱管法:适应于低位单纯性肛瘘。将红升丹用桑皮纸做成大小长短不一的药捻备用的一种疗法,是祖国医学的传统治疗。本方法具有操作简单、疗程短、治愈率高,对肛门功能保护好等优点。

(张东臣)

第二十节　肛门直肠周围脓肿

肛门直肠周围脓肿是肛窦、腺体细菌感染而引发的肛管直肠周围间隙化脓性炎症,简称肛周脓肿。该病是肛肠外科的一种常见病,多发病。任何年龄均可发病,但多见于20~40岁的青壮年,婴幼儿也时有发生,男性比女性发病率高,春秋季多发。其临床特点为:多发病急骤、疼痛剧烈伴寒战高热,溃破后大多形成肛瘘。

中医学把肛肠直肠周围脓肿归于肛门"痈疽"范畴。本病最早的论述见于《灵枢·痈疽》云:"发于尻,名曰锐疽,其状赤、坚、大,急治之,不治三十日死矣。"指出"锐疽"发生在骶尾骨部,形状挟锐,颜色红赤,质地坚硬,与肛痈表现相符。后世根据肛痈发生的不同部位,又分出不同名称,如肛门痈、悬痈、坐马痈、跨马痈、鹳口痈、盘口痈等。中医辨证属阳证。

一、病因病机

中医学认为肛周脓肿的发病原因有以下几点。

1.火毒郁结

感受火热邪毒,随血下行,蕴结于肛门,经络阻隔,淤血凝滞,热盛肉腐而成脓。《灵枢·痈疽》云:"寒气客于经脉之中则血泣,血泣则不通,不通则卫气归之,不得复反,故痈肿寒气化为热,热盛则肉腐,肉腐则为脓。"

2.湿热壅滞

饮食醇酒厚味,损伤脾胃,酿胜湿热,湿热蕴结肛门。《外科正宗》云:"夫脏毒者,醇酒厚味,勤劳辛苦,蕴结流注肛门成肿块。"

3.阴虚毒恋

素体阴虚,肺、脾、肾亏损,湿热淤毒乘虚下注魄门而成肛痈。《疡科心得集·辨悬痈论》

云："患此者俱是极虚之人，由三阴亏损湿热积聚而发。"

二、临床表现

(一)肛周脓肿

肛周脓肿发生于肛管皮下或肛周皮下间隙间内。局部呈剧烈持续性跳痛，但全身症状常较轻微。肛门旁皮肤可见一圆形或卵形隆起，红肿，触痛明显。若已化脓，可有波动感。有时肛门检查能发现脓肿从肛隐窝排除或位于慢性肛裂上。

(二)坐骨直肠间隙脓肿

坐骨直肠间隙脓肿发生于坐骨直肠间隙内。本病是肛门直肠周围肿胀中最常见的一种类型。初起时，肛门部坠胀不适，患者局部疼痛较轻，继而出现发热、寒战、脉速、倦怠、食欲缺乏等全身症状；局部症状也很快加重，肛门部灼痛或跳痛，行走或排便时加剧，有时可有排尿困难。局部观察，患者肛旁皮肤隆起，高于对侧，触之发硬，压痛明显。直肠指诊时，发现肛门括约肌紧张，患者肛管饱满，压痛明显，坐骨直肠间隙穿刺时，有脓液吸出，当脓液穿入皮下组织时，有波动感。

(三)括约肌间脓肿

括约肌间脓肿发生在直肠黏膜下层括约肌间隙内，有人也叫黏膜下脓肿，但脓肿不在黏膜下，有的全身症状较显著，发热、倦怠、食欲缺乏等症状明显。直肠下部有坠胀感及疼痛，行走及排便时加重，并有排便困难。

(四)肛提肌上脓肿

肛提肌上脓肿位于骨盆直肠间隙内，主要症状：急骤，发热、寒战明显，腰骶部酸痛，便意频繁。因部位较深，局部外观无明显变化，严重时会阴部红肿。

(五)肛门后深部脓肿

肛门后深部脓肿位于直肠后间隙内，全身症状显著，有周身不适，发热、头疼、倦怠、食欲缺乏等症状。腰骶部酸痛，排便时肛门部有明显坠痛。因部位较深，外观肛门局部无变化，肛门与尾骨之间，可有深压痛。

三、检查

(一)血常规

白细胞、中性粒细胞升高及 C 反应蛋白可有不同程度的增加。

(二)超声波检查

肛门周围及直肠腔内超声不仅能准确地判断脓肿是否形成，更能清晰地显示脓腔的范围、深度、大小、位置及与肛门括约肌和肛提肌的关系；观察脓肿周边血流动力学特征、血流供应情况，尤其对低位脓肿的诊断具有较高的诊断价值，具有方便、快捷、经济、可行性高的优点，故目前临床上运用广泛。

(三)MRI 检查

肛管区域病变的一大优势是它可以清楚地显示肛管区域诸肌肉的解剖关系，使脓肿分布一目了然。

对马蹄形脓肿或高位脓肿能更精确地提供脓肿与周围组织的解剖关系，为手术提供所需的解剖资料。

（四）螺旋 CT 三维重建

可以客观逼真地反映肛门周围组织立体结构，能够提供目前为止术前最为全面的影像学资料供外科手术参考。通过直接扫描获得的断层 CT 图像可判断脓肿附近结构受侵犯的程度，通常用于判断炎症侵及的范围。

（五）脓液培养

对脓肿自溃或肛门流脓的患者，可以做脓液细菌培养及药敏试验，以确定致病菌种类、性质、药敏，从而为临床诊断、治疗及判断预后等提供依据。常以革兰氏阴性菌为主，绝大多数为需氧菌和厌氧菌的混合感染。

四、诊断与鉴别诊断

（一）诊断

肛门直肠周围脓肿的诊断一般并不困难，诊断依据如下。

1. 症状

患者肛门疼痛，甚则坐卧不宁，严重影响生活及工作，可伴有发热恶寒。深部脓肿患者疼痛不明显，表现为肛门坠胀、排尿不畅等。结核性肛门直肠周围脓肿患者可有发热、盗汗、咳嗽等症。

2. 体征

肛门局部可见红肿，局部灼热触压痛，或有应指感，或溃口溢脓；深部脓肿肛内指诊检查时，可触及患处黏膜隆起，有压痛，脓成后有应指感。

3. 实验室检查

肛门周围及直肠腔内超声、MRI 等检查也是诊断本病的重要依据。

（二）鉴别诊断

1. 肛周毛囊炎、疖、汗腺炎

病灶仅在皮肤或皮下，因发病与肛窦无病理性关系，破溃后不会形成肛瘘。

2. 骶骨前畸胎瘤

继发感染有时与直肠后部脓肿相似。肛门指诊直肠后有肿块，光滑，无明显压痛，有囊性感。X 线、CT 或 MRI 检查可见骶骨与直肠之间的组织增厚，或见骶前肿物将直肠推向前方，使骶直间隙增大，肿物内有散在钙化阴影、骨质、牙齿。

3. 骶髂关节结核性脓肿

病程长，有结核病史，病灶与肛门和直肠无病理联系。X 线、CT 或 MRI 检查可见骨质改变。

4. 坏死性脓肿

肛门直肠脓肿若不及时治疗，最终导致严重的并发症：脓毒败血症、气性坏疽，甚至死亡。

5. 骨髓移植后肛门直肠周围脓肿

肛门周围感染是骨髓移植后的少见并发症。其处理与一般血液病相同。切口愈合时间很长。

6. 艾滋病患者的肛门直肠周围脓肿

获得性免疫缺陷综合征患者肛门直肠周围非常容易感染，有学者认为发病率为 34%。所以要慎重处理。若已经形成脓肿，只适合于分期切开引流。

五、治疗

肛管直肠周围脓肿的治疗,临床上分为内治法、外治法和手术治疗。祖国医学对内外治法论述较详细,对手术治疗也有论述。

(一)内治法

1.中医辨证施治

本病早期多为实证和热证,治宜清热解毒,凉血祛瘀,软坚散结,以消法为主;中期脓成邪留,治疗宜扶正托毒,以托法为主;后期脓出体虚治宜补养气血,健脾渗湿,滋补肝肾,以补法为主。

(1)实证。

肛门热毒:局部红、肿、热、痛,坐卧不安,受压或咳嗽时症状加重;溃疡后脓液黄浊,稠厚伴有全身不适;舌质红、苔黄、脉弦数等。治宜清热解毒,凉血祛瘀,软坚散结。选方常用仙方活命饮或黄连解毒汤加减。如脓已成者,用透脓散加减或内托黄芪散加减。

湿热下注:局部红肿较重,肛门坠胀疼痛,身体倦怠,食欲缺乏,渴不多饮,大便燥结;舌质红,苔黄腻,脉濡数。治以清热解毒,利湿,选方常用清热利湿汤加减。

火毒内陷:表现为高热,烦渴身痛,神昏谵语,腹胀便秘,肿胀逐渐扩散;舌质红绛,苔黄腻,脉数有力。治宜清营解毒。选方常用清营汤合安宫牛黄丸或用紫雪丹。

(2)虚证。

阴寒凝滞:畏寒肢冷,神疲倦怠,局部肿势散漫,肿块坚硬而不痛;苔白滑,脉迟缓。治宜温经散寒,和阳散结,选方常用阳和汤加减。

阴虚湿热:肛门结肿平塌,皮色不红,按之不热,疼痛轻微或刺痛如锥,成脓较慢,溃后脓液淡白;脉数、虚、细等。治宜滋阴清热,除湿软坚,选方常用滋阳除湿汤加减。

气血两虚:平素少气懒言,肛门坠胀明显,局部红肿,溃后久不收口,脓水清稀;苔薄、黄。治宜补益气血,清热解毒,选方常用八珍汤或补中益气汤合黄连解毒汤加减。

2.抗感染及对症治疗

肛周脓肿应酌情使用抗生素治疗。一般使用青霉素类、头孢类、氨基糖苷类,若配合甲硝唑或替硝唑或喹诺酮类药物使用,则对厌氧菌也有较好的抑菌作用,可以加强抗感染效果。

对症治疗如静脉补液,补充维生素等可酌情使用。

(二)外治法

1.药物外敷法

(1)初起:实证用金黄膏、黄柏膏外敷,病变部位深隐者,可用金黄散调糊灌肠,虚证用冲和膏或阳和解凝膏外敷。

(2)成脓:宜早期切开引流,并根据脓肿部位深浅和病情缓急选择手术方法。

(3)溃后:用九一丹纱条或药线引流,脓尽后改用生肌散纱条。日久成瘘者,按肛瘘处理。

2.熏洗法

熏洗法主要用于病程长,炎症范围大,波及范围深,手术未能全部切开肿块硬结的术后患者;也可用于发病初期全身症状较轻者。中药熏洗有较强的抑菌作用和较强的渗透作用,会增强药物的清热解毒、凉血祛瘀、消肿止痛、消散托毒、祛腐生肌之效,直接作用于患处,充分发挥药物的治疗作用,而药液的充分灌洗不仅能清除脓液及坏死组织,还减少了创面换药时机械刺激引起的疼痛不适。常用药物有痔疾洗液或苦参汤等加减治疗。

3.保留灌肠法

保留灌肠法对于深部脓肿和范围巨大的脓肿,可予金黄散调糊或中药汤剂保留灌肠,具有清热解毒、消肿止痛、消散托毒等作用。

4.中药坐浴

《外科正宗》认为:"坐浴可流通气血,散瘀化滞,解毒脱腐,消肿止痛。"肛门直肠周围脓肿术后,在控制感染及止血的同时,配合中药坐浴是治疗肛门直肠周围脓肿术后红、肿、痛、脓性分泌物的最佳选择。中药坐浴能使药物直接作用于创面,借助热力,促使血液循环加快,达到和增强消炎止痛、清热解毒、排除脓血、去腐生肌、大便通畅等作用,从而有利于创口早期愈合。

(三)手术治疗

肛管直肠周围脓肿,由于主要原发感染在肛窦或肛腺,加之其他解剖上的原因,很少能避免手术。往往患者在就医时即已化脓,脓肿形成后,又容易扩散蔓延,形成多个间隙的脓肿。在这种情况下,一旦诊断明确,就必须及时进行手术治疗。目前常用手术:脓肿一次切开法、一次切开挂线法、分次手术。

(张东臣)

第二十一节　肛门失禁

肛门失禁俗称大便失禁,是指因各种原因导致的肛门自主控制出现障碍,不能随意控制大便和排气,为多种复杂因素参与而引起的一种临床症状。临床上发病率不高,但能够造成身体和精神上的痛苦,对日常的生活和工作影响十分严重。

中医学称本病为"大便失禁""遗矢"或"大便滑脱",一般认为本病的主因是"虚"和"失治",与人体内的阴阳、脏腑、气血、情志因素等息息相关。

一、病因病机

中医学认为,肛门失禁主要的病因在于"虚"和"失治"。《诸病源候论·大便失禁候》提到:"大便失禁者,由大肠与肛门虚冷滑故也。肛门,大肠之候也,俱主行糟粕,虚弱冷滑,气不能温制,故使大便失禁。"另外,也有主张肛门失禁是由于"气血亏耗,中气不足,气虚下陷"所致,使肛门不能正常收摄,或因外伤导致肛门括约肌损伤。

二、临床表现

(一)病史

发病缓慢,以中老年患者居多,多伴有肛门直肠部疾病,或有肛门直肠手术史。

(二)症状

1.肛门完全失禁

症状严重,不能随意控制排便,排便无次数,肠蠕动时,粪便即由肛门排出,咳嗽、下蹲、走路、睡觉都可有粪便或肠液流出,污染衣裤和被褥,肛门周围潮湿、糜烂、瘙痒,或肛门皮肤呈湿疹样改变。

2.肛门不完全失禁

粪干时无失禁现象,粪稀时则不能控制。

3.肛门感觉性失禁

不流出大量粪便,而是粪便稀时,在排便前动作稍慢或不自觉有少量粪便溢出,污染衣裤,腹泻时更为显著,常有黏液刺激皮肤。

(三)体征

1.完全性失禁

常见肛门周围潮湿、糜烂、瘙痒、肛门常张开呈圆形,或肛门畸形,可见缺损,直肠内排泄物由肛门流出。指检时,可见括约肌松弛,无收缩力或仅有轻微收缩力。

2.不完全性失禁

肛门闭合不紧,括约肌收缩减弱。

3.感觉性失禁

肛管直肠环和括约肌无异常,肛管无皮肤,由黏膜覆盖,或可见黏膜外翻,经肛门括约肌功能测验,平均收缩力低于 20kPa(150 mmHg)。

三、检查

(一)内镜检查

直肠镜检查可观察肛管部有无畸形、肛管皮肤黏膜状态、肛门闭合情况。纤维肠镜检查可观察有无结肠炎、CD、息肉、癌肿等疾病。可用硬管结肠镜观察有无完全性直肠脱垂。

(二)排粪造影检查

排粪造影检查可测定肛管括约肌、肛管、直肠部形态解剖结构,动力学功能状态的 X 线钡剂检查可观察有无失禁及其严重程度,不随意漏出大量钡剂是失禁的标志。

(三)肌电图测定

肌电图测定可测定括约肌功能范围,确定随意肌、不随意肌及其神经损伤及恢复程度。

(四)肛管超声检查

近年来应用肛管超声检查,能清晰地显示出肛管直肠黏膜下层、肛门内括约肌、肛门外括约肌及其周围组织结构,可协助诊断肛门失禁,观察有无括约肌受损。

(五)肛门直肠测压

肛门直肠测压对评估肛门直肠的生理反射、感觉功能、节制功能、内外括约肌功能等有重要价值,包括肛门直肠测压和高分辨肛门直肠三维测压。

主要指标包括:肛管静息压降低提示内括约肌损伤,肛管最大收缩压降低提示肛门外括约肌功能受损。肛管长度可以由测量这些压力时间的间隔来确定。肛管长度缩短可反映肌肉损伤情况。

四、诊断及鉴别诊断

(一)诊断

1.症状

患者不能随意控制排出粪便和气体,会阴部经常潮湿,污染内裤。

2.查体

肛门视诊可见皮肤瘢痕、肛门畸形、皮肤缺损、肛门部粪便污染、肛周皮疹、糜烂、溃疡、用力时见直肠黏膜和内痔脱出。肛门指诊可判断失禁的状态，收缩能力，松弛程度，有无内脱、外翻等。

（二）鉴别诊断

1.结肠炎

结肠炎起病多缓慢，病情轻重不一，主要临床表现腹泻、腹痛、黏液便及脓血便、里急后重，甚则大便秘结、数日内不能通大便，常伴有消瘦乏力等，多反复发作。腹痛一般多为隐痛或绞痛，常位于左下腹或小腹。其他表现有食欲缺乏、腹胀、恶心、呕吐及肝大等；左下腹可有压痛，有时能触及痉挛的结肠。常见的全身症状有发热、贫血等。有少部分患者在慢性的病程中，病情突然恶化或初次发病就呈暴发性，表现严重腹泻，每日 10～30 次，排出含血、脓、黏液的粪便，并有高热、呕吐、心动过速、衰竭、脱水、电解质紊乱、神志不清甚至结肠穿孔，不及时治疗可能造成死亡。

2.直肠炎

直肠炎轻者仅黏膜发炎，重者炎症累及黏膜下层、肌层，甚至直肠周围组织。有时只是一部分直肠黏膜受累，有时直肠黏膜全部发炎，也可累及结肠部分黏膜都有炎症。直肠炎常见于体质虚弱抵抗力低下，心、肺、肝、胃肠道疾病，呼吸道感染，传染病后，大便秘结，腹泻，痔，肛管直肠脱垂，肛瘘，息肉病，肛门直肠狭窄，直肠肿瘤，直肠损伤，直肠异物等，都可使直肠发炎，严重的需立刻到医院进行手术治疗。另外一些因素如饮食不慎，如过度饮酒、过食刺激性强的食物等，不适当的长期服用泻药，肛门内腐蚀性药物过多，细菌感染均可引起直肠炎。

3.肛瘘

肛瘘又称"肛门直肠瘘"，大部分肛瘘由肛门直肠脓肿破溃或切开排脓后形成。脓肿逐渐缩小，但肠内容物仍不断进入脓腔，在愈合缩小的过程中，常形成迂曲的腔道，引流不畅，不易愈合日久腔道周围有许多瘢痕组织，形成慢性感染性管道。中医称本病为"悬痈""坐马痈""脏毒"等，多由肛门直肠周围脓肿破裂，经久不愈而形成的肛门周围的肉芽肿性管道。多发于20～40 岁男性。肛瘘一般由原发性内口、瘘管和继发性外口组成。内口大多位于齿状线附近，多为 1 个；外口位于肛门周围皮肤上，可为 1 个或多个。肛瘘是常见的肛门疾病。肛管直肠瘘主要侵犯肛管，很少涉及直肠，故常称为肛瘘，中医也称之为"肛漏"。发病率仅次于痔，多见于男性青壮年，可能与男性的性激素靶器官之一的皮脂腺分泌旺盛有关。

五、并发症

肛门失禁患者最常见的并发症是会阴部、骶尾部、肛周皮肤炎症，部分患者还可导致逆行性尿路感染或阴道炎及皮肤红肿、溃烂。这是因为粪便对皮肤黏膜产生刺激，使会阴部皮肤经常处于潮湿和代谢产物侵袭的状态，加上皮肤间的摩擦，形成皮肤红肿、溃烂。

六、非手术治疗

（一）内治

1.辨证论治

（1）气虚下陷证。

证候:年老体弱,懒言少语,神疲乏力,便次频数,肛门重坠。舌淡,苔薄白,脉细无力。

治法:补中益气,升陷固脱。

主方:补中益气汤(《内外伤辨惑论》)加减。

常用药:黄芪、党参、白术、陈皮、升麻、柴胡、当归、甘草。

(2)湿热下注证。

证候:腹胀腹痛,暴注下泻,里急后重,排便不爽,肛门灼热,身热口渴,尿短黄。舌红,苔黄腻,脉滑数。

治法:清热除湿缓急。

主方:芍药甘草汤(《伤寒论》)加减。

常用药:芍药、甘草、黄连。

(3)脾肾亏虚证。

证候:排便排气控制难;纳呆,头昏耳鸣,腰膝酸软;舌淡,苔薄白,脉细无力。

治法:健脾温肾,补气升提。

方药:金匮肾气汤合补中益气汤加减。

2.中成药治疗

常用的有补中益气丸、金匮肾气丸等。

(二)外治

适用于各种类型的大便失禁导致的肛门疼痛不适、潮湿等。

1.熏洗法

该治疗具有活血止痛、收敛消肿等作用,常用的方剂有五倍子汤、苦参汤、止痛如神汤等。以药物加水煮沸,先熏后洗。

2.敷药法

该法有消肿止痛、收敛祛腐生肌作用,常用药有消痔膏、九华膏等。

3.塞药法

该法是将药物制成各种栓剂塞入肛内,依靠体温将其融化,直接敷于肛门直肠皮肤黏膜,起到清热消肿、止痛止血作用。常用药有痔疮栓、太宁栓等。

4.按摩疗法

按摩两侧臀大肌、提肛穴和长强穴等。早晚各做提肛运动一次,每次 30 min。另外,可针刺八髎、腰俞、白环俞、承山、百会等穴。

5.生物反馈和盆底肌训练

通过专业医师辅助,训练患者感受生理刺激作用更好地发挥肛门括约肌的功能,建立起良好的排便反射,改善排便不适的过程。生物反馈治疗非创伤性、痛苦小、不受患者年龄等因素影响,疗效确切,复发率低。

6.针灸治疗

主穴:提肛、长强;配穴:肾俞、命门、百会、足三里、三阴交、关元;艾灸:取上述穴位,点燃艾条,艾火距皮肤约 3 cm,灸 10~20 min,以灸至皮肤温热红晕,而又不致烧伤皮肤为度。

七、手术疗法

由于手术损伤和产伤或外力暴力损伤括约肌致局部缺陷。先天性疾病、直肠癌肿术后、肛管括约肌切除等则需进行手术治疗,可采用括约肌修补术、直肠阴道内括约肌修补术、括约肌折叠术、皮片移植肛管成形术、括约肌成形术等。

(张东臣)

第二十二节　肛周湿疹

肛周湿疹是一种常见多发的皮肤非感染性疾病,约占肛门疾病的 1/10,是肛肠科的常见病、多发病之一。其病变多局限于肛门口及周围皮肤,也可蔓延至会阴部及外生殖器。临床上以渗出、瘙痒、局部分泌物增多,皮损呈多形性,易复发为特点。由于其病程长,分泌物反复刺激,故肛门及肛门周围皮肤常常变厚,苔藓样变或皲裂。本病任何年龄及性别均可发生。根据发病原因,可分为原发性和继发性肛周湿疹。根据病程长短可分为急性、亚急性、慢性肛周湿疹。中医学称本病为"浸疮""血风疮""风湿疮"等。

一、病因

中医认为与以下因素有关。

(一)湿热下注

本病常因饮食不节,过食辛辣之物,伤及脾胃,脾失健运,湿热内生,复加外感风湿热之邪,下注肛门,留滞于肌肤,内不得通,外不得泄,而致气血不和,营卫不调而致病。

(二)血虚风燥

慢性期因病程缠绵,渗液日久,或过饮燥湿、利湿之剂,伤阴耗血,肝失所养,则风从内生,风胜则燥,而出现血虚风燥之证。

二、临床表现

按其病程和皮损情况分为急性、亚急性、慢性三种。

(一)急性湿疹

肛门周围的皮损多呈粟粒样小丘疹、丘疱疹或小水疱,基底部潮红。由于搔抓,致使水疱破溃,可见有小点状渗出和糜烂,并有浆液不断渗出,病变部较重,向周围蔓延,外围可散在丘疹、丘疱疹。若合并感染,可形成脓疱,渗出脓液,结黄绿色或褐色脓痂,还可并发毛囊炎、疖肿。

(二)亚急性湿疹

由急性湿疹炎症减轻、未及时处理、拖延日久而成。特点是皮损以小丘疹、鳞屑和结痂为主,仅有少数丘疱疹和水疱糜烂。

(三)慢性湿疹

由急性或亚急性反复发作日久不愈而成,也有初起即呈慢性者,可见局部皮肤增厚、浸润、色棕红或灰色,表面粗糙,肛缘及肛管可有皲裂,米糠样皮屑及抓破后成为结痂,外周可有散在的丘疹、丘疱疹。

三、诊断及鉴别诊断

（一）病史

询问是否有蛋白质、花粉、皮毛、染料、化妆品、肥皂等接触史，是否患有痔疮、脱肛、肛管上皮缺损、糖尿病等疾病，女性患者是否有月经不调病史，症状是否发展迅速，且反复发作。

（二）诊断

根据病史、皮疹形态及病程，湿疹的诊断一般不困难。湿疹皮损的特点是，皮损为多形性、弥散性、分布对称，急性者有渗出，慢性者有浸润肥厚。病程多不规律，反复发作，瘙痒剧烈。

（三）鉴别诊断

1.肛门瘙痒症

肛门瘙痒症以瘙痒为主要表现，无渗出液，搔抓破后，继发渗出、出血、糜烂。

2.接触性皮炎

患者常有明显的接触刺激物病史，皮疹仅限接触部位，形态单一，水疱大，边界清楚，去除病因后皮炎消退较快，很少复发。

3.肛周神经性皮炎

患者常发瘙痒，后出现扁平丘疹，有苔藓样变，淡褐色，干燥而坚实，病变部位可延至骶尾部、会阴及阴囊。

四、治疗

（一）内治法

1.湿热浸淫证

（1）主症：肛门周围皮肤潮红、水疱、糜烂、渗液，边界弥散，瘙痒剧烈，可伴胸闷纳呆，大便干结，小便黄赤。舌红，苔黄腻，脉滑数。相当于急性湿疹。

（2）治法：清热利湿，凉血疏风。

（3）方药：萆薢渗湿汤加减。

2.脾虚湿蕴证

（1）主症：皮损淡红或色暗，水疱不多，但滋水淋漓，常伴有胃纳不香，面色萎黄，便溏尿少。舌淡，苔白腻，脉滑。相当于亚急性湿疹。

（2）治法：健脾燥湿，养血润肤。

（3）方药：除湿胃苓汤加减。

3.血虚风燥证

（1）主症：皮损肥厚，角化皲裂，或有抓痕、血痂，反复发作，经久不愈，常伴有形体消瘦。舌淡，苔白，脉沉细。

（2）治法：养血疏风，除湿润燥。

（3）方药：四物消风散加减。

4.热毒壅盛证

（1）证候：肛周皮肤红肿，痛不可按，皮损扩大，流脓流水。身热恶寒，头痛乏力。舌红，苔黄厚，脉弦数。

（2）治法：清热解毒。

(3)方药：仙方活命饮加减。

（二)外治法

1.中药外治法

(1)湿敷疗法：大青叶加水煎汤湿敷于患处，适用于各种证候；地榆、马齿苋煎汤湿敷于患处，适用于湿热证候。

(2)熏洗疗法：蛇床子、苦参、明矾、川椒、艾叶煎煮后熏洗坐浴，适用于湿热浸淫证和脾虚湿蕴证肛周湿疹；10％明矾水温热外洗，适用于慢性湿疹肛门瘙痒者。

(3)外敷疗法：番茄汁外敷患处，适用于湿热浸淫证肛周湿疹；湿毒膏涂敷患处，适用于脾虚湿蕴证肛周湿疹；五倍子散涂敷患处，适用于血虚风燥证肛周湿疹。

2.针灸治疗

(1)针刺法：针刺三阴交、血海、会阴，脾虚配足三里，瘙痒剧烈者配太溪、长强，采用平补平泻针法。

(2)艾灸法：适用于慢性湿疹，将艾叶放在皮损的四周，每隔 1.5 cm 放 1 炷，顺次点燃，可止痒。

（逄承健）

第二十三节　肛门瘙痒症

肛门瘙痒症（PA）是发生于肛门或生殖器部位的一种局限性瘙痒症，属于神经机能障碍性皮肤病。

本病多见于中年男性，但女性也可发病，另外患蛲虫病的儿童也可罹患。瘙痒一般只限于肛门周围，有的可蔓延到会阴、外阴或阴囊后方。因经常搔抓，可使肛门周围皮肤皱褶肥厚，可有辐射状皲裂、浸渍、湿疹样变、苔藓样变或感染等继发性损害。

根据病因，本病可分为原发性瘙痒和继发性瘙痒。原发性瘙痒不伴有原发性皮肤损害，以瘙痒为主要症状。继发性瘙痒症发生于原发性疾病和各种皮肤病，伴有明显的特异性皮肤损害和原发病变，瘙痒仅仅是原发疾病的一个症状。如痔疮、肛瘘、肛周湿疹、神经性皮炎、脂溢性皮炎、疥疮、股癣、肛管直肠肿瘤、蛲虫等引起的瘙痒均属此类。

肛门瘙痒症在中医中属于"风瘙痒""肛门痒""阴痒""痒风"的范畴。

一、中医病因病机

中医学认为本病的发生因风湿热邪长期蕴结于肛门，使之气血运行失畅，经脉阻滞而发为淤血，淤血阻络，血脉不荣，肌肤失养而发瘙痒。

（一)风热侵袭

外感风邪，或风热相聚，风湿挟热，留滞于营卫之间，腠理皮肤之中，结而不散，则发痒出疹，而成瘙痒之证。

（二)血虚生风

皮肤腠理需气血营养，血虚不能充养皮肤腠理，生风生燥则瘙痒。

（三）湿热下注

因饮食不当,过食辛辣肥甘,积湿生热,下注肛门,阻塞肛门周围皮肤经络而产生瘙痒。

二、临床表现

本病主要以瘙痒为主要临床表现,同时可伴有不同程度的疼痛、潮湿及排便不尽感。

患者常因湿润、衣裤摩擦等诱因引起肛门局限性瘙痒发作。夜间安静时,或就寝时瘙痒加剧,呈阵发性,有烧灼感、蚁爬感。持续时间较长,影响睡眠,可造成神经衰弱。患处常因搔抓而破溃、糜烂、出血,有结痂、色素沉着或色素脱失,皮肤肥厚以致肛周皮肤苔藓样变。瘙痒常蔓延至会阴、外阴及阴囊。

三、诊断

根据典型的肛门瘙痒史,结合临床症状、体征,对本病不难诊断,但要明确病因则比较困难。一般肛门局部有原发病变为继发性瘙痒症,否则为原发性瘙痒症。此外,还应进行全身体检,有针对性地做必要的实验室检查,如血、尿、大便常规,肝、肾功能,尿糖、血糖、糖耐量试验及组织病理和涂片等检查。

四、鉴别诊断

1.肛周湿疹

有急性发作史,表现为丘疹、水疱、渗液等多形损害,有强烈渗出倾向。湿疹常发有丘疹、红斑、渗出、糜烂,以后继发瘙痒。

2.肛周神经性皮炎

有明显的接触刺激物病史,消除病因后较少复发。

3.老年性瘙痒症

常见于60岁以上老年人,瘙痒以躯干四肢为主,亦可波及会阴部及肛门,长期搔抓后皮肤可发生湿疹样改变。可能与年老皮肤萎缩、干燥和变性有关。

五、治疗

（一）中医辨证论治

1.风热侵袭证

(1)主症:肛门瘙痒伴灼热感,遇冷或遇热痒更甚,口舌干苦,心烦易怒,大便秘结,小便短赤,肛门周围皮肤不潮湿,皮损不明显,瘙痒易作易休。舌尖红,苔薄黄或薄白,脉数略浮。

(2)治法:清热凉血,疏风止痒。

(3)方药:凉血消风散加减。

2.血虚生风证

(1)主症:肛门部瘙痒不分昼夜,或痒呈蚁行感,局部皮肤干燥无光泽及弹性,可蔓延至前阴。面色苍白,五心烦热,心悸失眠。舌淡,苔薄,脉细数。

(2)治法:养血润燥,祛风止痒。

(3)方药:当归饮子加减。

3.湿热下注证

(1)主症:肛门皮肤瘙痒,伴有渗出、潮湿,蔓延至会阴部、阴囊,局部皮肤常有破溃及出血,时轻时重,肛门周围皮肤粗糙,皱褶增厚,分泌物较多,可伴有口渴喜饮,胃食欲缺乏,大便秘结。舌红,苔黄,脉弦滑。

(2)治法:清热利湿,祛风止痒。

(3)方药:龙胆泻肝汤加减。

(二)中医外治

1.搽药敷药法

九华粉洗剂涂抹患处,适用于风热、湿热证。

2.熏洗疗法

可用止痒熏洗汤熏洗坐浴(苦参蛇床子、地肤子、白鲜皮、川椒、黄柏)。

(三)针灸治疗

梅花针点刺肛门周围皮肤,可有立即止痒的效果。针刺长强、大椎、肺俞、血海、三阴交等穴位,采用强刺激手法,有消炎止痒的作用。

(四)穴位治疗

1.穴位注射

丹参注射液 2 mL 与维生素 B_{12} 注射液 50 mg 混合在长强穴处行穴位注射,每周 2 次,6 次为 1 个疗程。

2.穴位埋线

3 号或 4 号铬制羊肠线 2.5 cm,酒精浸泡 30 min,患者取侧卧位,取长强穴,局部消毒及麻醉,将装有羊肠线的穿刺针在长强穴紧靠尾骨前面,刺入 4 cm,待局部有明显的酸胀感时即可推入羊肠线,退出穿刺针,敷料覆盖。穴位埋线简单易行,止痒止痛效果良好,且疗效持久。

(五)手术疗法

自发瘙痒经过上述治疗后不见好转或多次复发者可用手术治疗。手术方法有除去肛门部皮肤神经支配和切除肛门部皮肤两种。

（逢承健）

第二十四节　肛门尖锐湿疣

肛门尖锐湿疣(CA),又称肛门生殖器疣,性病疣,是由人类乳头瘤病毒(HPV)引起的性传播疾病。好发于青壮年,主要通过性接触传播,也可通过非性接触传播。引起肛门尖锐湿疣常见的 HPV 有 30 多种类型,90% 以上的尖锐湿疣是由 HPV6 型及 HPV11 型引起。HPV 侵入肛周皮肤及直肠黏膜后,在侵入部位引起增生性病变,早期表现为小丘疹,以后呈乳头状、菜花状、花冠状损害。本病尚无特效疗法,有复发趋势,与癌症有一定关系。

尖锐湿疣在中医中属于"瘙瘊""臊疣"的范畴。

一、中医学认识

其病名首见于《灵枢·经脉第十》:"手太阳之别……实则节弛肘废;虚则生疣,小者如指痂疥"。

隋·巢元方《诸病源候论》认为,疣是"风邪搏于肌肉而变生也"。认为病因是风邪客于肌肉所致。

《外科证治全书》指出:"疣初起如豆,如花之……系肝虚血燥,治以滋水以生肝血,润风燥以荣筋,归芍地黄加牛膝、川芎主之"。《薛氏医案》曰:"疣属肝胆少阳经,风热血燥,或怒动肝火,或肝客淫气所致"。指出了疣辨证论治,病位主要责之于肝,病因主要为风热湿毒下聚,并提出了具体治疗方法。

二、临床表现

尖锐湿疣潜伏期一般为 1~8 个月,平均 3 个月,80％以上患者为 20~40 岁。肛门尖锐湿疣多见于肛周、肛管、直肠。尤以同性恋者男性患者多见,偶见于腋窝、脐窝、脚趾间、口腔、乳房等部位。

典型尖锐湿疣初期皮损表现为单个或散在分布的淡红、暗红色小丘疹,质软,而后丘疹逐渐增多,范围变广,向外蔓延,疣体增生呈乳头状、菜花状、鸡冠状或蕈样型;疣体表面潮湿,呈白色、淡红色或污灰色。患者出现患处潮湿、瘙痒、异物感及性交疼痛;若疣体继续增大,可因局部摩擦而出现糜烂、渗液、破溃乃至感染。直肠内尖锐湿疣者常有肛门下坠,便时疣体脱出及便不尽感。妊娠期妇女病情发展较快,疣体生长多而快,治疗较为困难且易复发。少数患者因疣体生长过快而形成巨大型尖锐湿疣,疣体呈疣状或菜花状,可伴有感染、坏死,外形类似肿瘤,组织病理学可鉴别。

HPV 亚临床感染及潜伏感染者常无不适症状,肉眼也无疣体可见,仅实验室检查有 HPV 感染,醋酸白试验及配合放大镜或阴道镜检查可提高检出率。

三、实验室及组织病理检查

尖锐湿疣检测方法主要有以下几种方式:

1. 醋酸白试验

用棉签将 5％醋酸溶液涂于皮损上,5 min 后观察可发现 HPV 感染部位出现均匀一致的白色改变,界限清楚,该方法特异性不高。

2. 细胞学检查

用宫颈或阴道疣体组织涂片,巴氏染色,可见空泡化细胞及角化不良细胞同时存在,有诊断价值。

3. 组织病理学检查

典型表现为表皮乳头瘤样增生伴角化不全,棘层肥厚和颗粒层、棘层上部细胞有明显空泡形或核周围有透亮的晕(凹空细胞),胞质着色淡,为特征性改变;真皮浅层毛细血管扩张,周围常有炎性细胞浸润。

4. 聚合酶链反应(PCR)

PCR 是目前 HPV 一种有效的检查方式,敏感性高,方法简单快捷,临床使用广泛。

另外,还有免疫学检查及核酸杂交试验,前者因敏感性不高,后者因操作复杂、受检查条件要求所限而应用率不高。

四、诊断

尖锐湿疣诊断的主要依据病史(性接触史,配偶感染史或间接接触史等)、典型临床表现和实验室检查结果(醋酸白试验、组织病理学检查)进行诊断。

五、鉴别诊断

肛门尖锐湿疣应和生殖器部位的其他皮肤病、增生性性病及生理性变异疾病鉴别。

六、治疗

肛门尖锐湿疣的治疗原则为去除疣体、消灭病毒、提高免疫、减少复发。肛门尖锐湿疣的治疗方式多种多样,主要分药物治疗、物理治疗及手术治疗三大类。在治疗方案选择上,一般对于疣体较小或疣体数目少者,可用局部药物治疗;疣体较大或数目较多者,多用物理方式治疗;无论局部药物治疗还是物理治疗,均应辅助免疫治疗,以减少复发。

(一)辨证论治

尖锐湿疣主要是疫毒湿热邪气下注。尖锐湿疣以全身辨证为主,局部辨证为辅。辨证以全身症状、疣体的性状、舌象与脉象为主要依据。临床常将尖锐湿疣分为湿毒下注证、正虚毒蕴证二型。

1.湿毒下注证

证候:外生殖器或肛门等处出现疣状赘生物,色灰或褐色或淡红,质软,表面秽浊潮湿,触之易于出血,气味恶臭;小便黄;舌苔黄腻,脉滑或弦数。

治法:清热解毒利湿化浊。

主方:萆薢化毒汤(《疡科心得集》)加减。

常用药:萆薢、归尾、丹皮、牛膝、防己、木瓜、薏苡仁、秦艽、黄柏、大青叶、土茯苓等。

2.正虚毒蕴证

证候:外生殖器或肛门等处出现疣状赘生物,反复发作,难以根治,体弱,肢体倦怠,声音低弱,大便溏,小便清长,或女性白带多清稀。舌苔白,舌质淡胖,脉细弱。

治法:健脾扶正,化湿解毒。

主方:参苓白术散(《太平惠民和剂局方》)加减。

常用药:人参、白术、白茯苓、桔梗、莲米、薏苡仁、淮山药、扁豆、甘草、苦参、萆薢、大青叶、土茯苓、马齿苋等。

(二)中成药

根据不同的证型选用不同的中成药。

湿毒下注证,予以清热解毒利湿,可选用三妙丸、四妙丸。

正虚毒蕴证,健脾扶正,化湿解毒,可选用四妙丸合用资生丸或参苓白术丸。

(三)外治法

1.熏洗法

选用虎杖、大黄、板蓝根、山豆根、龙胆草、香附各 30 g;或用白矾、皂矾各 120 g,侧柏叶、生薏苡仁、儿茶。煎水趁热熏,待温度适宜洗浴疣体,每日 1~2 次。

2.其他

(1)点涂法:用中药鸦胆子仁捣烂涂外敷或用鸦胆子油点涂疣体包扎,3~5 d 换药一次,注意保护正常皮肤,适用于小疣体。

(2)火针:局麻下用火针从疣体顶部直刺至基底部,视疣体大小每个疣体 1~3 次至脱落。

(3)注射:用 1∶1 氟尿嘧啶注射液直接注射于疣体,使疣体硬化坏死脱落。

干扰素疣体基底部注射,每周 3 次,共 4～12 周有一定疗效。

3.敷药法

(1)5％足叶草毒素酊:先用凡士林或抗生素乳膏涂于疣体周围正常皮肤,再用无菌棉签蘸取本品涂于疣体表面。2 次/日,三日为一个疗程,间隔四日,若仍有少许残留疣体,可再使用1 疗程。本品有致畸作用,孕妇禁用。

(2)5％咪喹莫特霜:每周 3 次,每次用药后 6～10 h 洗去,连用 16 周,该药疗效可,不良反应较小,患者可自行涂药。

(3)50％三氯醋酸溶液:直接涂于疣体上,1 次/日,用 1～2 次,若需重复用药需间隔 1 周。使用时注意保护正常组织黏膜。

(4)5％氟尿嘧啶乳膏:通过抑制 DNA 及 RNA 的合成达到治疗目的,同时有免疫刺激作用,涂于患处,1～2 次/日,孕妇禁用。

(四)手术治疗

手术治疗主要用于疣体较大者,使用高频电刀完整切除疣体基底部,范围达正常皮肤0.2 cm处,深度达真皮层,对于单个疣体可行电烧灼,使其碳化。对于疣体过大不能一次性完整切除者,可分次切除。近期还有报道使用吻合器对肛内齿状线上感染的尖锐湿疣,或尖锐湿疣与痔混合在一起的患者行吻合切闭术。

手术治疗术后需每日换药(参见熏洗、敷药法),使用微波等治疗减少疼痛、水肿不良反应。

（张文华）

第二十五节　肛窦炎

肛窦炎又称肛隐窝炎,是发生在肛窦、肛门瓣的急性和慢性炎症。由于慢性炎症刺激,常合并肛乳头炎、肛乳头肥大。乳头炎其特征是肛周及内部不舒服,伴有潮湿、发痒,严重的有分泌物、疼痛等。肛窦炎和肛乳头炎在临床上很常见,由于其症状比较轻微,因而常常被忽视。但是本病是引起肛肠外科疾患的主要感染灶。据统计,约 85％的肛门、直肠的发病与癌变都与肛窦感染相关。因此,积极处理肛窦、肛乳头感染性疾病,对于许多肛门、直肠疾病来说,具有重要意义。

一、病因病理

肛窦炎在中医学里没有专属病名,根据其临床症状和体征,许多医家将其归于"脏毒"范畴。《外科全生集》云:"脏毒者,醇酒厚味,勤劳辛苦,蕴毒流注肛门。"《疮疡经验全书》云:"脏毒者,生于大肠尽处肛门是也。"

其实,肛窦炎发生最根本的因素是五脏六腑本虚、阴和阳之间失去调合,复感六淫、邪毒招致气血坠下于肠,结聚于肛口,宿滞不散,脏毒结聚于魄门所致。

多因膳食不节,过食肥甘厚重和辛辣刺激,所致湿邪和热邪停注,浊秽内生;或湿邪、热邪与血气彼此搏结,经脉堵塞而病发;或由脾虚所致中焦之气不足,或肺、肾阴液亏虚,湿和热邪趁虚结聚于肠末,郁久蕴酿而成。

西医学认为肛窦容易发生感染的最主要原因是其形态及部位的特殊性。肛窦的解剖特点是底部向下,向上开口于直肠盲带。直肠内的粪便和异物容易积存于其中,因而阻塞肛门窦口,导致由肛腺分泌的黏液排出不畅,细菌趁机侵入、繁殖,从而引起肛窦炎症。

另外,肛乳头常被粪块擦伤,继发细菌感染,引起炎症、水肿、纤维组织增生。感染肛窦产生的炎症刺激,使得患者排便次数增多,感染更难以得到有效控制,如此形成恶性循环。肛窦、肛瓣的炎症常刺激肛门括约肌,引起肛门括约肌痉挛,使肛门局部缺血,这又影响炎症的吸收、消散。在正常情况下,排便时肛窦呈闭合状态,粪便不容易进入,但对于便秘患者,因其长期排便努挣,可引起肛门和直肠下段被动充血,或干结粪便通过肛管时超过了肛管舒张负荷,使肛窦和肛门瓣受到损伤,进而引起肛窦炎。再者是腹泻患者,稀薄的粪便容易进入肛窦内存积,从而阻塞肛窦,导致肛腺分泌的黏液积蓄、排出不畅,细菌则乘机侵入并繁殖,而引起肛窦感染。

二、分类

肛腺在正常生理情况下,不断分泌黏液,经肛腺导管排至肛窦内,再由肛窦排入直肠以润滑齿状线部,起到对肛门的保护作用。由于肛窦、肛腺及肛腺导管在解剖学上的特点,其感染扩散也有一定的途径。根据它的解剖和生理学特点,肛窦炎和肛乳头炎的感染扩散大致可以分为三个阶段。

第一阶段:肛窦炎阶段。由于肠内容物或异物阻塞肛窦,肥大的肛乳头阻塞肛窦,水肿发炎的肛瓣阻塞肛窦口,导致肛腺分泌的黏液受到阻滞不能排出,影响了肛腺本身的生理功能,同时细菌侵入繁殖形成肛窦炎。

第二阶段:肛门直肠脓肿阶段。深入肛腺导管的感染,波及肛腺周围的结缔组织、微血管及淋巴管,导致肛门直肠周围脓肿。

第三阶段:肛门直肠瘘阶段。来自肛窦的感染,沿肛腺导管、肛腺体、毛细血管和淋巴管,侵入肛管、直肠周围疏松结缔组织形成局部脓肿,若治疗不及时或治疗不当,即可转变成为肛门直肠瘘。

三、临床表现

(一)病史

患者多由饮食辛辣、饮酒过多、久病体虚等情况引起,病情较急,以青年居多。

(二)症状

1.排便不尽感

肛管中有丰富的神经纤维,还有较多的神经结,感觉明显,病史初期患者往往有排便不尽感,伴有肛内异物感和下坠感。

2.疼痛

疼痛是肛窦炎最常见的症状。一般为撕裂样疼痛或是烧灼样疼痛,排便时症状加重。当外括约肌受到刺激,肛门疼痛加重,并向臀部、会阴部、腰部及下部扩张。

3.瘙痒

肛窦炎引起的肛门部瘙痒虽不像肛周瘙痒那样明显,但却难以用手抓止痒。瘙痒多由于炎症性渗出对肛门的刺激引起,患者肛周较常人潮湿。

4.反射性疼痛

肛窦炎常出现反射性疼痛,可通过阴部内神经及骶神经向尿生殖器反射,通过髂腹下神经和肛尾神经向骶骨和尾骨反射,偶或通过坐骨神经向下肢反射。

5.引发肛周其他疾病

轻者肛门不适,严重者可导致肠道炎症,肛窦炎常是肛周脓肿、肛瘘的前驱表现,如不及时治疗会导致后者的发生。

四、诊断及鉴别诊断

(一)诊断

1.局部视诊

肛窦炎视诊可见部分患者肛周潮湿,肤色潮红。

2.指诊

指诊时,在齿状线处可摸到有硬的隆起或凹陷,有压痛。分泌物较多时手套上可伴有黏液。

3.肛门镜检查

内镜检查时,可见感染肛窦水肿、充血、色泽发暗,触之易出血,按压肛窦可伴有脓液流出,使用探针可探入肛窦内。

(二)鉴别诊断

1.肛裂

肛裂一般以肛门周期性疼痛、便秘及大便带血为主证。其疼痛较肛窦炎较重,时间较长。

2.肛隐窝炎

肛隐窝炎为肛窦炎进一步发展的结果,主要表现为肛周疼痛逐渐加重,酿脓时呈鸡啄样痛,伴恶寒发热等症,血常规检查白细胞计数明显增多,中性粒细胞亦升高。

五、临床分类

1.急性肛窦炎

肛门齿状线部位有变深的肛隐窝,触诊时肛窦处可触到小的结节硬块,并有压痛,还可以伴随发红、渗液、糜烂、溃疡、水肿等显著炎性表现。

2.慢性肛窦炎

肛门齿状线部位有变深的肛隐窝,有发红、渗液、水肿、糜烂、溃疡等显明炎性表现,疼痛较弱,但是可有慢性疼痛。

六、治疗

(一)治疗原则

肛窦炎的治疗,早期主要以消炎、止痛为主,患者以便秘为主的要软化大便,以腹泻为主的要涩肠止泻。必要时给予抗生素以抗炎,后期如发展成为肛周脓肿或是肛瘘时使用手术治疗。

(二)辨证论治

1.湿热下注型

证候:凡是出现肛内潮湿不爽,偶有痛刺感,便时加剧,黏液量多,且排便次数增多;或腹部疼痛即泻,便后烙肛气秽,粪色褐黄;或心胸烦闷口干,小便短赤。舌红,苔黄腻,脉濡滑。

治法:泄热通便,滋阴凉血。

方药:葛根芩连汤加减,或者龙胆泻肝汤加减(黄芩15 g,葛根10 g,龙胆草9 g,黄连9 g,车前草15 g,泽泻15 g,当归15 g,黄柏9 g,生地15 g,甘草15 g)。

2.肛门热毒型

证候:肛内不适,似痛非痛,似胀非胀,便时痛胀加剧,便液混血,或五心烦热、盗汗、口干;或排便艰涩。舌红苔黄或少苔,脉细数。

治法:清热解毒。

方药:黄连解毒汤加减,或者五味消毒饮加减(蒲公英20 g,紫花地丁15 g,黄连15 g,黄芩15 g,栀子15 g,黄柏15 g,野菊花20 g,天葵子15 g,甘草12 g)。

3.阴虚内热型

证候:便后不爽,肛口似痛非痛,似胀非胀,便时痛胀加剧,黏液混有血状丝,或五心烦热、盗汗、口干;或便时秘结。舌红苔黄或少苔,脉细数。

治法:养阴祛热。

方药:增液汤或润肠丸加减(火麻仁15 g,麦冬20 g,生地10 g,桃仁15 g,红花10 g,当归20 g,玄参20 g,甘草12 g)。

4.气虚下陷型

证候:肛口坠肿不舒,有时黏液渗出肛外,质清稀;或脸色苍白,少气懒言;或纳少便溏。舌质淡、苔白,脉体细小兼弱。

治法:益气举陷。

方药:补中益气汤加减(黄芪30 g,白术15 g,陈皮9 g,当归15 g,桃仁10 g,升麻9 g,柴胡9 g,党参10 g,红花9 g,炙甘草10 g)。

(三)中药成药治疗

通过辨证论治后给予相应的药物,如龙胆泻肝丸、补中益气丸、麻仁润肠丸等。

(四)其他中医特色疗法

1.熏洗法

熏洗法俗称"坐浴法",指将用药加水浴加热取药液,然后屁股放于加热的汤药上先熏后洗进行医治的办法。这样一来药物可直接作用到达病变部位,也可通过皮肤或黏膜的吸收而发挥疗效,加上由于蒸汽的作用,达到温通气血经络,促进局部的血液循环,恢复和改善局部功能,加快对炎性组织代谢,以达到消肿散瘀、缓痛止血之效。常用的有苦参洗剂、院内制剂回药消肿止痛液,疼痛明显时可使用大黄元明煎:大黄15 g,元明粉40 g,黄连15 g,黄柏15 g,乳香30,水煎成500 mL,进行早晚2次中药熏洗,每次15~20 min。

2.敷药法

药物直接外敷于病变部位的一种外治方法,常用药物剂型是膏剂。该药有以下优点:润泽、滑润、软和、无硬粘着不适的感觉,尤其对发病部位为塌陷、凹入、折缝之处,或大面积溃疡,更为适宜。此外,这种药使用简单方便,容易随身携带,价格便宜,易为患者接受。常用的有消肿止痛膏、九华膏、拔毒膏、龙珠软膏等。

3.塞药法

将药物制成栓剂塞入肛门内而起到治疗作用的方法。药栓可以直接经肛部给药,既可防止胃内消化液和消化道酶对药栓的耗损,加强对药栓的机体吸收作用,又可减轻药栓对胃黏膜的直接刺激,还能降低了肝脏的负担。同时因为药栓直接起作用于病变局部,疗效相比内服药快得多,能够最大限度地发挥栓药的治疗效果。除此以外,一般来说栓药的组成配比为脂溶性的,不但能缓慢释放药物,还能减少药品的刺激作用;还有该药一般含有油制剂,还可达到润肠通便的效果。因此,栓剂在肛窦炎治疗中的应用也很普遍。常用的栓剂有复方角菜酸酯栓、普济痔疮栓、马应龙痔疮栓等。

4.穴位封闭法

主要是缓解疼痛。通常用 0.25% 布比卡因 5 mL,在患者长强穴作扇形注射,隔日一次,5 次为一疗程。

5.灌肠法

张仲景在《伤寒论》最早记载了灌肠术,提出对津伤便秘者"不可攻之",宜蜜煎导而通之,大猪胆汁及苦土瓜根,皆可为导。此后晋代的葛洪在其所著的《肘后备急方》中详细叙述了灌肠术的应用。该书中记载:"土瓜采根捣汁,筒注入肛中,取通。"可见,当时已出现了古老的灌肠器具。公元 752 年王焘在《外台秘要》里首载竹子做成筒盐水灌肠术,"以水三升,盐三合,使沸,适寒温,以竹子做成筒底下立通也"。这些古老的事例都为现代肛肠疾病中需要保留灌肠者提供了丰富历史临床依据。现在临床常用的灌肠方法为:大黄 20 g、元明粉 50 g、黄连 20 g、黄柏 20 g、乳香 20 g,水煎成 400mL,早晚 2 次灌肠,每次 40～60 mL,肛内保留 20 min。

(张文华)

第二十六节　肠易激综合征

肠易激综合征(IBS)是一组持续或间歇发作,以腹痛、腹胀、排便习惯和/或大便性状改变为临床表现,而缺乏胃肠道结构和生化异常的肠道功能紊乱性疾病。典型症状为与排便异常相关的腹痛、腹胀,根据主要症状分为:腹泻主导型;便秘主导型;腹泻便秘交替型。精神、饮食、寒冷等因素可诱使症状复发或加重。

根据 IBS 常见的临床症状有腹痛、腹部不适、腹胀、腹泻、便秘、焦虑等,该病可能分布于中医学"腹痛""腹胀""泄泻""便秘""郁证"等病症的范畴中。肠易激综合征中医病名诊断以症状诊断为主。以腹痛、腹部不适为主症者,应属于中医"腹痛"范畴,可诊断为"腹痛";以大便粪质清稀为主症者,应属于中医"泄泻"的范畴,可诊断为"泄泻";以排便困难、粪便干结为主症者,应属于中医"便秘"范畴,可诊断为"便秘"。

一、病因病机

1.外邪入侵

外感六淫为主要发病诱因之一。六淫外邪或从皮毛由表入里,或从口鼻直中入里,造成肠胃功能失调,皆可致肠易激综合征的发生。

2.情志失调

由于长期的精神刺激或突发剧烈的精神创伤,超过了人体本身生理活动所能调节的范围时，则会引起脏腑气血功能的紊乱，从而导致疾病的发生。例如大怒伤肝，肝失疏泄，乘脾犯胃，脾胃受制则发为泄泻；又如情志佛郁，肝气郁滞，郁久横逆犯脾，脾胃气机失畅则引起腹痛；情志抑郁，肝郁乘脾，脾气郁结升降失调，则可致肠腑气滞而发生便秘。总而言之，情志因素会影响气机，引起肠易激综合征的发生。

3.饮食失宜

脾胃为后天之本，若饮食失节或饮食不洁，先使脾胃受害而出现胃肠征候，如腹痛、呕吐、泄泻、便秘等。例如过食生冷，则会损伤脾阳，脾失运化而寒湿停滞，阻滞气机则发为腹痛；脾胃气机升降失调则导致大肠传导失常而发为泄海；又如饮食过量，肠道积滞，蕴而化热，则腑气失于通降而成便秘；若恣食生冷之品而致阴寒内盛，凝滞肠胃，损伤脾阳，亦会使大肠传导失常而致便秘。

4.体质虚弱

人体正常动态平衡的维系取决于正气的强弱，疾病的过程实际上就是邪正斗争的过程。素体虚弱，或长期饮食不节，或情志失调，或久泻伤正，以致脾胃亏虚，升运无权，则发泄泻；又若素体阳虚或腹痛日久伤及脾阳，中阳衰急运化失职则气血不足，导致脏腑经络失其温养而致腹痛；若素体阳盛，易于化热，则导致肠胃积热少津而成便秘；又如素体阴虚或阴血不足，则易因肠道失润而发生便秘。

二、病因病理

1.胃肠道动力紊乱

IBS患者小肠消化间期移行性复合运动异常，周期明显缩短，空肠出现较多离散的丛集收缩波，且腹痛发作者中多数与之有关，这些变化在应激和睡眠中更为明显。

2.内脏感觉异常

研究发现IBS患者多数具有对管腔（直肠）扩张感觉过敏的临床特征，其平均痛觉阈值下降，直肠扩张后的不适程度增强或有异常的内脏-躯体反射痛，提示脊髓水平对内脏感觉信号处理的异常。

3.精神因素

心理应激对胃肠道功能有显著影响，它在IBS症状的诱发、加重和持续化中起重要作用，相当一部分患者伴有心理障碍，其中以焦虑、抑郁为主。

4.肠道感染

部分IBS患者在发病前有肠道感染史，在由各种病原（包括细菌、病毒、寄生虫）感染引起的胃肠炎患者中有部分发生肠功能紊乱，有10％可发展为感染后IBS。

5.其他

部分IBS患者的症状与食物有关，可加重其症状，食物中的纤维发酵可能是过多气体产生的原因。此外，肠道菌群的紊乱可能也是产生症状的原因之一。

三、临床表现

（一）症状

1.腹痛或腹部不适感

疼痛性质多样、程度各异，多见于左下腹部，可伴腹胀，进餐后出现，排便后缓解。

2.排便异常

排便次数每周小于 3 次，或每天大于 3 次。性状为稀便、水样便或干硬便，可带黏液，排便费力或不尽感，也可表现为便秘腹泻交替。

3.肠外症状

肠外症状可有上消化道症状如烧心、早饱、恶心、呕吐等，也可有其他系统症状如疲乏、背痛、心悸、呼吸不畅感、尿频、尿急、性功能障碍等。

4.症状特点

起病缓慢，间歇性发作，不具有特异性，症状的出现或加重常与精神因素或应激状态有关，白天明显，夜间睡眠后减轻。

（二）体征

通常无阳性发现，部分患者有多汗、脉快、血压高等自主神经失调表现，有时可于腹部触及乙状结肠曲或痛性肠襻。

（三）辅助检查

多次（至少 3 次）大便常规培养均阴性，大便隐血试验阴性，血尿常规正常，红细胞沉降率正常，对于年龄 40 岁以上患者，除上述检查外，尚需进行结肠镜检查并进行黏膜活检以除外肠道感染性、肿瘤性疾病等。

四、诊断

自 1978 年由 Manning 等人提出的第一个 IBS 诊断标准以来，经过不断的完善和修订，目前国际上采纳的最新的 IBS 诊断标准是 2006 年提出的罗马Ⅲ诊断标准：反复发作的腹痛或不适，最近 3 个月内每个月至少有 3 d 出现症状，合并以下 2 条或多条：排便后症状缓解；发作时伴有排便频率改变；发作时伴有大便性状（外观）改变。诊断前症状出现至少 6 个月，近 3 个月满足以上标准。

五、治疗

（一）治疗原则

中医在治疗 IBS 方面有一定的优势，方法多样，疗效较好，不良反应小，增强了患者的对治疗的信任。治疗方法除了中药内服外，还包括针灸、穴位贴敷、中药灌肠、耳穴压豆等外治疗法。

（二）内治

1.辨证论治

(1)肝郁脾虚型。

主证：情绪抑郁，恼怒时腹痛、腹泻加重，大便溏而不爽，或是时溏时干，便后有坠胀感，纳少，腹隐隐作痛，食后腹胀，体倦乏力，便后腹痛减轻。舌质淡红或有齿痕，苔薄白，脉缓。

治法：疏肝健脾。

方药：痛泻要方加减（陈皮 9 g、白术 12 g、白芍 10 g、防风 10 g）。

(2)脾虚湿困型。

主证：大便不爽，时溏时泻，稍进食油腻食物则大便次数明显增多，神疲乏力，肢体困重，纳食减少，面色萎黄，口中黏腻。舌质淡胖，苔白厚腻，脉濡缓。

治法:健脾渗湿。

方药:参苓白术散加减(莲子肉 50 g、薏苡仁 50 g、砂仁 50 g、桔梗 50 g、白扁豆 75 g、白茯苓 100 g、人参 100 g、炙甘草 100 g、白术 100 g、山药 100 g)。

(3)脾胃虚弱型。

主证:大便稀溏,水谷不化,脘腹闷痛,肠鸣腹泻,纳呆脘痛,面色无华,神疲乏力。舌淡苔白,脉象细弱。

治法:健脾益气,渗湿止泻。

方药:人参健脾丸加减(半夏 10 g、白术 10 g、枳实 10 g、陈皮 10 g、神曲 15 g、麦芽(炒) 15 g、莱菔子 15 g、砂仁 9 g、白茯苓 10 g、厚朴 10 g、木香 10 g、白扁豆 10 g、白芍 10 g、山药 12 g、甘草 6 g、黄连 6 g、人参 10 g、香附 10 g、山楂 12 g、藿香 12 g、滑石 15 g)。

(4)脾肾阳虚型。

主证:久泻不愈,腹痛隐隐,肠鸣腹胀,大便稀溏,形寒肢冷,神疲倦怠,纳差,腰膝酸软。舌淡,苔白,脉弱。

治法:温补脾肾,固肠止泻。

方药:四神丸加减(补骨脂 15 g、肉豆蔻 15 g、五味子 10 g、吴茱萸 10 g、肉豆蔻(煨)20 g、大枣(去核)5 枚)。

(5)气滞血淤型。

主证:大便溏薄或便秘,左少腹疼痛难解,并可扪及触痛明显的条索状包块,伴腹胀嗳气、食少纳呆。舌暗红或暗淡或有淤点淤斑、苔黄或白腻、脉弦湿或细涩。

治法:和中缓急,活血化淤。

方药:桃红四物汤加减(当归 15 g、熟地 15 g、川芎 15 g、白芍 15 g、桃仁 15 g、红花 15 g、柴胡 12 g、香附 12 g)。

(6)寒热错杂型。

主证:腹痛、肠鸣、腹泻、大便不爽或腹泻与便秘交替出现、烦闷纳呆、脘腹喜暖。舌淡红、苔黄或白腻、脉弦。

治法:平调寒热,除湿止泻。

方药:乌梅丸加减(乌梅 10 g、细辛 3 g、炮附子 10 g、干姜 6 g、桂枝 6 g、党参 10 g、黄连 6 g、黄柏 6 g、当归 12 g、川椒 10 g)。

(7)阴虚肠燥型。

主证:大便数日一行,硬结难以排解,左少腹可扪及触痛明显的条索状包块,伴五心烦热、口苦咽干、心烦失眠。舌红、少苔、脉细数。

治法:增水行舟,润肠通便。

方药:增液承气汤加减(玄参 20 g、麦冬 20 g、细生地 20 g、大黄 9 g、芒硝 6 g)。

2.中成药治疗

常用的中成药有木香顺气丸、麻仁丸、参苓白术丸、藿香正气胶囊、附子理中丸等。

(三)外治

针刺:泄泻选足三里、天枢、三阴交。实证用泻法,虚证用补法。脾虚加脾俞、命门、关元等。耳针:选交感、神门、皮质下、小肠、大肠。

(张文华)

第四章 泌尿系统疾病

第一节 急性肾小球肾炎

急性肾小球肾炎（简称急性肾炎）是内科临床常见的肾脏疾病。急性起病，以血尿、蛋白尿、高血压、水肿、少尿及氮质血症为常见的临床表现，上述表现构成一组临床综合征，称为"急性肾炎综合征。"本病可由多种原因引起，其中以急性链球菌感染后肾小球肾炎最为常见，通常所说的急性肾炎多指此类。依据临床表现及链球菌感染史、尿液检查可以诊断本病，必要时需做肾穿刺活检。一般为散发性，好发于小儿及青少年，2岁以下及60岁以上者仅约15%。急性肾炎预后大多良好，小儿患者优于老年人及成人。多数学者认为此病虽预后好，但6%～18%患者遗留程度不一的尿检异常、血压高，少数转入慢性肾小球肾炎，故应加强随访。

急性肾小球肾炎属于中医"水肿""肾风""血尿"等范畴。

一、病因病机

中医认为"邪之所凑，其气必虚。"急性肾炎的病因不外内、外二端。就内因而言，主要是先天禀赋不足，或后天饮食失节，劳逸不当，调理失宜，导致脾肾亏虚。外因方面，则多因六淫外袭，疮毒内陷。其病因病机可以概括为下列几个方面。

1. 六淫外袭

六淫之邪外袭，内舍于肺，肺失宣降，水道通调失司，以致邪遏水阻，泛溢肌肤，发为水肿。

2. 疮毒内陷

肺主皮毛，脾主肌肉，痒疮湿毒侵于肌肤，内犯于肺脾，肺失宣降，脾失健运，水湿内停，溢于肌肤，而成水肿；湿蕴日久化热，灼伤血络，则可见血尿。

3. 肾元亏虚

本病的发生除了外邪侵袭，肺脾受损之外，更重要的是肾元亏虚。肾为先天之本，脾胃为后天之本。肾元亏虚可因先天禀赋不足而来，亦可因后天饮食失节、劳逸不当、调理失宜，先有脾胃虚弱，后有肾元不足，此即所谓后天不能充养先天所致。脾肾亏虚，外邪侵袭，内外两因相合，水液不得正常代谢而停于体内，外溢肌肤则发为水肿。肾元亏虚，精微外泄，可见蛋白尿。

二、临床表现

本病临床表现轻重不一，患者多有咽部或皮肤链球菌前驱感染病史，感染后6～21 d开始出现急性肾炎表现。

1. 潜伏期症状

大部分病例有前驱感染史，病灶以呼吸道及皮肤为主。轻者可无感染的临床表现，仅抗链球菌溶血素"O"滴度上升。链球菌感染后6～21 d开始出现临床症状，此时原发感染灶的临床表现大部分已消失，潜伏期亦可能较短，1/5病例为4～7 d，超过4周者极少见，但皮肤感染者潜伏期较长，平均为18～21 d。

2.典型症状

(1)血尿:常为起病的第一个症状,几乎全部患者均有血尿,其中肉眼血尿出现率约40%。尿色为均匀的棕色混浊、酱油样棕褐色或呈洗肉水样,无血凝块。约数天至一二周消失。严重血尿时可有排尿困难,排尿时尿道有不适感,但无典型的尿路刺激症状。

(2)蛋白尿:几乎所有患者均有不同程度的蛋白尿,多数病例尿蛋白在 0.5～3.5 g/d,常为非选择性蛋白尿,少数患者(少于 20%)尿蛋白在 3～5 g/d 或以上,此时尿中纤维蛋白原降解产物(FDP)常增高。

(3)少尿:尿量减少并不少见,但发展到真正无尿者少见。

(4)水肿:亦常为起病的第一个症状,出现率为 70%～90%。典型表现为晨起眼睑水肿,呈所谓"肾炎面容",严重时可波及全身,甚至出现胸腔积液、腹腔积液及心包积液。体重可较病前增加 5kg 以上。急性肾炎的水肿指压可凹陷不明显。少于 20%的病例可出现肾病综合征。但若患者尿蛋白严重(＞3 g/24 h)也可出现低蛋白性水肿,即指凹性水肿。大部分患者于 2～4 周内自行利尿消肿。若水肿或肾病综合征持续发展,常提示预后不良。

(5)高血压:常为一过性,见于 80%左右的病例,老年人更多见。轻型病例血压可正常,多为轻至中度的血压升高(130～143/90～110 mmHg),重度高血压和高血压眼底改变均偶见,可见视网膜、小动脉痉挛,偶有火焰状出血及视神经盘水肿,严重者可导致高血压脑病。急性肾炎的高血压主要是容量依赖性高血压,即少尿引起水、钠在体内潴留,血容量过多引起的高血压。因此,高血压与水肿程度平行一致,并且随利尿而恢复正常。如血压持续升高 2 周以上无下降趋势者,表明肾脏病变较严重。

(6)肾功能损害:常表现为一过性氮质血症,血肌酐、尿素氮轻度升高,较严重者(血肌酐＞352 μmol/L,尿素氮＞21.4 mmol/L)应警惕出现急性肾衰竭。经利尿数日后,氮质血症多可恢复正常。

(7)全身症状:大部分患者起病时尿量少于 500 mL/d,2 周后尿量渐增。患者亦常有疲乏、厌食、恶心、呕吐、嗜睡、头晕、视力模糊、腰部钝痛等,小儿可诉腹痛。

3.不典型临床表现

临床表现不典型的病例,可全无水肿、高血压及肉眼血尿。仅于链球菌感染后或急性肾炎密切接触者行尿常规检查而发现镜下血尿,甚或尿检也正常,仅血中补体呈典型的规律性改变即急性期明显降低,而 6～8 周恢复。此类患者如行肾活检可见典型的毛细血管内增生及特征性的驼峰病变。

4.体征

(1)水肿:是急性肾炎最为常见的体征,轻者仅累及眼睑,表现为"肾炎面容";重者波及全身,按之凹陷不明显。胸腔积液、腹腔积液可见于水肿严重的病例。

(2)眼底改变:急性肾炎的眼底改变是由高血压引起,可见视网膜小动脉痉挛,偶有火焰状出血及视神经盘水肿。

三、实验室和其他辅助检查

(一)尿常规

血尿为急性肾炎的重要表现,为肉眼血尿或镜下血尿。此外还可见红细胞管型,这是急性肾炎的重要特点。几乎所有患者尿蛋白均为阳性,定性常为(＋～＋＋＋)。尿沉渣还常见肾小管上皮细胞、白细胞,白细胞可达每个高倍视野 10 个左右,偶有白细胞管型及大量透明和颗粒管型。尿比重在急性少尿时多>1.020。尿常规改变较其他临床表现恢复慢,常迁延数月,有大部分儿童患者和约 1/2 成人患者尿蛋白在 4～6 个月后转阴;1 年以后大部分患者尿蛋白转阴。镜下红细胞可于数月甚至 1～2 年中迁延存在。

(二)尿红细胞位相

畸形红细胞>8000 个/mL 或畸形红细胞比例>75%。

(三)24 h 尿蛋白定量

多数患者(75%以上)24 h 尿蛋白定量<3.0g,尿蛋白多为非选择性。

(四)血常规

常呈轻度正常色素、正常细胞性贫血,血红蛋白 110～120 g/L;白细胞计数可正常或增高。但少数患者也可有微血管溶血性贫血。红细胞沉降率增快。

(五)免疫功能

大部分患者血清总补体活性(CH_{50})及 C_3、备解素下降,可降至正常的 50% 以下,其后逐渐恢复,6～8 周恢复正常。约 10% 患者 C_{18}、C_4 等短暂轻微下降,均于 6 周以内恢复正常水平。部分病例血中循环免疫复合物(CIC)、冷球蛋白阳性。

(六)肾功能与血生化

急性期肾小球滤过率(GFR)下降,肾小管功能相对良好,肾浓缩功能多能保持,莫氏肾功能试验可正常。

血肌酐、尿素氮可呈一过性升高,尿钠、尿钙排出减少。可出现轻度稀释性低钠血症、高氯血症性酸血症及轻度高血钾。血清清蛋白浓度轻度下降。可有一过性高脂血症,与低蛋白血症不一致。

(七)纤溶、凝血因子

血液纤维蛋白原、第 8 因子及大分子纤维蛋白原复合物、纤溶酶增加,第 13 因子(纤维蛋白原稳定因子)下降,尿中出现纤维蛋白原降解产物(FDP)。

(八)病灶细菌培养及血清学

未用青霉素等抗感染治疗之前,早期做病灶(咽喉或皮肤)细菌培养,约 1/4 病例可获阳性结果。抗链球菌溶血素"O"抗体(ASO)于链球菌感染后 3 周滴度上升(>1:200),3～5 周达高峰,以后逐渐下降,50% 患者于 6 个月内恢复正常,75% 患者 1 年内转阴。抗脱氧核糖核酸酶 B 及抗透明质酸酶抗体在皮肤感染引起的急性肾炎患者中阳性率达 90% 以上,有较高的诊断价值。其正常值因季节、年龄等因素而异,故宜多次测定,滴度增高 2 倍以上时提示近期有链球菌感染。

(九)X 线

有明显循环充血的患者,胸部 X 线片可见两肺纹理增粗,肺门阴影扩大模糊,心影也可扩大,偶有少量胸腔积液。

(十)肾穿刺活组织检查

典型病例一般不需行肾活检,但当有急进性肾炎的可能,或起病后 2～3 个月仍有高血压、持续低补体血症或伴有肾功能损害者应进行肾活检,以便明确诊断及时治疗。光镜下大多数呈急性增殖性、弥漫性病变,肾小球内皮细胞增生、肿胀,系膜细胞增生,致使毛细血管管腔狭窄,甚至闭塞。肾小球系膜、毛细血管及囊腔均有明显的中性粒细胞及单核细胞浸润,严重时毛细血管内发生凝血现象。电镜下可见到肾小球基膜的上皮侧有驼峰状沉积物,有时也见到微小的内皮下沉积物。免疫荧光镜检:见到沉积物内含免疫球蛋白和补体,主要是 IgG 和 C_3。亦有少数呈肾小球系膜细胞及基质增生。

四、诊断要点

(一)诊断的临床依据

发病急,一般于前驱感染后 1~3 周起病。发生血尿、蛋白尿、尿量减少、水肿、高血压等典型表现,严重时呈肺淤血或肺水肿;实验室检查提示镜下血尿伴红细胞管型及轻中度蛋白尿、短暂氮质血症、尿纤维蛋白降解产物(FDP)升高、血清补体 C_3 降低、抗链球菌溶血菌素"O"滴度增高,有助于诊断。

(二)临床表现

症状不明显者需连续多次尿常规检查,根据尿液典型改变及补体动态改变做出诊断。

(三)仅有链球菌感染史而尿液检查基本正常者

必要时需做肾穿刺活检,提示为毛细血管内增生性肾小球肾炎。

五、鉴别诊断

本病需与慢性肾炎急性发作、以急性肾炎综合征起病的肾小球疾病、急性泌尿系感染或急性肾盂肾炎、急性全身性感染、其他非肾小球疾病等相鉴别。

六、辨证施治

根据本病不同的发展时期分别进行辨证,并依据辨证组方用药进行施治。包括急性期、恢复期以及并发症的辨证治疗等。

(一)急性期

1. 风水泛滥证

主症:眼睑及面部水肿,继而延及四肢及全身皆肿。偏于风寒者,伴见恶寒无汗,肢节酸楚,咳嗽气喘,小便不利;舌质淡,苔薄白,脉浮紧。偏于风热者,兼有发热恶风,咳嗽咽痛,口干而渴,小便黄少;舌边尖微红,苔薄黄,脉浮数或滑数。

治法:疏风清热,宣肺行水。

方药:越婢加术汤加减。生麻黄 6 g,生石膏 18 g,甘草 6 g,生姜 9 g,白术 12 g,连翘 12 g,桑白皮 12 g,桔梗 9 g,茯苓 15 g,白茅根 15 g,荆芥(后下)6 g,金银花 12 g。

加减:若恶寒无汗脉浮紧者,为风寒外束肌表皮毛,宜去石膏,加紫苏 9 g,羌活 9 g,防风 9 g,桂枝 6 g 以加强疏风散寒,宣肺解表,并可发汗,寓"开鬼门"之意;恶风有汗者,加白芍 12 g 敛阴,麻黄量酌减,以防过汗伤阴;呕恶不欲食者,加藿香 12 g,紫苏 9 g 以和胃降逆止呕;若肿而兼胀者,加陈皮 6 g,大腹皮 12 g 以加强行气利水消肿;小便热涩短少,加上玉米须 12 g,益母草 12 g,白花蛇舌草 15 g 清热祛湿、利尿消肿;若咳甚、咳喘不得卧者,加杏仁 9 g,紫苏子 9 g,前胡 9 g,葶苈子 9 g 宣肺降气,止咳平喘。

2. 湿毒浸淫证

主症:眼睑水肿,延及全身,尿少色赤,身发疮痍,甚者溃烂,恶风发热。舌红苔薄黄或黄腻,脉浮数或滑数。

治法:宣肺解毒,利湿消肿。

方药:麻黄连翘赤小豆汤合五味消毒饮加减。麻黄 6 g,连翘 12 g,赤小豆 30 g,桑白皮 12 g,杏仁 9 g,生姜皮 9 g,金银花 12 g,野菊花 12 g,蒲公英 12 g,紫花地丁 12 g,紫背天葵 9 g。

加减:若皮肤糜烂,加苦参 9 g,土茯苓 12 g 清热祛湿解毒;风盛皮肤瘙痒不已者,加白鲜皮 12 g,地肤子 9 g 疏风清热,祛湿止痒;大便不通者加芒硝 6 g,大黄 6 g 以通腑泄热;若肿势甚,加茯苓皮 25 g,大腹皮 12 g 以加强健脾渗湿、利水消肿之功;血热而红肿甚者,加牡丹皮 9 g,赤芍 12 g,紫草 9 g 以清热解毒,凉血活血。

3.水湿浸淫证

主症:肢体水肿,延及全身,按之没指,身重困倦,胸闷纳呆,泛恶。舌质淡,舌体胖大,苔白腻,脉沉缓。

治法:健脾化湿,通阳利水。

方药:五皮散合胃苓汤加减。茯苓皮 15 g,桑白皮 12 g,生姜皮 9 g,陈皮 6 g,大腹皮 12 g,泽泻 15 g,猪苓 15 g,厚朴 12 g,白术 12 g,桂枝 6 g,大枣 5 枚。

加减:若小便短少不利,加冬瓜皮 25 g 以加强利水消肿之功;肿甚咳喘者,加麻黄 6 g,杏仁 12 g,葶苈子 9 g,宣肺止咳,降气平喘,利水消肿;若身寒肢冷,脉沉迟者,加熟附子 9 g,干姜 9 g 以温阳散寒。

4.湿热内蕴证

主症:全身水肿,皮肤绷紧光亮,尿少色黄,心烦急躁,口苦口黏,脘闷恶心,腹胀便秘,或大便黏滞不爽。舌红,苔黄腻,脉滑数。

治法:分利湿热,导水下行。

方药:疏凿饮子加减。秦艽 12 g,羌活 12 g,大腹皮 12 g,茯苓皮 15 g,生姜皮 10 g,泽泻 15 g,椒目 6 g,赤小豆 30 g,槟榔 9 g。

加减:若腹部胀满,大便不通者,可加用大黄 6 g;尿血、尿痛者,加大、小蓟各 15 g,白茅根 15 g 以清热凉血止血。

(二)恢复期

1.阴虚湿热证

主症:身倦乏力,腰背酸胀,面红烦热,口干咽痛,小便色黄,镜下血尿,大便不畅。舌红,苔薄黄或少苔,脉细数。

治法:滋阴益肾,清热利湿。

方药:知柏地黄汤加减。黄柏(檗)12 g,生地黄 15 g,知母 12 g,茯苓 15 g,山药 15 g,泽泻 15 g,牡丹皮 12 g。

加减:若腰酸乏力加怀牛膝 9 g,杜仲 9 g,川续断 12 g,桑寄生 12 g 补肾壮腰。

2.脾肾阴虚证

主症:水肿已退,口干或有低热盗汗,腰酸,小便黄,大便干。舌红,少苔,脉细数。

治法:滋阴补肾,养阴健脾。

方药:六味地黄汤加减。生地黄 15 g,牡丹皮 10 g,泽泻 15 g,太子参 18 g,茯苓 15 g,山药 15 g,石斛 12 g,地骨皮 15 g,墨旱莲 15 g,女贞子 12 g,甘草 6 g。

加减:有低热者,加银柴胡 12 g,青蒿(后下)10 g、白薇 10 g 养阴清热;咽干痛者加玄参

10 g,牛蒡子 12 g 清热利咽。

3.脾肾气虚证

主症:水肿已退,或晨起面部稍肿,神疲乏力,腰酸冷,夜尿频数,腹胀纳呆,口淡不渴。舌淡红,苔白薄,脉微细。

治法:培本固元,补益脾肾。

方药:参芪肾气汤加减。党参 15 g,黄芪 18 g,山药 15 g,茯苓 15 g,熟地黄 18 g,山茱萸 12 g,泽泻 10 g,牡丹皮 12 g,肉桂(先煎)1.5 g,炙甘草 6 g,熟附子(先煎)10 g。

加减:腰酸痛者加川杜仲 15 g,川续断 12 g 以补肾壮腰;镜下血尿不止者,加小蓟 15 g,白茅根 20 g 凉血、止血;尿蛋白不除者,加芡实 20 g,覆盆子 18 g 健脾固摄。

(三)并发症的治疗

1.水气凌心证

主症:全身水肿,腹胀满,小便短少,胸闷气急不能平卧,咳嗽。舌黯红而胖,苔薄白,脉沉细数。

治法:温通心阳,泻肺利水。

方药:真武汤合葶苈大枣汤加减。熟附子(先煎)15 g,茯苓皮 30 g,葶苈子 12 g,白术 20 g,紫苏子 15 g,泽泻 15 g,猪苓 15 g,肉桂(先煎)3 g,生姜 3 片,大枣 5 枚。

加减:有外感风寒咳嗽痰多者,加炙麻黄 6 g,北杏仁 12 g 宣肺散寒、化痰止咳;外感风热咳喘者,去附子、肉桂、白术,加炙麻黄 8 g,生石膏 25 g,北杏仁 10 g,黄芩 15 g,鱼腥草 25 g 清宣肺热、化痰止咳。

2.痰浊上蒙清窍证

主症:头晕或痛剧烈,恶心呕吐,或嗜睡,或神志不清,甚则惊厥,面浮肢肿,或肿不明显,小便短少。舌苔薄黄,脉弦或数。

治法:涤痰降浊,开窍醒神。

方药:半夏白术天麻汤加减。天麻 12 g,钩藤(后下)15 g,白术 12 g,法半夏 12 g,陈皮 10 g,石菖蒲 10 g,泽泻 15 g,车前子 15 g。

加减:大便秘结者,加生大黄(后下)6 g,玄明粉(冲)6 g 以通腑泻浊;口干舌红者,加生地黄 15 g,玄参 10 g,麦冬 10 g 以养阴清热;神志不清而惊厥者,加安宫牛黄丸 1 粒,研末吞服开窍醒神。

3.浊邪壅滞三焦证

主症:全身水肿,小便少甚至无尿,恶心呕吐,嗜睡,或神志不清,四肢抽搐。舌黯红,苔腻,脉弦细。

治法:化浊降逆,通腑利水。

方药:黄连温胆汤合千金温脾汤加减。黄连 3 g,法半夏 12 g,生大黄(后下)6 g,枳实 10 g,陈皮 6 g,茯苓 15 g,半枝莲 15 g,白茅根 15 g,丹参 15 g,熟附子(先煎)12 g。

加减:恶心呕吐甚者,以玉枢丹 3 g,分 2 次吞服以降逆止呕;呕吐不能服药者,将中药做保留灌肠,每 6 h 1 次;嗜睡或神志不清者,至宝丹 1 粒,研末吞服以开窍醒神;肢体抽搐者,加天麻 12 g,钩藤 18 g,生石决明 30 g 以平肝息风解痉。

4.阳虚水泛证

主症:全身水肿,腰部酸痛,小便短少,畏寒肢冷,口淡纳呆,或便溏,腹胀。舌淡红较胖,苔白腻或薄白,脉沉细。

治法:温肾助阳,利水消肿。

方药:真武汤加减。熟附子(先煎)12 g,茯苓 15 g,白术 12 g,泽泻 15 g,桂枝 6 g,淫羊藿 12 g,黄芪 15 g,生姜 10 g。

加减:血尿多者,加小蓟 15 g,仙鹤草 15 g 以凉血止血。

七、单方验方治疗

(1)益芪汤:干益母草 36 g,黄芪、党参各 18 g。水煎 1 碗,分 4 次服,每日 1 次。

(2)仙鹤草 20 g～50 g,单味水煎,或在辨证处方中加上此药,对消除尿蛋白及尿中红细胞有确切疗效。

(3)薄荷白藕汁。薄荷 5 g 先煎,沸后 5 min 去渣留汁 100 mL,与生藕汁 100 mL 相兑,分两次饮。适用于本病风热搏结证的患者。

(4)马蹄竹蔗水。白茅根鲜品 60 g,干品 30 g,马蹄 5 只,竹蔗 250 g 或白糖少许,煲水代茶饮。适用于本病风热搏结证的患者。

(5)冬瓜及薏苡仁汤。冬瓜 150 g,赤小豆 30 g,薏苡仁 50 g,水适量煲汤,少许食盐调味,适用于本病水肿明显或伴高血压的患者。

(6)益母草、紫苏叶各 30 g～50 g,或玉米须 30 g,洗净,水煎服;或黄芪 60 g,玉米须 30 g,菟丝子 10 g,红枣 10 个,水煎服。用于消尿蛋白。

(7)鲜白茅根 500 g,煎水频服,适用于血尿患者。

(8)白茅根 3 钱,益母草 2 两,水煎服,每日 1 剂,2 次分服。

(9)地干合剂。地龙胆、干油菜(野油菜)各 2 两,水煎,每日 1 剂,分 3 次服。

八、中成药治疗

1.肾炎清热片

每次 5 片,每日 3 次口服,10 d 为 1 个疗程,连用 3 个疗程。用于急性肾炎早期风热为主的患者。

2.肾宁散

每粒 0.5 g,每服 10 粒,早、晚各 1 次。以白茅根 50 g,煎汤 400 mL 送服。用于急性肾炎属于阳水证有热象者。孕妇忌用。

3.百令胶囊和金水宝胶囊

二者均为冬虫夏草制剂。用法用量基本一致。每次 3 粒,每日 3 次。可用于急性肾炎有正虚征象者。

4.肾炎舒片

每片 0.27 g,每次 6 片,每日 3 次,小儿酌减。用于治疗脾肾阳虚型肾炎引起的水肿、腰痛、头晕、乏力等症。

5.肾炎消肿片

每次 5 片,每日 3 次口服,20 d 为 1 个疗程,连用 3 个疗程。适用于脾虚湿困或阳虚水泛型。

6.肾炎康复片

每次 5 片,每天 3 次。小儿酌减或遵医嘱。适用于急慢性肾小球肾炎(IgA 肾病)之脾肾亏损及气阴两虚的病证。

7.复方肾炎片

用于湿热蕴结所致急慢性肾炎水肿、血尿、蛋白尿。口服,每次 3 片,每日 3 次。

8.雷公藤多苷片

每次 20～30 mg,每日 3 次,用于蛋白尿为主者。

九、外用药治疗

1.实证

用麻黄、细辛、杏仁、葶苈子、椒目各 20 g,商陆、水蛭各 15 g,牵牛子 40 g,冰片 5 g。前 8 味共为粗末,冰片后入,将药装入布袋内平敷于肾区,再以热水袋加温于药袋上,每天 1 剂。

2.虚证

药用大戟、甘遂、芫花、泽泻、大黄、地龙、槟榔各 20 g,薏苡仁、樟脑各 10 g,巴豆 10 g,土鳖虫、椒目、川芎各 15 g。上药共为粗末,樟脑后下并以陈醋调和装入布袋内,再用锅蒸 10 min 后,取之稍凉敷于肾区(药袋下可垫以纱布),每天 3 次,每次 2～3 h,每日 1 剂。

3.恢复期

用黄芪 100 g,防风、白术、熟附子、细辛、肉桂、吴茱萸各 20 g,儿茶 15 g,生姜、狗脊各 30 g。上药共为粗末,将药装入布袋内(此布袋可做成多个横袋)紧缚腰部肾区,每周更换 1 次。

十、针灸治疗

1.辨证取穴

(1)风水泛滥证。处方:主穴为风门、肺俞、列缺、水分。偏于风寒者,加风池、外关。偏于风热者,加曲池、尺泽。随症选穴:咽痛甚者加照海,水肿甚者加委阳,小便不利者加阴谷,面部水肿加人中。

(2)水湿浸渍证。处方:公孙、下脘、章门、阴陵泉。随症选穴:纳呆者加足三里,胸脘痞闷甚者加内关。操作要点:进针得气后,除阴陵泉施平补平泻外,余穴均施提插补法。下脘穴亦可隔姜灸 3～5 壮。

(3)湿热内蕴证。处方:三焦俞、膀胱俞、丰隆、三阴交、合谷。随症选穴:脘腹胀满加天枢或大横。操作要点:丰隆、合谷行提插捻转泻法,余穴均施补法。

(4)脾虚湿困证。处方:脾俞、足三里、关元俞、地机、水分。随症选穴:足跗水肿甚者,加足临泣、商丘。操作要点:灸水分至局部皮肤潮红,余穴均提插捻转补法。

(5)阳虚水泛证。处方:肾俞、命门、复溜、气海。随症选穴:下肢水肿甚者,加三阴交;小便不利者加阴陵泉、偏历;心衰甚者加内关或心俞。操作要点:气海穴隔附子饼灸 3～5 壮,余穴均施捻转补法。

2.穴位注射

(1)当归液穴位注射。取穴:选用肾俞、中极、涌泉穴。方法:先在穴位及其附近找阳性的反应区或明显的压痛点,消毒后用 4 号半针头刺入 10～30 mm,注入药液 0.1～0.3 mL,每日 1 次,随病情好转而减少穴位数目。

(2)板蓝根注射液。取穴:选用肾俞、中极、足三里、涌泉等穴位。方法:消毒后用 4 号半针头刺入,轻轻提插,得气后注入药液 0.3～0.5 mL,每日 1 次,随病情好转而减少穴位数目。

3.电针

将一电极置于一侧肾俞穴,另一极置于同侧脾俞、肾俞、足三里、三阴交、公孙等穴,通以3～8 V感应电,每次15～30 s,反复3次。

4.耳针

取穴:肾、脾、肺、三焦、内分泌、脑、神门、膀胱、胃、腹及敏感点。方法:每次选3～4穴,中等刺激,每日或隔日1次,两耳交替使用。

5.皮肤针疗法

取穴:取背部膀胱经。方法:用七星针自上而下叩打,以局部皮肤出现红晕为度,隔日1次。

6.灸法

取穴:①肾俞、三焦俞、脾俞;②气海、关元、水分。方法:每穴3～5壮,或用艾条灸,两组穴交替使用。

7.平行针穴位埋线疗法

取穴:肺俞(单侧)、肾俞(单侧)、命门、阴陵泉(单侧)、三阴交(单侧)五个穴位。操作方法:先将1号医用羊肠线放入40 ℃的0.9%氯化钠注射液中浸泡15 min,使之变软后穿入半弯直针的针孔内,让其成为双股线。然后,按照平行针穴位埋线法的操作步骤,把处理过的医用羊肠线植入上述穴位中。乙醇棉球局部消毒,用创可贴包扎即可。每个月1次,3次为1个疗程。

十一、按摩

医者调息、入静、运气,点患者关元、中髎,每穴3～5 min。每日1次,7次为1个疗程。间隔5～7 d,再行第二疗程。

(蔡宏瑜)

第二节　慢性肾小球肾炎

慢性肾小球肾炎(简称慢性肾炎)是由多种原因、多种病理类型组成的双侧肾小球弥散性或局灶性炎症改变的一组原发性肾小球疾病的总称。临床特点是起病隐匿,病程冗长,病情发展缓慢,可以有一段时间的无症状期,尿常规检查有不同程度的蛋白尿、血尿及管型尿,大多数患者有程度不等的水肿、高血压及肾功能损害。本病治疗困难,预后较差,病情逐渐发展,至慢性肾炎晚期,由于肾单位不断地毁损,剩余的肾单位越来越少,纤维组织增生,肾萎缩,最终导致肾衰竭。从疾病早期演变至终末期肾衰竭阶段,可长达数十年之久。

慢性肾小球肾炎属于中医"水肿""腰痛""虚劳"等范畴。

一、病因病机

慢性肾炎临床以水肿、眩晕、蛋白尿、血尿等为主要表现,尽管临床表现不尽相同,但就其疾病演变过程分析,均有其共同的病因病机特点。

1.外邪侵袭

外邪侵袭是其主要诱发因素。外感之邪伤及脏腑,以致肺、脾、肾三脏功能失调,水液代谢紊乱。如风邪外袭,肺失通调;湿毒浸淫,内归脾肺;水湿浸渍,脾气受困;湿热内盛,三焦壅滞等。大多数患者在病程及治疗中常因外感而使疾病反复或加重。

2.脏腑虚损

脏腑虚损是慢性肾炎的病理基础。饮食失调,劳倦太过,伤及脾胃;生育不节,房劳过度,肾精亏耗。临床中脾肾虚弱致病者相当常见,脾虚而后天之本不充,日久及肾,肾虚温煦滋养失职,必脾气匮乏,两者常相互为患,不能截然分开。

综上所述,无论外邪伤及脏腑或脏腑本身的虚损,均可致肺、脾、肾三脏功能障碍。若肺不通调,脾不转输,肾失开合,则可致膀胱气化无权,三焦水道不通,水液代谢障碍而发生水肿;脾主运化,肾主藏精,若脾失运化,肾失封藏,则精微下注,而成蛋白尿;脾失健运则水湿停聚,郁化为热,湿热伤及肾络,或肾阴不足,虚热内扰,肾络受损则出现血尿;肾阴亏耗,水不涵木,肝阳上亢而出现眩晕。水湿、湿热、瘀血是慢性肾炎的主要病理产物,其阻滞气机可加重水肿、蛋白尿、血尿,并使病情迁延不愈。

慢性肾炎病程日久,病机错综复杂,每呈本虚标实,虚实互见,寒热错杂之证,本虚之源在肺、脾、肝、肾,尤以脾、肾虚损为著,标实以水湿、湿热、瘀血、风邪为多。

二、临床表现

慢性肾炎可发生于任何年龄,以中青年为主,男性居多。多起病缓慢、隐匿,病史以年计,临床表现多样,蛋白尿、血尿、高血压、水肿为其特征,可有不同程度的肾功能减退,病情时轻时重,渐进性发展为慢性肾衰竭。

(一)水肿

大多数患者有不同程度的水肿,轻者仅表现在面部、眼睑和组织松弛部,重则遍及全身,并可有胸腔积液、腹腔积液。

(二)高血压

大多数患者迟早会出现高血压,可持续性升高,亦可呈间歇性,表现为头胀、头晕、头痛、失眠、记忆力减退。持续性血压增高不仅可加速肾功能恶化,还可使心肌肥厚、心脏增大、心律失常,甚至发生心力衰竭以及脑血管意外等并发症。

(三)尿异常改变

慢性肾炎患者必有的症状。尿量变化与水肿程度及肾功能状况有关,少尿、无尿致水钠潴留,临床上可出现水肿。尿蛋白含量不等,一般在(1~3) g/d,亦可呈大量蛋白尿(>3.5 g/d)。尿沉渣中常有颗粒管型和透明管型,伴有轻度至中度血尿,偶有肉眼血尿。

(四)肾功能不全

慢性肾炎的肾功能损害主要表现为肾小球滤过率下降,肌酐清除率减低,但由于多数患者就诊时未降到正常值的50%以下,因此血清肌酐、尿素氮可在正常范围内,临床不出现氮质血症等肾功能不全的症状。继之,则出现肾小管功能不全,如尿浓缩功能减退。到慢性肾炎的后期,被毁损的肾单位增多,肾小球滤过率下降至正常值的50%以下,此时在应急状态下(如外伤、出血、感染、手术或药物损害等),肾脏负担加重,则可发生尿毒症症状。

(五)贫血

慢性肾炎可有轻度至中度以上贫血,多数与肾内促红细胞生成素减少有关,至终末期肾病,则出现严重贫血。

　　慢性肾炎临床表现多样,个体差异较大,故要特别注意因某一表现突出而造成的误诊。如慢性肾炎高血压突出而易误诊为原发性高血压,增生性肾炎感染后急性发作时易误诊为急性肾炎,应予注意。慢性肾炎发展过程中,部分患者常因感染、劳累、使用肾毒性药物等因素呈急性发作或急骤恶化,经及时去除诱因和恰当治疗后病情可有一定程度缓解,但也可能由此进入不可逆的肾衰竭进程。多数慢性肾炎患者肾功能呈慢性渐进性损害,肾功能损害进展的快慢主要与病理类型相关,但也与是否合理治疗和认真保护等因素密切相关。

　　IgA肾病的临床表现呈现多样性的特点。除有发作性肉眼血尿、镜下血尿及无症状性蛋白尿等典型表现外,尚可表现为肾病综合征、急性肾炎综合征、急性肾衰竭等。

三、实验室和其他辅助检查

　　1.尿液检查

　　尿常规检查有尿蛋白,镜下血尿及/或管型尿;尿比重降低,尿红细胞位相示红细胞形态为畸形红细胞为主,畸形率超过70%。

　　2.血常规检查

　　肾功能损伤常可见贫血表现。

　　3.肾功能测定

　　肾功能不同程度受损,血尿素氮、血肌酐升高,内生肌酐清除率下降。

　　4.B超

　　B超提示双肾皮髓质分界不清,甚至双肾可缩小。

　　5.肾活检病理检查

　　诊断不明确或有条件时征求患者同意后可行肾穿刺病理活检。

四、诊断与鉴别诊断

(一)诊断要点

　　(1)有不同程度的蛋白尿、血尿、管型尿、水肿及高血压等表现,病史达1年以上。

　　(2)起病缓慢,病情迁延,时轻时重,肾功能逐步减退,后期可出现贫血、电解质紊乱、血尿素氮、血肌酐升高等情况。

　　(3)病程中可因呼吸道感染等原因诱发急性发作,出现类似急性肾炎的表现。

　　(4)除外继发性肾小球肾炎及遗传性肾小球肾炎。

(二)鉴别诊断

　　1.急性肾炎

　　慢性肾炎急性发作应与急性肾炎相鉴别。慢性肾炎急性发作多见于成人,多于感染后2~3 d内出现临床症状,可有肾炎史或曾有较明显血尿、水肿、高血压等症状,病情多迁延,且常伴有程度不同的贫血、肾功能不全等表现。急性肾炎往往有前驱感染,1~3周以后才出现血尿、蛋白尿、水肿、高血压等症状,血中补体C_3降低(8周内恢复),肾穿刺活体组织检查可作鉴别。

　　2.隐匿性肾小球肾炎

　　隐匿性肾小球肾炎主要表现为无症状性血尿和蛋白尿,无水肿、高血压和肾功能减退。

　　3.继发性肾小球肾炎

　　继发性肾小球肾炎如结缔组织疾病,系统性红斑狼疮、结节性多动脉炎等疾病发生肾脏损伤的几率很高,首先应排除这些疾病引起的继发性肾炎,其临床表现及肾脏的组织学改变均可与慢性肾炎相似,但此类疾病大都同时伴有全身或其他系统疾病的表现,如发热、皮疹、关节痛、肝大、血象改变、血清中免疫球蛋白增高等,肾穿刺活体组织检查可鉴别。过敏性紫癜性肾炎、糖尿病肾病、多发性骨髓瘤肾损害、痛风性肾病、肾淀粉样变、直立性蛋白尿、遗传性肾炎等,各具有其特点。在诊断慢性肾炎时,应考虑到这些病,并结合各自特点予以排除,必要时可借助肾活检予以鉴别。

4.原发性高血压继发肾损害

慢性肾炎多发生在青壮年,而高血压继发肾损害发生较晚。病史非常重要,是高血压在先,还是蛋白尿在先,对鉴别诊断起主要作用。高血压继发肾脏损害者,尿蛋白量常较少,一般<1.5 g/d,以小分子蛋白为主,罕见有持续性血尿和红细胞管型,肾小管功能损害一般早于肾小球,通常伴有高血压心、脑并发症。慢性肾炎患者病史多较长,先有尿的改变,尿蛋白以大中分子蛋白为主,血压逐渐升高,或尿改变与高血压同时出现,肾穿刺活体组织检查有助于两者的鉴别。

5.遗传性肾炎

遗传性肾炎(Alport 综合征)常为青少年(多在 10 岁之前)起病,有阳性家族史(多为性连锁显性遗传),同时有眼(球形晶状体等)、耳(神经性耳聋)、肾(血尿,轻中度蛋白尿及进行性肾功能损害)异常。

五、辨证施治

慢性肾炎病程长,缠绵不愈,属本虚标实证。本虚以脾肾气虚证、肺肾气虚证、脾肾阳虚证、肝肾阴虚证、气阴两虚证为主;标实为外感证、水湿证、湿热证、血瘀证。根据实则泻之、虚则补之的原则,或以扶正为主,或以祛邪为主。若出现虚实夹杂证,临床则标本并治。

1.脾肾气虚证

主症:腰脊酸痛,疲倦乏力,水肿,纳少,脘胀,大便溏,尿频或夜尿多。舌质淡红,有齿痕,苔薄白,脉细。

治法:健脾补肾。

方药:香砂六君子汤合二仙汤加减。木香(后下)9 g,砂仁(后下)6 g,党参 18 g,甘草 5 g,茯苓 15 g,白术 15 g,仙茅 12 g,淫羊藿 12 g。

加减:若脾虚湿困,头晕肢重,苔白厚浊者,可加藿香 10 g、佩兰 10 g 等芳香化湿健脾;若脾虚便溏甚者,可加扁豆 10 g、芡实 10 g 等健脾助运;若水肿明显者,可加泽泻 10 g、车前子15 g 利水消肿。

2.肺肾气虚证

主症:面浮肢肿,面色萎黄,少气乏力,易感冒,腰脊酸痛。舌质淡,苔白润,有齿印,脉细弱。

治法:益肺补肾。

方药:玉屏风散加减。黄芪 18 g,白术 15 g,防风 12 g,女贞子 12 g,黄精 12 g,茯苓 15 g,生地黄 15 g。

加减:若外感症状突出者,宜急则治其标,可先用宣肺解表驱邪之剂,方药选用参苏饮、黄芪桂枝五物汤等;若咽干肿痛,伴发热咳嗽者,可用麻黄连翘赤小豆汤加减。下肢水肿较甚,小便量少,或腹部胀满者,加大腹皮 12 g,泽泻 15 g,车前草 15 g;服药后小便仍不利,或水肿较为严重者,用上方加葶苈子 12 g,牵牛子 10 g,注意及时停药;纳差者,加炒麦芽 15 g;夜尿频繁,加金樱子 15 g,沙苑子 12 g;大便稀溏者,加干姜 6 g,熟附子(先煎)12 g;如尿蛋白定性为(＋)或(＋＋)者,加金樱子 15 g,菟丝子 12 g,山茱萸 12 g;血尿或尿中红细胞(＋),加白茅根18 g,蒲黄(包煎)10 g,阿胶(烊化)10 g。

3.脾肾阳虚证

主症:水肿明显,面色苍白,畏寒肢冷,腰脊酸痛或胫酸腿软,神疲,纳呆或便溏,男子遗精、阳痿、早泄,女子月经失调。舌嫩淡胖,有齿痕,脉沉细或沉迟无力。

治法:温补脾肾。

方药:阳和汤加减。炙麻黄 5 g,干姜 12 g,生地黄 15 g,肉桂 3 g,白芥子 6 g,黄芪 18 g,茯苓 15 g,泽泻 15 g。

加减:若伴胸腔积液,咳嗽气促不能平卧者,加用葶苈大枣泻肺汤以泻肺利水,可选葶苈子12 g,泽泻 15 g;若脾虚症状明显者,重用黄芪 30 g,党参 15 g;若有腹腔积液,可用五皮饮加减;兼有瘀血,面色黧黑,腰痛固定,痛如针刺,舌质黯红,或舌上有瘀点,加丹参 15 g,泽兰12 g,益母草 15 g。

4.肝肾阴虚证

主症:目睛干涩或视物模糊,头晕,耳鸣,五心烦热,口干咽燥,腰脊酸痛,梦遗或月经失调。舌红少苔,脉弦细或细数。

治法:滋补肝肾。

方药:六味地黄汤合二至丸加减。生地黄 15 g,山药 12 g,山茱萸 12 g,白芍 12 g,泽泻15 g,茯苓 15 g,女贞子 12 g,墨旱莲 12 g。

加减:伴肝阳上亢,头痛头晕,视物不清,急躁,夜寐不安者,酌加天麻 10 g,钩藤 15 g,石决明 18 g;男子遗精或滑精,女子白带多者,酌加金樱子 15 g,芡实 15 g,石韦 10 g;血尿,小便色红,或尿检红细胞(＋)以上者,酌加大蓟 15 g,白茅根 15 g,仙鹤草 15 g,三七(冲)3 g;咽痛者,酌加玄参 12 g,知母 12 g,黄柏 12 g;大便干结者,加用大黄 6 g。

5.气阴两虚证

主症:面色无华,少气乏力,易感冒,午后低热,或手足心热,口干咽燥或长期咽痛,咽部黯红。舌质偏红,少苔,脉细或弱。

治法:益气养阴。

方药:生脉饮加减。太子参 18 g,麦冬 12 g,龟甲(先煎)15 g,女贞子 12 g,生地黄 15 g,山茱萸 12 g,黄芪 18 g。

加减:若咽痛日久,咽喉黯红者,可加沙参 15 g,麦冬 12 g,桃仁 10 g,赤芍 12 g 以养阴化瘀;纳呆腹胀加砂仁 6 g,木香 12 g,枳壳 12 g;易感冒者合用玉屏风散加减;五心烦热者,可加地骨皮 12 g,鳖甲(先煎)15 g,墨旱莲 12 g。

六、单方验方治疗

(1)消尿蛋白方。黄芪 30 g,龟甲 30 g,山药 15 g,薏苡仁 15 g,玉米须 30 g。

(2)玉米须方。玉米须 60 g,煎汤代茶饮用,连服 6 个月。适用于慢性肾炎水肿。

(3)僵蚕粉方。僵蚕粉每次 1.5 g,每日 3 次。也可用蚕蛹代替。适用于慢性肾炎早期。

(4)何氏消肿方。玉米须 30 g,连皮茯苓 30 g,水煎服。适用于慢性肾炎水肿。

(5)治慢性肾炎方。炙龟甲(先煎)15 g,薏苡仁 15 g,生黄芪 10 g,每日 2 次,连服 1~2 个月。

(6)治血尿方。三叶人字草 30 g,淡豆豉 30 g,三七末(冲)3 g。适用于慢性肾炎血尿。

(7)安肾汤。莲子肉、芡实、山药、白茯苓、党参、黄芪各 20 g,冬虫夏草、杜仲各 10 g,猪脬 1~2 个共炖服。适用于慢性肾炎恢复期,作为善后及预防复发的措施。

(8)玉米须 10 g,玉米 20 粒,蝉蜕 3 个、蛇蜕 1 条,水煎服,连服 1 个月为 1 个疗程。

(9)芡实合剂。芡实 30 g,白术 10 g,茯苓 12 g,山楂、山药各 15 g,菟丝子、金樱子、黄精各 24 g,百合 18 g,枇杷叶 9 g。适用于脾肾气虚,尿蛋白长期不消者,有红细胞者加墨旱莲 18 g。

七、中成药治疗

1.火把花根片

每次 4 片,每日 3 次。适用于兼湿热证者。

2.大黄胶囊

每次 1 粒,每日 3 次。适用于兼血瘀湿浊者。

3.蛭素胶囊

每次 2 粒,每日 3 次。适用于兼血瘀者。

4.百令胶囊

每次 4 粒,每日 3 次。适用于各证型患者。

5.金水宝胶囊

每次 4 粒,每日 3 次。适用于各证型患者。

6.虫草胶囊

每次 2 粒,每日 3 次。适用于各证型患者。

7.六味地黄丸

每次 1 丸,每日 2 次。适用于肾阴不足者。

8.知柏地黄丸

每次 1 丸,每日 2 次。适用于肝肾阴虚火旺者。

9.黄葵胶囊

每次 5 片,每日 3 次,8 周为 1 个疗程。孕妇忌服。用于慢性肾炎之湿热症,症见水肿、腰痛、蛋白尿、血尿、舌苔黄腻等。

10.肾炎舒片

每片 0.27 g,每次 6 片,每日 3 次,小儿酌减。本品益肾健脾,利水消肿。用于治疗脾肾阳虚型肾炎引起的水肿、腰痛、头晕、乏力等症。

11.肾炎消肿片

每次 5 片,每日 3 次口服,20 d 为 1 个疗程,连用 3 个疗程。适用于脾虚湿困或阳虚水泛型。

12.肾炎康复片

每次 5 片,每日 3 次。小儿酌减或遵医嘱。适用于急慢性肾小球肾炎(IgA 肾病)之脾肾亏损及气阴两虚的病证。

八、针灸治疗

1. 辨证取穴

中脘、水分、膏肓俞、气海、身柱、大杼、脾俞、肾俞、京门、尺泽、足三里、照海、三焦俞、大肠俞、水道、天枢、关元、阴交、三阴交、曲泉等。手法以通调三焦气机为主,可根据不同的情况,每次选 3～5 个穴,阳证兼调肺与膀胱,毫针用泻法,一般不灸;阴证宜调补肝肾,毫针用补法,多灸。

2. 穴位注射

双侧足三里、肾俞、血海或三阴交,各穴位交替使用。药物常选以下几种。

(1)当归注射液 2～4 mL 穴位注射,每天 1 次,10 d 为 1 个疗程。适用于兼血瘀者。

(2)丹参注射液 2～4 mL 穴位注射,每天 1 次,10 d 为 1 个疗程。适用于兼血瘀者。

3. 电针

将一电极置于一侧肾俞穴,另一极置于同侧脾俞、肾俞、足三里、三阴交、公孙等穴,通以 3～8 V感应电,每次 15～30 s,反复 3 次。

4. 耳针

取穴:肾、脾、肺、三焦、内分泌、脑、神门、膀胱、胃、腹及敏感点。每次选 3～4 穴,中等刺激,每日或隔日 1 次,两耳交替使用。

5. 皮肤针疗法

慢性肾炎取穴:腰、骶、下腹部、大腿内侧。用七星针自上而下叩打,以局部皮肤出现红晕为度,隔日 1 次。

6. 灸法取穴

①肾俞、三焦俞、脾俞;②气海、关元、水分。每穴 3～5 壮,或用艾条灸,两组穴交替使用。

九、按摩

取穴:三焦俞、肾俞、膀胱俞、腰俞、脾俞、水分、中脘、中极、气海、大赫、复溜。手法:搓法、擦法、点法、按法、拿法、揉法。操作:①患者取仰卧位,医者站其旁,先用双手掌轻揉腹部,再拿揉腹肌数遍,然后用拇指点按水分、中脘、中极、气海、大赫,由轻到重,以适为度,然后用双手点复溜,以上手法施术时间 20 min。②患者取俯卧位,医者站其旁,用双手拇指分别点按三焦俞、肾俞、脾俞,各半分钟,然后用掌根搓擦腰背部数遍,以有热为度,施术时间 20 min。随症加减:水湿浸渍型加百会、至阳、腰俞、长强、照海等穴;脾阳不运加命门、关元、三阴交、太白等穴;肾阳虚衰型加命门、白环俞、太溪、水泉、至阳、照海。③注意事项:手法切忌过猛,取穴要准确。

(蔡宏瑜)

第三节　膜增生性肾小球肾炎

一、概述

系膜毛细血管性肾小球肾炎(MCGN)又称膜增生性肾小球肾炎(MPGN),病理上以系膜细胞明显增生、系膜基质增多和毛细血管襻肥厚呈双轨样改变为特征,临床上有持续性的低补体血症。

膜增生性肾小球肾炎按其发病原因分为以下几种。

1. 原发性

①Ⅰ型 MPGN:其病变的特征是内皮下电子致密物沉积,为经典型;②Ⅱ型 MPGN:又称致密物沉积病,其特征是肾小球基膜、肾小球囊基膜和肾小管基膜内有大量的电子致密物沉积;③Ⅲ型 MPGN 上皮下和内皮下广泛性电子致密物沉积,肾小球基膜呈网格状。

2. 继发性

①免疫复合物病:系统性红斑狼疮、原发性冷球蛋白血症、紫癜性肾炎、结节病、硬皮病等;②感染:细菌性心内膜炎、分流性肾炎、B 型肝炎、C 型肝炎、三日疟疾、支原体感染等;③恶性肿瘤:白血病、淋巴瘤、骨髓瘤、癌等;④代谢性和先天性疾病:α_1-抗胰蛋白酶缺乏症、低补体血症、镰状细胞病、轻链肾病、肾动脉发育异常、发绀型先天性心脏病等;⑤肝硬化;⑥移植肾;⑦溶血尿毒综合征等。

本文仅讨论原发性 MPGN。

二、发病机制

本病各种类型的发病机制尚不十分清楚。形态和免疫病理学上的差异,表明其发病机制上有各式各样的差别。循环免疫复合物在肾小球内的沉积,可能是大部分Ⅰ型和Ⅲ型 MPGN 的发病机制,其抗原可为外因性,也可为内因性。肾小球内 C_3 的沉积提示有补体替代途径的激活,说明补体激活可能在发病上具有一定作用。低补体水平可能增强对感染的易患性和有利于循环免疫复合物的形成与持续。

Ⅱ型 MPGN 的发病机制仍未明,其主要病变为肾基膜结构改变,可能是由于富含唾液酸的糖蛋白的渗合所致。由于移植后肾病此种损害常再发,而此时还未有 C_3 沉积,并且再发与血清补体异常的性质和严重程度无关。因此认为补体替代途径的激活和血清 C_3 肾炎性因子(C:NeF)的形成,是继发于肾基膜生化合成或降解时某种生化失调所致,而非本病的病因。

三、诊断要点

1. 病史

本病可发生于任何年龄,Ⅰ型在 10～20 岁和 40 岁以后有 2 个发病高峰;Ⅱ型多发于 10 岁以前;Ⅲ型无明显年龄倾向。性别差异:Ⅰ型女性稍多于男性,Ⅱ、Ⅲ型男女无明显差别。本病在原发性肾病综合征儿童患者中占 7%,成人患者中约占 10%。因此,本病临床上并不常见。本病约 70% 为Ⅰ型,20%～35% 为Ⅱ型,其余患者为其他类型。

2. 临床表现

本病临床表现有很大的个体差异。发病时 50% 患者表现为明显的肾病综合征;约 30% 表现为无症状性蛋白尿,10%～20% 伴有反复发作的肉眼或严重的镜下血尿;20%～30% 表现为急性肾炎综合征,即蛋白尿、血尿、高血压较明显,可有氮质血症。Ⅱ型 MPGN 以急性肾炎综合征起病似乎更为常见。半数患者可有前驱上呼吸道感染史,40% 的患者在起病前有 ASO 滴度升高和链球菌感染的其他证据。约 1/3 患者有高血压,高血压一般为轻度,但是大剂量激素治疗可能诱发高血压危象。本病可发生部分脂肪营养不良(Baraquar-Simmons 病),尤其是Ⅱ型,甚至在还没有肾脏病临床表现时即可发生。部分病例可显示 X-染色体连锁遗传特征。

70％的Ⅰ型和几乎全部的Ⅱ型患者伴有补体 CH50 和 C_3 的低下。如果呈现急性肾小球肾炎综合征的患者,低补体血症持续 8 周以上,则强烈提示本病。无论本病的临床表现为何种综合征,几乎都有蛋白尿和血尿;在肾病综合征时可发生肾静脉血栓。

四、实验室检查

(1)尿沉渣检查。呈多样改变,常常在卵圆脂肪体和透明管型等肾病综合征的特征性改变上,伴有畸形红细胞、白细胞、上皮细胞及细胞和颗粒管型等肾小球肾炎性改变。几乎全部患者有不同程度的蛋白尿,并伴有血尿。半数以上患者尿蛋白在每日 3.5 g 以上。90％以上的患者的尿蛋白为非选择性。尿中 FDP 和 C_3 升高。

(2)持续性低补体血症。70％的Ⅰ型和几乎全部的Ⅱ型患者伴有补体 CH50 和 C_3 的低下,约 10％的患者 C_3 可显著下降至少于 20 mg/dl,尤其在Ⅱ型患者较为常见;并有随时日的推移而恢复正常的倾向。在感染后急性肾小球肾炎中,血清补体活性和 C_3 水平也常下降,但在 3～8 周内可特征性地恢复至正常水平。急性肾炎综合征发作后,如补体水平在 2 个月内不能恢复正常者,则高度提示该肾小球疾病为 MPGN。其他各种原发性肾病综合征患者中少有 C_3 下降,但在狼疮性肾炎、晚期肝病、单克隆丙种球蛋白病、白血病和转移癌中 C_3 水平可下降。

(3)IgG。MPGN 的 IgG 水平可升高,可伴有冷免疫球蛋白血症和循环免疫复合物,尤其在Ⅰ型患者。

(4)肾小球滤过率(GFR)常常下降,但也可正常;甚至肾活检显示肾小球损害严重者,有时 GFR 也可正常。

(5)半数以上患者可有贫血,甚至严重贫血,贫血程度与氮质血症不成比例。

五、诊断及鉴别诊断

1.诊断

本病诊断主要依据肾脏病理学检查。

2.鉴别诊断

原发性膜增生性肾小球肾炎需与继发性膜增生性肾小球肾炎相鉴别。急性起病者应与急性链球菌感染后肾小球肾炎相鉴别。后者血清补体水平在起病后 6～8 周恢复,故持续性低补体血症者应怀疑本病。病理检查有助鉴别。

六、治疗

1.西医治疗

此病理类型病例治疗常无效,疾病进展快,易于进入终末期肾衰竭。因此,治疗目标只能定为延缓肾损害进展,而且不易达到。此病理类型的肾病综合征可参考重度系膜增生性肾小球肾炎(MsPGN)及局灶节段性肾小球硬化(FSGS)的治疗方案进行。关于环磷酰胺对 MPGN 的疗效,双盲试验未能确认其效果。不提倡用环孢素 A,因为已证实无效,霉酚酸酯疗效也不肯定。

循证医学结果显示:儿童患者对糖皮质激素反应较好,推荐使用强的松或强的松龙 40 mg/(m^2·d)隔日口服 6～12 个月,无效者停药。糖皮质激素和免疫抑制剂对成人患者无明显疗效,不宜应用。成人患者可试用下述方案:一般给予潘生丁每日 225～300 mg,加上阿司匹林每日 100 mg,分 3 次口服;应用血管紧张素转换酶抑制剂或血管紧张素受体拮抗药。

如肾病综合征表现严重,可用对症疗法。无效者可试用1个标准疗程的激素治疗,待激素减量至维持量(强的松 0.4 mg/kg,隔日清晨口服)时,持续应用较长时期;如有高血压,则应严格控制血压。

在儿童患者,长期强的松龙 2～2.5 mg/(kg·d)隔日口服,在早期实施治疗的患儿可见有肾功能保持和肾病综合征的缓解。甲基强的松龙的冲击治疗[甲基强的松龙 30 mg/(kg·d),最大剂量 1000 mg,连续 3 d 静脉注射],对 60％的 I 型患者有效,特别是早期治疗可见有完全缓解的病例。但无论哪个报告,均有无效病例;即使在有效患者,有时也可见到因糖皮质激素治疗而肾小球硬化加重的现象。

对 I 型患者的双盲试验显示:为期 1 年的潘生丁和阿司匹林的联合治疗,在使患者血小板寿命正常化的同时,能保持患者的肾小球滤过率。但与对照组相比,尽管延缓了早期肾功能损伤的进展,但追踪 10 年后,两组的预后并无明显差别。在潘生丁和华法林的并用交叉试验也仅见到短期的有效性。

2. 中医治疗

(1)辨证论治

1)气虚瘀阻肾络

证候:面色少华,神疲乏力,眩晕,水肿,尿中蛋白及红细胞均增多,血压偏高。舌质紫,苔薄腻。

治法:益气活血,滋肾通络。

方药:参芪地黄合桃红四物汤加减。黄芪 15 g,党参 15 g,生地 12 g,当归 12 g,藏红花 3 g,桃仁 12 g,杜仲 15 g,桑寄生 15 g,川芎 12 g,益母草 30 g,枸杞子 15 g,菊花 15 g。

2)肾虚络脉瘀阻

证候:水肿,面色晦滞,腰酸腿软,形神萎顿,尿中蛋白、红细胞均增多,肾功能轻度损害。脉细,苔薄腻,舌质紫暗。

治法:益肾活血解毒。

方药:左归丸加减。熟地 15 g,仙灵脾 15 g,仙茅 15 g,肉苁蓉 12 g,龟甲 12 g,黄芪 30 g,当归 12 g,女贞子 15 g,旱莲草 15 g,炮甲片 12 g,生地榆 30 g,制大黄 10 g。

(2)中成药

1)肾炎康复片:主要成分有山药、丹参、白花蛇舌草、生地黄、杜仲等。功效:益气养阴,补肾健脾,清解余毒。主治气阴两虚,脾肾不足,毒热未清者。每次 5～8 片,每日 3 次。

2)黄葵胶囊:主要成分为黄蜀葵花。功效:清利湿热,解毒消肿。适用于湿热型肾炎。每日 3 次,每次 5 粒。

3)肾炎四味片:主要成分为细梗胡枝子、黄芩、石韦、黄芪等。功效:活血化瘀,清热解毒,补肾益气。适用于慢性进展期湿热壅盛的患者。每日 3 次,每次 8 片。

4)阿魏酸哌嗪分散片:本品为中药川芎提取物,具活血化瘀之效,适用于瘀血阻络证。每日 3 次,每次 2～4 片。

5)虫草类药物:以人工冬虫夏草为原料,有至灵菌丝胶囊、百令胶囊、金水宝胶囊等。功效:补肺益肾。适用于肺肾两虚者。用法:每日 3 次,每次 2～15 粒。

(蔡宏瑜)

第四节 系膜增生性肾小球肾炎

一、概述

系膜增生性肾小球肾炎（MsPGN）的特征是光镜下系膜细胞增生、系膜基质增多。本病定义为病理上非 IgA 沉积为主的原发性系膜增生性肾小球肾炎，并且本病免疫荧光表现不一，呈多种类型。因此，本病可能并非独立的单一疾病，而是一组同源性疾病。在某些患者，系膜区有弥散性颗粒状 IgM 和 C_3 沉积，并伴有循环免疫复合物，提示其是一种免疫复合物病，但其抗原未明。

肾小球系膜细胞是肾小球内反应最活跃的固有细胞，在肾小球病变的形成过程中，既是受损伤者，也是参与者。系膜细胞对任何刺激（免疫复合物、大分子物质、缺氧等），均可产生增生反应，特别是大分子的免疫复合物和对系膜细胞有一定亲和力的免疫复合物，是导致系膜增生性肾小球肾炎的常见原因。被激活的和增生的系膜细胞，可产生多种血管活性物质（组胺、5-羟色胺等）和细胞因子（白介素、细胞生长因子等），通过自分泌作用使自身增生，通过旁分泌影响其他细胞。因此，多种有害因子均可导致系膜增生而形成系膜增生性肾小球肾炎。

二、病理

1.光镜检查

病变的肾小球呈弥散性分布。肾小球系膜细胞伴有或不伴有系膜基质弥散性增生，增生的严重程度可分为轻、中和重 3 种类型。增生的标准，在实际工作中，可以系膜宽度与毛细血管的直径作为判断尺度。增生的系膜细胞和/或系膜基质未超过毛细血管直径，毛细血管腔未受挤压，称轻度系膜增生。轻度系膜增生呈弥散性分布，肾小管和肾间质无明显病变；增生的系膜细胞和/或系膜基质超过了毛细血管直径，毛细血管腔受到挤压，称中度系膜增生。中度系膜增生可呈弥散性分布，也可呈局灶性分布；增生的系膜细胞和基质破坏了毛细血管襻，使相邻的毛细血管消失，呈节段性硬化状态，称重度系膜增生。重度系膜增生呈局灶性分布；中度和重度系膜增生可导致肾小管灶状萎缩，肾间质灶状淋巴和单核细胞浸润伴有或不伴有纤维化。Masson 染色可见增宽的系膜区有嗜复红蛋白沉积（免疫复合物）。肾小球系膜区可见强弱不等的一种或数种免疫球蛋白或补体沉积。

2.电镜检查

肾小球系膜细胞和基质增生，伴有低密度或云絮状电子致密物沉积，足细胞足突节段性融合。肾小管和肾间质的病变与肾小球病变和蛋白尿的多少有关。

三、诊断要点

1.病史

本病的发生无明显的性别差异和年龄倾向，可发生于任何年龄，但以年龄较大的儿童和青年人多见。国外在原发性肾病综合征中，成人占 10%，儿童占 15%；但在我国成人约占 30%，男性稍多于女性。

2.临床表现

临床表现多样，可以表现为隐匿性肾炎、血尿、蛋白尿、肾病综合征等均可出现。多数患者可有镜下血尿,肉眼血尿,事先常无激发或感染因素。2%～30%的患者可合并高血压,肾功能一般正常。

四、实验室检查

(1)尿液检查。尿蛋白常为非选择性,常伴有血尿。

(2)在发现本病时,有约 25% 的患者肾小球滤过率下降。IgG 水平可轻度下降,补体水平正常,极少数患者有 C_4 水平下降,有些患者可含有 IgM 或 IgG 的循环免疫复合物。

五、诊断及鉴别诊断

1.诊断

本病的诊断主要依据临床表现及肾脏病理学检查。

2.鉴别诊断

(1)临床表现为大量蛋白尿或肾病综合征的轻度系膜增生性肾小球肾炎与微小病变性肾小球病的鉴别:单凭光镜检查,两者无法鉴别。免疫病理和电镜检查是鉴别两种肾小球疾病的可靠方法。

(2)与其他系膜增生型继发性肾小球病的鉴别:根据完整的免疫病理和电镜的检查资料,不难鉴别。

六、治疗

(一)西医治疗

本病中,系膜增生轻微、没有广泛的 IgM 和/或 C_3 沉积、不伴有局灶性节段性肾小球硬化患者可按微小病变病使用激素治疗,但疗程应适当延长,以便获得更好的疗效;对于激素抵抗、无效或部分缓解的患者宜加用细胞毒药物治疗;对于反复复发患者,也应并用细胞毒性药物。有学者报告,并用细胞毒性药物后 60% 的患者可减少复发。

本病患者中,病理上有明显系膜增生、局灶性节段性肾小球硬化、球囊粘连、肾小球荒废、肾小管萎缩和肾间质纤维化的患者,糖皮质激素疗效不佳。这些患者在临床上常见比较明显血尿、高血压、非选择性蛋白尿和肾功能不全(氮质血症)。该类患者常常泼尼松(强的松)1 mg/(kg·d)口服 8 周仍无明显疗效,此时应根据患者情况,将激素逐渐减至小剂量,采用隔日疗法[强的松 1 mg/(kg·d)隔日清晨口服],在尽可能取得较好的疗效后,减量为维持量[0.4 mg/(kg·d)隔日清晨口服],再视情况维持治疗一段时间。有时激素治疗总疗程需 1 年或更长。ISKDC 的研究表明,长期的双嘧达莫(潘生丁)75～100 mg,每日 3 次口服,对减少尿蛋白、延缓肾功能恶化将有所帮助。对肾功能不全患者也可实施华法林抗凝治疗。对于经各种方法治疗无效或激素、细胞毒药物不良反应明显时,应暂停免疫抑制药物治疗,使用限制饮食中蛋白质,给予血管紧张素转换酶抑制剂或血管紧张素Ⅱ受体阻滞剂或降脂药物等非特异治疗。如条件允许,应再次实施肾活检。因有可能不是本病,而是局灶性节段性肾小球硬化。

(二)中医治疗

原发性系膜增生性肾炎的临床表现以血尿和蛋白尿为主,血尿属于医学"血证"的范畴,蛋白尿属于"尿浊"的范畴。中医学认为此病主要的发病机制在于湿热蕴结于下焦,损伤肾阴,致"肾主水"的功能紊乱。热邪为阳邪,易伤人阴津,而湿邪重浊黏腻,易于化热,且病难速去,故湿热往往贯穿病程的始终。而瘀血是本病十分突出的兼证。

1.辨证论治

(1)阴虚夹湿瘀

证候:腰背酸痛,咽干,咽痛,手足心热。脉细数,舌质红,苔薄黄。

治法:滋阴益肾,化湿祛瘀。

方药:知母12 g,黄柏12 g,生地12 g,山萸肉12 g,丹皮10 g,泽泻10 g,茯苓12 g,女贞子12 g,旱莲草12 g,丹参15 g,益母草30 g,白茅根30 g,白花蛇舌草30 g。

(2)气虚夹湿瘀

证候:面色少华,神疲乏力,纳呆腹胀,平时易感冒。脉细,苔薄白。

治法:益气健脾。

方药:党参15 g,丹参15 g,川芎6 g,黄芪12 g,蝉衣10 g,金钱草30 g,红花15 g,薏苡仁30 g,薏苡仁根30 g,大蓟30 g,石韦30 g。

(3)脾肾阳虚夹瘀血

证候:形寒肢冷,神疲乏力,腰酸膝软,性功能减退,或月经失调。舌胖边有齿痕,舌淡紫,脉沉细或沉迟。

治法:温肾健脾活血。

方药:参芪地黄汤加减。黄芪30 g,党参30 g,山药30 g,芡实15 g,山萸肉12 g,桑寄生12 g,仙灵脾15 g,茯苓15 g,泽泻12 g,熟地12 g,炮附子9 g,益母草30 g,丹参15 g。

2.中成药

(1)肾炎康复片。主要成分有山药、丹参、白花蛇舌草、生地黄、杜仲等。功效:益气养阴,补肾健脾,清解余毒。主治气阴两虚,脾肾不足,毒热未清者。每次5~8片。每日3次。

(2)黄葵胶囊。主要成分为黄蜀葵花。功效:清利湿热,解毒消肿。适用于湿热型肾炎。每日3次,每次5粒。

(3)肾炎四味片。主要成分为细梗胡枝子、黄芩、石韦、黄芪等。功效:活血化瘀,清热解毒,补肾益气。适用于慢性进展期湿热壅盛的患者。每日3次,每次8片。

(4)阿魏酸哌嗪分散片。本品为中药川芎提取物,具活血化瘀之效,适用于瘀血阻络证。每日3次,每次2~4片。

(5)虫草类药物。以人工冬虫夏草为原料,有至灵菌丝胶囊、百令胶囊、金水宝胶囊等。功效:补肺益肾。适用于肺肾两虚者。用法:每日3次,每次2~15粒。

(蔡宏瑜)

第五节 良性小动脉性肾硬化

良性小动脉性肾硬化症也称良性肾硬化症,是一种伴有高血压的疾病,以累及血管、肾小球和小管间质为特征。良性小动脉性肾硬化与原发性高血压病关系密切,多见于50岁以上人群,病程长,一般病程10~15年,临床特点是在长期高血压影响下,早期常出现夜尿增多等肾小管及间质功能损害的表现,可有轻度蛋白尿,而在晚期可出现严重蛋白尿、氮质血症,肾功能下降进展缓慢,最终发展为终末期肾病。中医无良性小动脉性肾硬化相应病名,据其临床症状分属中医学的"眩晕""水肿""关格"等病范畴。

一、病因病机

良性小动脉性肾硬化的中医病因病机可参照"眩晕""尿浊""水肿""关格",主要是年老久病或饮食不节或七情过度。情志不遂,肝失调达,肝阳上亢,上扰头目,可出现眩晕;脾虚中气下陷、肾虚固摄无权,精微下泄导致蛋白尿;肺失通调、脾失传输、肾失开合,三焦气化不利,水湿内停,泛滥肌肤,发为水肿;脾肾虚衰,浊邪壅塞三焦,三焦气化不利,小便不通与呕吐并见,格拒不纳而出现"关格"等证候。

(一)肝失调达,肝阳上亢

情志不遂,肝气失疏,气郁化火,肝阳上亢,上扰清空,发为眩晕。

(二)脾肾气虚,肾气不固

久病失养或年老肾虚,脾肾气虚,肾失其封藏固摄之权,尿中精微物质下泄而出现蛋白尿。

(三)三焦不利,湿瘀交阻

脾胃受损,健运失司,聚湿生痰,湿浊内阻,气机不畅,导致气滞血瘀,瘀血阻络,湿瘀交阻,三焦气化不利,水湿内停,泛滥肌肤,发为水肿。

(四)脾肾衰惫,浊邪壅塞

久病损伤阳气或年老脾肾虚衰,肾失气化,脾失温运,湿浊内留,气化不利,湿浊毒邪壅塞三焦,小便不通并见恶心呕吐,发为"关格"之候。

总的来说,良性小动脉性肾损害的主要病机是肝肾阴虚,肝阳上亢、脾肾受损、肾虚血瘀,肾络瘀阻贯穿疾病发展的始终病位,主要在肝、脾、肾。

二、临床表现

肾小管对缺血敏感,首发的临床症状是肾小管浓缩功能减退,夜尿增多,尿比重下降,继之肾小球缺血,出现轻度蛋白尿(24 h尿蛋白定量<2 g)、少量红细胞及管型,继而肾小球功能受损,肌酐清除率开始下降,逐渐发展至晚期出现尿毒症。早期无特殊体征,查体可见血压增高,若有蛋白尿,则可出现颜面或双下肢水肿,肾衰竭时可出现贫血貌。

三、实验室和其他辅助检查

若出现肾衰竭时,可有贫血表现。尿常规提示尿比重降低,轻至中度蛋白尿(+)~(++),24 h尿蛋白定量一般在1.5~2 g,一般无红白细胞。尿蛋白圆盘电泳提示以低分子蛋白为主,当损及肾小球时可出现中、大分子的尿蛋白。尿渗透压降低。早期血清肌酐、尿素氮均正常,病情发展可有不同程度的增高,亦可出现血尿酸增高。在肾衰竭时,肾 ECT 检查提示GFR 与肾有效血浆流量(ERPF)降低。

四、中医主症及常见证候

良性小动脉性肾硬化临床可见眩晕,口淡或口干,纳差,腰酸,夜尿多等症状,常见证候如下。

(一)阴虚阳亢

眩晕,耳鸣目涩,腰膝酸软,五心烦热,失眠多梦,口干口苦,面色潮红,尿黄。舌质红,少苔或苔黄,脉弦细数。

(二)肾气不固

精神萎靡,消瘦无力,腰膝酸软,夜尿频或小便失禁,尿后余沥,或有女子带下清稀,男子滑精早泄。舌淡,苔薄白,脉沉细。

(三)湿瘀交阻

面色晦暗无华,乏力或水肿,腹胀,纳呆,口干不欲饮,腰酸痛。唇舌紫黯或有瘀斑,苔白腻,脉濡或涩。

(四)脾肾阳虚,湿毒内阻

面色苍白,形寒肢冷,纳少腹胀,恶心呕吐,面浮肢肿,身重困倦,腰膝酸冷,小便不通。舌淡、体胖有齿印,苔白厚腻,脉沉迟。

五、诊断与鉴别诊断

(一)诊断要点

(1)年龄 40～50 岁以上,在出现蛋白尿前一般有 5 年以上的持续性高血压(程度一般＞150/100 mmHg),病程进展缓慢,肾小管功能损害先于肾小球功能损害。

(2)轻至中度蛋白尿。

(3)有心脑血管疾病改变(高血压性左心室肥大、冠心病、心力衰竭、脑动脉硬化和/或脑血管意外)及视网膜动脉硬化改变。

(4)除外各种原发性肾脏疾病和其他继发性肾脏疾病。

(5)良性小动脉性肾硬化病理。本病主要侵犯肾小球入球小动脉,导致入球小动脉玻璃样变,小叶间动脉及弓状动脉肌内膜增厚,小动脉管腔狭窄,供血减少,进而继发缺血性肾实质损害,造成肾小球硬化、肾小管萎缩及肾间质纤维化,肾小动脉硬化程度与肾小球、肾小管间质缺血和纤维化病变程度相一致。

(二)鉴别诊断

1.慢性肾小球肾炎

先出现尿检异常,而后出现高血压,贫血明显伴水肿提示慢性肾小球肾炎可能性大。若病史中高血压和尿异常出现顺序不清,尤其对于一些已有肾功能不全的晚期病患,可做肾活检以资鉴别。

2.慢性肾盂肾炎

慢性肾盂肾炎常有多次泌尿系感染发作史,以女性多见,尿异常在先而高血压在后,尿检提示有白细胞,肾区叩痛,多次中段尿细菌学培养获阳性结果,B超双肾大小不等,肾盂造影有肾盂、肾盏扩张、变形等表现,抗感染治疗有效均支持慢性肾盂肾炎的诊断。

3.尿酸性肾病

两者发病年龄相似,临床表现也有相似之处,均为先出现肾小管功能损害后才出现肾功能不全,轻至中度蛋白尿,病程中出现高血压及高尿酸血症,为此两者应予鉴别。鉴别要点是:①病史,阳性家族史,高血压及高尿酸血症发生在前是鉴别的关键;②伴随症状:原发性高尿酸血症常伴痛风性关节炎及尿路结石,继发性少有;③尿尿酸化验:原发性高尿酸血症早期尿尿酸增高,而高血压所致继发高尿酸血症尿尿酸减少;④必要时肾活检病理检查可助鉴别。

六、治疗

（一）辨证施治

良性小动脉性肾硬化临床上以本虚标实为多见，治以标本兼顾，扶正祛邪为主，采取滋养肝肾、健脾、补益肾气为法治其本，以平肝潜阳、活血祛瘀、化痰泄浊为法治其标。

1. 阴虚阳亢

证候特点：眩晕，耳鸣目涩，腰膝酸软，五心烦热，失眠多梦，口干口苦，面色潮红，尿黄。舌质红苔少或苔黄，脉弦细数。

治法：滋阴潜阳。

推荐方剂：天麻钩藤汤合六味地黄丸。

基本处方：天麻 15 g，钩藤 15 g，生石决明 20 g，川牛膝 15 g，桑寄生 15 g，益母草 10 g，夜交藤 20 g，熟地 15 g，山茱萸 10 g，茯苓 15 g，泽泻 15 g，牡丹皮 15 g。每日 1 剂，水煎服。

加减法：有阳亢动风之势者可加龙骨 30 g、牡蛎 30 g、珍珠母 30 g 以镇肝息风；肝火盛者可加菊花 15 g 以清泄肝火；便秘者可加火麻仁 15 g、首乌 10 g 以润肠通便。

2. 肾气不固

证候特点：精神萎靡，消瘦无力，腰膝酸软，夜尿频或小便失禁，尿后余沥，或有女子带下清稀，男子滑精早泄。舌淡苔薄白，脉沉细。

治法：益肾固摄。

推荐方剂：五子衍宗丸。

基本处方：菟丝子 15 g，五味子 10 g，枸杞子 15 g，覆盆子 10 g，金樱子 10 g，芡实 15 g，桑螵蛸 10 g，白术 15 g，莲子 15 g，车前子 15 g，益母草 10 g。每日 1 剂，水煎服。

加减法：夹有恶心呕吐、纳呆腹胀者可加木香 10 g、藿香 15 g、法半夏 15 g 以健脾化湿；若水肿、尿少者加泽泻 15 g、猪苓 15 g 以利尿泄浊；若见肌肤甲错，皮下瘀斑，舌质黯者等夹瘀血症，可加桃仁 10 g、红花 6 g、当归 10 g 以活血化瘀。

3. 湿瘀交阻

证候特点：面色晦暗无华，乏力或水肿，腹胀，纳呆，口干不欲饮，腰酸痛。唇舌紫黯或有瘀斑，苔白腻，脉濡或涩。

治法：活血化瘀利湿。

推荐方剂：桃红四物汤合防己黄芪汤。

基本处方：桃仁 10 g，红花 5 g，生地 15 g，川芎 15 g，当归 10 g，赤芍 15 g，防己 10 g，黄芪 25 g，益母草 10 g，泽泻 15 g，佩兰 10 g。每日 1 剂，水煎服。

加减法：湿重欲呕者可加法半夏 15 g、藿香 10 g 以化湿止呕；腰痛可加三七 5 g 以加强活血祛瘀止痛之功；水肿明显者可加茯苓皮 15 g、猪苓 15 g 以健脾利水。

4. 脾肾阳虚，湿毒内阻

证候特点：面色苍白，形寒肢冷，纳少腹胀，恶心呕吐，面浮肢肿，身重困倦，腰膝酸冷，小便不通。舌淡体胖有齿印，苔白厚腻，脉沉迟。

治法：温补脾肾，祛湿化浊解毒。

推荐方剂：实脾饮合真武汤加减。

基本处方：白术 15 g，茯苓 15 g，党参 30 g，木香 10 g(后下)，草果 10 g，干姜 10 g，巴戟天

15 g,熟附子 10 g(先煎),淫羊藿 15 g、大黄 5 g(后下)。每日 1 剂,水煎服。

加减法:水肿甚者可加泽泻 15 g、猪苓 15 g 以加强利水;夹瘀者可加桃仁 10 g、益母草 10 g、红花 5 g 以加强活血。

(二)其他治疗

1.中成药

(1)杞菊地黄丸。主要成分:由枸杞子、菊花、熟地、山茱萸、山药、茯苓等组成。功能滋养肝肾之阴。主要用于本病肝肾阴虚阳亢证型者。用法用量:每次 6 g,每日 3 次,大便稀溏者酌减。

(2)金匮肾气丸。主要成分:由桂枝、附子、熟地、山茱萸、山药、茯苓等组成。功能温补肾气。主要用于本病肾气不固者。用法用量:每次 6 g,每日 3 次。

2.中药针剂静滴

(1)黄芪注射液:单味黄芪制成静脉注射液。功能补益肺肾之气,可用于本病肾气不固证,或兼体虚易外感者。用法用量:每次 20～40 mL,用 5% 葡萄糖注射液 250 mL 稀释后滴注,每日 1 次,7～14 d 为一疗程。

(2)复方丹参注射液:由丹参、降香等药物组成。功能活血化瘀,兼以行气。可用于本病湿瘀交阻证。用法用量:每次 20～40 mL,用 5% 葡萄糖注射液 250 mL 稀释后滴注,每日 1 次,7～14 d为一疗程。也可口服复方丹参片,每次 4 片,每日 3 次。

3.单方验方

(1)玉米须汤:玉米须 15 g,或鲜品 30 g,每日 1 剂,水煎服。适应于尿少、水肿有蛋白尿者。

(2)二子加味方:桑葚子 30 g,枸杞子 15 g,当归 15 g,黄芪 30 g。共为粗末,每次 10 g,注水当茶饮,适用于气血不足有蛋白尿者。

(3)补肾摄精方:猪肚、乌龟、益母草、芡实各适量,将猪肚、乌龟洗净剁成小块入药,用文火炖成糊状,去药渣食肉。

4.针灸治疗

(1)体针。常用穴位:风池、百会、合谷、阳陵泉、三阴交、足三里等,均用平补泻法。

(2)耳针。耳穴:降压沟、脑干、内分泌、神门、眼、心。可用王不留行籽贴压耳穴,或埋针法,每日按压 2～3 次。

(3)梅花针:轻叩头部、脊柱两侧,每次 90 s,每日或隔日 1 次,7～10 次为一疗程。

(蔡宏瑜)

第六节　IgA 肾病

一、概述

IgA 肾病是指肾小球系膜区以 IgA 或 IgA_1 沉积为主的原发性肾小球病。其特征是反复发作的肉眼和/或持续的镜下血尿,诊断的确立依靠肾活检。IgA 肾病是反复发生的肾小球性血尿的最常见病因,亦是我国最常见的肾小球疾病,约占原发性肾小球肾炎的 30%。

二、发病机制

确切发病机制尚未完全阐明,有如下一些理论。

1.循环免疫复合物沉积

近年来,腭扁桃体免疫在 IgA 肾病发病中的作用日益受到人们的重视,部分 IgA 肾病患者存在腭扁桃体的免疫调控功能紊乱,致使 β 细胞过度激活,并向产生 IgA 的浆细胞转变,使多聚体 IgA_1 生成增加。此外,黏膜免疫系统缺陷同样可导致骨髓多聚 IgA_1 的产生增多。由于 IgA 肾病患者 $β_1$,3-半乳糖基转移酶的功能异常或缺乏,IgA_1 分子 0 糖链末端半乳糖基的缺失造成单核-巨噬 x 细胞和肝清除 IgA_1 功能受损,致 IgA 在体内蓄积,形成大分子的多聚 IgA_1 和 IgA_1 复合物,沉积于系膜区。系膜区过量沉积的多聚体 IgA 可通过替代途径激活补体,导致补体活化和膜攻击复合物的形成。同时,肾小球内的 IgA 沉积常伴有 C_3、IgG、IgM 的沉积,以 C_3 为主。

2.细胞因子和炎症介质的作用

实验证实 IgA 肾病患者肾组织中层黏蛋白、纤维连接蛋白、IV 型胶原的含量明显增多,且含量与肾组织病变程度明显相关。IgA 肾病患者肾组织中 IL-6 的蛋白表达以及 mRNA 表达均明显增加,尿中 IL-6 的排出量亦增加,且尿中排出量与 IgA 肾病的病情活动有关。肾脏组织学有较严重改变和有大量蛋白尿者其增加更为明显。血小板衍生生长因子(PDGF)可刺激系膜细胞增生并参与细胞外基质的产生。

3.遗传因素

IgA 肾病的发病有家族聚集现象。遗传因素很可能促成了体内 IgA 的产生及 IgA 免疫复合物的形成,这些因素包括家族特异性抑制性 T 细胞/辅助性 T 细胞(Ts/Th)的异常及免疫球蛋白转换区的遗传多态性等。

三、病理

1.光镜检查

典型 IgA 肾病的病变,与系膜增生性肾小球肾炎相似,如局灶或弥散的系膜细胞增生、系膜区增宽及系膜基质增多等。IgA 肾病的光镜改变可呈多样性,从肾小球轻微病变、节段坏死病变伴新月体形成、局灶或球性硬化伴透明样变,直至膜增生性或弥散增生性病变,包罗了各种肾炎的所有病理学改变。

鉴于 IgA 肾病缺乏特征性的肾脏组织学改变,故确诊必须依赖免疫荧光及酶标检查,证实系膜区和/或毛细血管襻存在 IgA 沉积。肾小管和肾间质损害与肾小球病变相对应,包括肾小管变性及萎缩、蛋白或红细胞管型、间质纤维化及间质炎细胞浸润等。肾小动脉常见管壁增厚。

2.免疫病理检查

系膜区有 IgA 为主的免疫球蛋白沉积的称为 IgA 肾病。常沉积于系膜区、旁系膜区及内皮下,多呈弥散性分布,也可为节段性分布,有的病例小血管壁上也可见 IgA 沉积。除 IgA 外,还可伴其他免疫复合物和补体沉积,如 IgM,IgG,C_3 及纤维蛋白相关抗原(FRA),C_3 沉积物的分布与 IgA 相同,IgG 沉积的强度一般弱于 IgA,有 FRA 沉积者多在新月体上,偶尔可有 κ、γ 轻链沉积,未见 IgE 和 IgD 的沉积。

3.电镜检查

主要病变是肾小球系膜细胞增生、系膜基质增多并伴有团块状高密度电子致密物沉积。部分电子致密物可由系膜区、旁系膜区延续到毛细血管壁的内皮细胞下,电子致密物在沉积于系膜区的同时尚可沉积于基膜内和上皮细胞下。病变严重的还可见系膜插入、基膜增厚乃至断裂等改变,临床表现为肾病综合征或大量蛋白尿者尚可见上皮细胞足突融合。在肾小球囊壁和小动脉壁上有时也可见电子致密物沉积。对 IgA 肾病的分级,经过多位学者的大样本研究和验证,LeeSMK 分级系统受到普遍认可。按病变程度将 IgA 肾病分为 Ⅰ～Ⅴ级。Ⅰ级:绝大多数肾小球正常,偶见轻度系膜增宽(节段)伴或不伴细胞增生,无肾小管间质损害;Ⅱ级:<50%肾小球呈节段系膜增生和硬化,罕见小新月体,无肾小管间质损害;Ⅲ级:弥散系膜增生和增宽(可为局灶节段),偶见小新月体和粘连,伴局灶间质水肿,偶见细胞浸润,罕见小管萎缩;Ⅳ级:重度弥散性系膜增生和硬化,部分或全部肾小球硬化,新月体<45%,伴肾小管萎缩,间质炎细胞浸润,偶见间质泡沫样细胞;Ⅴ级:病变性质类似Ⅳ级,但更严重,新月体>45%,肾小管间质病变类似Ⅳ级,但更严重。

四、诊断要点

1.病史

有轻度镜下血尿、蛋白尿或反复性血尿,慢性肾功能不全的病史,年龄多在 16～35 岁,特别是男性患者。

2.临床表现

(1)发作性肉眼血尿:常见于 25 岁以下的男性患者。常伴有呼吸道或消化道感染,且易反复发作。肉眼血尿持续数小时到数天,通常不超过 3 d,尿色发红或洗肉水样,罕见血凝块。有时可伴有轻微的全身症状,如低热、肌肉痛及腰背痛等。尿中红细胞形态以多形性为主,提示为肾小球源性血尿,有时亦可见到混合性血尿。肉眼血尿发作后,尿红细胞可消失,亦可转为持续性镜下血尿。

(2)镜下血尿:在 25 岁以上的患者中临床表现为孤立性镜下血尿者最为常见。持续镜下血尿往往发现于常规或筛选性尿检,可伴有不同程度的蛋白尿,约占全部 IgA 肾病患者的 30%。值得往意的是,在 IgA 肾病的整个病程中,许多患者可以持续存在不同程度的镜下血尿和蛋白尿,但只有少数患者(约 4%)尿检可完全恢复正常。

(3)蛋白尿:多数 IgA 肾病患者表现为轻度蛋白尿,24 h 尿蛋白定量<1 g,10%～24%的患者可表现为大量蛋白尿甚至肾病综合征。

(4)其他:约 10%的 IgA 肾病患者可表现为急性肾炎综合征,急进性肾炎综合征少见。此类患者多有持续性肉眼血尿及大量蛋白尿,肾功能急剧恶化,可伴水肿及高血压,肾活检示广泛新月体形成。非 IgA 性系膜增生性肾小球肾炎临床表现与 IgA 肾病相似。

五、实验室检查

1.尿常规

尿沉渣检查常显示尿红细胞增多,相差显微镜显示变形红细胞为主,提示肾小球源性血尿,但有时可见到混合性血尿。尿蛋白可阴性,少数患者呈大量蛋白尿(>3.5 g/24 h)。

2.血 IgA

30%～50%患者血 IgA 水平升高。近年的研究显示 60%左右的 IgA 肾病和过敏性紫癜患者一次性检测血清 IgA-纤维连结蛋白聚合物升高者,有较好的特异性。

六、诊断与鉴别诊断

1.诊断

临床诊断 IgA 肾病的首要线索为新鲜晨尿检查,其他包括尿蛋白理化特性分析,尿沉渣检查红细胞、白细胞、管型(红细胞管型尤其重要),所有这些都提示损伤来源于肾小球。本病的诊断依靠肾活检标本的免疫病理学检查,即肾小球系膜区或伴毛细血管壁 IgA 为主的免疫球蛋白呈颗粒样沉积。

IgA 肾病只是一个病理类型,要排除继发性系膜 IgA 沉积的情况,才能诊断为原发性。继发性的情况主要见于:①多系统疾病,如过敏性紫癜、系统性红斑狼疮、类风湿关节炎、干燥综合征等;②肿瘤,肺癌、鼻咽癌等;③感染性疾病:麻风、弓形虫病;④其他:慢性肝病、慢性阻塞性支气管炎等肺部疾病等。

2.鉴别诊断

下述疾病可能呈现与 IgA 肾病相同的免疫病理改变,因此必须从临床上排除这些疾病后,才能诊断 IgA 肾病。

(1)紫癜性肾炎。临床表现、病理及免疫病理变化与 IgA 肾病非常相似,主要鉴别点是该病有典型的肾外表现,即皮肤紫癜、关节肿痛及腹痛黑便等,而 IgA 肾病无此表现。

(2)乙肝相关性肾小球肾炎。部分患者肾组织学检查能显示与 IgA 肾病相同的光镜与免疫病理变化。该病临床表现各异,可表现为尿检异常(蛋白尿及镜下血尿)、肉眼血尿、肾病综合征及肾功能不全,主要鉴别点是免疫病理检查可见 HBsAg 沿毛细血管襻沉积,并证实乙型肝炎存在。

七、治疗

(一)西医治疗

应根据不同的临床类型实行个体化治疗。

1.单纯性血尿或/和伴轻度蛋白尿

一般无须特殊治疗,应避免劳累、预防感冒和避免使用肾毒性药物。对于有反复扁桃体感染者应手术摘除,可减少肉眼血尿发生,降低血 IgA 水平,部分患者可减少尿蛋白。但手术应在感染控制后和病情稳定情况下进行。此类患者一般预后较好,肾功能可望较长期地维持在正常范围。

2.大量蛋白尿或肾病综合征

病理改变轻微者(如轻微病变肾病、轻度系膜增生性肾炎等),糖皮质激素和细胞毒药物可获得较好疗效。难治病例可用环孢素。疗效主要取决于病理改变轻重,轻者(Lee 分级Ⅰ～Ⅱ级)疗效与非 IgA 肾病的微小病变及轻度系膜增生性肾炎相同,重者(Lee 分级Ⅲ级)疗效常不佳且预后不良。大量蛋白尿长期得不到控制者,常进展至慢性肾衰竭,预后较差。

3.急进性肾炎

该类患者肾活检病理学检查显示以 IgA 沉积为主的新月体肾炎,肾功能常急剧恶化,应按急进性肾炎处理。如病理显示主要为细胞性新月体者应给予强化治疗,如甲泼尼龙冲击、环磷酰胺冲击治疗等。若患者已发生肾衰竭应配合透析治疗。该类患者预后差,多数患者肾功能不能恢复。

4.慢性肾炎

可参照一般慢性肾炎治疗原则,以延缓肾功能恶化为主要治疗目的。合并高血压者,积极控制高血压对保护肾功能极为重要。血管紧张素转换酶抑制剂有较好的控制血压和延缓肾功能恶化的作用,并且有减少尿蛋白作用。但血肌酐大于 309 μmol/L 时,一般不主张再应用此药。鱼油治疗 IgA 肾病的临床观察结果并不一致,有的肾功能稳定,有的肾功能则继续恶化。此外,有人提出大剂量免疫球蛋白治疗成人重型 IgA 肾病患者,可改善肾功能。上述治疗的有效性尚待进一步观察及证实。此外,患者如有感染,应立即给予治疗以控制感染。

(二)中医治疗

IgA 肾病表现为血尿者属于中医"尿血"范畴。本病的发生,多在人体御邪能力不足之时,外感风热之邪,或思虑劳倦过度,损伤脾肾,致气血失和,湿热内聚,瘀血阻络,血络损伤而成本证。其中肝肾阴虚或气阴两虚是其本,风热及湿热毒邪为其标。阴精亏虚,阴虚内热,外受客邪,外邪入侵与虚热同气相求,使热邪壅盛,循经伤及肾络而为血尿;肾阴不足,水不涵木,易出现肝肾阴虚证。阴精耗损日久必伤及气,进而形成气阴两虚之候。阴虚日久多累及阳,往往又会导致肾阴阳两虚。肾阳虚不能温煦脾阳,进而相继出现脾肾气阳俱虚及脾肾阴阳两虚。

本病总属本虚标实,虚实错杂。故临床辨证时,首当明辨虚实、标本之主次。一般急性发作阶段尿血一证突出,以邪实为主,须辨风热、火热、湿热、血瘀之偏盛。而慢性持续阶段尿血不甚或仅见镜下血尿、以正虚为主,当辨气、血、阴、阳之不足,注意虚中夹实之见证临床亦多见。

1.辨证论治

(1)风邪犯肺

证候:小便出血始于恶风发热之后,伴咽喉疼痛,咳嗽。舌苔薄白,脉浮或浮数。

治法:疏风宣肺,清热止血。

方药:银翘散加减。银花 15 g,连翘 15 g,白茅根 30 g,小蓟 30 g,黄芩 10 g,桔梗 6 g,牛蒡子 10 g,芦根 12 g,竹叶 10 g,玄参 15 g,甘草 6 g。

加减:咳嗽者加桑叶 10 g,鱼腥草 15 g。

(2)下焦湿热

证候:小便短赤,尿中带血鲜红,尿道灼热。舌质红,苔黄,脉数。

治法:清热利湿,凉血止血。

方药:小蓟饮子加减。生地黄 24 g,小蓟 30 g,蒲黄 9 g,藕节 9 g,山栀子 9 g,木通 6 g,滑石(包煎)12 g,淡竹叶 6 g,甘草 6 g,白茅根 30 g。

加减:尿血甚者加仙鹤草 15 g,旱莲草 15 g;有风热表证者加银花 15 g,连翘 15 g,荆芥 10 g;下焦热盛者,加黄柏 10 g,知母 12 g;湿热中阻者,加滑石(包煎)20 g,薏苡仁 20 g;便秘者加大黄 8 g。

(3)气滞血瘀

证候:尿血暗红或夹有血块,多反复发作,伴腰部酸困,少腹刺痛拒按,或可触到积块,时有低热。舌质紫暗,或有瘀斑,苔薄白,脉沉涩。

治法:行滞化瘀止血。

方药:血府逐瘀汤合蒲黄散加减。桃仁12 g,红花9 g,赤芍6 g,川芎5 g,牛膝9 g,当归9 g,生地9 g,枳壳6 g,柴胡6 g,甘草3 g,蒲黄12 g,五灵脂(包煎)12 g。

加减:若尿血量多,可选加茜草根15 g,侧柏叶15 g,三七粉(冲服)5 g,琥珀粉(冲服)3 g。

(4)阴虚火旺

证候:小便频数短赤带血,头晕目眩,耳鸣,神疲乏力,口干心烦,颧红潮热,腰膝酸软。舌质红,少苔,脉细数。

治法:滋阴降火,凉血止血。

方药:知柏地黄汤合二至丸加味。知母9 g,黄柏9 g,地黄24 g,山萸肉12 g,山药12 g,丹皮9 g,泽泻9 g,茯苓9 g,白茅根30 g,旱莲草15 g,女贞子15 g。

加减:有低热者,加银柴胡15 g,地骨皮12 g,鳖甲(先煎)12 g;心烦失眠者,加夜交藤30 g,酸枣仁12 g;头晕目眩者,加钩藤9 g,菊花9 g。

(5)脾肾两虚

证候:小便带血,尿血淡红,纳食减少,精神疲惫,面色萎黄,头晕目眩,腰膝酸痛。舌质淡红,苔白,脉虚弱。

治法:健脾益气,补肾固涩。

方药:补中益气汤合无比山药丸加减。黄芪20 g,党参12 g,白术9 g,甘草6 g,当归9 g,陈皮9 g,升麻6 g,柴胡6 g,山药15 g,肉苁蓉12 g,山萸肉12 g,赤石脂12 g。

加减:尿血量多者,加阿胶(烊化)12 g、炒蒲黄12 g,血余炭9 g;尿血日久不止者,加牡蛎(先煎)15 g,金樱子15 g;头晕耳鸣,腰膝酸冷者,加鹿角胶(烊化)12 g、狗脊12 g。

(6)气阴两亏

证候:小便频急、尿血、色鲜红,兼见神疲乏力,或潮红盗汗,口燥咽干,手足心热,面色潮红或萎黄。舌质淡红,苔薄白,脉细缓或虚弱。

治法:益气养阴止血。

方药:参芪地黄汤加减。党参15 g,黄芪15 g,生地24 g,丹皮9 g,女贞子12 g,旱莲草15 g,山药15 g,茜草根15 g。

加减:盗汗明显者,加浮小麦15 g,煅牡蛎(先煎)15 g,糯稻根15 g;肾精亏虚者,加龟甲(先煎)15 g,鳖甲(先煎)15 g,冬虫夏草6 g,杜仲12 g;津伤口渴者,加玄参12 g,天花粉12 g,川石斛12 g;低热不退者,加青蒿12 g,鳖甲(先煎)15 g,银柴胡12 g,百部12 g。IgA肾病表现为肾病综合征者,可参看有关章节进行中医辨证施治。

2.中成药

(1)肾炎康复片:主要成分有山药、丹参、白花蛇舌草、生地黄、杜仲等。功效:益气养阴,补肾健脾,清解余毒。主治气阴两虚,脾肾不足,毒热未清者。每次5~8片,每日3次。

(2)黄葵胶囊:主要成分为黄蜀葵花。功效:清利湿热,解毒消肿。适用于湿热型肾炎。每日3次,每次5粒。

(3)肾炎四味片:主要成分为细梗胡枝子、黄芩、石韦、黄芪等。功效:活血化瘀,清热解毒,补肾益气。适用于慢性进展期湿热壅盛的患者。每日3次,每次8片。

(4)阿魏酸哌嗪分散片:本品为中药川芎提取物,具活血化瘀之效,适用于瘀血阻络证。每日3次,每次2~4片。

(5)虫草类药物:以人工冬虫夏草为原料,有至灵菌丝胶囊、百令胶囊、金水宝胶囊等。功效:补肺益肾。适用于肺肾两虚者。用法每日3次,1次2～15粒。

(蔡宏瑜)

第七节　肾病综合征

肾病综合征是指肾小球疾病中的一组症候群,其在儿童肾小球疾病中占70%～90%,在成人中占20%～30%。凡临床上具有大量蛋白尿(每天尿蛋白>3.5 g)、低蛋白血症(白蛋白<30 g/L)、明显水肿、高脂血症(血清胆固醇>6.5 mmol/L)等特征者,即可诊为肾病综合征。

肾病综合征在临床上有原发性和继发性之分。原发性肾病综合征指由原发性肾小球病引起者,成人的2/3和儿童大部分的肾病综合征均为原发性。继发性肾病综合征是指继发于全身其他疾病或由特定性病因引起者,如药物介导性肾病综合征,由过敏、中毒、免疫反应引起的肾病综合征,由细菌、病毒、寄生虫等感染引起的肾病综合征,肿瘤以及遗传所致的肾病综合征,结缔组织、过敏性紫癜等系统性疾病以及糖尿病、淀粉样变等代谢病所引起的肾病综合征等。在成人的1/3和儿童10%的肾病综合征可由上述病因继发。依据大量蛋白尿(>3.5 g/24 h)、低蛋白血症(白蛋白<30 g/L)或者肾活检,有助于明确诊断。本病经积极治疗,可延缓疾病进程。肾病综合征属于中医"水肿""虚劳"等范畴。

一、病因病机

肾病综合征是由多种病因和疾病引起的临床上以水肿为特征的症候群。中医学认为其病理机制以脾肾功能失调为重心,阴阳气血不足,尤其阳气不足为病变之本;以水湿、湿热、瘀血阻滞为病变之标,表现为虚中夹实之证;病程中易感外邪,也常因外感而加重病情。如病情迁延,正气愈虚,邪气愈盛,日久则可发生癃闭、肾衰等病。其病因主要有以下几方面。

1. 风邪外袭

风邪外袭、风寒外束或风热上受,可致肺气失于宣畅,肺合皮毛,为水之上源,肺失宣畅,则水液不能敷布,于是流溢肌肤,发为水肿。

2. 水湿内侵

时令阴雨、居处湿地、涉水冒雨等致湿邪内侵,均能损伤脾胃运化水湿的功能,使脾气不能升清降浊,水液泛于肌肤,而成水肿。

3. 疮毒内犯

湿热疮毒痈疖、乳蛾红肿、猩红斑疹、疮疹成脓等,均可致湿热毒邪弥散三焦,伤及气化,致水液停蓄发为水肿。

4. 瘀血阻滞

气滞血瘀,水湿内留,阻滞气机,或久病不愈,由气及血,均可伤及肾络。肾络不通,水道瘀塞,开阖不利,可致水气停着,发为水肿。

5. 劳倦内伤

劳倦内伤或纵欲,均能耗气伤精,累及脾肾,致精血亏乏,水湿内生,发为水肿。

总之,水肿的原发病因为风邪外袭、水湿内侵、疮毒内犯、劳倦内伤或纵欲等;继发病因为瘀血阻滞,水肿缠绵不解,久病及血,瘀血内停,水瘀交阻,形成难治性水肿。诱发因素有在原有水肿病史上,感受外邪,劳欲过度,饮食过咸,饮水过多以及某些药物,均可诱发或加重本病。水肿的发病都是外因通过内因而起作用的,主要是影响肺、脾、肾及三焦的气化功能,外因有风、湿、热、毒、劳伤、纵欲等;若因外邪而致水肿者,病变部位开始多责之于肺,若因内伤而致水肿者,或因外邪所致水肿,日久渐成虚损者,病变部位多责之脾、肾。所以,古人归纳水肿的基本病机为:其标在肺,其制在脾,其本在肾。病性以肺、脾、肾虚为本,风、湿、热、毒、瘀为标,阳水以标实为主,阴水以本虚为主,病情反复,出现寒热虚实错杂,常见本虚标实之证。总的病势是由表及里、由上而下、由实转虚、由阳转阴。

若水肿起势急,可见水湿壅盛甚或水气凌心射肺,见有咳嗽频繁、气喘不能平卧、面色发绀者;若水湿泛溢阻碍阳气或其人素体阳虚者可致脾肾阳虚,证见有四肢高度水肿、纳呆不欲食、畏寒怕冷、手脚不温、阳痿早泄;若水肿日久,内耗阴血,可见肝肾阴虚,证见有内热心烦、失眠多梦;久病脾肾之阳损伤者,则阳不温煦,浊阴内聚,可致中焦痞塞,胃气上逆证见有呕吐痰涎、嗳气频频甚或呃逆连连;久病肝肾之阴损伤者,则阴不潜阳,肝风内动,头痛痉厥。久病及血,伤及络脉者,则上下血溢,若病变累及多个脏腑者,往往阴阳不相恋,以致元阳衰败,真阴耗竭,险证丛生。

二、临床表现

(一)蛋白尿

24 h 尿蛋白定量≥3.5 g。

(二)低蛋白血症

血浆清蛋白≤30 g/L。

(三)高脂血症

血浆胆固醇、甘油三酯水平明显增高,伴低密度及极低密度脂蛋白浓度增加,高密度脂蛋白正常或稍下降。脂蛋白 Apo-B、Apo-C、Apo-E 增高。

(四)水肿

肾病综合征的水肿程度轻重不一,以组织疏松及体位低处为明显。最初多见于踝部,呈凹陷性,晨起眼睑、面部可见水肿,活动后下肢水肿明显。严重者全身水肿、阴囊水肿或胸膜腔和腹腔积液,甚至心包积液并产生压迫症状,如呼吸困难。高度水肿时局部皮肤发亮,皮肤变薄,甚至出现白纹,皮肤破损则组织液漏溢不止。

三、实验室和其他辅助检查

(一)尿常规、24 h 尿蛋白定量或尿蛋白肌酐比值

尿蛋白定性多(+)~(++++),定量大于 3.5 g/24 h。由于尿蛋白肌酐比值多采用随机尿液,标本留取简便,故近年来在许多临床研究中被用作 24 h 尿蛋白定量的替代指标。此法在尿蛋白定性(++)以下时,与 24 h 尿蛋白定量有较好相关性,大量蛋白尿时可存在较大差异。

(二)尿蛋白电泳

当尿中有大分子蛋白质漏出,提示肾小球损害较重。如尿中以中分子蛋白质为主,则为选

择性蛋白尿,提示肾损害较轻。

如为小分子量蛋白质则提示病变主要在肾小管及肾间质。如为混合性蛋白尿则提示病变累及肾小球、肾小管及间质。

(三)血液生化检测

多呈现低蛋白血症(血清白蛋白<30 g/L)、血浆总胆固醇、甘油三酯明显升高,伴低密度及极低密度脂蛋白浓度增加,高密度脂蛋白正常或稍下降。脂蛋白 Apo-B、Apo-C 及 Apo-E 增高。肾功能多数正常,部分患者可出现血清肌酐(Cr)、胱抑素 C(Cys-C)、尿素氮(BUN)升高。

(四)肾穿刺病理检查

肾穿刺病理检查有助于明确病理类型,为治疗方案制订及预后评估提供可靠依据。

四、诊断要点

1.临床诊断

(1)大量蛋白尿(尿蛋白>3.5 g/24 h)。

(2)低蛋白血症(白蛋白<30 g/L)。

(3)明显水肿。

(4)高脂血症。

其中前两条为必备。同时必须排除继发性因素,如狼疮性肾炎、过敏性紫癜性肾炎、糖尿病肾病、遗传性肾炎、淀粉样变性、恶性肿瘤、肾瘀血等所致者。

2.病理诊断

肾活检是确定肾组织病理类型的唯一手段,可为治疗方案的选择和预后估计提供可靠的依据。引起肾病综合征的主要病理类型有微小病变肾病、系膜增生性肾炎、局灶性节段性肾小球硬化、膜性肾病、膜增生性肾炎 5 种。微小病变以儿童多见,预后好;膜性肾病在成年人多见。各病理类型之间,可以相互转化。

五、辨证施治

原发性肾病综合征至今尚无统一治疗方案,原则上皆适宜用中西医结合治疗,最好能根据病理类型施治。

在使用激素、细胞毒药物初中期阶段,也应配合中医中药分阶段辨证,中医中药的治疗目的主要是减轻激素、细胞毒药物的不良反应,保证激素、细胞毒药物的治疗疗程完成。在激素撤减阶段,或使用激素后仍然反复发作或激素无效、激素依赖的患者,中医中药的治疗应转升为主要位置。

1.湿热内蕴证

主症:水肿明显,肌肤绷紧,腹大胀满,胸闷烦热,口苦,口干,大便干结或便溏灼肛,小便短黄。舌红,苔黄腻,脉象滑数。

治法:清热利湿,利水消肿。

方药:疏凿饮子加减。泽泻 15 g,茯苓皮 18 g,大腹皮 12 g,秦艽 12 g,车前草 15 g,石韦 15 g,白花蛇舌草 15 g,蒲公英 15 g,苦参 10 g,甘草 6 g。

加减:若伴有血尿者,可加白茅根 25 g,茜草根 15 g,大、小蓟各 15 g,以清热利湿、凉血止血。

2.水湿浸渍证

主症:多由下肢先肿,逐渐四肢水肿,下肢为甚,按之没指,不易恢复。伴有胸闷腹胀,身重困倦,纳少泛恶,小便短少。舌苔白腻,脉象濡缓。

治法:健脾化湿,通阳利水。

方药:五皮饮合胃苓汤加减。桑白皮 15 g,陈皮 10 g,茯苓皮 18 g,生姜皮 10 g,白术 15 g,泽泻 15 g,猪苓 18 g,桂枝 6 g,石韦 15 g,益母草 15 g,大枣 5 枚。

加减:若肿甚而喘者,可加麻黄 9 g,葶苈子 15 g 以利水平喘。

3.阳虚水泛证

主症:全身高度水肿,腹大胸满,卧则促甚,形寒神倦,面色苍白,纳少,尿短少。舌质淡胖,边有齿印,苔白,脉象沉细或结代。

治法:温肾助阳,化气行水。

方药:阳和汤加味。麻黄 6 g,干姜 6 g,熟地黄 20 g,肉桂(另煽冲)3 g,白芥子 6 g,鹿角胶(另烊)12 g,甘草 6 g,黄芪 30 g,益母草 15 g。

加减:若心悸、唇绀、脉结代者,则甘草改为炙甘草 30 g,加丹参 20 g 以活血通脉定悸;若喘促、汗出、脉虚面浮者,宜重用人参(另炖)10 g,加五味子 6 g,煅牡蛎 20 g 以益气固脱,宁心定悸。

4.脾虚湿困证

主症:面浮足肿,反复消长,劳累后午后加重,腹胀纳少,面色萎黄,神疲乏力,尿少色清,大便或溏。舌苔白滑,脉象细弱。

治法:温运脾阳,利水消肿。

方药:实脾饮加减。黄芪 30 g,白术 15 g,茯苓 15 g,桂枝 6 g,大腹皮 12 g,广木香(后下)12 g,厚朴 12 g,益母草 15 g,泽泻 15 g,猪苓 18 g,大枣 5 枚。

加减:尿蛋白多者加桑螵蛸 15 g,金樱子 15 g 以固涩精气;血清蛋白低,水肿不退者加鹿角胶 10 g,菟丝子 12 g 以补肾填精,化气行水。

5.风水相搏证

主症:起始眼睑水肿,继则四肢、全身亦肿,皮肤光泽,按之凹陷,易复发,伴有发热、咽痛、咳嗽等症。舌苔薄白,脉浮或数。

治法:疏风清热,宣肺行水。

方药:越婢加术汤加减。麻黄 9 g,生石膏(先煎)30 g,白术 12 g,大枣 5 枚,浮萍 15 g,泽泻 18 g,茯苓 15 g,石韦 15 g,生姜皮 10 g。

加减:偏于风热者,加板蓝根 18 g,桔梗 12 g 以疏解风热;偏于风寒者,加紫苏 12 g,桂枝 9 g 以发散风寒;水肿重者加白茅根 15 g,车前子 15 g 加强利水消肿。

六、单方验方治疗

(1)黄芪 12 g,党参 9 g,丹参 9 g,益母草 12 g,当归 9 g,薏苡仁 12 g,水煎服。

(2)桃仁 30 g,滑石 40 g,研末冲服。

(3)首乌、山药、黄芪、太子参、甘草、胎盘各等份,水煎服。

(4)黑大豆丸。黑大豆 250 g,山药 60 g,苍术 60 g,茯苓 60 g。共研细末,和蜜为丸,每服6 g～9 g,每日 2～3 次。

(5)小叶石韦茶。小叶石韦 30 g,水煎代茶饮,日服 2～4 次,连服数月。

(6)消尿蛋白方。黄芪 30 g,龟甲 30 g,山药 15 g,薏苡仁 15 g,玉米须 30 g,煎服。

(7)益肾汤。黄芪 15 g,石韦 15 g,玉米须 30 g,白茅根 30 g,川芎 9 g。

(8)鲜车前草 60 g,鲜玉米须 60 g,水煎服,每日 1 次,连续服用。

七、中成药治疗

1.火把花根片

每次 4 片,每日 3 次。适用于湿热壅盛型。

2.百令胶囊

每次 4 粒,每日 3 次口服。适用于脾虚湿困或阳虚水泛型。

3.肾炎消肿片

每次 5 片,每日 3 次口服,20 d 为 1 个疗程,连用 3 个疗程。适用于脾虚湿困或阳虚水泛型。

4.肾炎解热片

每次 5 片,每日 3 次口服,20 d 为 1 个疗程,连用 3 个疗程。适用于风水相搏型。

5.五苓散

每次 6～9 g,每日 2 次。适用于阳不化气小便不利、水肿者。

6.六味地黄丸

大蜜丸 1 次 1 丸,小蜜丸 1 次 9 g,每日 2 次。适用于肾阴亏虚型。

7.血府逐瘀丸

蜜丸 1 次 1～2 丸,每日 2 次。

8.肾炎温阳片

1 次 4～5 片,每日 3 次,适用于脾肾阳虚型肾病综合征。

9.桂附地黄胶囊

1 次 5 粒,每日 2 次,适用于肾阳不足者。

10.雷公藤多苷片

每日每千克体重 1～1.5 mg,最大用量每日不超过 90 mg,分 3 次口服。

八、外用药治疗

1.穴位敷贴

肾敷灵(由黄芪、白术、淫羊藿、附子、川芎、三棱等药组成)外敷肾俞、神阙、三阴交等穴位辅助治疗小儿难治性肾病综合征,同时给予激素冲击疗法、泼尼松足量长程疗法并服用补肾健脾中药。

2.田螺盐

捣烂敷脐,有消退腹腔积液和水肿之功。用法:将活田螺与盐捣烂炒热,放置于 9 cm×9 cm薄塑料膜上,敷脐下气海穴,外用绷带包扎,每日换 1 次,直至腹腔积液消退为止。须注意防止烫伤。

九、针灸治疗

1.辨证取穴

消除蛋白尿,可选用关元、中极、肾俞、膀胱俞、太溪、神门、精宫、命门、足三里、气海、三阴交等穴位,用补法。①风水相搏:主穴为风门、肺俞、列缺、水分;偏于风寒者,加风池、外关;偏于风热者,加曲池、尺泽;随症选穴:咽痛甚者加照海,水肿甚者加委阳,小便不利者加阴谷,面部水肿加人中。②风湿浸渍:公孙、下脘、章门、阴陵泉;随症选穴:纳呆者加足三里,胸脘痞闷甚者加内关。操作要点:进针得气后,除阴陵泉施平补平泻外,余穴均施提插补法;下脘穴亦可隔姜灸3～5壮。③湿热内蕴:三焦俞、膀胱俞、丰隆、三阴交、合谷;随症选穴:脘腹胀满加天枢或大横。④脾虚湿困:脾俞、足三里、关元俞、地机、水分;随症要点:足跗水肿甚者,加足临泣、商丘。操作要点:灸水分至局部皮肤潮红,余穴均提插捻转补法。⑤阳虚水泛:肾俞、命门、复溜、气海;随症取穴:下肢水肿甚者加三阴交,小便不利者加阴陵泉、偏历,心衰甚者加内关或心俞。操作要点:气海穴隔附子饼灸3～5壮,余穴均施捻转补法。

2.穴位注射

黄芪注射液穴位注射足三里、肾俞、脾俞治疗肾病综合征,并根据不同症状进行辨证治疗,尿白细胞增高加用鱼腥草注射液注射中极穴,尿红细胞增高加用当归注射液注射血海穴,每穴1 mL,隔天1次,10次为1个疗程。

3.电针

将一电极置于一侧肾俞穴,另一极置于同侧脾俞、肾俞、足三里、三阴交、公孙等穴,通以3～8 V感应电,每次15～30 s,反复3次。

4.耳针取穴

肾、脾、肺、三焦、内分泌、脑、神门、膀胱、胃、腹及敏感点。方法:每次选3～4穴,中等刺激,每日或隔日1次,两耳交替使用。

5.灸法取穴

①肾俞、三焦俞、脾俞;②气海、关元、水分。方法:每穴3～5壮,或用艾条灸,两组穴交替使用。

十、按摩

医者调息、入静、运气,点患者关元、中髎,每穴3～5 min。每日1次,7次为1个疗程。间隔5～7 d,再行第二疗程。

(蔡宏瑜)

第八节　过敏性紫癜肾炎

一、概述

过敏性紫癜(HSP)是一种以皮肤紫癜、出血性胃肠炎、关节炎及肾脏损害为特征的临床综合征,以含IgA的免疫复合物在组织沉积为特征,基本病变是全身弥散性坏死性小血管炎,伴有肾脏损害者称为过敏性紫癜性肾炎(HSPN)。多见于小儿,男女比例为2∶1,肾脏累及在HSP中十分常见,其严重程度并不与肾外表现相一致。30%～70%的患者出现血尿及/或蛋白尿。据估计,HSPN在所有小儿肾小球疾病中约占15%。中医属于"尿血""溺血""发斑"

"葡萄疫""紫癜风"等范畴。本病之初为热毒炽盛,中期则正气不足,及至后期可发展至肾精亏虚。而在整个病理改变过程中瘀血阻络为病机关键,"瘀"贯穿于整个疾病过程中。

二、病因

1.感染

细菌(以 β-溶血性链球菌所致的上呼吸道感染最常见,此外尚有金黄色葡萄球菌、肺炎链球菌、流感杆菌、结核杆菌、沙门氏菌等)、病毒(麻疹、风疹、水痘、流感、人乳头状瘤、HIV 等)以及肺炎支原体和肠道寄生虫感染等。

2.食物

鱼、虾、蟹、肉、蛋、牛奶、果仁、巧克力、青豆、西红柿、草莓、麦子及白酒等。

3.药物

青霉素、链霉素、红霉素、氯霉素、四环素、磺胺类、奎宁、异烟肼、阿司匹林、链激酶、硫喷妥钠、非那西汀、卡马西平、噻嗪类利尿药、依那普利及雷米普利等。

4.其他

寒冷、花粉、昆虫咬伤、疫苗接种等。

三、发病机制

1.免疫因素

(1)IgA:大量基础及临床研究发现,本病的发生与 IgA 介导的免疫反应有关。HSP 患者血清 IgA、IgA_1 水平增高,包含 IgA 的免疫复合物增多,在皮肤血管壁及肾小球系膜区可见 IgA 及其免疫复合物的沉积。沉积在血管壁的 IgA 主要为 IgA_1 亚类,所以认为 IgA_1 亚类在 HSP 的发病中起着关键作用。IgA_1 的半乳糖基化作用仅与肾炎的表现相关,因为在仅有 HSPN 而无肾炎的患者其 IgA_1 糖基化作用与对照组相似。但 HSPN 患者 IgA_1 糖基化作用异常的机制目前尚不清楚。

(2)免疫细胞:HSPN 常伴有免疫功能的紊乱,表现在抑制性 T 细胞活性降低,辅助性 T 细胞活性增强,而使 B 细胞数量增多,活性增强,产生大量免疫球蛋白。近年来发现,嗜酸性粒细胞活化参与本病的发生。巨噬细胞与肾脏固有细胞相互作用,并调节一些炎症介质的分泌,认为其与本病的进行性发展密切相关。

(3)补体:研究发现部分 HSP 患者伴有暂时性低补体血症,血清补体不同程度降低。HSP 患者皮肤和肾脏血管中也发现了许多补体成分的沉积,包括 C_1q、C_3、C_4、B 因子、C_4bp、C_5b-9、甘露聚糖结合凝集素(MBL)、MBL 相关的丝氨酸蛋白酶-1(MASP-1)等,补体的原位激活导致了膜攻击复合物对肾脏的损伤。C_4 缺陷被认为是 HSPN 的危险因素,它反映了清除机制的缺陷。

(4)细胞因子和炎症介质:HSP 患者急性期血清肿瘤坏死因子 α(TNF-α)和可溶性 TNF-α Ⅰ、Ⅱ型受体水平增高,与组织学改变的活动性程度和蛋白尿的程度有相关性。急性期有蛋白尿的 HSP 患者血清 TNF-α 明显高于无肾脏受累和仅有血尿的 HSP。同一个有蛋白尿的患者,其缓解期血清 TNF-α 明显低于急性期,提示 TNF-α 水平增高参与了急性期肾小球细胞一系列功能上的改变。此外一些患者急性期还有 IL-1、IL-6 等前炎症细胞因子和 IL-2、IL-5、IL-8 血清水平的增高以及 IL-1、IL-6 在皮肤的浸润。

2.遗传因素

本病有一定的家族遗传性,可能与 C4B * Q0 等位基因;PAX2 基因多态性;TGF-β 基因和

IL-1β 基因多态性；HLA 基因多态性等有密切关系。

3.凝血机制

过敏性紫癜肾炎患儿肾小球内和新月体纤维蛋白抗原免疫荧光检查常阳性,显示肾小球内存在凝血过程。有研究发现系膜区交连纤维蛋白沉积检出率达 75%,且与系膜增生程度相关。也有报道肾小球内存在血凝交连纤维蛋白者巨噬细胞浸润数显著高于阴性者。

四、病理

本病主要累及肾小球,病理特征以肾小球系膜增生、系膜区 IgA 沉积以及上皮细胞新月体形成为主,病变类型多种多样。

(1)光镜下 HSPN 与 IgA 肾病相似。典型的肾小球病变为系膜增生型肾小球肾炎伴不同程度的新月体形成。系膜细胞增生和基质扩张可以是局灶性,亦可为弥散性。在严重的病例,单核及多核细胞可浸润肾小球毛细血管丛,出现坏死现象。通过单克隆抗体染色,发现单核细胞、巨噬细胞及 CD4、CD8、T 细胞数目增加。有些病例呈膜增生性,出现肾小球基膜双轨现象,脏层、壁层上皮细胞增生,新月体形成,病变从节段到球性,起始为细胞性最终变成纤维化。小管间质萎缩及间质纤维化与肾小球损伤程度相一致。

(2)电镜下可见系膜细胞增生,基质增加,有广泛的系膜区内皮细胞下不规则电子致密物沉积,偶见上皮细胞下电子致密物沉积,伴基膜断裂,管腔内可见中性粒细胞及纤维素等。

(3)免疫荧光可见 IgA 呈颗粒样在肾脏系膜区较广泛沉积,也可有 IgG、IgM、C_3、备解素和纤维蛋白相关抗原的沉积,大部分分布在系膜,亦可在内皮细胞下出现。除系膜区外,偶见毛细血管襻的沉积。分级标准根据病变程度及临床病理联系,世界卫生组织将其分类如下：Ⅰ包括微小病变,微小病变伴局灶节段性增生(显著),局灶性增生性肾小球肾炎(轻度);Ⅱ弥散增生性肾小球肾炎(轻度),弥散增生性肾小球肾炎(轻度)伴局灶节段性(显著);Ⅲ包括局灶性增生性肾小球炎(中度),弥散性增生性肾小球肾炎(中度);Ⅳ包括弥散增生性肾小球肾炎(重度),终末期肾。

五、临床表现

1.肾外表现

(1)所有的患者都伴有皮疹,典型的皮疹具有诊断意义,出血性和对称性分布是本病皮疹的特征。主要表现为下肢、臀部及下腹部皮肤反复出现淤点、淤斑,淤点大小不等,呈紫红色,部分可融合成片或略高出皮肤表面,为出血性丘疹或小的荨麻疹,对称分布,有轻微痒感,皮疹严重者可融合成大血疱,中心为出血性坏死。皮疹多在 1~2 周后逐渐消退,但易复发,个别可持续发作达数月甚至数年,后者常并发严重肾炎,预后欠佳。

(2)关节症状:多发性、非游走性关节肿痛,见于约 2/3 的患者,多见于膝、踝等大关节,偶发生在腕和手指关节,可伴红、肿及活动障碍,通常在数月内消退。关节腔可出现积液,但不化脓,积液吸收后不留关节畸形。

(3)因为肠壁的无菌性毛细血管、小血管炎症、渗出和水肿,刺激肠管,使肠管发生痉挛,50%~75%患儿伴有胃肠道症状,常见为腹痛,以脐周和下腹部为主,为阵发性绞痛,多数无腹胀,腹部柔软,可有轻度压痛,但无反跳痛。腹痛可相当严重,有时被误诊为急腹症而予剖腹探查。腹痛可伴恶心、呕吐及血便,儿童有时可并发肠梗阻、肠套叠和肠出血。

(4)其他表现和严重并发症

1)神经系统:轻者可无任何临床症状,或仅有头晕,轻微头痛,严重者出现抽搐、偏瘫、昏迷、呼吸衰竭,有报道可出现共济失调,周围神经病等。脑电图检查约半数患者可有异常脑电波,多数以慢波为主,提示 HSPN 存在脑血管病变,考虑原因为脑血管炎症,脑组织缺血、缺氧,造成一过性脑功能紊乱,脑点状出血。

2)生殖系统:睾丸炎发生率为 10%,须与精索扭转鉴别,^{99m}Tc 同位素检查可避免不必要的外科手术。

3)心脏心前区不适或心律失常,发生率 40%～50%,多见于疾病早期,表现为窦性心律失常,异位心律及 ST-T 段改变,心肌酶大致正常,心脏 B 超冠状动脉无明显受累,在综合治疗后可恢复正常,提示心脏损害为一过性,可能机制为速发型变态反应致心肌水肿。

4)急性胰腺炎:为少见的并发症,发生率为 5%～7%,主要表现为皮疹,剧烈腹痛、腹胀、恶心、呕吐,血尿淀粉酶升高,腹部 B 超可发现胰腺弥散性肿大回声降低,如伴肠穿孔坏死可有腹腔积液。

5)肠套叠:为 HSPN 的少见但较严重的并发症,发生率为 1%～5%,常见于回肠和空肠。

6)肺出血:为儿童 HSPN 少见的并发症,但病死率可高达 75%。临床表现为乏力、胸痛、咳嗽、咯血、呼吸困难,胸部 X 线片显示间质和肺泡间质浸润,呈羽毛状或网状结节阴影,可伴胸腔积液。

2.肾脏症状

肾脏受累的最常见表现为镜下血尿或间断肉眼血尿。儿童患者出现肉眼血尿较成人为多。血尿同时可有蛋白尿,少数患者可表现为肾病综合征。大多数患者病情较轻,以无症状性血尿、蛋白尿为主伴正常肾功能或仅血肌酐轻度升高。但也有患者症状严重,如肾病综合征、高血压和急性肾衰竭。

六、实验室检查

(1)血常规:白细胞正常或轻度增高,中性或嗜酸性粒细胞比例增多。

(2)尿常规:可有血尿、蛋白尿、管型尿。

(3)凝血功能检查正常,可与血液病致紫癜相鉴别。

(4)急性期毛细血管脆性实验阳性。

(5)红细胞沉降率增快,血清 IgA 和冷球蛋白含量增加。但血清 IgA 增高对本病诊断无特异性,因为在 IgA 肾病和狼疮性肾炎同样可有 IgA 增高,而血清 IgA 正常也不能排除本病。

(6)血清 C_3、C_1q、备解素多正常。

(7)肾功能多正常,严重病例可有肌酐清除率降低和 BUN、血 Cr 增高。

(8)表现为肾病综合征者,有血清白蛋白降低和胆固醇增高。

(9)皮肤活检:无论在皮疹部或非皮疹部位,免疫荧光检查均可见毛细血管壁有 IgA 沉积。此点也有助于与 IgA 肾病外的其他肾炎相鉴别。

(10)肾穿刺活检。肾穿刺活组织检查有助于本病的诊断,也有助于明了病变严重度和评估预后。

七、诊断与鉴别诊断

1.诊断

(1)诊断标准:目前国内尚无统一的诊断标准。Molica(1992 年)提出,如 HSP 出现下列指标中的两项则诊断为肾脏损害：①尿蛋白≥4 mg/(m² • h)。②血尿≥10RBC/HP。③血压≥该年龄正常值＋2SD。④BUN≥19.3 mmol/L(54 mg/dL),血肌酐＞70.7μmol/L(0.8 mg/dL)。上海市儿科肾脏病协作组提出以下诊断标准：①两下肢或四肢出现对称性紫癜,同时有胃肠道、关节症状,血小板计数正常。②病程中或紫癜消失后出现血尿(肉眼或镜下)、蛋白尿及管型。③尿蛋白定量＞100 mg/(kg • d),可能为肾病综合征。④经治疗后临床症状消失,血尿或尿蛋白消失维持6个月以上不再复发者,为临床治愈。

(2)临床分型:由于肾脏组织学改变不一,故病变轻重悬殊,临床表现可分为五型。①轻型:表现为无症状性血尿、蛋白尿,无水肿、高血压或肾功能损害,此型病理上多属轻微异常或局灶性节段性改变,预后好。②急性肾炎综合征:起病急,发病时只有少数患儿同时具备血尿、水肿和高血压3大症状,绝大多数病初只有血尿和蛋白尿,组织学变化多属局灶性或弥散性增生性肾炎。③肾病综合征:具有典型肾病综合征表现,常伴有肾功能减退;病理变化呈弥散性增生性肾炎,伴有不同程度新月体形成;预后差。④急进性肾炎:起病急,早期即有少尿或无尿,氮质血症明显,病情急剧恶化,如不及时处理短期内死于肾衰竭;病理检查＞50%肾小球新月体形成;此型预后很差。⑤慢性肾炎综合征:起病缓慢,紫癜消退后肾损害持久存在,常伴肾功能减退;病理变化呈弥散性增生性改变,可伴肾小球硬化或新月体形成,预后较差。

2. 鉴别诊断

(1)急性肾炎:当HSP肾炎发生与皮疹已消退时需与急性肾炎鉴别。此时追寻病史,包括回顾皮疹形态、分布、关节和胃肠道症状有助于本病诊断。缺乏上述症状,早期有血清补体降低则有助于急性肾炎诊断。抗链"O"增高并不能作为鉴别点,因为HSP可有30%病例增高,而急性肾炎也可有30%不增高,必要时可做皮肤活检或肾活检以资鉴别。

(2)Goodpasture综合征:当HSP肾炎伴肺出血、咯血时应注意与此病鉴别。由于本病有典型皮疹和关节及胃肠症状,血清IgA增高等,鉴别并不困难。必要时可做肾活检,两者有截然不同免疫荧光表现,Goodpasture综合征免疫荧光为典型线状IgG沉积。

(3)狼疮型肾炎:由于系统性红斑狼疮可有皮疹、关节痛和肾损害,故须与本病相鉴别,但HSP皮疹与红斑狼疮皮疹无论在形态和分布上均有显著区别,鉴别并不困难。两病肾活检有不同之处,如免疫荧光检查,狼疮性肾炎虽然也有IgA沉淀但常有大量其他免疫球蛋白沉积,且有C1q沉积,狼疮性肾炎肾小球毛细血管壁白金环样变也有助鉴别。两者皮肤活检也不同,狼疮性肾炎可见狼疮带而HSP肾炎可见IgA沿小血管壁沉积。有学者认为,HSP中出现血C₃减低者,其早期"紫癜样皮疹"有可能为SLE的皮肤损害之一;紫癜肾伴血C₃减低者,应及早做肾活检,以与早期狼疮肾鉴别。

(4)多动脉炎:多动脉炎在临床上可类似于本病,但血清IgA多不增高,皮肤与肾活检也无IgA沉积,免疫荧光除纤维蛋白外均为阴性。此外,此病少见于5~15岁。

(5)IgA肾病:IgA肾病虽然临床上与本病不同,但肾脏组织学检查却十分相似,均可有皮肤小血管IgA沉积,因此从组织学上两者难以鉴别,近有报告仅有的区别是HSP肾炎在肾组织常存在单核细胞和T淋巴细胞,而IgA肾病却无此类细胞。

八、治疗要点

1. 西医治疗

(1)一般治疗:急性期有发热、消化道和关节症状显著者,应注意休息,积极寻找和去除可能的过敏原,有明确的感染或病灶时应选用敏感的抗生素,但应尽量避免盲目地预防性用抗生素。饮食控制:有学者建议采用从最基本的食物淀粉类开始食用,避免了食物引起的过敏反应。使用糖皮质激素药物治疗后,机体的致敏状态逐渐解除,再逐渐增加蔬菜,则不易发生变态反应。腹型过敏性紫癜,呕血严重及便血者,应暂禁食,给予稀粥、面条、米饭等食物,并按以上方法逐步添加辅食。

(2)抗过敏:可选用抗组胺药物如氯苯那敏(扑尔敏)、赛庚啶、阿司咪唑(息斯敏)等。

(3)急性期出现活动性肾脏病变:如蛋白尿显著增加及/或肾功能损害时,需考虑予以特殊治疗。一般建议先做肾活检,因为组织学病变的严重程度,特别是新月体形成的比率,是估计预后的最好指标。甲基强的松冲击治疗(每日 $250\sim1000$ mg/d,3 d)随后予口服强的松 $[1\ mg/(kg\cdot d)$,持续 3 个月]可能有效。这一治疗的主要目的是逆转炎症过程(如巨噬细胞浸润),而不是对 IgA 沉着本身起作用。也有报道在儿童,激素和硫唑嘌呤,或激素、环磷酰胺和潘生丁,或激素、环磷酰胺、肝素/华法林和潘生丁联合应用治疗此病新月体肾炎使肾功能得到改善。静脉注射免疫球蛋白及血浆置换均被试用于 HSP 肾炎的重症患者,疗效尚不肯定(因其常和激素、细胞毒药物一起应用,而且还存在潜在的不良反应,应用时需权衡利弊)。终末期肾衰竭患者可做透析及移植治疗。

2.中医药治疗

本病的发生主要由于禀赋差异,食用或接触动风之品或复感风热之邪,与内热相搏,灼伤血络,血热妄行,络伤血溢;若邪热传里,结于下焦,肾与膀胱血络受损则发为血尿;或热入胃肠,与胃肠水湿食滞搏结,气机壅塞不通而导致腹痛,热伤肠络则见便血;若热毒久留不去,或尿血反复不已,以致气血亏耗,则血虚无以化气,气虚无以统血,导致血液不循常道,溢于肌肤而成斑,渗于水道则见血尿;另本病过程中可见瘀血证,或因热盛耗灼阴血,或因热伤血络,血溢脉外,或因病程久延,气血耗损,气虚无以帅血、统血无权,血滞于脉中或溢于脉外。临床上初病以邪实为主,病变以肺、胃为主;病久则由实转虚,以脾、肾为要。

(1)辨证论治

1)血热妄行

证候:突然起病或发病前有嗜食动风辛燥之品,皮肤紫癜颜色鲜红,散见四肢,背臀部可有痒痛,小便呈肉眼血尿或镜下血尿。可伴有发热,咽痛,关节痛,腰痛,黑便。舌边尖红苔薄黄,脉数。

治则:清热解毒,活血止血。

方剂:清热解毒汤加减。

药用:水牛角、生地、丹皮、忍冬藤、蝉蜕、车前草、黄芩、黄连、紫草、地榆、白茅根、赤芍。

加减:发热恶风者,加板蓝根、荆芥以疏风清热;血尿重者,加小蓟、炒蒲黄、藕节以凉血止血;大便干燥者,加大黄、芒硝以通腑泄浊。

2)湿瘀互结

证候:病情反复,紫癜或隐或现,血尿以镜下血尿为主,可伴有蛋白尿,常伴有关节肿痛,颜面或下肢水肿。舌暗红或有瘀点、瘀斑,苔腻,脉滑。

治则:清热利湿,化瘀止血。

方剂:三仁汤合四物汤加减。

药用:薏苡仁、白豆蔻、杏仁、通草、法半夏、生蒲黄、滑石、川芎、当归、赤芍、小蓟、竹叶。

加减：苔黄腻者，加苍术、黄柏以清热燥湿；血尿甚者，加白茅根、藕节以凉血止血；兼尿蛋白者加僵蚕、芡实、莲子以益肾固摄。

3）正虚血瘀

证候：多见于成年患者，病程迁延，紫癜已不显或兼见水肿，镜下血尿的同时常伴有蛋白尿。舌淡或暗，边有齿痕，苔薄白或少苔，脉沉细。

治则：益气健脾或气阴双补，兼活血化瘀。

方剂：参苓白术散合桃红四物汤加减。

药用：党参、白术、茯苓、莲子、桃仁、生蒲黄、扁豆、当归、川芎、赤芍、怀山药、红花。

加减：阴虚者，去白术、扁豆加生地、麦冬以养阴生津；血尿明显者，加白茅根、大小蓟以凉血止血。

（2）中成药

1）雷公藤多苷：为雷公藤的提取物，具有清热祛湿、解毒消肿的功效，适用于本病属湿热阻络者。尤适用于蛋白尿者，1～1.5 mg/（kg·d），分 3 次服用，应注意其毒副作用，定期复查血常规、肝肾功能等。

2）黄芪注射液：应用黄芪注射液可加快本病患者皮疹消失及提高尿常规恢复正常率，且比单纯西药常规治疗者明显降低血液流变学各项指标，从而提高本病的临床疗效。

3）川芎嗪：川芎嗪是中药川芎所含生物碱的一种，能明显改善血尿、大量蛋白尿、水肿等症状。川芎嗪 5～8 mg/（kg·d）加入 5％葡萄糖溶液中，静脉滴注，疗程为 1～3 周。亦可口服川芎嗪片剂 8～10 mg/（kg·d），分 2～3 次服用，直至症状消失。

（3）单方验方

1）抗敏蠲肾汤：生黄芪、当归、银花、紫草、白鲜皮、苦参、芡实、金樱子、茜草、益母草、大蓟、小蓟、仙鹤草各 15 g，生甘草、苍术、白术各 10 g，薏苡仁、白茅根各 30 g，蜈蚣 1 条。功效：清热止血。水煎服，每日 1 剂，疗程 3 个月。

2）消斑愈肾汤：黄芪、丹参、白茅根、白花蛇舌草、益母草、甘草。功效：益气化瘀，凉血解毒。用于气虚血瘀证，其基本的机制变化是气虚血瘀兼余毒未尽。

3）丹芍汤：丹皮 12 g，白芍 12 g，茯苓 18 g，泽泻 12 g，旱莲草 20 g，女贞子 10 g，太子参 15 g，蝉衣 6 g，蒲公英 25 g，牛膝 15 g，甘草 6 g。功效：养阴清热，凉血活血。每日 1 剂，疗程为 3 个月。

（蔡宏瑜）

第九节　狼疮性肾炎

狼疮性肾炎（LN）是指系统性红斑狼疮（systemic lupus erythematosus，SLE）引起双肾不同病理类型的免疫性损害，同时伴有明显肾脏损害临床表现的一种疾病。其发病与自身抗体的产生、免疫复合物的形成与沉积、免疫复合物的致病作用等免疫异常有关。除 SLE 全身表现外，临床主要表现为血尿、蛋白尿、肾功能不全等。狼疮性肾炎常常是系统性红斑狼疮患者首次诊断的原因，肾衰竭也是狼疮患者的主要死因，1/6 的患者在确诊时有肾功能不同程度的下降,约 10％ SLE 患者由于肾脏损害最终需要透析治疗。本病没有确切的中医病名,然因其肾脏的病理组织改变多种多样,即所谓"万花筒"样改变,故本病往往可归属于中医学的"阴阳毒""温毒发斑""水肿""腰痛"等范畴。

一、病因病机

本病主要的临床表现为皮肤红斑、水肿、血尿、蛋白尿等。

中医学认为本病的形成,内因多属禀赋不足,素体虚弱,肝肾亏损,气阴两虚,络脉瘀阻。外因多与感受邪毒有关,还可能与过度劳累、七情内伤、房事不节等因素有关。此外,许多患者因日光暴晒后发病或病情恶化;发病之后又以热毒炽盛为突出表现,这是本病的发生与热毒有关的证据。

病机方面,阴虚、热毒、瘀血是本病的关键病机,阴虚火旺,热毒炽盛,一为虚火,一为实热,两者同气相求,肆虐不已,戕害脏腑,损伤气血,随着病情的迁延和病程的推移,可渐致气血亏虚,从而显现出正虚邪实、虚实夹杂的复杂病机。若邪热耗气灼津,阴液亏耗,正气损伤,则可呈现气阴两虚之征象。后期则常因久病不愈,阴损及阳,致阳气衰微或阴阳两虚。急性发作期以热毒炽盛为主,多表现为阳热燔灼,邪毒内扰之象;热伤血络,迫血妄行,致血溢脉外而为瘀血,则见皮肤红斑。邪热伤阴则可导致阴虚火旺,虚火灼伤脉络,血溢脉外可见皮肤红斑、血尿等。瘀血是伴随本病而产生的病理产物,并作为继发性致病因素而进一步影响本病的发展。本病导致血瘀的因素较多,如初期热毒炽盛,损伤血脉,迫血妄行,致血溢脉外而为瘀血,后期则常可因阴虚、气阴两虚致瘀血。阴虚则血中津少,血液黏稠难行;气虚则推动无力,血行迟缓。其他如痰浊内阻、水湿内停等,均可阻滞血液运行而致瘀血,瘀血阻络,可发为腰痛;"血不利则为水",瘀血内停,亦可发为水肿。

此外,本病由于邪毒炽盛、脏腑受损、水液代谢的多个环节障碍,气化失司,致水湿内停,表现为水肿;脏腑虚损,精微外泄,可见蛋白尿等。本病治不及时,病变可弥散三焦,致五脏六腑俱损,如上入巅脑,则为危证。

二、临床表现

(一)全身表现

大部分患者表现全身乏力、体重下降,90％的患者有发热,40％可超过 39 ℃。骨关节和肌肉方面,约 90％的患者有不同程度的关节疼痛,以近端指间关节为主,腕、膝、踝关节等也可受累,常呈对称游走性,间歇性发作,多不伴红肿和功能障碍。皮肤损害方面,50％患者可出现面部蝶状红斑,病变局限于两面颊和鼻梁处,呈现轻度的水肿性红斑,红肿消退后一般不留痕迹和色素沉着。50％的患者可见脱发,40％的患者可有光过敏。心肺损害方面,30％的患者可累及心血管,以心包炎最常见,其中 10％可累计心肌,40％～60％的患者可发生胸膜炎,出现胸腔积液。如严重累及肺脏,出现狼疮性肺炎时,可表现为呼吸困难,严重者可发生大咯血。消化系统方面,表现多样,可出现狼疮性肝炎、胰腺炎、肠梗阻和肠穿孔等,部分患者可出现恶心、呕吐。腹痛常见。神经系统方面,以中枢神经系统受累为主,称为狼疮性脑病,约 10％的患者表现为精神障碍,如躁动、幻觉、猜疑、妄想等,约 20％的患者可出现抽搐,甚至癫痫样大发作。血液系统方面,约 90％的患者可有血液系统损害,或呈现正细胞性低色素性贫血,或白细胞、血小板降低。

（二）肾脏表现

根据临床表现将狼疮性肾炎分为以下八种临床类型。

1. 轻型

轻型患者常无症状，仅有尿常规检查异常，尿蛋白阴性或少量蛋白尿，常有镜下血尿及红细胞管型，无水肿和高血压，肾功能正常。部分患者虽然尿常规检查异常，但肾脏活检仍有明显病变。此类患者占 30%～50%，预后良好。

2. 急性肾炎综合征型

急性肾炎综合征型较少见，临床酷似链球菌感染后急性肾炎。急性起病，有血尿、蛋白尿、管型尿，可伴水肿，高血压，偶可发生急性肾衰竭。

3. 急进性肾炎综合征型

急进性肾炎综合征型较少见，临床上酷似急进性肾小球肾炎。起病急骤，发展迅速，出现少尿甚至无尿，有血尿、蛋白尿、管型尿，可有水肿，常无高血压或有轻度高血压，迅速发生和发展的贫血和低蛋白血症，肾功能迅速恶化，在几周和几个月内发生尿毒症。

4. 肾病综合征型

肾病综合征型患者有大量蛋白尿、低蛋白血症和水肿，为狼疮性肾炎肾病综合征。占狼疮性肾炎的 40%～60%。

一般有两种类型：①单纯性肾病综合征型：此类患者多在晚期出现高血压，病情进展缓慢，10 年存活率约 50%；②肾炎性肾病综合征型：患者除有大量蛋白尿、低蛋白血症及高度水肿等肾病综合征的表现外，还可出现不同程度血尿、高血压和肾功能损害等肾炎综合征的表现，常伴明显狼疮活跃。

5. 慢性肾炎型

慢性肾炎型患者多有高血压。尿常规检查可见不同程度蛋白尿，尿沉渣可有大量红细胞和管型。肾小球滤过率明显下降，严重者可出现急性肾衰竭。病情进展虽然缓慢，但进行性进展，预后较差。

6. 急性肾衰竭型

急性肾衰竭型患者短期内出现少尿性进行性急性肾衰竭。少数患者可出现精神神志障碍，易被误诊为精神分裂症。由于狼疮性心肌损害、尿毒症毒素潴留、容量负荷过重及电解质紊乱等多方面因素，可并发充血性心力衰竭。

7. 肾小管损害型

60%～80%患者有肾小管功能受损表现，部分患者以此为首要表现。近端小管功能受损者尿酶水平升高和出现高钾血症。肾小管酸化功能障碍可出现各种类型肾小管酸中毒的表现。

8. 临床"寂静"型

此类患者占 SLE 的 20%～30%。一般肾脏病变较轻，但也有患者弥散性肾脏受损，因而对于尿常规检查正常的 SLE 患者有必要进行肾穿刺活检。对于尿检正常而肾穿刺活检为弥散性改变者应给予积极治疗。此类患者一般预后较好，5 年存活率可达 90%以上。

三、实验室和其他辅助检查

（一）尿常规

发现 SLE 肾脏受累的简单方法，可表现为单纯蛋白尿，亦可见血尿、白细胞、红细胞、管型等。

（二）血常规

约 80％的患者有中度贫血，为正细胞正色素性贫血，约 50％的患者白细胞下降，约 20％的患者血小板减少，约 1/4 患者全血细胞减少。还有少数患者可出现溶血性贫血（Combs 试验阳性）。

（三）自身抗体检测

自身抗体检测表现为抗核抗体，抗双链 DNA 抗体，抗 Sm 抗体阳性，抗双链 DNA 和疾病的活动度相关。近年，抗核小体抗体的检测对评价 SLE 疾病的活动度和 LN 的进展有重要意义。

（四）补体水平

补体的活性及补体下降的程度与病变的活动度相关。既往的研究提示病变活动度的最特异指标是补体 C_3 的下降。

（五）狼疮细胞阳性

狼疮细胞阳性系因血白细胞受抗核抗体等致敏、破坏，释放出细胞核，而细胞核又被多核白细胞吞噬所致。

四、中医主症及常见证候

狼疮性肾炎临床常见水肿、体倦乏力、关节疼痛，发热、皮疹等症状，常见证候如下。

（一）热毒炽盛证

壮热口渴，烦躁，关节疼痛，肌肤发斑、颜色紫红，或全身乏力，小便短赤，大便干结，神昏谵语。舌质红润而绛或紫黯，苔黄腻或黄干，脉弦数。

（二）湿热壅盛证

水肿，倦怠乏力，口干口苦，口中黏腻，胃纳欠佳，小便短赤或量少，大便干结或不爽，神昏谵语。舌质红绛，苔黄腻或黄干，脉弦数。

（三）肝肾阴虚证

水肿，两目干涩，五心烦热，咽干口燥，发落齿摇，腰膝酸软或疼痛，或长期低热，颧红盗汗，头晕耳鸣，溲赤便结。舌嫩红苔少或光剥，脉细数。

（四）脾肾气（阳）虚证

眼睑或全身水肿，腰以下肿甚，甚则畏寒肢冷，腰膝酸软，倦怠懒言，纳少，腹胀便溏，小便短少不利。舌质淡或淡胖有齿印，苔白腻，脉沉迟细。

（五）气阴两虚证

倦怠乏力，少气懒言，恶风易感冒，低热盗汗，五心烦热，口燥咽干而饮水不多，手足心热，大便先干后稀。舌红少津，脉细或结代。

五、诊断与鉴别诊断

（一）SLE 及狼疮性肾炎的临床诊断

SLE 的诊断目前通常采用美国风湿病学会（ARA）1997 年修订的分类标准。

（1）颧部红斑，固定红斑，扁平或高起，在两颧突起部位。

（2）盘状红斑，片状高起于皮肤的红斑。

（3）光过敏,对日光有明显反应,引起皮疹,从病史得知或医生观察到。

（4）口腔溃疡,经医生观察到的口腔或鼻咽部溃疡,一般无痛性。

（5）非侵蚀性关节炎≥2 个外周关节,有压痛,肿胀或积液。

（6）浆膜炎:胸膜炎或心包炎。

（7）肾脏病变:尿蛋白≥0.5 g/d 或细胞管型。

（8）神经系统病变:癫痫发作或精神病除外药物或已知的代谢紊乱。

（9）血液系统异常:溶血性贫血/白细胞减少/淋巴细胞减少/血小板减少。

（10）免疫学异常:抗 ds-DNA 抗体阳性/抗 Sm 抗体阳性或抗磷脂抗体阳性。

（11）抗核抗体阳性:在任何时候和未用药物诱发"药物性狼疮"的情况下,抗核抗体滴度异常。

11 项中符合 4 项或 4 项以上者,可诊断为 SLE。

一旦 SLE 诊断成立,且临床上出现持续性尿蛋白>0.5 g/d 或多次尿蛋白≥(＋＋＋),和/或细胞管型尿(可为红细胞、血红蛋白、颗粒管型或混合性管型),临床上即可诊断为 LN。值得注意的是,部分病例临床表现或实验室证据不典型,不完全满足上述诊断条件,对疑似病例应加强随访,观察动态变化,及时做出正确的诊断,对于高度疑似病例应及时进行肾脏活组织检查以明确诊断。

2009 年 ACR 会议上 SLICC 对于 ACR-SLE 分类标准提出修订。临床分类标准:①急性或亚急性皮肤狼疮表现;②慢性皮肤狼疮表现;③口腔或鼻咽部溃疡;④非瘢痕性秃发;⑤炎性滑膜炎,并可观察到 2 个或更多的外周关节有肿胀或压痛,伴有晨僵;⑥浆膜炎;⑦肾脏病变:24 h 尿蛋白>0.5 g 或出现红细胞管形;⑧神经病变:癫痫发作或精神病,多发性单神经炎,脊髓炎,外周或脑神经病变,脑炎;⑨溶血性贫血;⑩血白细胞减少(至少 1 次细胞计数<4×10^9/L 或淋巴细胞减少(至少 1 次细胞计数<1×10^9/L),血小板减少症(至少 1 次血小板计数<100×10^9/L)。免疫学标准:①ANA 滴度高于实验室参照标准(LRR);②抗 ds-DNA 抗体滴度高于 LRR(除外 ELISA 法测:需 2 次高于 LRR);③抗 Sm 抗体阳性;④抗磷脂抗体:狼疮抗凝物阳性/梅毒血清试验假阳性/抗心磷脂抗体是正常水平的 2 倍以上或抗 b2 糖蛋白 1 抗体中度以上滴度升高);⑤补体减低:C_3/C_4/CH50;⑥有溶血性贫血但 Coombs 试验阴性。

确诊条件:①肾脏病理证实为狼疮性肾炎并伴有 ANA 或抗 ds-DNA 抗体阳性;②以上临床及免疫指标中有 4 条以上标准符合(其中至少包含 1 个临床指标和 1 个免疫学指标)。该标准敏感性为 94%,特异性为 92%。

SLE 病情活动情况可以采用 1992 年制定的 SLEDAI 评分系统来判定:抽搐 8 分,精神异常 8 分,器质性脑病 8 分,视觉异常 8 分,脑神经病变 8 分,狼疮性头痛 8 分,脑血管事件 8 分,血管炎 8 分,关节炎 4 分,肌炎 4 分,管型尿 4 分,血尿 4 分,蛋白尿 4 分,白细胞尿 4 分,新发红斑 2 分,脱发 2 分,黏膜溃疡 2 分,胸膜炎 2 分,心包炎 2 分,低补体血症 2 分,抗 ds-DNA 抗体高滴度 2 分,发热 1 分,血小板减少 1 分,白细胞减少 1 分。0~4 分为基本无活动,5~9 分为轻度活动,10~14 分为中度活动,≥15 分为重度活动。

（二）鉴别诊断

系统性红斑狼疮性肾炎需与其他原因引起的肾病综合征、肾炎、肾性高血压、肾功能减退鉴别。如慢性肾炎、紫癜性肾炎、糖尿病肾病、痛风性肾病、乙型肝炎免疫复合物性肾炎等。另外,还需与其他结缔组织疾病和药物引起的红斑狼疮相鉴别。

六、治疗

（一）辨证治疗

1. 热毒炽盛证

证候特点：壮热口渴，烦躁，关节疼痛，肌肤发斑、颜色紫红，或全身乏力，小便短赤，大便干结，神昏谵语。舌质红润而绛或紫黯，苔黄腻或黄干，脉弦数。

治法：清热凉血，解毒消斑。

推荐方剂：犀角地黄汤合五味消毒饮加减。

基本处方：水牛角 30 g（先煎），生地黄 24 g，赤芍 10 g，牡丹皮 10 g，金银花 30 g，野菊花 12 g，紫花地丁 12 g，紫背天葵 12 g，蒲公英 12 g，甘草 5 g。

加减法：神昏谵语可选用安宫牛黄丸、紫雪丹、清开灵、醒脑净；抽搐，加羚羊角粉、钩藤；关节肿痛，可选用宣痹汤去半夏、赤小豆、金银花，加忍冬藤、桑叶。

2. 湿热壅盛证

证候特点：水肿，倦怠乏力，口干口苦，口中黏腻，胃纳欠佳，小便短赤或量少，大便干结或不爽，神昏谵语。舌质红绛，苔黄腻或黄干，脉弦数。

治法：清热利湿，凉血解毒。

推荐方剂：疏凿饮子加减。

基本处方：羌活 10 g，秦艽 10 g，生地黄 15 g，茯苓皮 15 g，泽泻 12 g，白茅根 15 g，石韦 15 g，白花蛇舌草 10 g，蒲公英 10 g，甘草 5 g。

加减法：神昏谵语可选用安宫牛黄丸、紫雪丹、清开灵、醒脑净；关节肿痛，可选用宣痹汤去半夏、赤小豆、金银花，加忍冬藤、桑叶。

3. 肝肾阴虚证

证候特点：水肿，两目干涩，五心烦热，咽干口燥，发落齿摇，腰膝酸软或疼痛，或长期低热，颧红盗汗，头晕耳鸣，溲赤便结。舌嫩红，苔少或光剥，脉细数。

治法：滋阴清热，补益肝肾。

推荐方剂：左归丸加减。

基本处方：生地黄 24 g，女贞子 15 g，旱莲草 15 g，山药 15 g，山茱萸 12 g，牛膝 10 g，玄参 10 g，茯苓 15 g，泽泻 10 g，牡丹皮 10 g，甘草 5 g。

加减法：阴虚火旺而见尿热、血尿，可改用知柏地黄丸加茜草、白茅根、仙鹤草、侧柏叶、大小蓟；阴虚阳亢见头晕耳鸣，加天麻、钩藤；伴水肿，加猪苓。

4. 脾肾气（阳）虚证

证候特点：眼睑或全身水肿，腰以下肿甚，甚则畏寒肢冷，腰膝酸软，倦怠懒言，纳少，腹胀便溏，小便短少不利。舌质淡或淡胖有齿印，苔白腻，脉沉迟细。

治法：益气健脾，温肾助阳。

推荐方剂：济生肾气丸合四君子汤加减。

基本处方：熟地黄 24 g，泽泻 10 g，山药 15 g，淫羊藿 15 g，肉桂 2 g（焗服），牡丹皮 12 g，党参 15 g，黄芪 15 g，白术 10 g，茯苓 15 g，陈皮 5 g，炙甘草 5 g。

加减法：水肿明显偏脾阳虚，以实脾饮为主加减；偏肾阳虚者以真武汤加牛膝、车前子，阳虚不显者则去附子、肉桂等大辛大热之品，而以补中益气汤为主，加金樱子、菟丝子、补骨脂。

5.气阴两虚证

证候特点:倦怠乏力,少气懒言,恶风易感冒,低热盗汗,五心烦热,口燥咽干而饮水不多,手足心热,大便先干后稀。舌红少津,脉细或结代。

治法:益气养阴。

推荐方剂:参芪地黄汤加减。

基本处方:西洋参15 g,黄芪15 g,山茱萸12 g,茯苓10 g,牡丹皮12 g,泽泻10 g,熟地黄15 g,麦冬10 g,五味子10 g,甘草5 g。加减法:兼瘀血,加丹参、泽兰;兼湿热,加白花蛇舌草、半枝莲;尿少水肿,加车前子、茯苓。

(二)其他治疗

1.中成药

(1)雷公藤多苷片。主要成分:雷公藤提取物。功效:祛风解毒,化湿消肿,舒经通络。适用于尿检蛋白尿、血尿患者,中医辨证属湿热内蕴者佳。每次2片,每日3次。注意监测血常规及肝功能。

(2)火把花根片:由昆明山海棠之根加工而成。功效:祛风除湿,舒筋活络,清热解毒。适用于尿检蛋白尿、血尿患者。每次3~5片,每日3次。

(3)冬虫夏草菌丝制剂:如金水宝或百令胶囊,均可补肺肾,对狼疮性肾炎患者可长期服用调节免疫功能,适用于肺肾气虚者。常用剂量为每次4~6粒,每日3次。

2.静脉针剂

据患者辨证属气虚者可用黄芪注射液。成分:黄芪提取物。功效:益气养元,养心通脉。用法用量:肌内注射,一次2~4 mL,每日1~2次;静脉滴注,一次10~40 mL,每日1次,用5%葡萄糖注射液250 mL稀释后使用,半个月一疗程。阴虚可选用生脉注射液。成分:红参、麦冬、五味子。作用功效:益气养阴。用法用量:肌内注射,一次2~4 mL,每日1~2次;静脉滴注,一次20~60 mL,用5%葡萄糖注射液250~500 mL稀释后使用,半个月一疗程。瘀血者可选丹参注射液、川芎嗪注射液、血塞通注射液。

3.灌肠疗法

生大黄12 g,熟附片10 g,牡蛎30 g,蒲公英30 g,水煎取汁200 mL,每日保留灌肠2次,保留时间30~60 min。适用于合并肾功能不全患者。

4.针刺治疗

三焦俞、气海俞、气海、足三里、阳陵泉、肾俞、关元俞、天俞、关元、三阴交等穴,每日选5~6穴,轮换针刺。

(何本求)

第十节　糖尿病肾病

糖尿病肾病(diabetic nephropathy,DN)是糖尿病最主要的微血管并发症之一,在欧美许多国家,DN已经成为终末期肾脏病的主要病因,我国随着糖尿病的发病率逐年升高,DN的发病率不断上升。DN早期表现为肾小球肥大和肾小球毛细血管基底膜增厚,伴有尿微量蛋白排泄增多,后期逐渐发展为肾小球和肾小管间质的硬化,DN 的进展速度远远快于非糖尿病肾病患者。DN 的临床表现早期以肾小球高滤过为主,进而出现微量清蛋白尿,随着疾病的进展出现大量蛋白尿及肾功能损害。中医虽然没有 DN 的名称,但是按照 DN 不同分期的临床表现,参考中医消渴及相关文献,可将 DN 归属于中医的"消渴""下消""尿浊""水肿""关格""虚劳"等范畴。

一、病因病机

我国古代医家对于糖尿病的发病因素及病机有较为清楚的认识,DN 作为糖尿病的并发症在古代文献中亦可以找到相关记载。综合古代医家及现代中医学家的认识,我们认为先天禀赋不足、饮食不节、情志失调、感受外邪或失治误治等是导致 DN 发生的重要原因。本虚标实,虚实夹杂是本病的基本病机特点,本虚主要为脏腑亏虚,病变早期多以本虚为主,多涉及脾、肾亏虚,后期随着病情的进展在脾肾亏虚的基础上涉及心、肝、肺等多个脏器;标实主要责之于水邪、湿浊、湿热、瘀血等病理产物,标实之证可以出现在疾病的各个时期,与疾病进展密切相关,特别是疾病后期病情变化之时标实证尤为突出。由上可知,DN 的病机具有一定的变化规律,早期其病机以本虚为主,后期以标实为主,本虚与标实贯穿疾病的始终;脾肾亏虚是 DN 发生发展的基本病机,也是疾病迁延不愈的核心因素,心、肝、肺是在疾病进展过程中因脾肾亏虚、实邪积聚后所累积的脏腑,同时心、肝、肺的功能受损会加重疾病的进展,此三脏即是 DN 疾病进展的受害者,也是疾病进展的加速者。水邪、湿浊、湿热乃至瘀血是由于脏腑亏虚、功能失调,体内气血运行失常所形成的病理产物,同时在其形成之后又进一步加重了脏腑损伤,进而影响脏腑功能的发挥。所以脏腑亏虚是疾病发生的根本因素,实邪内停是疾病进展和缠绵不愈的加重因素。

一般疾病初期以阴虚燥热或气阴两虚为主,病程进一步发展以阴阳两虚(脾肾两虚)为多,终末期 DN 则以阳衰湿浊瘀阻为主,长年累月反复发作,可累及多个脏腑而出现心悸、水肿、喘证、虚劳等危候,终至正虚邪实,阴竭阳亡。

二、临床表现

(一)肾外表现

典型病例有多尿、多饮、多食、消瘦、水肿、皮肤瘙痒,特别是其他器官的糖尿病微血管损害,如眼底、周围神经炎、动脉硬化、冠心病、白内障等症状。

(二)肾脏改变

Mogensen:根据病程及病理生理演变过程将 I 型糖尿病肾脏改变分为 5 期,轻重与肾小球硬化程度呈正相关。

I 期:肾小球高滤过期(GFR 约 150 mL/min)。肾血流量、肾小球毛细血管灌注压、肾小球滤过率(GFR)增高和肾体积增大为特征,尿清蛋白排出率(UAE)正常($<20\mu g/min$,或<30 mg/24 h);血压正常。病理:肾小球肥大,基底膜(GBM)和系膜正常。这种糖尿病肾脏受累的初期改变与高血糖水平一致,是可逆的,经过治疗可以恢复,但不一定能完全恢复正常。此期没有病理组织学的损害。

II 期:正常清蛋白尿期。GFR 正常或增高;UAE 正常($<20\mu g/min$,或<30 mg/24 h),应激后可升高,休息后可恢复;血压可正常或轻度升高。病理:肾小球基底膜(GBM)增厚和系膜

基质增加。以上两期为临床前期,不属于临床诊断。

Ⅲ期:早期 DN。GFR 大致正常;UAE 持续高于正常,20～200 $\mu g/min$(或 30～300 mg /24 h),血压轻度升高,降低血压可部分减少尿微量清蛋白的排出。病理:GBM 增厚和系膜基质增加更明显,已有肾小球结带型和弥散型病变以及小动脉玻璃样变,并已开始出现肾小球荒废。此期多发生在病程＞5 年的 2 型糖尿病患者。

Ⅳ期:临床期 DN 或显性 DN 期(DN)。GFR 下降(早期 130～70 mL/min,后期 70～30 mL/min),平均每月下降 1 mL/min;大量清蛋白尿,UAE＞200$\mu g/min$(300 mg/24 h),或持续尿蛋白＞0.5 g/24 h,为非选择性蛋白尿,约 30％的患者可出现典型的 DN"三联征"——大量尿蛋白(＞3.0 g/24 h)、水肿和高血压的肾病综合征特点,往往伴不同程度的氮质潴留和糖尿病眼底病变。病理:GBM 明显增厚,系膜基质增宽,荒废的肾小球增加(平均占 36％),残余肾小球代偿性肥大。

Ⅴ期:肾衰竭期。GFR 进行性下降,多＜10 mL/min;尿蛋白量增多或可因肾小球荒废而减少,血尿素氮和肌酐增高;伴严重高血压、低蛋白血症、水肿以及尿毒症症状。病理:肾小球广泛硬化、荒废,肾小管萎缩及肾间质纤维化。Ⅱ型糖尿病也按照此分期。

三、实验室及其他辅助检查

(一)蛋白尿的排泄率(UAE)

1.早期

糖尿病肾病尿清蛋白排出率持续高于正常,在 20～200 $\mu g/min$ 或相当于 30～300 mg/24 h。

2.临床期

糖尿病肾病大量清蛋白尿,UAE＞200$\mu g/min$ 或持续尿蛋白每日＞0.5 g,为非选择性蛋白尿,GFR 开始下降,平均每月下降约 1 mL/min。

3.肾衰竭期

糖尿病肾病 GFR 不断下降,多＜10 mL/min,血尿素氮和肌酐增高伴严重高血压、低蛋白血症、水肿以及尿毒症症状。

(二)尿常规

尿常规主要为蛋白尿,为大、中分子蛋白尿,如有合并尿路感染或肾乳头坏死,则可有较多白细胞和显微镜下血尿。

(三)肾脏影像学

肾脏影像学可见双肾大小正常或增大,晚期可见双肾脏缩小。

(四)眼底

必要时做荧光眼底造影,可发现糖尿病性眼底改变,糖尿病视网膜病变,如早期可发现微血管瘤等。

(五)双肾 ECT

了解双肾或分肾的血浆流量及肾小球滤过率,糖尿病肾病进入临床期,肾小球滤过率开始下降。一旦出现氮质血症,则以不同的速度发展至尿毒症。

(六)肾活检

肾活检仅适用于糖尿病肾病早期及临床期,可明确诊断、进行鉴别诊断以及治疗评定、判断预后。早期 DN 病理改变:GBM 增厚和系膜基质增加更明显,已有肾小球结带型和弥散型病变以及小动脉玻璃样变,并已开始出现肾小球荒废;临床期 DN 病理改变:GBM 明显增厚,系膜基质增宽,荒废的肾小球增加(平均占 36%),残余肾小球代偿性肥大;肾衰竭期 DN 病理改变:肾小球广泛硬化、荒废,肾小管萎缩及肾间质纤维化。

四、中医主症及常见证候

早期症状不突出或见多饮、多食、消瘦,可见尿泡沫增加;临床期可以表现为大量蛋白尿、水肿等;晚期肾功能损害不断加重,可以表现为水肿、乏力、腰腿酸痛、少尿或夜尿频多、食欲减退、面色无华、爪甲色淡等,甚至可以出现恶心呕吐、心慌、气促、少尿、尿闭等,终成中医"关格"危候。常见证候如下。

(一)阴虚燥热

烦渴多饮,多食善饥,形体消瘦。舌红,少苔,脉细数。

(二)气阴两虚

口干舌燥,烦渴多饮,消瘦乏力,尿频清长,尿浊且甜,腰膝酸软。舌红,少苔,脉细数。

(三)脾肾气(阳)虚

小便频数或清长,或混浊如脂膏,面色苍白,腰膝酸软,或少尿,肢体水肿。舌淡,苔薄白,脉细带滑或沉细尺弱。

(四)阳衰湿浊瘀阻

头晕目眩,面色黧黑或苍白,神疲乏力,畏寒肢冷,食欲缺乏,呕吐纳呆,小便少,浑浊如脂膏,甚至尿闭,水肿。舌质淡胖或淡黯,舌苔白或白腻,脉滑沉尺弱。

五、诊断与鉴别诊断

(一)诊断要点

典型病例诊断依据如下,可疑患者需肾活检确诊。

(1)确诊糖尿病时间超过 5 年;或已出现糖尿病视网膜病变。

(2)早期可表现为微量清蛋白尿;临床期可见持续清蛋白尿,尿清蛋白/肌酐比值>300 μg/mg 或尿清蛋白排泄率>200 μg/min,或尿清蛋白定量>300 mg/d,或尿蛋白定量>0.5 g/d。

(3)病理诊断:DN 的基本病理特征早期表现为肾小球体积增大;进而表现为肾小球系膜基质增多,基膜增厚和肾小球硬化,包括弥散性病变、结节性病变和渗出性病变等。

(4)临床和实验室检查排除其他肾病或尿路感染。

(二)鉴别诊断

糖尿病患者合并肾脏损伤,不一定是 DN。有下列情况之一者,需排除其他肾脏疾病:①无糖尿病视网膜病变;②GFR 很低或迅速降低;③蛋白尿急剧增多或肾病综合征;④顽固性高血压;⑤尿沉渣活动表现(血尿、白细胞尿、管型尿等);⑥其他系统性疾病和体征;⑦ACEI/ARB 治疗后 1～3 个月内 GFR 下降>30%。

1.原发性肾病综合征

本病的肾病综合征和本病合并原发性肾病综合征很难鉴别,而两者在治疗上有根本上的不同,故必须做好鉴别诊断:①DN 综合征常有糖尿病史 10 年以上,而糖尿病并发原发性肾病综合征者则不一定有这么长时间;②前者同时有眼底改变,必要时作荧光眼底造影,可见微动脉瘤等糖尿病眼底变化,后者则不一定有;③前者同时有慢性多发性神经炎、心肌病、动脉硬化和冠心病等,后者不一定有;④前者尿检查通常无红细胞,后者可能有;⑤前者每有高血压和氮质血症,后者不一定有;⑥对鉴别诊断有困难的肾病综合征,应作肾活检。

2.高血压肾损害

糖尿病患者常合并高血压,高血压可以引起蛋白尿,但蛋白尿量比较少,很少出现肾病综合征样的大量蛋白尿,早期以肾小管功能损害、夜尿增多为主,眼底改变主要为高血压和动脉硬化,而非糖尿病视网膜病变。

3.肥胖相关性肾病

肥胖相关性肾病主要表现为肥胖、代谢综合征、轻微蛋白尿、肾小球肥大、局灶节段性肾小球硬化等,如果同时合并糖尿病,与 DN 有时很难鉴别。但是,肥胖相关性肾病的蛋白尿在减肥后可以减轻或消失,不合并糖尿病视网膜病变和周围神经病变,没有 DN 的渗出性病变和结节病理改变。明确的糖尿病的患病时间,对鉴别诊断具有重要的价值。

4.肾淀粉样变

肾淀粉样变表现为大量蛋白尿,即使肾功能不全肾脏不一定缩小,常规试纸法检测尿清蛋白较少,24 h 尿蛋白定量较多,眼底检查无糖尿病视网膜病变,部分患者有多发性骨髓瘤、类风湿性关节炎和慢性感染的全身表现。

六、治疗

(一)辨证施治

DN 的早期按照疾病进展的不同阶段可以分为三个证型,肾小球滤过率增高,清蛋白尿正常期临床多为阴虚燥热证;微量清蛋白尿期,临床多为气阴两虚证;临床蛋白尿期多为阴阳两虚(脾肾两虚)证。

终末期 DN 随着肾功能的恶化,临床多表现为阳衰湿浊瘀阻证。DN 作为一个复杂的系统疾病,临床上多采取中西医结合治疗,中医辨证论治应着眼于疾病的早期,遵循中医治未病的思路,及时控制疾病的进展,才能取得较佳的疗效。

1.阴虚燥热

证候特点:口渴引饮,多食善饥,形体消瘦,多尿或可见尿泡沫增多,大便调或结。舌红少苔,脉细数。

治则:养阴清热。

推荐方剂:白虎人参汤加味。

基本处方:石膏 20 g(先煎),知母 15 g,太子参 15 g,沙参 15 g,麦门冬 15 g,生地黄 10 g,玄参 15 g,玉竹 10 g,天花粉 15 g,桃仁 5 g。

加减法:口苦大便干结腹胀者加大黄,以加强清热通腑泻浊之力;胃纳差,舌苔厚腻者加苍术、藿香、薏苡仁,以健脾化浊。

2.气阴两虚

证候特点:口干多饮,消瘦乏力,尿频清长,尿多泡沫,腰膝酸软。舌质黯红少苔,脉细数。

治则:益气养阴。

推荐方剂:参芪地黄汤加减。

基本处方:太子参 20 g,黄芪 15 g,生地黄 20 g,山茱萸 10 g,山药 15 g,丹参 15 g,桃仁

5 g,黄精 15 g,金樱子 15 g,覆盆子 15 g,石斛 15 g,甘草 3 g。

加减法:乏力明显者加西洋参以益气;腰膝酸痛者加杜仲、桑寄生以壮腰补肾;夜尿频多者加益智仁以固精缩尿;口干者可加天花粉、葛根以清热生(升)津。

3.脾肾气(阳)虚

证候特点:小便频数或清长,尿液浑浊,面色苍白,腰酸膝软,或少尿肢肿。舌淡胖,苔白,脉细滑。

治则:健脾温肾渗湿。

推荐方剂:金匮肾气丸加减。

基本处方:熟附子 15 g(先煎),肉桂 2 g(焗服),盐山茱萸 10 g,山药 15 g,黄芪 15 g,白术 15 g,泽泻 15 g,茯苓 15 g,石韦 15 g,桃仁 5 g,泽兰 15 g,炙甘草 3 g。

加减法:大便溏泄者加炒扁豆、炒薏苡仁健脾止泻;失眠者加柏子仁、炒枣仁养心安神;全身窜痛者加鸡血藤 15 g 以通络活血;胸痹者加丹参、降香理气活血,通络止痛。

4.阳衰湿浊瘀阻

证候特点:神疲乏力,畏寒肢冷,食欲缺乏,呕吐纳呆,头晕目眩,面色黧黑或苍白,小便少,浑浊如脂膏,甚至尿闭,水肿。舌淡胖,苔白腻,脉滑。

治则:滋肾助阳,降浊化瘀。

推荐方剂:真武汤合二陈汤加减。

基本处方:熟附子 15 g(先煎),白术 15 g,茯苓 20 g,淫羊藿 15 g,陈皮 5 g,法半夏 10 g,酒大黄 5 g,泽泻 15 g,何首乌 15 g,肉桂 2 g(焗服),甘草 3 g。

加减法:若肾阳虚衰,水湿停聚,四肢肿甚加白术、大腹皮、车前子、泽兰化气行水;若浊阴上犯见神倦神昏、嗜睡、口中尿味者,加枳实、石菖蒲,藿香理气化浊止呕;肌肤甲错、面色黧黑而瘀血明显者加红花、地龙、丹参、赤芍以活血化瘀;若见喘汗,上盛下虚、水饮射肺者可加人参、蛤蚧、五味子以补肾纳气;若呕恶不能食者加鲜生姜汁、鸡内金、砂仁以开胃止呕;若皮肤瘙痒可加地肤子、蝉蜕以祛风止痒;DN 的中医治疗的核心是辨证论治,本书针对 DN 临床上常见的证型进行归纳,但临床上并不仅仅局限于上述证型。

在临床实践中应重视疾病早期的防治,以辨证论治为核心,根据邪正关系,采用益气养阴为主,兼顾清热利湿的治疗原则;当患者进入临床蛋白尿期后应重视邪气在疾病进展中的作用,应积极采用化湿活血以祛邪、健脾补肾以扶正的治疗原则。当肾功能出现明显异常之后应参照慢性肾衰竭的中医辨证治疗方法进行治疗。

(二)其他治疗

1.中成药

(1)活血通脉胶囊:主要由桃仁、红花等组成,具活血化瘀通络之功,适用于本病属瘀血阻络者,每次 3 粒,每日 3 次,口服。

(2)六味地黄丸:由熟地、山药、丹皮、山茱萸、茯苓、泽泻组成,滋补肝肾,适用于本病属肝肾阴虚者。每次 6 g,每日 3 次,口服。

(3)冬虫夏草菌丝制剂:如金水宝、百令胶囊,均可补肺肾,对于慢性肾衰竭患者可长期服用调节免疫功能,适用于肺肾气虚者。常用剂量为每次 4~6 粒,每日 3 次。

(4)舒血宁:银杏叶提取物,能降低血脂,减少蛋白尿,改善糖尿病肾病早期肾损害。每次 2 片,每日 3 次,口服。

2.静脉针剂

川芎嗪、血塞通、葛根素、刺五加、三七总苷、黄芪注射液、疏血通等。

（何本求）

第十一节　尿路感染

尿路感染是指尿路内有大量细菌生长繁殖并侵犯尿道黏膜或组织所引起的炎症。由于感染发生的部位不同,尿路感染按部位可分为上尿路感染(主要是肾盂肾炎)和下尿路感染(主要是膀胱炎、尿道炎)。临床特点主要表现为尿频、尿急、尿痛,亦有少数患者无临床症状仅靠实验室检查而确诊。

它可以侵犯任何年龄,男女老少均可发病,普通人群的发病率约为0.91%,以女性尤其生育年龄的女性为常见,约有30%妇女一生中都曾经历过尿路感染,而约有6%妇女每年会患一次症状性尿路感染。尿路感染属于中医"淋证"等范畴。

一、病因病机

中医学认为,淋证的病因与饮食不节、外感病邪、情志失调、劳倦过度等因素有关,上述病因可导致湿热壅结膀胱,膀胱气化不利;或肝失疏泄,膀胱气化不利;或脾肾亏虚,膀胱气化无权,故导致淋证。其病理基础是膀胱气化失调,其发病以脾虚、肾虚为主,气滞、湿热为标。

1.膀胱湿热

多食辛热肥甘之品,或嗜酒太过,酿成湿热;或下阴不洁,秽浊之邪侵入膀胱,酿成湿热;或外感风寒湿邪入里化热,下注膀胱;或病属他脏传入,如心移热于小肠,致分清泌浊功能紊乱而传入膀胱,肝胆湿热下注,或胃肠积热等传入膀胱;或七情郁结,房劳过度,精竭火动,相火偏亢,湿热蕴结于膀胱,气化失司,水道不利,故发为淋证。

2.脾肾亏虚

年老体衰脾肾不足;或因消渴、水肿等病伤及脾肾;或疲劳过度、房事不节等原因耗伤脾肾;或热淋病延日久,耗气伤阴,均可导致脾肾亏虚,脾失健运,中气不足,气虚下陷,肾气不固,膀胱气化失司,故发为淋证。

3.肾阴亏耗

淋病日久,伤及肾阴;或月经、妊娠、产褥、房劳等因素耗伤肾阴;或渗湿利尿太过,伤及肾阴,阴虚而湿热留恋,膀胱气化不利,故发为淋证。

4.肝郁气滞

少腹乃是厥阴肝经循行之处,情志怫郁,肝失条达,气机郁结,水道通调受阻,疏泄不利,膀胱气化不利,亦发为淋证而见小便涩滞,淋沥不宣,少腹满痛。

总之,本病多因膀胱湿热、脾肾两虚、肾阴亏耗、肝郁气滞等导致膀胱气化不利而小便频急涩痛。若湿热之邪犯于肾可见腰痛。湿热内盛、正邪相争可见寒热起伏、口苦、呕恶,热伤血络可见血尿。一般来说,淋证初起,多较易治愈。淋证日久不愈或反复发作,可以转为劳淋。

二、临床表现

1.膀胱炎

膀胱炎约占尿路感染的 60%。主要表现为尿频、尿急、尿痛、排尿不畅、下腹部不适等膀胱刺激症状，部分患者可迅速出现排尿困难。一般无全身感染症状，少数患者出现腰痛、发热，体温不超过 38℃。尿液常混浊，有异味，30% 的患者可出现血尿。

2.肾盂肾炎

（1）急性肾盂肾炎。①全身症状：高热、寒战，常伴头痛、全身酸痛、食欲减退、恶心、呕吐等，体温多在 38℃ 以上，多为弛张热，也可呈稽留热或间歇热；部分患者出现革兰氏阴性杆菌败血症。②泌尿系症状：尿频、尿急、尿痛、排尿困难、下腹部疼痛、腰痛等，腰痛程度不一，多为钝痛或酸痛，肋脊角压痛和/或叩击痛；可有脓尿和血尿；部分患者无明显的膀胱刺激症状，而以全身症状为主，或表现为血尿伴低热和腰痛。

（2）慢性肾盂肾炎：其临床表现复杂，全身及泌尿系统局部症状均不典型。半数以上患者有急性肾盂肾炎既往史，其后出现低热、腰痛腰酸、排尿不适等症状及肾小管功能损害的表现，如夜尿增多、尿比重低等。

3.无症状性菌尿

无症状性菌尿又称隐匿型尿路感染，指患者有真性细菌尿，而无尿路感染的症状，可由症状性尿路感染演变而来或无尿路感染病史。致病菌多为大肠埃希菌，患者可长期无症状，尿常规可无明显异常，但尿培养有真性菌尿，也可在病程中出现尿路感染症状。

三、诊断要点

1.尿路感染的诊断

应以真性细菌尿为准绳，凡是有真性细菌尿者，都可诊断为尿路感染。如患者有尿路感染症状，而尿细菌定量培养 $>10^5$/mL，且排除了假阳性的可能性，即可以定为真性细菌尿；如果中段尿细菌定量培养 $>10^5$/mL，但如临床上无尿路感染症状，则要求二次中段尿培养的细菌菌落均 $>10^5$/mL，且为同一菌种，才能确定为真性细菌尿。膀胱穿刺尿培养如有细菌，亦可视为真性细菌尿。

因伴随尿路刺激症状，很难收集存留膀胱内 4 h 以上的尿液，美国感染疾病学会 1997 年补充了下列诊断标准：①有尿路刺激症状，中段尿培养细菌菌落总数（CFU）$>10^3$/mL；②有发热、寒战及腰痛，伴或不伴尿路刺激症状，中段尿培养 CFU$>10^4$/mL。

做尿菌培养计数有困难者，可用治疗前清晨清洁中段尿（尿停留于膀胱 4～6 h 以上）正规方法的离心尿沉渣革兰染色找细菌，如细菌 >1 个/油镜视野，结合临床尿路感染的症状，亦可确诊。

2.尿路感染的定位诊断

（1）尿抗体包裹细菌检查：细菌侵犯肾组织刺激机体产生特异性抗体，包裹于细菌表面随尿排出。因此，将患者尿沉渣用磷酸缓冲液洗涤后涂片，风干后加荧光标记的抗人免疫球蛋白孵育，在荧光显微镜下即可见到这些抗体包裹细菌。阳性者，多为肾盂肾炎，阴性者多为膀胱炎。本法可靠性可达 86%。有一定假阳性及假阴性为其缺点。

（2）膀胱冲洗后尿培养法：插入导尿管，取膀胱内尿液培养，再用内含抗生素及蛋白酶的生理盐水 100 mL 经导尿管注入膀胱，停留 45 min 后排空；然后用无菌生理盐水反复灌洗膀胱，留最后一次灌洗液数毫升做培养,以后每隔 10～15 min 收集尿液一次培养,共 5 次;最后一次灌洗液若无菌则表示灭菌成功,灭菌后任何一次尿标本细菌培养 CFU＞10^2/mL,且超过灭菌成功前一次灌洗液细菌数 10 倍,则为肾盂肾炎。本检查敏感性为 80.6%,特异性为 97%,为目前区分上下尿路感染最有价值的定位方法,但因操作复杂和费时,只能用于科学研究。

(3)输尿管导管留尿细菌培养:插入膀胱镜,取膀胱内尿液培养。然后参照上述方法使膀胱灭菌,并收集最后一次灌洗液培养。再将输尿管导管分别插入双侧输尿管内,留尿标本 3 次培养。若最后一次灌洗液培养阴性,而某侧输尿管导管尿标本培养阳性,则该侧肾盂肾炎诊断成立。此法的最大优点为可确定哪侧肾盂感染。本法有一定创伤性,使用要慎重。

中医药对控制尿路感染,特别是复杂性尿路感染,改善临床症状明显。急性膀胱炎中西药治疗见效快,且不易复发。对复杂性尿路感染,需中西医结合治疗,可明显提高疗效。

四、辨证施治

1.膀胱湿热证

主症:小便频急不爽,尿道灼热刺痛,尿黄浑浊,小腹拘急,腰痛,恶寒发热,大便干结。舌红,苔黄腻,脉滑数。

治法:清热利湿通淋。

方药:八正散加减。车前草 12 g,萹蓄 12 g,瞿麦 12 g,滑石 15 g,大黄 6 g,栀子 9 g,甘草 6 g,石韦 10 g,白花蛇舌草 18 g,珍珠草 18 g,荠菜 15 g。

加减:若大便秘结、腹胀者,可重用生大黄,并加用枳实、厚朴以通腑泄热;若伴见寒热、口苦呕恶者,可合小柴胡汤以和解少阳;若湿热伤阴者去大黄,加生地黄、知母以养阴清热;尿血者选加大蓟、小蓟、白茅根以清热止血。

2.阴虚湿热证

主症:尿频不畅,解时刺痛,腰酸乏力,午后低热,手足烦热,口干口苦。舌质红,苔薄黄,脉细数。

治法:滋阴清热,利湿通淋。

方药:知柏地黄汤加减。知母 12 g,黄柏 12 g,熟地黄 15 g,山茱萸 12 g,山药 15 g,泽泻 12 g,牡丹皮 12 g,茯苓 15 g,蒲公英 15 g,石韦 10 g。

加减:若见骨蒸潮热者,加青蒿、鳖甲;五心烦热甚者加知母、黄柏;目花干涩者,加枸杞子、菊花;头晕头痛者加天麻、钩藤、杜仲;小便不利者加车前草、刘寄奴;有结石者加金钱草、海金沙、鸡内金。

3.脾肾两虚,湿热内蕴证

主症:尿频,余沥不净,少腹坠胀,遇劳则发,腰酸,神疲乏力,面足轻度水肿,面色苍白。舌质淡,苔薄白,脉沉细或细弱。

治法:健脾益气,佐清热利湿。

方药:无比山药丸加减。山药 15 g,肉苁蓉 12 g,生地黄 15 g,山茱萸 12 g,菟丝子 15 g,黄精 15 g,茯苓 15 g,薏苡仁 15 g,泽泻 12 g,牛膝 15 g,石韦 10 g。

加减:脾虚气陷,肛门下坠,少气懒言者加党参、黄芪、白术、升麻、柴胡之属;面色苍白,手足不温,腰膝无力,舌淡苔白润,脉沉细数者,少佐附子、肉桂、淫羊藿等温补肾阳之品;夹瘀者加丹参、赤芍、蒲黄等;湿热明显者加珍珠草、土茯苓、蒲公英等。

五、单方验方治疗

(1)治五淋方。虎杖不计多少为末,每服 2 钱,用饭饮下,不拘时候。

(2)竹叶菜、车前草各 30 g,甘草 10 g,适用于本病尿频、尿急者,水煎服。

(3)马齿苋 60 g,甘草梢 6 g,水煎服。白茅根、小蓟各 30 g,水煎代茶饮或绞汁炖服,适用于肾盂肾炎。

(4)金银花、马鞭草各 15 g,灯芯草 3 g,水煎服,适用于尿道炎。

(5)黄连 18 g,吴茱萸 3 g,研末加 200 g 面粉,加水制成面饼,上屉蒸熟,每日服 2 次,4～6 d 为 1 个疗程。

(6)敷脐方。取莴苣叶适量捣如泥,敷于脐上,可治小便不利、尿血。

(7)透骨香药酒。透骨香 500 g,纯高粱白酒 1 500 g。将药放在酒中浸泡 7～10 d 备用,每日 3 次,每次约服 50 mL。

(8)川楝子汤。川楝子 20～30 g,将川楝子砸碎,水煎二次,二次煎液混合,早、晚分服。

(9)鲜车前草 50～100 g,水煎服,每日 1 次。适用于热淋症见尿频、尿急、尿痛,发热或血尿等症者。

(10)取艾棉桃 12 个(野艾上长的虫窝)、海金沙 60 g(布包),水煎服。功用清热解毒、利尿通淋、凉血消肿。用于治疗急性膀胱炎。

(11)纳西族民间验方。海棠果 20～30 g,车前草 15～30 g,地豇豆 15～30 g,蒲公英 15～25 g,山药 15～20 g,茯苓 15～20 g,泽泻 15～20 g。用于治疗急慢性肾盂肾炎。

(12)利湿散。土茯苓、茵陈、生地黄、菊花、甘草等。每次 1～2 包,每日 3 次。

六、中成药治疗

1.八正合剂

口服,每次 20 mL,每日 3 次。适用于膀胱湿热证。

2.尿感宁冲剂

口服,每次 1～2 包,每日 3 次。适用于膀胱湿热证。

3.清开灵口服液

口服,每次 1 支,每日 3 次。适用于膀胱湿热证。

4.知柏地黄丸

口服,每次 6 g,每日 3 次。适用于阴虚湿热证。

5.龟鹿补肾液

口服,每次 1 支,每日 3 次。适用于脾肾两虚,湿热蕴结证。

6.泌淋清胶囊

由四季红、黄柏、仙鹤草、白茅根、车前草组成。用于湿热蕴结所致尿血、尿频、尿急、尿痛。每粒 0.4 g,口服,每次 3 粒,每日 3 次。

7.宁泌泰胶囊

由四季红、白茅根、大风藤、三颗针、仙鹤草、芙蓉叶、连翘组成。用于湿热蕴结所致尿血、尿频、尿急、尿痛,泌尿系感染者。每粒 0.38 g,口服,每次 3～4 粒,每日 3 次。

8.肾舒颗粒

开水冲服,每次 10 g,每日 3 次,小儿酌减或遵医嘱。

9. 三金片

主要成分:金樱根、金刚刺、金沙藤等。每片相当于原药材 3.5 g。用于下焦湿热、热淋,小便短赤,淋沥涩痛;急慢性肾盂肾炎、膀胱炎、尿路感染。口服,每次 3 片,每日 3 次,2 周为 1 个疗程。

10. 复方石韦片

复方石韦片由石韦、萹蓄、黄芪、苦参 4 味中药组成。口服,每日 3 次,每次 5 片,疗程 6 周。

11. **热淋清颗粒**

热淋清颗粒是根据贵州民间流传的苗药验方。主治膀胱炎、肾盂肾炎、肾结石等。口服,每次 1~2 袋(含糖型每袋 8 g,无糖型每袋 4 g),每日 3 次,7 d 为 1 个疗程。

12. 肾安胶囊

肾安胶囊主要成分为石椒草、肾茶、白茅根、黄芪等。口服,每次 2 片,每日 3 次。主治尿路感染。

13. 滋肾通关胶囊

口服,每次 4 片,每日 3 次。主要药物为黄柏、知母、肉桂。治疗淋证证属肾虚湿热者。

14. 癃清片

癃清片由黄连、黄柏、金银花、败酱草及白花蛇舌草等组成,具有清热解毒、凉血通淋之功效。口服,每次 6 片,每日 3 次。

15. 血尿安胶囊

血尿安胶囊由肾茶、小蓟、白茅根、黄柏组成。每粒 0.35 g,口服,每次 4 粒,每日 3 次。

七、外用药治疗

1. 敷贴疗法

莴苣菜 1 握,黄柏 100 g,两味混合,捣融如膏,取药膏如枣大,放胶布中间,敷贴神阙、小肠俞、膀胱俞,每穴一张,每日换药一次。适用于膀胱湿热证。

2. 熏蒸疗法

白豆蔻、砂仁、胡椒、川椒各 30 g,共为末,装入小布袋内,以好烧酒熬极滚热,冲入布袋内,对准尿道口熏之,每日 1 次。适用于脾肾两虚、湿热内蕴证。

3. 熏洗疗法

瓦松 60 g,水煎,取药液 1000 mL,入盆,熏洗少腹及阴器,每日一次。适用于膀胱湿热证。

4. 药浴疗法

(1)淋浊洗剂:生大黄 30 g,防风、大青叶、川椒、艾叶各 12 g,煎汤洗浴阴部,每日 2~3 次,12 周为 1 个疗程。用于各种淋证的辅助治疗。

(2)大莱菔煎:大莱菔子 100 g,生、熟大黄各 15 g,黄柏 12 g,向日葵根 15 g,水煎温洗阴部,每晚 1 次,1 周为 1 个疗程。适用于膀胱湿热证。

5. 磁片疗法

取穴:三阴交、关元、中极。把磁片置于三阴交(两极)、关元、中极穴以橡胶膏作外固定,5 d 后去除,2 d 后再于原穴位安置磁片,治疗 5 d,休息 2 d,3 个月为 1 个疗程。

6. 离子导入疗法

将 30% 大蒜素或四季青针剂的药液 2 mL 用纱布浸湿后敷在直流理疗器之阳极上。置于会阴穴,而阴极(为非作用极),浸生理盐水后放在趾骨上,电流强度 15～25 mA,每次 20～25 min,每日或隔日 1 次,10 次为 1 个疗程。

八、针灸治疗

1.辨证取穴

①膀胱湿热型处方:膀胱俞、中极、阴陵泉、三阴交;随症选穴:发热甚加曲池、合谷,尿中带血加血海,尿中夹砂石加委阳、然谷,尿浊如米泔加太溪,恶心加内关。施以泻法,留针30 min,每隔 10 min,运针 1 次。②脾肾亏虚型处方:肾俞、脾俞、关元、中极、足三里、三阴交;随症选穴:腹胀纳呆加中脘,夜尿多加气海。除中极平补平泻,余穴皆用补法,关元、背俞穴可用灸法。③下焦瘀滞型处方:肾俞、气海、曲泉、太冲、委中;随症选穴:尿血加血海,如为结石,可视部位所在取穴:肾与输尿管上段结石,以肾俞、京门、气海、天枢、三焦俞为主,输尿管中下段和膀胱结石,则以膀胱俞、中极、天枢、水道等穴为主。进针得气后中强刺激,留针 30 min,每隔10 min运针 1 次。

2.穴位注射

对因慢性前列腺炎所致的淋证,可取大赫、次髎,用胎盘组织液或当归注射液,每穴注射 0.5～1 mL,每周 3 次。

3.电针

取穴:肾俞、三阴交。方法:用高频率脉冲电,通电 5～10 min。

4.耳针

①取肾、膀胱、枕、肾上腺、下脚端、神门、输尿管,每次选 2～4 穴,毫针刺,强刺激,留针 20～30 min,每日 1 次,10 次为 1 个疗程,适用于各型淋证。②取肾、脾、膀胱、三焦、内分泌、肾上腺;配穴:急性肾盂肾炎加肺,发热配耳尖放血,排尿疼痛加输尿管、尿道。方法:上述穴位交替取 3～5 个,常规消毒后,用 0.5 寸毫针刺入,留针 20～30 min,隔日 1 次,10 次为 1 个疗程,也可用耳穴压贴法。

5.头针

取左侧胸腔区与生殖区中点、左侧感觉区,毫针刺,中等刺激,留针 30 min,每 5 min 行针 1 次,每日 1 次,7 次为 1 个疗程。适用于各型淋证。

九、按摩取穴

肾俞、脾俞、中极、气海、大肠俞、关元、足三里、三阴交、次髎、涌泉等穴。手法:搓法、点法、按法、拿法、揉法、推法、摩法。下焦虚寒的操作方法如下。

(1)患者俯卧,医生在患者腰背部推按数次,再点按肺俞、脾俞、肾俞、大肠俞各半分钟,然后用手掌按揉腰骶部数次,痛点部多施手法。

(2)患者仰卧,医者掌揉患者腹部,再推拿小腹部肌肉数次,使小腹及膀胱有热胀感觉,然后以手掌在小腹部运摩 3～5 min,再点按足三里、三阴交、中极穴各半分钟。

湿热蕴积的操作方法如下。

(1)患者俯卧,揉背部。取肾俞、脾俞、肺俞、膀胱俞。

(2)患者仰卧,揉大小腿内侧三阴经。同时拿揉天枢穴。点按中极、大赫、交信、三阴交、太溪穴,掌搓涌泉穴。

(何本求)

第十二节 慢性肾衰竭

慢性肾衰竭是由于各种原因引起的肾脏损害和进行性恶化的结果,机体在排泄代谢产物,调节水、电解质、酸碱平衡以及某些内分泌活性物质的生成和灭活等方面出现紊乱的临床综合征。临床上常见倦怠、乏力、恶心、呕吐、少尿、无尿、水肿,呼吸有尿臭味、气促、皮肤瘙痒等症状。据统计,每百万人口中,每年有 100～150 人发生慢性肾衰竭。在原发性肾脏病中,常见于慢性肾小球肾炎,其次为小管、间质性疾病;在继发性肾脏病中,则多见于糖尿病肾病等。近年来,有的西方国家统计,在慢性肾衰血液透析治疗的患者中,糖尿病肾病占第一位,其次为高血压性肾损害;而肾小球肾炎已由以往的第一位降为第三位。按照肾功能损害程度,可分为肾功能代偿期、氮质血症期、尿毒症早期和尿毒症晚期。血肌酐是最重要的诊断指标。

慢性肾衰竭属于中医"关格""癃闭""水肿"等范畴。

一、病因病机

慢性肾衰可由水肿、淋证等多种病症发展而来。其病程冗长,病机错综复杂,既有正气的耗损,又有实邪蕴阻,属本虚标实,虚实夹杂之证。正虚包括气、血、阴、阳的亏虚,并以脾肾亏虚为主;邪实以湿浊、水气、血瘀为主,可伴有湿浊化热,有时兼有外邪等。

1.正气耗损

造成正气耗损的因素很多,如风邪外袭,肺气不宣,不能通调水道,下输膀胱,溢于肌肤,水湿浸渍,损伤脾阳;或久居湿地、涉水冒雨,水湿内侵,湿留中焦,使脾运失司,湿困脾阳;或饮食不节、饥饱失常,脾气受伤,健运失司,湿浊内生,湿困中焦,脾阳受损;或劳倦过度、恣意酒色、生育过多,肾气内伤,肾虚则水湿内盛,久伤肾阳。这四者是肾衰正气耗损的主要病机。

2.浊邪阻滞

肾主藏精,主水,司二便;脾主运化水谷精微,化生气血;肝主藏血,主疏泄,调畅气机。脾肾虚则清浊不分,水湿内停,浊毒难排;肝肾虚则经血亏,气机失调,清气难升而浊阴不降。浊邪内停,生化失常是本病的病理基础,也是引起肾衰虚实夹杂变化的原因。

3.血瘀阻塞

肾气亏虚推动无力,瘀血败精之邪内停,壅塞尿路,使传导失司,气化功能失调,气机不通,脉络受损,而发为本病。浊邪壅滞三焦,浊邪尿毒不能排出体内,继而并生变证。

本病病位主要在脾、肾,波及肝、心、肺、胃等诸脏腑。本病病机关键是肾之开阖功能失调,肾失开阖,不能及时疏导、转输、运化水液及毒物,而形成湿浊、湿热、瘀血、尿毒等邪毒,进而波及五脏六腑、四肢百骸而产生临床诸证。在疾病演变过程中,由于脾肾损伤及浊毒在体内蓄积程度的不同,因此不同时期其临床表现有所不同,可以脾肾虚衰为主,或以浊邪壅滞三焦为主,或虚实证候并见。由于脏腑相关,病情进展,可以累及他脏而见变证。如水湿、浊毒之邪凌心射肺,则见胸闷、心悸、气促,甚则不能平卧;如肾病及肝,肝肾阴虚,虚风内动,则见手足搐搦,甚则抽搐;如肾病及心,邪陷心包,则昏睡或神志昏迷;若正不胜邪,则可发生阴盛阳衰、阳气暴脱等危候。

二、临床表现

慢性肾衰竭的临床表现极为复杂,几乎涉及全身各大系统。主要可表现如下。

（一）水代谢障碍

慢性肾衰竭早期，临床上可不出现水潴留，由于小管浓缩功能减退，水的重吸收障碍，可表现为夜尿增多。慢性间质性肾炎常在晚期仍可尿量正常，而慢性肾炎引起的慢性肾衰竭少尿出现较早，当肾单位绝大部分废弃后，最终出现无尿。

（二）电解质紊乱

慢性肾衰竭患者，肾脏排泄钠能力降低，故可导致钠的潴留、高钾（但如果钾摄入不足、胃肠道丢失及大量的利尿剂应用的情况下，也可出现低血钾、低血钠等）、低钙、高磷等。

（三）酸碱平衡失调

当 GFR 低于正常人的 20％时，开始出现不同程度的代谢性酸中毒。

（四）各系统症状

慢性肾衰竭时，内环境紊乱，对全身多个系统造成影响，故症状往往涉及全身，由于病变程度不同，各系统症状差别很大。早期，可仅表现为乏力、头痛、失眠、食欲缺乏等一般症状。当病情加重，发展到尿毒症前期时，症状可突出表现在某一方面，如表现为消化系统症状，出现恶心、呕吐等。

最常见的几个系统症状如下。

1. 神经系统

早期出现乏力、注意力不集中、记忆力减退等。当 GFR<20 mL/min 时，部分患者可表现出震颤、扑击样震颤、肌阵挛、昏迷等尿毒症脑病表现。

2. 消化系统

恶心、厌食、食欲缺乏为最早的症状，口腔中有尿味，显示病情已经发展到尿毒症阶段。消化道从口腔、食管、胃、结肠黏膜都可以出现水肿、出血和溃疡。

3. 皮肤表现

皮肤失去光泽、干燥、脱屑等。

4. 心血管系统

心血管系统可出现心悸、气促、胸闷等。

三、实验室及其他辅助检查

（一）血常规

血色素减低，提示贫血，多为正细胞正色素性贫血。贫血程度随原发病及慢性肾脏病分期的不同而有较大差异。

（二）尿常规

尿常规可见血尿、蛋白尿、或低比重尿等异常。检查结果因原发病不同而有所不同。

（三）血液生化

血液生化可见血肌酐、尿素氮升高，胱抑素-C 升高。酸中毒时可见二氧化碳结合力下降，血清蛋白下降。电解质方面可见高钾、高磷、低钙等，严重水肿者可出现稀释性低钠等。

（四）肾脏 B 超

大多数患者肾脏 B 超检查可见双肾对称性缩小，而慢性间质性肾炎等则可出现双肾不对称缩小，肾淀粉样变及糖尿病肾病导致的慢性肾衰竭早期，部分患者可见肾脏增大。

(五)双肾 ECT

双肾 ECT 检查可见肾小球滤过率下降。近年来随着肾小球滤过率估算公式如 EPI 公式、MDRD 公式的推广应用,临床常常利用上述公式计算而来的估算的肾小球滤过率(eGFR)替代双肾 ECT 检查的肾小球滤过率来评价肾功能。

四、诊断要点

(1)有慢性肾脏病史,出现食欲缺乏、恶心、呕吐、头痛、倦怠、乏力或嗜睡等。

(2)不明原因的高血压、贫血等,应考虑本病的可能。

(3)实验室检查。血常规见不同程度的贫血,尿常规可有蛋白尿,血肌酐、尿素氮、尿酸升高,二氧化碳结合力降低,并可出现水、血电解质紊乱,双肾 B 超提示双肾缩小。双肾 ECT 显示肾小球滤过率下降。

五、辨证施治

慢性肾衰辨证上多为本虚标实,寒热错杂。本虚包括气、血、阴、阳的虚损,分为脾肾气虚、脾肾阳虚型,肝肾阴虚型、阴阳两虚等;邪实有湿浊、水气、血瘀,可伴有湿浊化热,有时兼有外邪。临床上必须分清标本虚实,正虚邪实的轻重进行辨证治疗。

1. 脾肾气虚证

主症:倦怠乏力,气短懒言,纳少腹胀,腰膝酸软,口淡不渴,大便不实,夜尿清长。舌淡,脉象沉弱。

治法:益气健脾补肾。

方药:香砂六君子汤合二仙汤加减。木香(后下)9 g,砂仁(后下)6 g,党参 18 g,甘草 5 g,茯苓 15 g,白术 15 g,仙茅 12 g,淫羊藿 12 g。

加减:如脾阳不足,便稀加炮姜、补骨脂以温阳止泻;如肾阳虚弱,畏寒肢冷加杜仲、肉桂以温补肾阳。

2. 脾肾阳虚证

主症:少气乏力,畏寒肢冷,气短懒言,纳少腹胀,水肿,腰膝酸软,腰部发冷,便溏。舌淡有齿痕,脉象沉弱。

治法:温肾健脾,行气利水。

方药:实脾饮加减。干姜 10 g,制附子(先煎)10 g,白术 15 g,茯苓 15 g,木瓜 15 g,草果 10 g,巴戟天 15 g,党参 15 g,木香(后下)10 g。

加减:腹胀大,小便短少,加桂枝、猪苓以通阳化气行水;纳食减少,加砂仁、陈皮、紫苏梗以运脾利气。

3. 肝肾阴虚证

主症:头痛头晕,五心烦热,腰膝酸软,大便干结,口干咽燥。舌红少苔,脉沉。

治法:滋补肝肾。

方药:六味地黄汤加减。熟地黄 15 g,山茱萸 12 g,泽泻 15 g,牡丹皮 12 g,丹参 12 g,茯苓 15 g,山药 12 g,何首乌 12 g,女贞子 12 g,墨旱莲 12 g,太子参 18 g,大黄 6 g。

加减:如头晕明显可加天麻、钩藤、白蒺藜以平肝潜阳。大便干加锁阳、肉苁蓉、火麻仁、玉竹以润肠通便。

4.阴阳两虚证

主症:精神萎靡,极度乏力,头晕眼花,腰膝酸冷,大便稀溏。舌质胖,脉沉细。

治法:阴阳双补。

方药:肾气丸合二仙汤加减。生地黄 15 g,山茱萸 12 g,怀山药 12 g,泽泻 12 g,茯苓 15 g,牡丹皮 10 g,肉桂(焗)3 g,熟附子(先煎)10 g,淫羊藿 15 g,黄芪 18 g,龟甲(先煎)18 g,仙茅 12 g。

加减:如腰膝酸痛明显可加补骨脂等以补肾填髓。

上述各种证型中,如临床上湿浊明显,症见恶心呕吐、纳呆腹胀、身重困倦,可在本证中加入芳香和胃泻浊中药,如藿香、佩兰、木香(后下)、砂仁(后下)、陈皮、法半夏。如湿浊热毒明显,症见口中臭秽或尿味,加土茯苓、金银花、蒲公英等以利湿解毒;如水气见证明显,全身水肿,可加用行气利水中药,如车前草、大腹皮、薏苡仁、泽泻、猪苓、石韦等药。如血瘀明显,症见腰痛、肌肤甲错、舌暗、瘀斑,可加用桃仁、红花、当归、三七、蒲黄等药。

六、单方验方治疗

(1)女贞子、龟甲各 15 g,墨旱莲 12 g,山茱萸、当归、白芍各 9 g,水煎服。适用于慢性肾衰肝肾阴虚证。

(2)地肤子汤。地肤子 30 g,大枣 4 枚,加水煎服,分 2 次服完。适用于慢性肾衰有皮肤瘙痒者。

(3)赤芍、丹参、泽兰各 12 g,三棱、莪术、桃仁各 9 g,水煎服。适用于慢性肾衰血瘀证。

(4)熟附子、干姜、泽泻各 9 g,党参 16 g,肉桂末(冲)2.5 g,茯苓 13 g,生大黄(后下)6 g,水煎服。适用于尿毒症脾肾虚衰、浊阴上逆证。

(5)生黄芪 20 g,附子 9 g,防己 12 g,白术 15 g,土茯苓 15 g,茵陈 12 g,水煎服。适用于慢性肾衰肾气虚证。

(6)冬虫夏草 12 g,西洋参 9 g,百合 12 g,水煎服。适用于慢性肾衰正气虚衰证。

(7)蜈蚣 6 g,天仙子 9 g,水煎服。适用于慢性肾衰血瘀证。

(8)土茯苓 15 g,苦参 12 g,茵陈 12 g,水煎服。适用于慢性肾衰湿困证。

(9)大黄 9 g,苦参 12 g,甘遂 4.5 g,水煎服。适用于慢性肾衰浊阴上逆证。

(10)茯苓 12 g,茯苓皮 12 g,甘遂 4.5 g,水煎服。适用于慢性肾衰水湿证。

(11)青黛 9 g,紫石英 15 g,天麻 9 g,水煎服。适用于慢性肾衰肝阳上亢证。

(12)金银花 12 g,麦冬 15 g,胖大海 3 g,藏青果 6 g,水煎服,代茶饮。适用于慢性肾衰易患感冒者。

(13)虫草菌丝方。虫草菌丝,制成胶囊,6 g,分 3 次口服。

(14)制附片 2 片、生大黄末 0.6 g,白芥子末 6 g,分贴两侧涌泉穴。

(15)蝉花汤。蝉花每日 30 g,加水 150 mL,煎煮 20 min,分 2 次口服。可改善肾功能,降低血清肌酐、尿素氮水平,提高肌酐清除率,延缓疾病的进程。

七、中成药治疗

1.百令胶囊及金水宝胶囊

百令胶囊及金水宝胶囊为虫草制剂,用于本病肺肾两虚型,见精气不足、神疲乏力、不寐健忘、腰膝酸软者。每次 3 粒,每日 3 次。

2. 尿毒清颗粒

尿毒清颗粒有健脾利湿、滋肾填精、通腑降浊、活血解毒之功效。口服,每次 1 袋,每日 3～4 次。

3. 扶肾祛毒胶囊

扶肾祛毒胶囊每日 4 次,每次 4 粒,早、中、晚及睡前各 1 次。

4. 肾衰宁胶囊

肾衰宁胶囊每日 4 次,每次 4 粒,早、中、晚及睡前各 1 次。

5. 六味安消胶囊

六味安消胶囊为蒙古族、藏族验方,具有和胃健脾,导滞消积,行血止痛之功效。每次 5～8 粒,每日 3～4 次,2 周为 1 个疗程。

6. 玉枢丹

玉枢丹 0.6 g,吞服,每 3 h 1 次。适用于肾衰呕吐频繁者。

7. 至灵胶囊

至灵胶囊每次 0.5 g～1.5 g,每日 3 次。

八、外用药治疗

吴茱萸 50 g 捣成细粉,装瓶密封备用。用时与少量食醋调匀,做成药饼如 5 分硬币大小,另备新鲜生姜一块,切成薄片。用 75% 乙醇消毒双侧涌泉穴,将吴茱萸药饼置于穴位上,其上各敷生姜 1 片,用单层纱布覆盖,外用胶布固定后,清艾条灸之。每穴位每次灸 15 min,每日 2 次,以患者感局部温热为度,灸完后药饼仍敷于穴位上,维持 24 h,每日换药 1 次,3 d 为 1 个疗程,连用 3 个疗程。

九、针灸治疗

1. 辨证取穴

少尿或无尿者,可选内关、人中、秩边透水道、中极、归来等穴,用泻法,以通闭、利尿;配合肾俞、命门、脾俞、关元等穴,用补法,以补肾健脾、温阳利水。

2. 穴位注射

选肾俞、足三里两个穴位,每穴注射人胎盘组织液 1 mL,交替取穴。每日 1 次,10 次为 1 个疗程。疗程间隔 3～5 d。一般需 2～6 个疗程。

3. 电针

将一电极置于一侧肾俞穴,另一极置于同侧脾俞、肾俞、足三里、三阴交、公孙等穴,通以 3～5 V感应电,每次 15～30 s,反复 3 次。

4. 耳针

取肾、脾、肺、三焦、内分泌、脑、神门、膀胱、胃、腹及敏感点。每次选 3～4 穴,中等刺激,每日或隔日 1 次,两耳交替使用。

5. 灸法

点燃艾条于穴位上温灸,火焰与皮肤的距离在 20～25 cm,患者感觉灼热时,可将火焰上提,然后再回原位,如此一上一下反复灸疗,每日上午治疗 1 次,每次 2～5 个穴位,每个穴位 15～20 min,一般 3 个月为 1 个疗程。艾灸疗法可以通过灸肾经、脾胃经及任、督等经脉的涌泉、三阴交、足三里、大椎、关元、命门等穴位达到补肾填精生血、大补元气、利水泻浊排毒的作用,从而使肾小球滤过率改善,促进促红细胞生成素的分泌,增加机体能量,减少氮质形成。

十、按摩

医者调息、入静、运气,点患者关元、中髎,每穴 3 ～5 min。每日 1 次,7 次为 1 个疗程。间隔 5～7 d,再行第二疗程。

十一、灌肠治疗

各地灌肠方中药组成有所不同,大部分灌肠方选用大黄、龙牡、附子。要保证中药灌肠的疗效一定要注意:一是灌肠部位要深,15 cm～20 cm 为宜;二是保留时间要长,至少保留40 min;三是注意温度适宜,太凉太热都会缩短保留时间,影响疗效。

(1)大黄、槐花、积雪草各 30 g,水煎至 200 mL,保留灌肠,每日 1 次,2 周为 1 个疗程。

(2)大黄 30 g,附子 3 个,生牡蛎 30 g,水煎浓缩至 150 mL,保留灌肠,每晚 1 次。

(3)生大黄、茜草、白花蛇舌草、生牡蛎各 12 g～24 g,水煎至 200 mL,保留灌肠,每日1 次,2 周为 1 个疗程。

(4)大黄灌肠方。大黄 30～60 g(后下则 10 g),煅牡蛎 30 g,蒲公英 20 g,煎液加温水至600～800 mL,保留灌肠。功效:清热解毒通腹。

(5)降氮汤。大黄 30 g,桂枝 30 g,每剂煎成 200 mL,保留灌肠。功效:温经通脉,通腹降浊。适用于尿毒症。

(6)结肠滴注。何首乌、丹参、益母草、决明子各 20 g,生大黄、泽泻、苍术、茯苓、淫羊藿各10 g。水煎浓缩至 200 mL,药液温度保持在 38℃左右,装瓶行结肠滴注,每日早晚各 1 次,用药前排便,患者臀部垫高,插管深度至 20 cm 左右,每分钟 60～80 滴,保留 2 h,15 d 为 1 个疗程。

(何本求)

第五章　内分泌系统疾病

第一节　甲状腺功能亢进症

甲状腺功能亢进症简称甲亢，是指一组甲状腺呈现高功能状态的疾病，共同特点为甲状腺激素分泌增加而导致的高代谢和基础代谢增加，以及交感神经系统的兴奋性增加。主要表现为甲状腺弥散性肿大，可有突眼征，高代谢综合征，特征性皮损和甲状腺肢端病。近年来其发病率日益增高，由于人们生活节奏的加快，在生活压力增大、劳累、情绪压抑及长期熬夜等因素的影响下，甲亢的发病率已由 10 年前的 1% 上升到现在的 2%，且仍有逐年增高的趋势，我国一组流行病学调查表明，甲亢在我国女性中的发病率占 2%，年发生率高达 0.2%～0.3%。发病密集人群为中青年女性，男女发病比率为 1：1.17。

甲亢属中医"瘿病"范畴，中医认为本病的发生与患者长期情志刺激相关。本病好发于青年女性，因女子经、带、胎、产这些先天生理功能均靠肝维系，故遇情志、饮食、水土等致病因素，则气郁痰结而病。肝主疏泄，情志不遂则肝气郁滞，气机不畅，津液不行，聚而成痰，痰结凝滞颈前则瘿肿；气郁久而化火，火热夹痰，夹瘀上逆，结于眼目，可见眼肿；火旺伤阴耗气，向上引动君火，则心悸，向下灼伤肾水，故阴益亏，火益胜，阴亏愈久，阴阳同根，则阳气无以化生，最后成阴阳两虚之势。

一、病因病机

古人早在公元前七世纪就认识到"瘿"的存在，然而古代文献中并没有以"甲状腺功能亢进症"为病名的记载。隋代巢元方的《诸病源候论》首次记载了"瘿病"这一病名，并将其进行分类。后世医家多沿用宋代医家陈无己《三因方》中的五瘿分类法，将"瘿病"分为石、肉、筋、血、气五瘿。

中医认为，情志刺激是甲状腺功能亢进症的主要诱发因素。此外，甲状腺功能亢进症的发病与体质、水土饮食失宜等亦有关。现代医家多认为气滞、痰凝、血瘀、火热是甲状腺功能亢进症的主要病理因素，先天不足，肾阴亏虚则是甲状腺功能亢进症发病的根本，即"本虚标实"为其病机特点。甲状腺功能亢进症虽以七情郁结为主要致病原因，但其主要病机为机体阴阳平衡的失调及心、肾、肝、脾等脏的功能紊乱，其发病机理复杂，因此在临床治疗中应辨证施治。

二、辨证诊断

甲亢初期多表现为阴虚阳亢证，多因喜怒无常、思虑过度所致。情志致病首先伤肝，肝性喜条达而恶抑郁，七情失调，肝气郁滞，经脉不利；肝火旺盛，进而引动心火，心火亢盛上可累及心阴，下可损及肾水，日久必有阴虚之证，而本虚标实，实则为阳亢之标。治病首则求本，本虚则补之，标实以泻之，故滋阴潜阳为此类证型的基本治则。甲亢中期虚实并见，多见于气阴两虚证，治当补益损耗之气，滋养灼伤之阴，此期多用益气养阴法。甲亢病至后期，多见于阴阳两虚，疾病日久迁延阴损及阳，阴阳俱虚，病位由肝，累及心肾，治当防虚不受补，不可盲目补益阴阳,《灵枢·终始》中所说的"如是者,则阴阳俱不足,补阳则阴竭,泻阴则阳脱",当徐徐图之,用较缓的养阴温阳法密切观察病情变化。

1.肝郁脾虚痰结型

症见精神抑郁,胸闷胁痛,吞咽不爽,胃纳不佳,餐后饱胀或有恶心,有消瘦乏力,大便溏薄,双目突出,甲状腺肿大。舌质淡胖,可有齿痕,苔薄白腻,脉弦细,或细滑。

辨证要点:肝郁木气不达则精神抑郁,胸闷胁痛,突眼;气机郁滞,脾虚生痰,痰浊壅阻颈部,故见吞咽不灵,颈前肿块;脾失健运,胃失受纳,不能升清降浊则纳差,餐后饱胀或有恶心,消瘦乏力,便溏。舌淡胖有齿印,苔薄白腻,脉弦细或细滑,为肝郁脾虚、痰湿内结之象。

2.气阴两虚型

症见形体消瘦,神疲乏力,怕热多汗,心悸怔忡,腰膝酸软,甲状腺肿大。舌质红,苔薄黄,脉细数。

辨证要点:气虚气不化血,阴虚阴精失于充养,则形体消瘦,神疲乏力;阴虚内热则怕热多汗;心阴亏虚,心失所养则心悸怔忡;肾阴亏损则腰膝酸软;气虚气不化津而生痰则颈部可见肿块。舌红,苔薄黄,脉细数为气阴两虚之象。

3.阴虚阳亢型

此系心肝肾同病,气阴不足,虚阳上潜,症见心烦失眠,心悸怔忡,腰酸乏力,怕热多汗,面红升火,急躁易怒,手指震颤,多食易饥,口渴,消瘦。舌质偏红或边尖红,脉弦数或细数。

辨证要点:心阴虚、心失所养则心烦失眠,心悸怔忡;肾阴虚则腰膝酸软;阴虚火旺则怕热多汗;阴虚阴不敛阳,肝阳肝火上炎则面红升火,急躁易怒;虚风内动则手指震颤;肝郁化火,则伤胃阴,胃火炽盛故多食易饥、口渴、消瘦。舌质红或边尖红,脉弦数或细数为阴虚阳亢之象。

三、中医学鉴别诊断

1.瘰疬

鉴别的要点,一是患病的具体部位,二是肿块的性质。瘿病的肿块在颈部正前方,肿块一般较大。正如《外台秘要·瘿病》说:"瘿病喜当颈下,当中央不偏两旁也";而瘰疬的患病部位是在颈项的两侧,肿块一般较小,每个约胡豆大,个数多少不等,如《外科正宗·瘰疬论》描述说:"瘰疬者,累累如贯珠,连结三五枚。"

2.消渴病

瘿病中阴虚火旺的证型,常表现多食易饥的症状,应注意和消渴病相鉴别。消渴病以多饮、多食、多尿为主要临床表现,三消的症状常同时出现,尿中常有甜味,但颈部无肿块。瘿病的多食易饥虽类似中消,但不合并多饮、多尿,而颈部有瘿肿为主要特征,且伴有比较明显的烦热、心悸、急躁易怒、眼突、脉数等症状。

四、辨证治疗

1.辨证论治

(1)阴虚阳亢证

症状:急躁易怒、两胁胀痛,颈部(甲状腺)肿大严重,手抖舌颤,面红目赤,口渴口苦咽干,口臭,暗哑,头晕头痛,消谷善饥,心烦失眠,小便色黄。舌尖红,苔黄燥,脉数有力。

临床上,常见的相兼证为:①肝郁气滞证,甲状腺肿大,质软表面光滑,急躁易怒、两胁胀痛,吞咽不爽,喉间有痰,舌质红,苔白,脉弦数有力。治法:疏肝理气,化痰散结。方药:四逆散。加减:心悸失眠加琥珀(冲)、首乌藤;腹泻,四肢乏力加茯苓、薏苡仁、山药;汗多,消瘦疲乏,舌红少苔,脉细数加沙参、花粉。②心肝火旺证,甲状腺肿大,面红目赤眼肿,心烦心悸,头晕头痛,手抖舌颤,失眠多汗,口干口苦,小便色黄,舌边尖红,苔黄燥,脉弦数。治法:养心柔肝。方药:天王补心丹合一贯煎加减。加减:耳鸣、腰膝酸软,加女贞子、蔓荆子、何首乌;面赤手抖,加珍珠母、钩藤、煅牡蛎、生地黄、熟地黄、麦冬、黄芩。③肝胃火旺证,甲状腺肿大,面红目赤,急躁易怒,手抖舌颤,多食善饥,怕热多汗,口臭、口干、口苦,头晕头痛,消瘦,舌红,苔黄厚燥,脉沉弦数有力。治法:理气活血,养阴清热。方药:龙胆泻肝汤。加减:失眠加酸枣仁(炒)、柏子仁;头晕手抖加石决明、天麻;眼突加丹参、赤芍。④肝火犯肺证,干咳、咳时牵引两胁疼痛,急躁易怒、喑哑、手抖,口干口苦,舌淡红苔薄白、脉弦细等。治法:滋阴潜阳,清金制木。方药:百合地黄汤。

(2)气阴两虚证

症状:神疲乏力,自汗,急躁易怒,或纳呆,脘腹胀满,肠鸣矢气,或泄泻便不爽等,手抖舌颤,眩晕,耳鸣,五心烦热,两颧赤红,潮热盗汗,腰膝酸软,男子阳痿遗精,女子经少经闭,心烦心悸,潮热盗汗,失眠健忘多梦。

此期常见的相兼症状为:①肝郁脾虚证,急躁易怒与情志抑郁兼见、神疲乏力,自汗,纳呆食少、善太息、胸胁胀闷、便溏、失眠、手抖,舌苔白,脉弦细等。治法:疏肝健脾,清热化痰。方药:逍遥丸合香砂六君子汤。②肝肾阴虚证,急躁易怒、两胁胀痛、手抖舌颤,头晕,五心烦热,耳鸣,颧红盗汗,腰膝酸软,男子遗精阳痿,女子经少经闭,口干口苦、舌红少苔等。治法:滋补肝肾,镇肝息风。方药:杞菊地黄汤。加减:眼突加石决明、杭菊;瘿肿加贝母、丹参、僵蚕;男子早泄遗精加知母、黄柏;女子经少加何首乌。③心肾不交证,心烦心悸,潮热盗汗,失眠健忘多梦,腰膝酸软,头晕耳鸣、乏力,男子遗精阳痿,女子经少经闭,口干、舌红少苔等。治法:交通心肾,育阴潜阳。方药:六味地黄丸合黄连阿胶汤。

(3)阴阳两虚证

症状:心悸胸闷,神智昏聩,气短乏力,自汗畏寒或有发热大汗,头晕失眠健忘,四肢厥冷。舌淡红,苔薄白,脉沉弱结代。

治法:益气敛阴,回阳固脱。

方药:生脉饮。

2.成药应用

(1)抑亢丸:口服,每次 5 g(25 丸),每日 2 次。用于瘿病(甲状腺功能亢进)引起的突眼,多汗心烦,心悸怔忡,口渴,多食,肌体消瘦,四肢震颤等。

(2)复方甲亢膏:口服,每次 10 g,每日 3 次,3 个月为一疗程。用于轻度或中度甲亢患者;对硫脲类药物过敏的甲亢患者;合并血白细胞减少,不能使用抗甲状腺药物者;抗甲状腺药物治疗缓解后的巩固治疗。

(3)甲亢灵颗粒:口服,每次 1 袋,每日 3 次。用于具有心悸、汗多、烦躁、易怒、咽干、脉数等症状的甲状腺功能亢进症。

(4)复方甲亢宁片:口服,每次 10 片,每日 3 次,1 个月为 1 疗程。适应于甲亢肝阳上亢、气阴两虚型患者。

(5)甲亢灵片:口服,每次 7 片,每日 3 次,1 个月为一疗程。适应于甲亢阴虚阳亢型。

3.单方验方

(1)开结散:猪靥 49 枚(焙),沉香 6 g,朱砂 49 粒(罐煅),橘红 12 g,共为末。临卧冷酒徐徐服 6 g。五服见效,重者一剂愈。

(2)治突眼性甲状腺肿方:熟地黄 30 g,当归、枸杞子各 15 g,羌活 1.5 g,泽泻 5 g,每日 1 剂,连服 2～6 个月。

(3)蒲公英 60 g,水煎 2 碗,温服 1 碗,剩下 1 碗趁热熏洗颈前,每天 1 次。

(赵艳玲)

第二节　甲状腺功能减退症

甲状腺功能减退症简称甲减,是由多种原因引起的甲状腺激素(TH)合成、分泌或生物效应不足所致的全身性低代谢综合征,其病理特征是黏多糖组织和皮肤堆积,表现为黏液性水肿。原发性甲减约占 99%,而继发性甲减或其他原因引起的甲减只占 1%。甲减是常见的甲状腺疾病之一,男女均可发病,而以女性多见,男∶女发病比例为 1∶(4～5),普通人群的患病率为 0.3%～0.4%。

中医学认为,本病应属于"虚劳""水肿""五迟"等范畴,主要病机为脾肾阳气不足,导致脏腑功能衰减而发病。其病机关键在于一个"虚"字,病位涉及肾、脾、心、肝四脏。多数人的观点认为此"虚"以阳虚为主,又多兼夹了痰湿、水饮、瘀血等邪实,故形成了甲减本虚标实,虚实夹杂的致病特点。

一、病因病机

在中医学中"甲状腺功能减退症"无对应专属病名,由于甲减临床多表现为畏寒、乏力、面色苍白、记忆力减退、思维迟钝、性欲减退,严重者甚至出现黏液性水肿等,故多归属于中医"虚劳""虚损""水肿""五迟"等范畴。《金匮要略·血痹虚劳病脉证并治》首先提出虚劳病名。中医认为虚损为五脏精气亏虚不足之病证。《素问·玉机真脏论》对心、肺、肝、肾、脾五脏之虚证描述为:"脉细、皮寒、气少、泄痢前后,饮食不入,此谓五虚。"《素问·宣明五气》曰:"久视伤血,久卧伤气,久立伤骨,久行伤筋",此五劳所伤亦对应心、肺、脾、肾、肝五脏之虚损。《证治汇补·虚损》云"虚者,血气之空虚也;损者,脏腑之损坏也",亦论述了虚损的病机。

本病病位主要在脾肾二脏,病机关键在于气虚和阳虚。气是构成人体和维持人体生命活动的最基本物质,具有活力很强且不断运动着的特性,对人体生命活动有推动、温煦、固摄、气化等作用。人体的气包括先天之精气,后天水谷之精气及自然界的清气。在气的生成过程中,脾胃的运化功能尤其重要,人体完全依赖脾胃的收纳和运化功能,才能对饮食物进行消化、吸收,把其中的营养物质化为水谷精气以供养生命活动。而先天之精气,必须依赖于水谷精气的充养,才能发挥其生理效应。故而脾病则气虚,人体生命活力减低而发为本病。总结其病因大概可以归纳为禀赋不足、体质薄弱,或病久失养、积劳内伤,渐致阳气亏损,脏腑气血生化不足所致。

二、辨证诊断

甲减临床表现多以虚为主,然根据患者病程的长短,体质的不同,又可见虚中夹实,虚实夹杂。甲减早期多为肝郁及脾,治以疏肝解郁;中期表现为脾阳虚弱,气血不足,治以补脾益气,升清举阳;晚期为肾阳虚衰,水湿内停,治以温肾助阳。

1.肾阳虚衰型

症状:神疲乏力,神情呆钝,脱发,健忘恍惚,耳鸣耳聋,反应迟钝,小便频数而清,甚或尿少,水肿,男子滑精、早泄,女子月经淋漓不尽,或胎动易滑。舌淡,苔白,脉弱。

辨证要点:面色苍白,畏寒怕冷,男子阳痿、遗精,女子经少,或闭经。舌质淡,苔白,脉弱。

2.脾肾阳虚型

症状:神疲乏力,嗜睡倦怠,畏寒肢冷,记忆力减退,头晕目眩,耳鸣耳聋,毛发干燥易落,面色苍白,少气懒言,厌食腹胀,纳差便秘,腹背疼痛。舌淡胖边有齿痕,苔白,脉沉迟或脉弱。

辨证要点:畏寒肢冷,神倦乏力,少气懒言,纳差腹胀。舌淡胖边有齿痕,苔白,脉沉迟或脉弱。

3.心肾阳虚型

症状:形寒肢冷,心悸、气短、胸闷,怕冷、汗少、身倦欲寐、水肿、表情淡漠,女性月经不调、男性阳痿。舌质淡暗或青紫,苔白,脉迟缓微沉。

辨证要点:形寒肢冷,小便不利,肢体水肿,胸闷气短。舌质淡暗,苔白滑,脉沉细微。

4.阴阳两虚型

症状:畏寒蜷卧,腰膝酸冷,小便清长或遗尿,大便干结,口干咽燥,但喜热饮,眩晕耳鸣,视物模糊,男子阳痿,遗精滑精,女子不孕,带下量多。舌质淡红,舌体胖大,舌苔薄白,尺脉弱。

辨证要点:畏寒蜷卧、腰膝酸冷、小便清长或遗尿、大便干结、口干咽燥、但喜热饮、头晕耳鸣、视物不清,性功能减退。舌质淡红,舌体胖大,苔薄白,尺脉沉弱。

5.气血两虚型

症状:面色淡白,神疲乏力,少气懒言,语声低微,头晕,多梦,反应迟钝,手足欠温,月经量少或闭经。舌质淡,少苔,脉细弱无力。

辨证要点:倦怠乏力,嗜睡,头晕,体重增加,便秘。舌质淡,苔薄,脉弱。

6.阳气衰微、阳虚水泛型

此型多见于甲减黏液性水肿甚至昏迷者。

症状:水肿,小便少,嗜睡,气息低微,甚至神昏肢厥。舌体淡胖,脉微欲绝。

辨证要点:四肢厥冷,怯寒神疲,身肿,尤以下肢为甚,心悸气促,头眩。舌质淡胖,脉微欲绝。

三、中医学鉴别诊断

1.与肺痨相鉴别

在唐代以前,尚未将这两种病证加以区分,一般都统括在虚劳之内。宋代以后,即对虚劳与肺痨的区别有了明确的认识。两者鉴别的要点:肺痨系正气不足而被痨虫侵袭所致,主要病位在肺,具有传染性,以阴虚火旺为其病理特点,以咳嗽、咯痰、咯血、潮热、盗汗、消瘦为主要临床症状,治疗以养阴清热、补肺杀虫(抗结核)为主要治则;而虚劳则由多种原因所导致,久虚不复,病程较长,无传染性,以脏腑气、血、阴、阳亏虚为其基本病机,分别出现五脏气、血、阴、阳亏虚的多种症状,以补虚扶正为基本治则,根据病情的不同而采用益气、养血、滋阴、温阳等法。

2.与其他病证中的虚证类型相鉴别

虚劳与内科其他病证中的虚证在临床表现、治疗方选方面有类似之处,但两者是有区别的。其主要的区别有二：①虚劳的各种证候，均以精气亏虚的症状为特征，而其他病证的虚证则各以其病证的主要症状为突出表现。例如：眩晕一证的气血亏虚型，虽有气血亏虚的症状，但以眩晕为最突出、最基本的表现；水肿一证的脾阳不振型，虽有脾阳亏虚的症状，但以水肿为最突出、最基本的表现。②虚劳一般病程较长，病势缠绵；其他病证中的虚证类型虽然也以久病属虚者为多，但亦有病程较短而呈现虚证者。如泄泻一证的脾胃虚弱型，以泄泻伴有脾胃亏虚的症状为主要表现，临床病例中有病程长者，但亦有病程短者。

四、辨证治疗

1. 辨证论治

临床上以上各证型常可相互转化或相互兼夹。如脾气亏虚，化阳不足，日久而致脾肾阳虚，或肾气不足，先天累及后天，而致脾肾气虚等，因此治疗时一定要注重辨证论治，如此才能取得满意疗效。

(1)脾气亏虚证

治法：健脾益气。

方药：四君子汤加减。人参 9 g，白术 9 g，茯苓 9 g，炙甘草 6 g。加减：若乏力较重时，加仙鹤草、大枣以益气；若气虚下陷脱肛者，可合用补中益气汤以补中益气升阳；若脘腹胀满，食少纳呆者，可加用炒麦芽、砂仁、鸡内金以健脾助运，和胃消导；若气虚便秘，临厕努挣者，可合用黄芪汤加减以益气通便；若肢体肿胀者，可加用薏苡仁、泽泻以健脾渗湿，利水消肿。若气虚，气机不畅，气滞于胸，而见胸闷者，可加瓜蒌、薤白以宽胸理气；若脾气亏虚，运化失职，水湿内蕴，日久成痰，痰凝颈前而见颈前肿大者，可加浙贝、夏枯草等以化痰散结。

(2)肾气不足证

治法：益气补肾。

方药：金匮肾气丸加减。干地黄 24 g，山药 12 g，山萸肉 12 g，泽泻 9 g，茯苓 9 g，牡丹皮 9 g，桂枝 3 g，附子 3 g。加减：若畏寒肢冷者，加用肉桂以温补阳气；若夜尿多者，可加用金樱子以助固摄之功；若男子滑精、早泄者，可加莲须、龙骨、牡蛎以固肾涩精止遗；若女子月经淋漓不尽者，加用黄芪以补气摄血。

(3)脾肾阳虚证

治法：温补脾肾。

方药：甘草干姜汤合金匮肾气丸加减。炙甘草 12 g，干姜 6 g，干地黄 24 g，山药 12 g，山萸肉 12 g，肉桂 9 g，泽泻 9 g，茯苓 9 g，黄芪 9 g。加减：若便秘者，可合用济川煎加减以温阳通便，肉苁蓉甘咸多汁质润，加大肉苁蓉的用量，常可取得满意的疗效；若寒凝气滞，腹痛较甚者，可加肉桂、木香温中行气止痛；若阳痿者，加用淫羊藿，巴戟天以增强温补肾阳之功。

(4)阳虚水泛证

治法：温阳利水。

方药：真武汤加减。茯苓 9 g，芍药 9 g，生姜(切) 9 g，白术 6 g，附子 1 枚(炮，去皮，破八片) 9 g。加减：若水气上犯心肺而咳者，可加五味子、细辛、干姜以温肺止咳；若下痢甚者，去芍药加煅牡蛎以涩肠止痢。本证若出现昏迷，中医优势略显不足，多采用西医治之。

(5)痰瘀互结证

治法：温补阳气，化痰活血。

方药:二陈汤合桃红四物汤加减。半夏 15 g,橘红 15 g,白茯苓 9 g,甘草(炙)6 g,生姜 7 片,乌梅 1 个,当归 15 g,川芎 8 g,桃仁 9 g,红花 6 g,黄芪 12 g,炙甘草 6 g。加减:若脾虚食少纳呆者,加砂仁以温中化湿行气;若胸闷不舒者加香附、郁金理气化痰。本病是以气虚、阳虚为主的慢性虚损性疾病,气虚而推运血行无力,致血脉瘀滞,形成瘀血;阳虚不能温煦血脉,致血脉凝滞,形成瘀血;久病入络,故临床多见伴有瘀血的病变,因此对于上述各证型伴见舌质紫暗,或见瘀点瘀斑,脉涩或结代,及兼见其他瘀血证候者,均酌情加入川芎、桃仁、红花、牛膝、当归、乳香、没药等活血化瘀药物。

2.成药应用

(1)全鹿丸:口服,1 次 2~3 g,一日 2~3 次,用于补益虚损,温肾养血。

(2)右归丸:口服,1 次 3~6 g,一日 1~2 次,用于温肾阳,补精血。

(3)人参鹿茸丸:口服,1 次 3~6 g,一日 1~2 次,空腹温开水送服,用于补气血,助肾阳。

(4)还少胶囊:口服,1 次 5 粒,一日 2~3 次。用于温肾补脾,养血益精。

(5)参附注射液:始为 25 μg,每日 1 次。每隔 2 周视病情逐渐增加 12.5 μg,观察期间用量为 25~37.5 μg。

3.单方验方

(1)红枣茶:红枣泥、党参、红糖适量,开水冲泡,代茶饮。可补中益气,养血生津。

(2)牡蛎海带汤:牡蛎肉 2 两,海带 1 两,加水和调料共煮,每天分 2 次服食。牡蛎补虚壮阳,海带补碘,共同辅助治疗甲减。

(赵艳玲)

第三节　库欣综合征

库欣综合征为各种病因造成肾上腺分泌过多糖皮质激素(主要是皮质醇)所致病症的总称,其中最多见者为垂体促肾上腺皮质激素(ACTH)分泌亢进所引起的临床类型,称为库欣病。库欣综合征又称皮质醇增多症或库欣综合征。1912 年,由 Harvey Cushing 首先报道。本征是由多种病因引起的以高皮质醇血症为特征的临床综合征,主要表现为满月脸、多血质外貌、向心性肥胖、痤疮、紫纹、高血压、继发性糖尿病和骨质疏松等。中医学中库欣综合征属于"水肿""肾虚"等范畴。肝肾阴虚或气阴两虚在本病中表现尤为突出,湿热、血瘀亦是本病发病机制的重要环节,病本皆属虚,病标多夹邪。中医认为糖皮质激素乃阳刚之品,大剂量使用会致阳亢阴损,产生阴虚火旺的证候。

一、病因病机

中医认为肾主藏精,精者,精微之极,具有量少而效宏之特性。肾精壅聚,失之条达,而成肾实。精血同源,精壅则血瘀,而可见紫纹。肾主生殖,精壅而致毳毛丛生,女子有男性化倾向,精壅不运致使经少、经闭或阳痿不育。肾实之证又可见前后不通,下焦壅闭,水湿不运,湿郁热壅,故大便干结;痰湿内聚,而成向心性肥胖,"肥人多痰湿"之症在此表现得较为突出。肾精既壅,痰湿又聚,气机郁滞,郁而化火,而成邪火,痰热互结,瘀阻于局部皮肤,影响气血运行,热壅血瘀而成疮疖,郁火上冲,并见头痛、烦躁、面赤等症。相火既旺,伤阴在先,壮火食气,相火遂为元气之贼,日久导致脾肾阳虚,或为阴阳俱虚。病机转变从早中期的以实为主,为热,为湿,为痰,为瘀,晚期辨证以虚为主,或虚中夹实。至于医源性皮质醇增多症者,若系使用ACTH,促使肾上腺皮质增生,仍呈肾精壅聚、痰湿蕴积之象,若系使用肾上腺皮质激素,则可导致肾上腺皮质萎缩,其早期虽呈痰湿蕴积、阴虚火旺、热毒瘀结之证,后期则为肾亏阳虚或脾肾阳虚之证候。

二、辨证诊断

1. 湿热瘀结

症见:形体丰满,面部潮红,形如满月,皮肤紧绷或生痤疮,头晕昏沉,心烦失眠,易饥多食,脘腹满闷,肢体沉重,腰膝酸痛,大便干结,经少经闭,毳毛增多,唇须隐现。舌红,苔黄厚腻,脉滑数。

2. 郁热痰瘀

症见:形体丰满,胸闷腹满,皮肤紫纹,溲少便干,头昏头沉,口苦咽干,神疲嗜睡,神情困顿,情绪不稳定,急躁易怒,寐差多梦,嗳气太息,经少经闭,不孕不育。舌暗红,苔腻略黄有沫,脉弦滑。

3. 阴虚内热

症见:颜面潮红,五心烦热,健忘失眠,口燥咽干,腰膝酸软,月经不调,便干尿赤。舌红,少苔或薄黄苔,脉细数。

4. 肾亏阳虚

症见:腰膝酸软,头目眩晕,耳聋耳鸣,男子遗精盗汗,性欲减退,精子生成减少,女性月经减少或停经,或虚火上炎而见骨蒸潮热,手足心热,或消渴,或虚火牙痛等。舌红,少苔,脉细数。

三、中医学鉴别诊断

1. 单纯性肥胖

部分肥胖者可有类似库欣综合征的一些表现,如高血压、糖耐量减低、月经稀少或闭经,可有痤疮、多毛,腹部可出现条纹(大多数为白色,有时可为淡红色),而有些病程较短、病情较轻的库欣综合征患者,临床表现不典型时不易区分。多数肥胖者24 h尿17-羟、17-酮皮质类固醇排泄增加,但经肌酐排泄率纠正后多正常;且午夜血、唾液皮质醇不升高,血皮质醇仍保持正常的昼夜节律。

2. 2型糖尿病

2型糖尿病患者也常有高血压、肥胖、糖耐量减低及24 h尿17-羟皮质类固醇轻度升高等表现,但没有典型的库欣综合征的表现,血皮质醇节律正常。

四、辨证治疗

1. 辨证论治

(1)湿热瘀结

治法:清热泻实,除湿祛瘀。

方药:桃核承气汤合茵陈蒿汤加减。大黄6～9 g,桃仁12 g,红花12 g,丹参15 g,虎杖

12 g,茵陈 12 g,厚朴 9 g,枳实 9 g,草决明 15 g,泽泻 15 g,何首乌 15 g,黄精 15 g。每日 1 剂,水煎服。

加减:肾实之证用泻法,是循《内经》"实则泻之"之旨。然肾为人体之根,故向有"肾无泻法"之说。《医学入门》指出:"肾本无泻,此言泻者,伐其邪水邪火也。"说明泻法应用的目的在于伐邪。桃核承气汤合茵陈蒿汤有清泄湿热、祛瘀破结之用,非常适用于皮质醇增多症实证患者。故初投剂量宜轻,可用生大黄,得泻下后,易以熟大黄。所以配以黄精、首乌者,防热实而伤阴也。泻实祛邪当顾其正,即《内经》"无使过之,伤其正也"之意。兼有阳亢肝旺、头晕眠差者,可加磁石 25 g 先煎,以镇摄其上炎之火。兼阴虚心火旺、心烦不宁、口舌生疮、小便黄赤者,可加生地黄 15 g,莲子心 6 g,竹叶 6 g 以清心导赤;心烦、失眠者,加远志 12 g,炒酸枣仁 15 g 以安神定志。兼有皮肤紫纹者,可加当归 10 g,川芎 12 g 以活血通脉。

(2)郁热痰瘀

治法:解郁清热,化痰祛瘀。

方药:小柴胡汤、枳实消痞丸、温胆汤加减。柴胡 12 g,黄芩 9 g,枳实 10 g,厚朴 10 g,沙参 15 g,白术 10 g,法半夏 12 g,陈皮 9 g,茯苓 12 g,泽泻 15 g,丹参 15 g,山楂 12 g,何首乌 12 g,荷叶 6 g。每日 1 剂,水煎服。

加减:皮质醇增多症主见满月脸、水牛背之向心性肥胖,常有痰湿、郁热互结之象,治法当解郁清热和化痰法同用。此型尤多见于平素痰湿较盛或少阳肝郁体质性情抑郁者。所以用小柴胡汤、温胆汤之类。若患者大便干结,可加熟大黄 6～9 g,草决明 15 g;伴高血压、头痛头晕者,可加川芎 15 g,桑叶 10 g,菊花 10 g,槐米 12 g,或加炒莱菔子 15～30 g;胸闷气郁者,可加香附 9 g,苏梗 6 g,香橼 6 g,佛手片 6 g;兼有虚象,症见腰膝酸软、下肢乏力者,可加当归 8 g,牛膝 15 g,木瓜 15 g,杜仲 10 g,薏苡仁 25 g;兼肝肾阴虚者,加黄精 20 g,生地黄 15 g,白芍 25 g;伴有湿热下注,会阴瘙痒者,可加地肤子 25 g,苦参 10 g,以利湿清热止痒。方中之所以重用泽泻者,是因为泽泻利水而无伤阴之弊。正如张景岳所谓"泽泻以利阴中之滞","令邪水去,则真阴得养";《本草通玄》曰:"盖相火妄动……得泽泻清之而精自藏。"可见,泽泻既能利水渗湿,清泻湿热相火,又可顾护肾阴,故最宜选用。

(3)阴虚内热

治法:清泻内热,滋阴益肾。

方药:知柏地黄丸、大补阴丸加减。知母 12 g,黄柏 12 g,桑叶 9 g,菊花 9 g,牡丹皮 12 g,生地黄 24 g,枸杞子 12 g,山茱萸 12 g,黄精 20 g,丹参 15 g,茯苓 9 g,泽泻 15 g。每日 1 剂,水煎服。

加减:阴虚火旺型多见于皮质醇增多症有阴虚体质的患者及女子男性化的患者,也可见于服用激素过多导致医源性皮质醇增多症的初期患者。肾阴不足与相火偏亢同时并见,所以治疗当重视清泻相火。阴虚肝旺、高血压、头晕头痛者,应加用珍珠母 15 g,石决明 15 g,黄芩 9 g,槐米 12 g,川、怀牛膝各 15 g,夏枯草 15 g,以平肝潜阳,或用建瓴汤化裁;口苦咽干、胸胁苦满者,可加柴胡 12 g,黄芩 9 g,枳壳 9 g;皮肤紫纹明显者,加桃仁 10 g,红花 10 g,紫草 15 g,茜草 15 g;若兼胃火内壅、大便秘结者,可加生大黄 6 g,全瓜蒌 15 g,清胃泄热。

(4)肾亏阳虚

治法:补肾温阳。

方药:真武汤、桂附八味丸、参苓白术散、苓桂术甘汤加减。附子 6 g,炙黄芪 20 g,党参

15 g,白术 12 g,茯苓 15 g,陈皮 8 g,薏苡仁 20 g,大腹皮 10 g,干姜 6 g,大枣 4 枚,炙甘草 6 g。每日 1 剂,水煎服。

加减:临床虽以阳虚为主要见症,但已寓有肾精不足的内在因素,故多见阴阳两虚之症。治疗以温阳为主,若形寒怯冷明显者,可加肉桂 3～6 g,鹿茸 6 g;阴阳两虚者,则加黄精 10 g,麦冬 10 g,生地黄 25 g;阳虚见有自汗者,加龙骨、牡蛎各 20 g;阳痿不举者加淫羊藿 10 g,仙茅 10 g,巴戟天 10 g;经少、经闭者加当归 10 g,熟地黄 15 g;紫纹隐现者加丹参 20 g,川芎 12 g;兼腹满便秘者,加木香 6 g,槟榔 6 g,以理气为主,不可妄投大黄等峻下之剂。

2. 外治疗法

知热感测定:于患者指趾末端十二经井穴处以线香火距穴位皮肤 1～2 mm 均匀移动烘烤,同时默记香火移动至患者有痛或热感时的次数,即表示该经穴的知热感敏感度。经逐一测完各经井穴并记录结果,然后左右对比,凡左右同名经热感相差一倍以上者,即可认为该经平衡失调,应考虑为病经。知热感迟钝的一侧(香火移动次数多)为虚,较敏感一侧(香火移动次数少)为实。经上述方法测出主要病经后,即在背部取该病经的腧穴,酌用维生素 B_1、B_6、B_{12} 或当归注射液、红花注射液等,按“虚侧补、实侧泻”的手法,以 5 号针向脊椎方向 85° 刺入,当出现麻胀感时,左右腧穴各注入药液 1 mL,虚侧以缓慢手法推药,实侧快速推药。

3. 成药应用

(1)六味地黄丸

组成:熟地黄、山萸肉、山药、泽泻、茯苓、牡丹皮。功效:滋补肝肾,清热泻火。

用法:每次 6 g(浓缩丸 8 粒),每日 2 次口服。

(2)金锁固精丸

组成:沙苑蒺藜(炒)、芡实(蒸)、莲须各 60 g,龙骨(酥炙)、牡蛎(盐水煮一日夜,锻粉)各 30 g。

用法:共为细末,莲肉煮粉糊丸,每服 9 g,空腹时淡盐汤下。功效:收涩固精。

主治:肝肾阴虚,肾气不固,遗精滑泄,腰痛耳鸣,四肢无力者。库欣综合征后期,多影响人体的生殖系统,女子见月经改变,男子则遗精滑泄。中医认为肾为先天之本,病久如伤及肾,肾虚失藏,精关不固。方中沙苑蒺藜补肾益精、治其不足,龙骨、牡蛎潜阳固涩,莲子清心宁神,芡实健脾涩精,莲须为涩精要药。合而用之,共为固肾涩精。

4. 单方验方

(1)育阴潜阳降压汤

组成:生地黄 20 g,白芍 15 g,生石决明 12 g,生龙骨 12 g,怀牛膝 15 g,夏枯草 10 g,杜仲 12 g,罗布麻 15 g。

功效:育阴潜阳,平肝息风。

主治:高血压病属肝肾阴虚,肝阳上亢者。

(2)加味天麻丸

组成:天麻 15 g,川芎 10～30 g,酸枣仁 20 g,法半夏 10～15 g。

功效:息风定眩,化痰通络。

主治:高血压病属痰瘀阻络,虚风内动者。

(3)清肝降压汤

组成:柴胡 6 g,菊花 10 g,钩藤 15 g,黄芩 10 g,牡丹皮 10 g,栀子 10 g,香附 10 g,青木香

6 g,佛手 10 g。

功效:清肝泻火降压。

主治:早期高血压病属肝阳上亢者。

(4)理脾健运汤

组成:白术 10 g,茯苓 20 g,泽泻 12 g,桂枝 6 g,玉米须 30 g,砂仁 8 g,厚朴 10 g,木香 6 g,薏苡仁 30 g,半夏 10 g,山楂 15 g,鸡内金 10 g。

功效:温中健脾,祛痰化湿。

主治:肥胖症证属痰湿瘀阻者。

(5)温肾理气降糖方

组成:生地黄 80 g,知母 50 g,天花粉 15 g,天冬 15 g,黄精 15 g,红花 3 g,肉桂 3 g,黄连 5 g,白蒺藜 15 g,三棱 10 g,莪术 10 g,鸡内金 15 g,干姜 5 g。

功效:温肾滋阴,健脾理气。

主治:血糖升高、肥胖属于肝肾阴虚,脾虚湿困者。

(6)清肝泻心汤

组成:黄连 4 g,黄芩 10 g,炒山栀 10 g,柴胡 10 g,生地黄 10 g,知母 10 g,百合 30 g,天花粉 15 g。

功效:清肝泻心,滋阴润燥。

主治:血糖升高属于心肝郁热证。

(赵艳玲)

第四节　原发性骨质疏松症

骨质疏松症是一种以骨量减少和骨微结构破坏为特征,导致骨脆性增加和易于骨折的全身代谢性骨病。2001 年美国国立卫生院提出本病是以骨强度下降,骨折危险性增加为特点的骨骼疾病。骨强度反映了骨密度(60%～70%)和骨质量(30%～40%),后者包括骨几何形态、微结构、骨重建、骨矿化、微损伤累积和骨的胶原与矿盐等材料特性。骨质疏松症可分为原发性和继发性两类。原发性者又可分为绝经后骨质疏松症和老年性骨质疏松症。本病属中医学"骨痿""骨枯""骨痹"等范畴。

一、诊断要点

(1)骨密度(BMD)值低于同性别、同种族健康人峰值骨量不足一个标准差为正常。降低 1～2.5 个标准差为骨量减少或低骨量。降低等于或大于 2.5 个标准差为骨质疏松。

(2)骨密度降低程度符合骨质疏松诊断标准,同时伴有一处或多处非暴力性骨折者为严重骨质疏松。

二、病因病机

先天禀赋不足;或久病体弱、后天失养;或治疗失当;或过劳、生育过多等原因均可导致本病。

本病病位在骨髓，因肾精不足，不能化骨生髓，或脾胃虚弱，不能化气生血充养骨髓而发病，与肝、脾、肾三脏关系密切。肾为先天之本，主骨生髓，髓藏于骨中滋养骨骼，肾精充足，则骨髓生化有源，骨骼强劲有力，反之则疏松易折；同时先天之精有赖于后天之精的不断充养，若脾胃虚弱，功能受损，致化源不足，精微不能输布，使四肢、肌肉、筋骨和百骸无以充养，行乃大伤；肝藏血，主痛，在体合筋，若肝血不足脉络空虚，筋脉失濡，或肝失调达，肝气郁结，气血不畅，血不荣筋，筋病及骨，均可致骨脆弱不健。本病的病性以虚者居多，亦可见虚实夹杂或本虚标实之证。

三、辨证要点

①辨脏腑：骨痿病位在骨骼，但与肝、脾、肾三脏功能失常关系密切；②辨虚实：骨痿以虚证居多，夹瘀夹痰兼有之，一般虚者居多，实者偏少；③辨体质：面色不华多为脾胃虚弱，气血不足，面色黧黑多为肾虚，紫暗多为瘀滞；④辨标本：骨痿以肝、脾、肾三脏虚损为本，气滞、血瘀、痰浊为标。

四、治疗原则

骨痿的治疗原则主要是补虚泻实。虚证以肝肾亏虚，气血不足居多，肝肾亏虚者以滋补肝肾，填精益髓为法。气血不足者宜补气生血，调理脾胃。实证则以行气活血化痰为主要治法。

五、辨证论治

1.肾阳虚证

症状：腰脊、髋膝等处冷痛，屈伸不利，精神萎靡，面色苍白或黧黑，形寒肢冷，喜温喜按，夜尿频多，大便溏泻，肢体痿软。舌淡胖，苔白，脉沉迟弱。

治法：补肾温阳，填精益髓。

方药：右归丸。

加减举例：肾阳虚甚，精神萎靡者，加巴戟天、仙茅、淫羊藿；小便失禁或余沥不尽者，加乌药、益智仁、桑螵蛸；大便溏泻者，加益气健脾之品，如白术、黄芪、扁豆、莲子；肾阳虚衰，五更泄泻者，加五味子、吴茱萸、肉豆蔻。

中成药：右归丸温补肾阳、填精益髓；或金匮肾气丸温补肾阳、化气行水；或复方玄驹胶囊温肾、壮阳、益精；或强骨胶囊补肾、强骨、止痛。

2.脾肾阳虚证

症状：腰髋冷痛，腰膝酸软，甚则弯腰驼背，四肢怕冷，畏寒喜暖，面色苍白或五更泄泻，或下利清谷，或小便不利，面浮肢肿，甚则腹胀如鼓。舌淡胖，苔白滑，脉沉弱。

治法：健脾温中，补肾温阳。

方药：附子理中丸合金匮肾气丸。

加减举例：脾胃虚弱者，加健脾益气之品，如黄芪、党参、白术可加量；肾阳虚甚者，加仙茅、肉苁蓉、锁阳；肾虚骨痿者，加千年健、续断、杜仲；五更泄泻者，加四神丸。

中成药：附子理中丸温中健脾；或右归丸温补肾阳、填精益髓；或金匮肾气丸温补肾阳、化气行水；或刺五加胶囊益气健脾、补肾安神。

3.肝肾阴虚证

症状：腰背隐痛酸软，足跟作痛，喜按喜揉，遇劳则甚，伴眩晕耳鸣，口干舌燥，心烦失眠，燥热盗汗，便干溲黄。舌红少苔，脉细数。

治法:补益肝肾,滋阴清热。

方药:虎潜丸。

加减举例:病久阴损及阳,阴阳两虚,兼有神疲,怯寒怕冷,阳痿早泄,尿频而清,妇女月经不调,脉沉细无力,不可过用寒凉以伐生气,去黄柏、知母,加淫羊藿、鹿角霜、紫河车、附子、肉桂;腰膝酸软,加续断、补骨脂、狗脊;症见面色无华或萎黄,头昏心悸,加黄芪、龙眼肉、当归。

中成药:六味地黄丸滋阴补肾;或左归丸滋阴补肾、填精益髓;或二至丸补益肝肾、滋阴止血。

4.气血亏虚证

症状:腰背酸软而痛,四肢乏力,尤以下肢为甚,关节酸痛,头晕目眩,少气懒言,乏力自汗,面色淡白或萎黄,心悸失眠。舌淡而嫩,脉细弱。

治法:补中健脾,益气生血。

方药:归脾汤。

加减举例:脾胃虚弱,易兼食积不运,当健脾助运,加谷芽、麦芽、山楂、神曲;气血虚甚者,重用黄芪、党参、当归,加阿胶;气血不足兼有血瘀,唇舌紫暗,脉兼涩象者,加丹参、川芎、川牛膝;肥人痰多或脾虚湿盛,用六君子汤;腰痛甚者,加杜仲、牛膝、桑寄生、续断、狗脊。

中成药:补中益气丸补中益气、升阳举陷;或归脾丸益气健脾、养血安神;或黄芪注射液益气养元、扶正祛邪、养心通脉、健脾利湿;或复方阿胶浆补气养血;或川黄口服液益气养血、滋补肝肾、活血化瘀。

5.气滞血瘀证

症状:周身骨节疼痛,日轻夜重,腰背酸痛,甚则弯腰驼背,活动受限,或四肢关节变形,面色晦滞。舌暗红或舌底脉络迂曲,苔白腻,脉沉涩而弦。

治法:疏肝理气,活血化瘀。

方药:柴胡疏肝散合桃红四物汤。

加减举例:瘀血甚者,加乳香、没药、土鳖虫、三七;腰膝酸软者,加杜仲、锁阳、桑寄生、牛膝;瘀血久留者,送服大黄䗪虫丸。

中成药:活络效灵丹活血祛瘀、通络止痛;或小活络丸祛风除湿、活络通痹;或桂枝茯苓胶囊活血、化瘀、消癥;或丹参注射液活血化瘀、通脉养心。

(赵艳玲)

第五节　痛　风

痛风是长期嘌呤代谢障碍,血尿酸增高引起的反复发作性炎性异质性疾病。其临床特点为高尿酸血症及由此而引起的急性关节炎反复发作、慢性关节炎和关节畸形、痛风石沉积、常累及肾脏而引起肾实质性病变和肾尿酸结石形成。

根据血液中尿酸增高的原因,可分为原发性和继发性两大类。原发性痛风多属遗传性,是先天性嘌呤代谢紊乱所致;继发性痛风大多是由于其他疾病、某些药物等引起尿酸生成增多和排出减少,形成高尿酸血症所致。根据中西医病名对照,本病属中医学"痛风"范畴,结合临床也可以从"湿热痹""历节风"角度进行辨证。

一、诊断要点

1.发病患者群

原发性痛风发病年龄多见于 40 岁左右的男性或绝经期妇女,但男性多发,男女之比为 20:1,女性很少发病。

2.临床表现

(1)急性关节炎期:常于午夜突发关节疼痛,以第一跖趾及拇指关节为多见,其他好发部位有足弓、踝根、膝、指、腕、肘关节,也可双侧同时或先后发病。关节局部红、肿、热、痛,活动受限,大关节受累时有关节积液。

(2)慢性关节炎期:多关节受累,关节疼痛发作频繁,且疼痛日渐加剧,甚至发作后疼痛亦不完全缓解,间歇期缩短。

关节附近肌腱、腱鞘、皮下结缔组织处可见痛风石。关节可因痛风石增大而致畸形和活动受限。痛风石经皮肤溃破可有白色粉末状尿酸结晶排出。

(3)肾脏病变:①肾结石,痛风患者肾结石发生率为 25%,其发生率高低与高尿酸血症程度和 24 h 尿排出尿酸的量相关;患者可有血尿、肾绞痛及尿路感染表现;由于尿酸结石可透过 X 线,故需通过肾盂造影才能证实。②痛风肾病,由尿酸盐结晶沉积于肾组织引起,早期可仅有尿蛋白和显微镜血尿,且间隙出现,随着病程进展,尿蛋白转为阴性,肾功能受损,夜尿增多,尿比重偏低,进一步发展为肾功能不全。

3.实验室及其他检查

①血清尿酸测定大多数痛风患者呈高尿酸血症(男性>417 μmol/L,女性>357 μmol/L);②尿液尿酸测定:对于了解患者尿酸排泄情况有一定的价值,正常饮食 24 h 尿酸排出量在 600 mg 以下;③滑囊液检查:急性发作期如踝、膝等较大关节肿胀时,可行关节腔穿刺取滑囊液进行显微镜检查,95% 以上痛风患者可查出尿酸盐结晶,滑液中白细胞计数增高,常达 575×10^9/L;④X 线检查:受累关节 X 线片检查,早期急性发作时仅显示软组织肿胀,慢性期可见局部关节不光滑,软骨缘邻近关节的骨质可有圆形或不整齐的穿凿样透明缺损。

根据典型的关节炎发作表现、诱发因素、家族病史、发病年龄以及泌尿道尿酸结石病史等,可考虑为痛风。血尿酸增高,或滑囊液及痛风石活检发现尿酸结晶即可确诊。急性关节炎期诊断有困难时,可用秋水仙碱做诊断性治疗,若为痛风,服用秋水仙碱后症状迅速缓解。

二、病因病机

痛风的起病无外乎内外两个方面的病因,外因是长期饮酒、饮食失节;内因则是脏腑功能失调,以脾肾二脏清浊代谢紊乱尤为突出。长期饮酒、恣食肥甘厚味,易酿湿生痰化热,并易致脾肾功能受损,或脾肾功能本有不足,运化水湿,分清泌浊功能失调,从而导致对水湿、痰浊的排泄功能下降,痰湿内生,蕴结体内,化生湿热、痰热,流注于四肢、关节、肌肉,气血运行不畅,发为痹痛。

三、辨证要点

痛风急性期表现为关节局部红肿热痛,符合湿热阻络的中医辨证特点,因此在急性期治疗中以清湿热为主,在清湿热的基础上再根据患者症候进行加减。急性期中湿热占有较重要地位,此期辨证时不是辨湿热的有无,而是在湿热的基础上再辨热的轻重。痛风急性发作时主因湿热阻滞经络,湿热之邪胶滞,热邪灼津为痰,痰热再郁于经络,故疼痛绵绵。因此慢性痛风性关节炎要在辨证的基础上抓住痰热的特点。

四、治疗原则

中医治疗痛风急性期的原则是以清热利湿、活血通络为法,急性期关节红肿热痛,辨证为湿热内蕴,治宜清热利湿为主,在湿热的基础上再辨体质;缓解期疼痛反复发作,其原因为热邪灼湿为痰,痰热夹瘀阻滞关节,疼痛反复发作,治应清热化痰、祛瘀止痛,再根据体质随证加减。

五、辨证论治

1.湿热阻络证

症状:下肢小关节猝然红肿热痛,拒按,触之局部灼热,得凉则舒,伴发热口渴,心烦不安,尿黄便结。舌红,苔黄腻,脉滑数。

治法:清热通络,祛风利湿。

方药:宣痹汤。

加减举例:关节疼痛反复发作者,加苏木、金银花;热势较甚者,加生石膏、白花蛇舌草。

中成药:痛风定胶囊清热祛风除湿、活血通络定痛;或痛风克颗粒清热利湿、通络止痛;或新癀片清热解毒、活血化瘀、消肿止痛;或湿热痹片祛风除湿、清热消肿、通络定痛。

2.湿热伤阴证

症状:下肢关节反复疼痛,发作时关节红肿热痛,心烦,口干,喜饮水。脉细数,舌质红,少苔。

治法:清湿热,养阴血。

方药:四妙散合生四物汤。

加减举例:阴血伤则疼痛反复发作,加重养阴,重用当归、生地黄。湿热较重者,重用苍术、黄柏;口干、少苔者,加南沙参、麦冬。

中成药:痛风定胶囊清热祛风除湿、活血通络定痛;或痛风克颗粒清热利湿、通络止痛;或新癀片清热解毒、活血化瘀、消肿止痛;或湿热痹片祛风除湿、清热消肿、通络定痛;或参脉注射液益气固脱、养阴生津、生脉。

3.脾胃虚弱,湿热内蕴证

症状:下肢关节疼痛反复发作,疼痛不甚,关节肿胀,皮色稍红,体型肥胖,面色苍白。脉濡,舌体胖,苔白腻或黄腻。

治法:健脾胃,清湿热。

方药:六君子汤合四妙散。

加减举例:关节红肿热痛者,加栀子、牡丹皮;关节疼痛较重者,加红花、延胡索。

中成药:痛风定胶囊清热祛风除湿、活血通络定痛;或痛风克颗粒清热利湿、通络止痛;或新癀片清热解毒、活血化瘀、消肿止痛;或湿热痹片祛风除湿、清热消肿、通络定痛;或补中益气颗粒补中益气、升阳举陷;或八珍颗粒补气益血。

4.痰瘀阻络证

症状:关节肿痛日久,反复发作,强直畸形,屈伸不利,皮下结节,皮色紫暗。舌淡体胖或紫暗,苔白腻,脉细涩或细滑。

治法:化痰祛瘀。

方药:桃红饮。

加减举例:痛风石坚硬者,加海藻、昆布;病程久者,加地龙、乌梢蛇。

中成药：红药片活血止痛、去瘀生新；或三七片散瘀止血、消肿定痛；或大黄䗪虫丸活血破瘀、通经消癥。

5.肝肾亏虚，痰热滞络证

症状：病久屡发，加重时红肿热痛，不发时关节酸痛，屈伸不利，麻木不仁，腰膝酸痛，神疲乏力，气短自汗，面色少华。舌淡，脉细或细弱。

治法：补益肝肾，清热祛湿。

方药：独活寄生汤。

加减举例：尿路结石者，加金钱草、海金沙、冬葵子、琥珀粉、鸡内金；尿路感染者，加篇蓄、瞿麦、车前子、石韦。

中成药：知柏地黄丸滋阴降火；或大补阴丸滋阴降火；或尪痹片补肝肾、强筋骨、祛风湿、通经络。

（赵艳玲）

第六节　糖尿病

糖尿病（diabetes mellitus，DM）是一组以血浆葡萄糖（简称血糖）水平升高为特征的代谢性疾病群。引起血糖升高的病理生理机制是胰岛素分泌缺陷及（或）胰岛素作用缺陷。血糖明显升高时可出现多饮、多尿、体重减轻，有时尚可伴多食及视物模糊。糖尿病可危及生命的急性并发症为酮症酸中毒及非酮症高渗性糖尿病昏迷。糖尿病患者长期血糖升高可致器官组织损害，引起脏器功能障碍以致功能衰竭。在这些慢性并发症中，视网膜病变可导致视力丧失；肾病变可导致肾衰竭；周围神经病变可导致下肢溃疡、坏疽、关节病变，甚至截肢；自主神经病变可引起胃肠道、泌尿生殖系及心血管等症状与性功能障碍；周围血管及心脑血管并发症明显增加，并常合并有高血压、脂代谢异常。如不进行积极防治，将降低糖尿病患者的生活质量，寿命缩短，病死率增高。根据中西医病名对照，本病属中医学"消渴"范畴。

一、诊断要点

（1）糖尿病症状（典型症状包括多饮、多尿和不明原因的体重下降）加随机血糖（指不考虑上次用餐时间，一天中任意时间的血糖）≥11.1 mmol/L（200 mg/dL）或空腹血糖（空腹状态指至少 8 h 没有热量的摄入）≥7.0 mmol/L（126 mg/dL）或葡萄糖负荷后 2 h 血糖≥11.1 mmol/L（200 mg/dL）。

（2）无糖尿病症状者，需另日重复检查明确诊断。

二、病因病机

消渴病多由先天禀赋不足，素体阴虚，复因饮食失节，情志不遂或劳欲过度，或外感邪毒或药食所伤所致。本病病变脏腑主要在肺、胃、肝、肾，尤以肾最为关键。其基本病机是阴虚为本，燥热为标，二者互为因果，燥热愈甚则阴愈虚，阴虚甚则燥热愈甚。阴阳互根互用，消渴病迁延日久，常见气阴两虚或阴阳两虚的症状。此外，近年来许多医家认为脾虚亦是消渴的重要病机。肥人多气虚,复因饮食劳倦,损伤脾气,脾虚则清气不升、精微不布,随津液下趋偏渗于膀胱;脾虚不能运化水湿,湿聚为痰,痰浊内蕴。因此,肥胖的消渴患者多以脾气虚为本,痰浊为标。阴虚内热血脉为之虚涩,气虚则无力帅血,或阳虚寒凝、或痰浊内阻均可致瘀,可见瘀血是消渴病程中重要的病理产物。消渴病久,脏腑虚弱,正气不足常可出现肺痨、雀目、耳聋、疮疖痈疽、中风、胸痹心痛或水肿等变证。

三、辨证要点

①辨标本:本病常以阴虚为本,燥热为标,两者互为因果,在疾病不同阶段,阴虚燥热可以并存或各有偏重;大体初期以燥热为主,随着病程的延长逐渐可见阴精亏虚或气阴两虚或阴阳两虚之证;肥胖之人常以脾气亏虚为本,痰浊为标。②辨本症和并发症:多饮、多食、多尿及消瘦为消渴的基本临床表现,随着病情的进展,其并发症就逐渐显现,常见的并发症有眼疾、痈疽、肺痨、心脑疾病、水肿、肢体麻木等,少数病久或老年患者本症可能不明显,而以并发症为主要临床表现者,需认真辨别。

四、治疗原则

本病以养阴生津、清热润燥为基本治则,在此基础上根据肺、胃、脾、肝、肾病位的偏重不同配合清热生津、益气养阴及泻肺、清胃、健脾、补肝、滋肾等法为治。病久气阴两虚,阴阳俱虚者则应益气养阴,阴阳双补。痰瘀内蕴者,则以健脾化痰祛瘀为法。合并心脑疾病、水肿、眼疾、痈疽、肺痨、肢体麻木等病证者,合理选用补肺健脾、滋养肝肾、益气养血、通络祛风、清热解毒、化瘀除湿等治法。

五、辨证论治

1.肺胃燥热证

症状:烦渴多饮,随饮随渴,尿频量多,多食易饥,体重减轻,溲赤便秘。舌红少津,苔薄黄,脉洪数。

治法:清胃泻肺,润燥生津。

方药:消渴方合玉女煎。

加减举例:口舌生疮者,加淡竹叶、莲子心;消谷善饥者,加玉竹;烦渴者,重用天花粉;烦渴不止,小便频数,脉虚数者,乃肺肾气阴亏虚,用二冬汤;鼻燥出血者,加牡丹皮、白茅根、墨旱莲、侧柏叶;痈疽、疮疖者,用五味消毒饮;不寐者,加珍珠母、磁石;大便秘结者,用增液承气汤。

中成药:玉泉丸养阴生津、止渴除烦、益气和中;或金芪降糖片清热益气;或清胃消渴胶囊清胃泻火、养阴润燥。

2.肝肾亏虚证

症状:咽干口燥,尿频量多,浊如脂膏,目涩耳鸣,腰膝酸软,眼目昏花,手足麻木,胸脘胁痛,心烦失眠。舌红少津,苔少或薄白,舌体瘦,脉细或细数。

治法:滋补肝肾。

方药:一贯煎合六味地黄丸。

加减举例:两足痿软者,加牛膝、杜仲、续断;足跟痛者,加青黛、木瓜;腰腿疼者,加鸡血藤、桑寄生;手足麻木者,加水蛭、地龙、全蝎;眼目昏花者,加密蒙花、谷精草、女贞子、决明子;五心烦热、颧红者,加黄柏、知母;心烦易怒者,加龙胆、栀子;自汗盗汗明显者,加麻黄根、浮小麦、煅牡蛎、五味子;失眠、健忘、多梦者,加炙远志、茯神、石菖蒲;大便秘结者,加火麻仁、郁李仁、瓜蒌子。

中成药:六味地黄丸滋阴补肾;或知柏地黄丸滋阴降火;或养阴降糖片养阴益气、清热活血;或川黄口服液益气养血、滋补肝肾、活血化瘀。

3.气阴两虚证

症状:尿频量多,口干喜饮,神疲乏力,形体偏瘦,气短自汗,腰酸腿软。舌质淡红或暗红,苔白而干或少苔,脉细弱。

治法:益气养阴。

方药:生脉散。

加减举例:阴虚有热者,用西洋参代替太子参;尿多而混浊者,加桑螵蛸、益智仁;全身瘙痒者,加白蒺藜、地肤子、白鲜皮;神疲乏力、纳差便溏、舌边齿痕等以脾气虚弱为主者,用补中益气汤或七味白术散;食少腹胀者,加砂仁、鸡内金;不寐者,加首乌藤、酸枣仁、柏子仁、合欢皮;面色晦暗、肢体麻木刺痛、舌质暗红有瘀斑者,用血府逐瘀汤;兼湿热而见大便黏滞不爽、舌红苔黄腻者,加木香、黄连、佩兰。

中成药:降糖宁胶囊益气、养阴、生津;或芪蛭降糖胶囊益气养阴、活血化瘀;或糖脉康颗粒养阴清热、活血化瘀、益气固肾;或活力源片益气养阴、强心益肾;或芪药消渴胶囊益气养阴、健脾补肾。

4.阴阳两凌证

症状:多饮多尿,混浊如膏,乏力自汗,形寒肢冷,腰膝酸软,耳轮焦干,或水肿少尿,或五更泻,阳痿或月经不调。舌淡苔白而干,脉沉细无力。

治法:温阳育阴。

方药:金匮肾气丸。

加减举例:夜尿多者,加五味子、益智仁、桑螵蛸、覆盆子;小便频数、面色白、体羸者,为真阳亏虚,加补骨脂、鹿茸;水肿、小便不利者,合五苓散;体倦乏力者,加党参、黄芪、黄精;五更泄泻者,合四神丸;阳痿者,加仙茅、淫羊藿、阳起石;冲任虚寒,寒凝血滞的闭经、痛经者,加当归、川芎、小茴香。

中成药:降糖宁胶囊益气、养阴、生津;或桂附地黄丸温补肾阳;或海马巴戟胶囊温肾壮阳、填精益髓。

5.痰瘀互结证

症状:形体肥胖,胸中闷痛,胸脘腹胀,肌肉酸胀,肢体沉重,肢端麻木或刺痛,夜间加重。舌体胖大,舌质淡暗或暗紫,有瘀斑,苔厚腻,脉滑或弦滑或滑数。

治法:健脾化痰,活血化瘀。

方药:二陈汤合桃红四物汤。

加减举例:胸闷如窒者,加枳壳、瓜蒌子;胸闷痛甚者,加丹参、檀香、砂仁;肢体酸痛重着者,加羌活、独活、防风;手足冷痛者,用当归四逆汤;肌肤麻木不仁者,加海桐皮、豨莶草、伸筋草;呕吐呃逆者,加紫苏叶、枇杷叶、旋覆花;健忘者,加人参、茯苓、石菖蒲;痰浊郁而化热,心中烦热者,加黄连、栀子;眩晕者,加天麻、钩藤。

中成药:桂枝茯苓胶囊活血、化瘀、消症;或活络效灵丹活血祛瘀、通络止痛;或大活络丸祛风止痛、除湿豁痰、舒筋活络。

(赵艳玲)

第七节　糖尿病神经病变

糖尿病神经病变（DPN）是糖尿病的主要慢性并发症之一，以周围对称性感觉和运动神经病变以及自主神经病变最为常见。目前其发病机制不详，可能与山梨醇（多元醇）通路学说、肌醇减少学说、组织蛋白糖基化学说和血管性缺血缺氧等因素有关。对称性多发性神经病变见于四肢，特别是见下肢远端，主要表现为疼痛、感觉异常或感觉过敏，四肢呈对称性"手套或袜套"型感觉障碍，夜间或寒冷情况下加重。非对称性单支神经病变以坐骨神经、股神经受损多见，臂丛神经受损也较常见。对糖尿病神经病变，传统医学中虽无相应的确切病名，但古医籍中早有记载。从其临床表现来看多隶属于中医学"痹证""痿证""血痹""麻木""不仁"等范畴。

一、诊断要点

1.病史
明确的糖尿病病史。在诊断糖尿病时或之后出现的神经病变。

2.临床表现
肢端感觉异常，如麻木、手套或袜套感、针刺感、灼热感、隐痛、刺痛或烧灼样痛；运动神经障碍，如肌力减弱、肌萎缩。

3.体征
①踝反射异常（或踝反射正常，膝反射异常）；②针刺痛觉异常；③振动觉异常；④压力觉异常。以上4项体征具备其中1项即可。

4.需排除其他病因引起的神经病变
如颈腰椎病变（神经根压迫、椎管狭窄、颈腰椎退行性变）、脑梗死、格林-巴利综合征，排除严重动静脉血管性病变（静脉栓塞、淋巴管炎）等。尚需鉴别药物尤其是化疗药物引起的神经毒性作用以及肾功能不全引起的代谢毒物对神经的损伤。如根据以上检查仍不能确诊，需要进行鉴别诊断的患者，可做神经肌电图检查。

二、病因病机

消渴失治、误治或病程日久，耗伤气阴，阴损及阳，阴阳气血亏虚，瘀血痰浊内生，痹阻络脉而成本病。本病病位在络脉，与肝、脾、肾密切相关。由肾阴亏虚，虚热内生，煎熬营血，血行不畅；消渴日久，耗伤正气，气虚则血行艰涩；阴损及阳，阳虚寒凝，血脉瘀滞；气不布津，阳不化气，痰浊内生，痰瘀互结，终致络脉痹阻而发病。本病病性为本虚标实。虚者为气血阴阳亏虚，阴虚为本中之本，气虚、阳虚为本中之变；实者为痰浊与瘀血，既可单独致病，也可互结为因。在发病过程中，病机按照气虚或阴虚夹瘀至阳虚夹瘀的规律动态演变，无论标本虚实，瘀血均贯穿疾病始终。"肝在体为筋""脾主肌肉""肾藏精生髓"，本病迁延不愈，肌肉、筋脉失于充养，肌肉日渐萎缩、肢体软弱无力，而进一步发展为痿证。

三、辨证要点

本病总属本虚标实之证。虚者，应辨气血阴阳之偏虚。气虚者常伴神疲乏力、气短懒言、自汗、易感冒；阴虚者常伴五心烦热、头晕耳鸣、腰膝酸软；阳虚者常伴畏寒肢冷、舌质淡紫。实者应分痰浊瘀血之不同。形体肥胖、胸闷呕恶、头重昏蒙为痰浊内蕴之象；手足麻木疼痛、入夜加重、舌质暗紫、脉涩为瘀血内阻之征。

四、治疗原则

本病治疗原则是补虚泻实。虚者当滋阴补肾,滋肾调肝,补益气血,温阳散寒。实者当化痰行瘀。瘀血是贯穿疾病始终的重要病机,因此,活血化瘀为贯彻始终的治疗大法。久患者络,因此在辨证治疗的基础上常辅以全蝎、蜈蚣、僵蚕、水蛭、乌梢蛇、土鳖虫等虫类药搜风剔络。

五、辨证论治

1.气虚血痹证

症状:手足麻木不仁,如有蚁行,肢末刺痛,下肢为主,入夜痛甚,手足不温,神疲乏力,气短懒言,自汗畏风,易于感冒。舌质淡,苔白,脉虚细无力。

治法:益气温经,和血通痹。

方药:黄芪桂枝五物汤。

加减举例:病变以上肢为主者,加桑枝、片姜黄;以下肢为主者,加川牛膝、木瓜;瘀血重者,加水蛭、苏木、全蝎、蜈蚣;气虚甚者,倍黄芪,加党参;血虚明显者,加熟地黄、阿胶;气短自汗者,加太子参、麦冬、五味子;易于感冒者,加白术、防风。

中成药:芪蛭降糖胶囊益气养阴、活血化瘀;或降糖宁胶囊益气、养阴、生津;或黄芪注射液益气养元、扶正祛邪、养心通脉、健脾利湿。

2.阴虚血瘀证

症状:手足、肢体麻木灼痛,夜间为甚,甚则不可近衣被,盗汗,口干思饮,腰膝酸软,头晕耳鸣,五心烦热,失眠多梦,大便偏干不畅。舌质红或暗红,少苔或无苔或苔花剥,脉细数或细涩。

治法:滋阴补肾活血。

方药:左归丸合桃红四物汤。

加减举例:疼痛较剧,夜间加重者,加水蛭、路路通、鬼箭羽、鸡血藤;腰膝酸软,下肢无力者,加桑寄生、杜仲、牛膝;虚火上炎,口苦咽干,五心烦热者,去鹿角胶,加女贞子、墨旱莲、地骨皮、麦冬;头晕耳鸣,失眠多梦,加生龙骨、煅牡蛎、柏子仁、炒酸枣仁;大便秘结,去菟丝子,加肉苁蓉。

中成药:六味地黄丸滋阴补肾;或左归丸滋阴补肾、填精益髓;或糖脉康颗粒养阴清热、活血化瘀、益气固肾;或芪蛭降糖胶囊益气养阴、活血化瘀。

3.肝肾亏虚证

症状:手足麻木,四肢挛急,状如针刺,肢体痿软,肌肉瘦削,头晕耳鸣,腰膝酸软,骨松齿摇,视物模糊。舌质红,少苔或无苔,脉弦细或细数。

治法:滋补肝肾,强筋健骨。

方药:二至丸合虎潜丸。

加减举例:筋脉拘急作痛者,加白芍、甘草;久病顽麻者,加全蝎、蜈蚣、乌梢蛇;头晕、筋惕肉瞤者,加菊花、钩藤、刺蒺藜;视物模糊者,加枸杞子、石斛、谷精草;五心烦热者,加青蒿、地骨皮;便秘者,加玄参、麦冬。

中成药:知柏地黄丸滋阴降火;或血塞通胶囊活血祛瘀、通脉活络;或振源胶囊滋补强壮、安神益智;或加减地黄丸滋补肝肾。

4.阳虚寒凝证

症状：手足、肢体麻木不仁，四末冷痛，得温痛减，遇寒痛增，下肢为著，入夜更甚，口不渴，神疲乏力，畏寒怕冷，倦怠懒言。舌质淡或淡暗或淡紫，或有瘀斑，苔白或白滑，脉沉细。

治法：温阳散寒，养血通脉。

方药：当归四逆汤。

加减举例：寒凝血瘀，手足局部青紫，舌紫暗者，加牛膝、鸡血藤、木瓜；肢体持续疼痛，入夜更甚者，加附子、水蛭；内有久寒，兼水饮呕逆者，加吴茱萸、生姜；妇女经行腹痛，或男子寒疝、睾丸掣痛，牵引少腹冷痛者，加乌药、小茴香、高良姜、香附；阳虚肢冷者，加附子、肉桂。

中成药：桂附地黄丸温补肾阳；或海马巴戟胶囊温肾壮阳、填精益髓；或血塞通胶囊活血祛瘀、通脉活络。

5.痰瘀阻络证

症状：手足麻木，足如踩棉，肢体重着酸痛，头重如裹，头晕嗜睡，体胖面暗，口黏乏味，胸闷纳呆，大便黏滞。舌质紫暗，舌体胖大有齿痕，苔白腻，脉濡缓或涩。

治法：活血化瘀，豁痰通络。

方药：指迷茯苓丸合活络效灵丹。

加减举例：痛麻较重者，加全蝎、土鳖虫；痰浊流窜，痛麻部位不定者为风痰，加白附子、胆南星、皂角；下肢麻痛者，加牛膝；双手麻木者，加桑枝、姜黄、佛手；瘀滞日久，瘀血不去，新血不生，气血不足者，加黄芪、桂枝；胸闷呕恶，口黏纳差者，加藿香、佩兰；头重如裹，嗜睡健忘者，加石菖蒲、茯苓、远志。

中成药：大活络丸祛风止痛、除湿豁痰、舒筋活络；或活络效灵丹活血祛瘀、通络止痛；或通心络胶囊益气活血、通络止痛。

（赵艳玲）

第八节　肥　胖

肥胖由遗传因素和环境因素共同作用下引起，尤其是腹部脂肪积聚过多所致。体重超标准体重 20％称肥胖，超 10％称超重。肥胖是引起高血压、冠心病、2 型糖尿病、血脂异常、睡眠呼吸暂停、胆结石、骨关节病和某些癌症的重要诱因和病理基础。按病因分为原发性和继发性。明确原因的（甲减、Cushing 综合征、多囊卵巢综合征、胰岛素瘤、肥胖-性无能综合征等）称为继发性肥胖。原发性者主要由于不良饮食习惯及静止的生活方式所致。中医称为"肥胖病"。

一、诊断要点

1.临床表现

以脑力劳动者和女性较多见。易发生高血压、糖尿病和痛风。活动能力减低，轻度气促，睡眠打鼾。身材矮胖，脸部上窄下宽，双下颌，颈粗短，胸圆，腹部前凸，高于胸部平面，脐孔深凹，皮肤紫纹或白纹，阴茎短小，指（趾）粗短，骨突不明显。

2.肥胖度分类

采用《2007 年中国心血管病防治指南》分类标准,即体重指数(BMI)＜24 kg/m² 为正常体重,24～28 kg/m² 为超重,＞28 kg/m² 为肥胖。体重指数(BMI)＝体重(kg)/身高(m)的平方。

3.鉴别原发性肥胖和继发性

肥胖(甲减、Cushing 综合征、多囊卵巢综合征、胰岛素瘤、肥胖-性无能综合征等)。

二、病因病机

由于过食肥甘厚味,或久卧久坐,或年老体衰,或久病正虚,或七情内伤,导致脏腑功能失常,水湿、痰浊、瘀血壅滞,留着不行,形成肥胖。本病病位主要在脾和肌肉,与肺胃肾相关。脾胃功能受损,水液传输失常,水不化津,津不化气,聚湿生痰,精微不布,膏脂积内;或脾虚失运,水谷精微不能上归养肺,肺气虚弱,通调受阻,水湿痰浊壅滞发病;或年老肾气亏虚,脾阳不健,不能温化水湿,痰湿内生,发为肥胖。其中脾虚水湿痰浊壅滞为病机关键。本病病性为本虚标实,以气虚为本,标实以痰浊膏脂为主,兼有水湿、瘀血、气滞等。

三、辨证要点

①辨标本虚实:肥人多气虚,表现为形体肥胖,短气懒言,舌体胖大等形盛气衰之证;②辨痰瘀多少,重在辨舌脉,舌紫暗有瘀点多血瘀,舌胖、苔腻者多痰,瘀脉常涩,痰脉多滑。

四、治疗原则

治疗当以虚者补之,实者泻之,热者清之,寒者温之为原则。虚证当根据症状的不同而治以益气、温阳、健脾、补肾;实证当清泄里热、利水祛湿、疏肝理气、化痰燥湿;虚实夹杂者,则根据症状的虚实主次而适当兼顾。此外,肝郁气滞、痰浊内蕴、脾肾阳虚者常兼瘀,故可酌加活血化瘀之品。

五、辨证论治

1.胃热滞脾证

症状:形体肥胖,多食易饥,胃脘灼痛,脘腹痞闷,口干口苦,心烦头晕,口臭,便秘。舌红,苔黄,脉弦滑。

治法:清胃泻热,通腑化浊。

方药:清胃散合小承气汤。

加减举例:胃脘灼痛,口舌生疮者,用泻心汤;消谷善饥者,加石膏、知母;嘈杂,胸闷痰多,嗳腐吞酸者,用黄连温胆汤;呃逆不止者,加柿蒂、竹茹;烦渴者,加知母、天花粉、石斛。

中成药:防风通圣丸解表通里、清热解毒;或牛黄清胃丸清胃泻火、润燥通便;或清胃黄连片清胃泻火、解毒消肿。

2.脾虚湿阻证

症状:肥胖臃肿,神疲乏力,肢体困重,胸闷脘胀,面色不华,纳少便溏。舌淡胖边有齿痕,苔薄白或白腻,脉濡缓。

治法:健脾益气,利水渗湿。

方药:参苓白术散合防己黄芪汤。

加减举例:水肿尿少者,加桂枝、泽泻;腹胀便溏者,加莱菔子、木香、陈皮;腹胀明显者,加厚朴、枳壳;胸膈满闷较甚者,加薤白、枳实、瓜蒌皮;脾虚不运,纳呆食少者,加神曲、麦芽;兼有湿热,舌苔黄腻者,加茵陈;大便少,黏滞难解,加大黄、槟榔。

中成药:参苓白术胶囊健脾、益气;或补中益气丸补中益气、升阳举陷;或保和丸消食、导滞、和胃。

3.肝郁气滞证

症状:多见于青中年或更年期女性,胸胁胀痛,胃脘痞满,月经不调或闭经,失眠多梦。舌质红,苔白或薄腻,脉弦细。

治法:疏肝理气。

方药:柴胡疏肝散。

加减举例:胁肋胀痛甚者,加川楝子、金铃子、佛手;肝气犯胃,嗳气频作、胸闷不舒者,加赭石、紫苏梗、法半夏;肝郁化火,口苦而干者,加牡丹皮、栀子;肝火上炎,头痛、目赤、耳鸣者,加菊花、钩藤、白蒺藜;食滞腹胀者,加神曲、麦芽、鸡内金;肝郁血瘀者,加当归、丹参、郁金。

中成药:逍遥丸疏肝健脾、养血调经;或丹栀逍遥片疏肝健脾、解郁清热、养血调经;或消乳散结胶囊疏肝解郁、化痰散结、活血止痛。

4.痰浊内蕴证

症状:嗜食膏粱厚味,形盛体胖,身体重着,肢体困倦,胸膈痞满,痰涎壅盛,头晕目眩,腹大胀满,呕不欲食,口干不欲饮。舌淡胖,苔白腻,脉滑。

治法:燥湿化痰,理气消痞。

方药:导痰汤。

加减举例:脾气受困,脘闷不食者,加砂仁、白豆蔻、苍术;恶心、呕吐者,加赭石、竹茹;痰浊蒙蔽清阳,头晕目眩者,用半夏白术天麻汤;腹胀明显者,加木香、厚朴、枳壳;肢体沉重者,加藿香、佩兰、石菖蒲;痰瘀互结,舌质淡暗有瘀斑者,加血府逐瘀汤;痰郁化热,烦闷口苦者,加黄连、竹茹、瓜蒌子。

中成药:枳实导滞丸消积导滞、清利湿热;或越鞠丸理气解郁、宽中除满;或二陈丸燥湿化痰、理气和胃。

5.脾肾阳虚证

症状:形体肥胖,颜面虚浮,神倦嗜卧,疲乏无力,腰膝酸软,下肢水肿,畏寒肢冷,嗜睡,阳痿。舌淡胖或有齿痕,苔薄白而滑,脉沉细。

治法:温肾健脾,利水化饮。

方药:真武汤合苓桂术甘汤。

加减举例:肢肿甚者,加五皮饮;畏寒肢冷者,加仙茅、淫羊藿;黎明前脐腹作痛、肠鸣即泻者,加四神丸;阳气虚衰,肠道传送无力,大便艰涩、排出困难者,加肉苁蓉、当归;寒凝血瘀者,加蒲黄、五灵脂、益母草;阳痿者,加锁阳、巴戟天。

中成药:济生肾气丸温肾化气、利水消肿;或四神丸温肾暖脾、涩肠止泻;或附子理中丸温中健脾。

(赵艳玲)

第六章 风湿免疫系统疾病

第一节 类风湿关节炎

类风湿关节炎(RA)是一种以关节滑膜为主要靶组织的慢性系统性炎症性的自身免疫性疾病。

一、病因病机

中医认为寒冷、潮湿、疲劳、创伤及精神刺激、营养不良等均可成为本病诱因。本病多由先天禀赋不足,肝肾亏虚,复受风寒湿邪引起。

外因感染或受风寒湿热之邪、居处潮湿、冒雨涉水、气候骤变、寒冷交错,以致邪侵入体,注于经络,留于关节,痹阻气血而发病;内因禀赋素亏、荣血耗损、气血不足、肝肾亏损,或病后、产后机体防御能力低下,再如劳后汗出当风,或汗后冷水淋浴,外邪乘虚而入而发病。

(一)禀赋不足

本病多因先天禀赋不足,肝肾素亏而致营卫、气血不足,脏腑经络功能低下。常见本虚标实之象。

如素体阳气偏虚,则卫阳不固,风寒湿邪入侵,阻滞经络,凝滞关节,形成风寒湿痹;如素体阴血不足,内郁有热,与外邪搏结形成湿热,耗伤肝肾之阴,使筋骨失去濡养;如风寒湿邪郁久化热,熏蒸津液,饮湿积聚为痰浊,壅滞经络关节,形成风湿热痹。

(二)劳逸失度

劳伤过度则伤及营卫气血,阳气不足,腠理空虚,卫外不固,邪气流注经络、关节、肌肉,可致本病。房劳过度则肾气内消,精气日衰,则邪易妄入;过逸则正虚,尊荣之人,筋骨脆弱,而致肝肾虚损,气虚血不足,稍有不当则邪易乘虚而入,与血相搏,阳气痹阻,经络不畅,瘀痰内生,流注关节。

本病基本病机是肝肾亏虚,素体本虚,气血不足,风寒湿邪痹阻脉络,流注关节,若久痹不已,可内舍于脏腑,而致肝、脾、肾三脏受损,使脏腑气血阴阳随之而亏。本病病位在骨、关节、筋脉、肌肉。

本病初起,外邪侵袭,多以邪实为主。病久邪留伤正,可出现气血不足、肝肾亏虚,并可因之造成气血津液运行无力,或痰阻或成瘀。而风寒湿等邪气留于经络关节,直接影响气血津液运行,也可导致痰瘀形成。痰瘀互结可使关节肿大、强直、变形。

二、临床表现

60%～70%类风湿关节炎患者以隐匿型的方式起病,在数周或数月内逐渐出现掌指关节、腕关节等四肢小关节肿痛、僵硬;8%～15%患者可以在某些外界因素如感染、劳累过度、手术、分娩等刺激下,在几天内发作,呈急性发病方式。

（一）关节症状

早期表现：对称性、多关节红肿热痛，常见于四肢小关节，指间近端关节梭形肿胀，掌指（跖趾）、腕、膝、肘、踝甚至颞颌等关节肿痛，以及喉部环杓关节（即披裂关节）滑膜受累。

关节变形的发生与病程长短不成比例。

（二）关节外症状

1.皮肤病变

有 20%～30%的患者可出现类风湿结节，这种结节多出现在病情较重的患者，其常伴有滴度较高的类风湿因子。

2.眼部病变

常见巩膜或角膜的周围深层血管充血，出现视物模糊，如慢性结膜炎、巩膜炎、虹膜炎、脉络膜炎、角膜结膜炎等。

3.肺部病变

(1)胸膜炎：其积液量一般较少，严重程度多与关节炎的活动情况相一致。

(2)肺间质性纤维化：早期 X 线显示肺纹理增粗、紊乱，呈弥散性网状或蜂窝状阴影，以肺底部较明显，两侧肺不一定对称出现。

(3)肺结节：类风湿结节可发生在身体任何部位，也可侵犯到内脏，最常见累及肺部，X 线显示为块状阴影。

4.血管炎

手指（足趾）小动脉闭塞性血管炎，常发生于指甲下和指（趾）垫的裂片，形如出血和坏疽。皮损可见慢性溃疡和紫癜，小腿部和踝部尤为多见。少数可由此造成肺动脉高压、肠穿孔等。

5.神经系统病变

末梢神经损害，指（趾）的远端较重，常呈手套、袜套样分布，出现麻木感，感觉减退，振动感丧失，运动障碍多见于晚期或老年患者。

6.肾脏表现

肾脏表现与系统性红斑狼疮不同，RA 很少出现肾小球疾病。

7.血液系统表现

活动性 RA 患者常有低色素小细胞性贫血和低血清铁蛋白，总铁结合力下降或正常。

三、鉴别诊断

（一）系统性红斑狼疮

因其也有不规则发热、四肢关节肿痛、红细胞沉降率快、RF（＋）、血清蛋白下降和球蛋白上升，与早期类风湿关节炎极易混淆，但后者有面部皮损、肝肾损害、脱发，外周血白细胞下降，且ds-DNA阳性，均可作为鉴别要点。

（二）骨性关节炎

本病多发于 50 岁以上患者，年龄越大发病越多，女性患者居多。是一种软骨退行性改变，同时伴有新骨形成，关节痛较轻，常累及负重关节，如膝、髋。手指则以远端指间关节出现骨性增生和结节为特点。血清类风湿因子阴性。

（三）痛风性关节炎

痛风性关节炎多见于男性，尿酸增高，常在夜间突发，踇趾关节肿痛，剧痛难忍，也可反复发作,渐渐累及趾、腕、掌指小关节,易与类风湿关节炎混淆。

四、辨证论治

类风湿关节炎为风寒湿热邪痹阻络脉,流注关节所致,故通络宣痹为本病的共同治则。新病以驱风、散寒、除湿、清热为主,久病以补益肝肾、益气养血为先,同时兼以化痰、逐瘀。总以气血流通,营卫复常,络脉通利为目的。

1.寒湿互结,络脉痹阻证

症状:关节和肌肉冷痛重着,痛处较固定,晨僵明显,关节疼痛剧烈,甚或关节屈伸不能,遇冷疼剧,得热稍减。舌淡胖、苔白或腻,脉弦或沉紧。

治法:温经散寒,通络止痛。

方药:乌头汤加减。乌头 12 g(先煎),麻黄 10 g,黄芪 15 g,白芍 30 g,炙甘草 9 g,蜂蜜 30 g(烊化),全蝎 6 g,蜈蚣 2 条。

方解:方用乌头搜风散寒,温经止痛;麻黄发汗宣卫,散寒行痹;黄芪益卫气而固肌表;芍药理血滞而通络痹;全蝎、蜈蚣搜剔通络而止痛;甘草与芍药相伍缓急止痛,且又可调和诸药;煎药时加蜂蜜既可养血润筋,缓急止痛,又可制乌头燥热之毒。诸药相伍,共奏温经散寒,通络止痛之效。

加减:关节肿大、湿盛者加五积散;有瘀滞者,酌加乳香、没药、桃仁、红花以活血通络;若有发热、恶寒表证者,可合用防风汤或防己黄芪汤。

临床经验及体会:本证邪在浅表,应找准时机治疗。一般经过阶段性治疗,效验不佳,不宜久服。因祛风燥湿之剂耗伤阴液,易使病邪转入里。

2.湿热蕴结,络脉痹阻证

症状:关节红肿热痛,得凉稍舒,关节活动受限,晨僵,口渴或渴不喜饮,尿黄,大便不爽,患者多兼有发热。舌红、苔黄腻,脉滑数。

治法:清热除湿,宣痹通络。

方药:宣痹汤加减。防己 12 g,蚕沙 10 g,薏苡仁 30 g,赤小豆 15 g,连翘 12 g,栀子 12 g,滑石 15 g,半夏 9 g,杏仁 9 g。

方解:方中防己清热利湿,通络止痛;蚕沙、薏苡仁、赤小豆祛湿通络;连翘、栀子、滑石有清热利湿之力;半夏化痰,杏仁宣肺,增利湿通络之效。全方共奏清热化湿,宣痹通络之功。

加减:发热甚者可合用白虎加桂枝汤;热甚加生石膏、生地黄以清泄热邪;湿盛者加土茯苓、木瓜、木通以通利水湿,兼以清热;痛甚者加全蝎、地龙、露蜂房、白芍以搜剔通络,缓急止痛;屈伸不利加木瓜、伸筋草以舒经活络。

临床经验及体会:本证多见于类风湿性关节炎活动期,来势较急,常伴有感染。应积极寻找感染病灶,作另行处理。一旦感染控制,病情即趋于稳定,起效亦迅速。

3.痰瘀互结,络脉痹阻证

症状:关节肿痛变形,活动受限,痛处不移,肢体顽麻,关节附近肌肤紫暗,或有肌肉萎缩,面色黧黑,或有皮下结节。舌质暗红或瘀斑、瘀点,苔薄白,脉弦涩。

治法:活血祛瘀,化痰通络。

方药:身痛逐瘀汤合小活络丹加减。桃仁 12 g,红花 9 g,当归 9 g,五灵脂 12 g,地龙 12 g,川芎 12 g,没药 9 g,香附 9 g,羌活 12 g,秦艽 12 g,牛膝 30 g,甘草 5 g。

方解:方中以桃仁、红花、当归活血化瘀;五灵脂、地龙祛瘀通络;川芎、没药、香附理气活血止痛;羌活、秦艽祛风湿;牛膝强壮筋骨;甘草调和诸药;小活络丹温散风寒,化痰通络祛瘀。诸药相伍,使痰化瘀祛,络脉通畅,疾病自然可愈。

加减:痛剧加乳香、延胡索、地鳖虫以增加活血通络止痛之力;肿胀明显因伴淋巴回流受阻者,加莪术、水蛭、泽兰、蜈蚣以搜剔通络、活血利湿;面色黧黑者可合用大黄䗪虫丸。

临床经验及体会:本证虽处于缓解、稳定期,但静中有动,活动演变极缓慢,符合病久必瘀、久病必虚。因此祛邪为的是安正,找准时机,及时治疗,则关节功能有得到改善之可能。临床切记,本病晚期大多出现血管病变,运用好本法,还须顾及体弱扶正的一面,应注意攻补得当。

4.气血亏虚,络脉失荣证

症状:形体消瘦,关节变形,骨节酸痛,时轻时重,以屈伸时为甚,面色少华,心跳短气,体倦乏力,自汗,食少便溏。舌淡、苔薄白,脉细微或濡弱。

治法:补气养血,通络宣痹。

方药:黄芪桂枝五物汤合十全大补汤加减。黄芪 30 g,桂枝 9 g,白芍 12 g,人参 9 g,川芎 12 g,生地黄 12 g,茯苓 15 g,白术 12 g,当归 12 g,炙甘草 5 g,生姜 9 g,大枣 12 g。

方解:方中以黄芪补气,桂枝通经,白芍通络宣痹,生姜、大枣健脾和中;十全大补以益气养血。诸药相伍,必气血充足,肌体得充,络脉得荣,经络通畅,正气存内,邪气自除。共奏补气养血,通络宣痹之效。

加减:偏寒者加制附子以温阳散寒;偏热者加秦艽,桂枝改桑枝以减温热之弊而增加清热通络之力;湿重便溏去地黄,加薏苡仁、苍术以健脾利湿;若见舌红少苔、口眼干燥等阴虚失润之证,加黄精、石斛以润燥荣络,去茯苓,减黄芪量;瘀滞重者加全蝎、蜈蚣、地鳖虫以搜剔通络,活血祛瘀。

临床经验及体会:本证多见于疾病之缓解或稳定期,病之既久,耗伤气血,肌体关节失于滋濡,络脉失于荣养,痰瘀结于关节周围,多治以补气养血,通络宣痹为主。

5.肝肾同病,阴阳两虚证

症状:关节变形,形体消瘦,肌肉萎缩,骨节疼烦,僵硬及活动受限,筋脉拘急。伴面色淡白少华,腰膝酸软无力,形寒肢冷,心悸,气短;或潮热盗汗,持续低热。舌红苔白,脉沉细或细数。

治法:滋补肝肾,通络止痛。

方药:独活寄生汤加减。独活 12 g,桑寄生 15 g,川牛膝 30 g,杜仲 15 g,熟地黄 12 g,细辛 9 g,桂枝 6 g,川芎 12 g,当归 12 g,白芍 9 g,党参 12 g,茯苓 15 g,秦艽 12 g,防风 9 g,炙甘草 5 g。

方解:方中独活、桑寄生祛风通络止痛;川牛膝、杜仲、熟地黄补肝肾、强筋骨;细辛、桂枝温经散寒,通络止痛;川芎、当归、白芍养血活血;党参、茯苓、甘草健脾益气;秦艽、防风祛风除湿。全方共奏滋补肝肾,通络止痛之功。

加减:偏阴虚者,见耳鸣、失眠、盗汗烦热、颧红,加左归丸治之;偏阳虚者,见畏寒肢冷,手足不温,关节冷痛,加右归丸治之。

临床经验及体会:本证多见于疾病的后期,肝肾阴阳两虚,肢体失于濡养,以虚为主,扶正目的是祛邪,在扶正的基础上邪驱则肢体关节功能才能有效地得到改善。

(赵艳玲)

第二节 强直性脊柱炎

强直性脊柱炎是一种慢性进行性炎症疾病。多见于男性,男女之比9:1。一般先侵犯骶髂关节,逐渐累及腰椎、胸椎、颈椎,终致脊柱强直或驼背固定。本病具有明显的家族遗传趋势,其中约90%的患者HLA-B27呈阳性。

强直性脊柱炎属中医痹证范畴,又称为"顽痹""龟背风"等。

一、病因病机

骨的生长发育依赖于髓的滋养和血的濡润,肾主骨生髓,肝藏血主筋。若肝肾不足,则精血亏损,骨髓空虚,督脉失养,外邪趁虚留注筋脉,气血阻滞,以致脊骨受损而病。本病属本虚标实。

二、临床表现

本病呈隐匿性起病,发病年龄以20～30岁多见。任何关节均可发病,但主要累及脊柱。其他病变如跟腱、肋间肌附着点、跖筋膜和指(趾)等部位也可累及。

(一)脊柱症状

临床以腰骶部疼痛多见,并呈上行性发展,出现相应症状,最终整个脊柱发生强直,严重的可影响呼吸。

(二)关节外症状

可影响身体所有系统,包括疲劳、体重减轻、低热、贫血、ESR升高及眼葡萄膜炎、肺上叶纤维化、脊髓压迫、心血管受侵犯等。

(三)体格检查

脊柱各项运动减少,4字试验(＋),胸廓活动受限。

(四)放射学检查

骨盆X线片示骶髂关节炎、髋关节炎、坐骨和耻骨边缘粗糙不完整;脊柱X线片见方椎畸形;脊柱竹节样变;椎体终板破坏;跟腱附着部位绒毛样周围炎。

(五)实验室检查

50%以上ESR、AKP、CK均升高,HLA-B27(＋)。

三、鉴别诊断

1.类风湿关节炎

本病临床上以女性多见。以关节对称性受累为临床特征,累及手指的掌指和近侧指间关节,后期可伴手指向尺侧偏斜畸形。约70%患者类风湿因子呈阳性。

2.致密性骶髂关节炎

致密性骶髂关节炎多见于青壮年女性、经产妇,症状较轻,硬化常发生在靠近骶骨的髂骨侧,关节间隙较清晰。

四、辨证论治

1.肾阳亏虚,寒湿痹阻证

症状:腰髋冷痛,活动受限,腰膝酸软,畏寒喜暖。舌淡,苔白,脉沉细或弦紧。

治法:温补肾阳,散寒祛湿。

方药:三痹汤加减。独活6 g,秦艽12 g,防风6 g,细辛3 g,川芎6 g,当归12 g,生地15 g,赤芍10 g,茯苓12 g,肉桂1 g,杜仲12 g,牛膝6 g,党参12 g,甘草3 g,黄芪12 g,续断12 g。

方解:以细辛、甘草散寒暖中,茯苓、黄芪健脾渗湿。配以肉桂、牛膝以温经通络,加杜仲、续断兼补肾壮腰。

2.肝肾阴虚,湿热痹阻证

症状:腰髋疼痛,活动受限。腰膝酸软,头晕神乏,肢体沉重,纳呆。舌红,苔黄腻,脉濡数。

治法:滋养肝肾,清热利湿。

方药:知柏地黄汤加减。知母9 g,黄柏9 g,熟地9 g,山药15 g,山茱萸9 g,泽泻9 g,茯苓9 g,赤芍9 g,牛膝9 g,苍术9 g,薏苡仁30 g。

方解:方中苍术苦温燥湿;黄柏苦寒清下焦之热;配薏苡仁、泽泻、茯苓清利湿热;再以牛膝通利筋脉,引药下行兼能强壮腰膝;熟地黄、山药、山茱萸补益肝肾。

3.督脉空虚,痰瘀痹阻证

症状:腰髋疼痛,活动受限。头晕,腰膝酸软,畏寒怕冷,尿频。苔薄腻,脉沉细滑。

治法:益肾壮督,化痰通络。

方药:右归丸加减。熟地黄20 g,山药15 g,山茱萸9 g,枸杞子9 g,杜仲15 g,菟丝子9 g,当归9 g,赤芍9 g,陈皮6 g,半夏10 g。

方解:方中用熟地黄、山药、山茱萸,培补肾精,是为阴中求阳之用;杜仲、菟丝子强腰益精,当归、赤芍补血行血;陈皮、半夏理气化痰,共奏益肾壮督化痰通络之功。

4.气血亏虚,督脉瘀阻证

症状:腰髋疼痛,活动受限。面色少华,头晕心悸。舌淡,苔薄,脉细涩。

治法:益气养血,化瘀通络。

方药:八珍汤加身痛逐瘀汤加减。党参9 g,黄芪30 g,白术9 g,茯苓12 g,当归9 g,赤芍9 g,白芍9 g,生地黄15 g,熟地黄9 g,鹿角片12 g,杜仲15 g,川断15 g,牛膝9 g,甘草3 g。

方解:党参、黄芪、当归配白术、茯苓、芍药健脾益气养血活血;地黄、杜仲、川断、牛膝补益肝肾,鹿角片温养督脉。

(赵艳玲)

第三节　骨性关节炎

骨性关节炎(osteoarthritis,OA)是一种关节软骨进行性消失、骨质过度增生的退行性疾病。临床表现为慢性关节疼痛、僵硬、肥大及活动受限等。其发生与年龄、肥胖、炎症、创伤及遗传因素等有关。

其病理特点为关节软骨变性破坏、软骨下骨硬化或囊性变、关节边缘骨质增生、滑膜增生、关节囊挛缩、韧带松弛或挛缩、肌肉萎缩无力等。自然退变和关节劳损是其发病基础。膝关节是下肢最易受累的关节。

本病好发于50岁以上的中老年人,女性多于男性。患病率随着年龄而增加。60岁以上的人群患病率可达 50％,75 岁的人群则达 80％。该病的致残率可高达 53％。OA 好发于负重大、活动多的关节,如膝、脊柱(颈椎和腰椎)、髋、踝、手等关节。骨性关节炎属中医"骨痹""腰腿痛"范畴。

OA 可分为原发性和继发性两类。原发性 OA 多发生于中老年,无明确的全身或局部诱因,与遗传和体质因素有一定的关系。继发性 OA 可发生于青壮年,可继发于创伤、炎症、关节不稳定、慢性反复的积累性劳损或先天性疾病等。

一、病因病机

(一)正气虚弱,肝肾亏虚

正气虚弱,肝肾亏虚为产生痹证的内在因素。肾为先天之本,主骨,充髓:肾气盛,肾精足,则机体发育健壮,骨骼的外形及内部结构正常强健。肝为藏血之脏,肝血足则筋脉强劲,束骨而利关节,静可以保护诸骨,充养骨髓;动可以约束诸骨,免致过度活动,防止脱位。然人过半百,正气渐衰,脏腑虚亏,肝肾精血不足,骨骼发育不良,或关节先天畸形,稍经劳累或外伤,便致气血瘀滞,产生疾患。

(二)风寒湿邪入侵

素体虚弱,肌腠不密,易受入侵,或平素体质较好,由于久居严寒潮湿之地,感受风寒湿邪,外邪痹阻气血,留着经络、关节而发病。

(三)劳损过度

外伤、劳损致经脉受损,劳损日久,气血不和,筋脉失养,为肿为痛。如《素问·宣明五气》篇说"久视伤血,久卧伤气,久坐伤肉,久立伤骨,久行伤筋",说明长期慢性劳损是引起骨关节退行性病变的主要原因之一。

(四)瘀血痹阻经络

痹证日久,气血运行不畅,气滞血停而为瘀,或病久、气血为外邪壅滞发生血瘀,瘀血停留于骨骼。其病因病机为"本痿标痹",即邪实正虚,邪实是外力所伤,瘀血内滞或外邪侵袭,经脉痹阻。而肾虚是肾元亏虚、肝血不足、脾气虚弱等。

二、临床表现

(一)关节疼痛

初期轻微,逐渐加重。有些患者在静止或晨起时感到疼痛、僵硬,但活动后减轻,称之为"休息痛"。

(二)关节肿胀

当 OA 伴有滑膜炎时可发生积液,出现关节肿胀,浮髌试验呈阳性。

(三)关节功能障碍

活动时可有各种不同的响声,严重时关节周围肌肉挛缩,主动、被动活动受限。

(四)关节畸形

后期可出现膝内、外翻畸形,髋关节挛缩等。

(五)X 线片表现

关节间隙狭窄,关节边缘骨赘形成。后期骨端变形,关节表面不平整,软骨下骨硬化和囊性变。

（六）实验室检查

实验室检查显示正常。

三、鉴别诊断

（一）类风湿关节炎

女性多于男性，常累及近端指间关节、掌指关节及腕关节，很少累及远端指间关节。为对称性多关节炎，晨僵明显，受累关节疼痛剧烈，常有发热、贫血等全身症状。

活动期红细胞沉降率增快，类风湿因子多为阳性，X线片常可见骨质疏松及关节间隙变窄、关节半脱位等骨质破坏表现。

（二）风湿性关节炎

风湿性关节炎有链球菌感染史，并常于再次感染链球菌后复发，疼痛呈游走性，活动期红细胞沉降率增快，抗链"O"阳性。X线检查多无异常发现。

（三）膝关节非特异性滑膜炎

膝关节非特异性滑膜炎表现为反复出现的膝关节腔积液，浮髌试验阳性。膝关节肿胀程度与该关节疼痛及活动受限程度不一致，关节肿胀很严重，但关节疼痛却较轻，常表现为闷胀感。X线片仅表现为软组织肿胀。

（四）强直性脊柱炎

强直性脊柱炎多发生于年轻男性，主要病变在韧带附着部，棘间韧带等均可骨化，使脊柱呈竹节样改变，而椎间盘则很少累及，X线表现与退行性脊柱病变有明显不同，且以骶髂关节X线改变为主。

（五）痛风

痛风患者血尿酸增高，关节症状最初为发作性，关节液常可查到尿酸盐的针状结晶。耳壳等处痛风石的发现可以帮助鉴别。

四、治疗

（一）辨证论治

1. 肝肾虚亏证

症状：关节隐痛，腰腿酸软，活动不利，不能久立、远行。伴头晕目眩、耳鸣耳聋。舌淡红，苔薄白，脉细。

治法：补肾益精。

方药：六味地黄汤加减。熟地黄 12 g，当归 12 g，茯苓 12 g，泽泻 12 g，山茱萸 9 g，山药 12 g，川牛膝 12 g，桑寄生 12 g，续断 12 g。

方解：肝肾不足为本方主证，故方中熟地黄、山茱萸滋肾补阴，茯苓、泽泻健脾利湿，当归养血活血，续断、寄生、牛膝补肝肾强筋骨。

2. 肝肾亏虚、痰瘀交阻证

症状：关节僵硬冷痛，肿胀肥厚感，痿弱无力。形寒肢冷，舌淡胖，苔白滑腻，脉滑或弦细。

治法：补益肝肾，活血化瘀。

方药：右归丸加活络丹。熟地黄 12 g，当归 12 g，山茱萸 9 g，山药 12 g，川牛膝 12 g，桑寄生 12 g,续断 12 g,茯苓 12 g,浙贝母 9 g,赤芍 9 g,陈皮 6 g,车前草 30 g,生甘草 3 g。

方解:熟地黄、山茱萸、牛膝、续断补益肝肾、活血化瘀,茯苓、山药、浙贝母、陈皮健脾利湿化痰。

3.脾肾两虚、湿注骨节证

症状:关节酸痛或有肿胀,活动后或阴雨天加重,肢体麻木,面色少华,食少便溏。舌淡,苔腻,脉浮弦无力。

治法:祛风除湿,健脾助运。

方药:独活寄生汤加减。独活 12 g,防风 6 g,桑寄生 12 g,秦艽 6 g,细辛 3 g,桂枝 6 g,地黄 12 g,赤芍 9 g,白芍 9 g,当归 9 g,党参 12 g,茯苓 12 g,杜仲 15 g。

方解:独活、桑寄生祛风除湿、养血和营、活络通痹为主药;牛膝、杜仲补益肝肾、强壮筋骨为辅药;当归、芍药补血活血;党参、茯苓、甘草益气扶脾,均为佐药,使气血旺盛,有助于祛除风湿;又佐以细辛以搜风治风痹祛寒止痛,使以秦艽、防风祛周身风寒湿邪。

4.肝肾不足、筋脉瘀滞证

症状:关节疼痛如刺,痛有定处而拒按,或胫软膝酸,活动不利,病情反复不愈。舌紫暗,或有瘀斑,脉弦涩。

治法:补肾活血化瘀。

方药:骨刺丸加减。当归 9 g,制川草乌各 9 g,独活 9 g,细辛 3 g,防风 6 g,桂枝 6 g,白芷 9 g,红花 6 g,川牛膝 12 g,牡仲 1.5 g,续断 15 g。

方解:当归配红花、牛膝活血化瘀通络,川草乌配桂枝、细辛温经散寒、通络止痛,杜仲、续断补益肝肾,共奏补肾化瘀散寒止痛之功。

(二)其他治疗

1.固定方药治疗

(1)健膝止痛丸:由怀牛膝 20 g、白芍 20 g、木瓜 10 g、秦艽 12 g、桑寄生 15 g、全虫 10 g、地龙 15 g、锻牡蛎 20 g、伸筋草 15 g、千年健 15 g 组成。每次服 7 g,每日 2 次,连服 15 d 为 1 个疗程。治疗本病肝肾两虚型。

(2)骨痹止痛消肿饮:由薏苡仁 45 g、汉防己 30 g、萆薢 15 g、虎杖 15 g、威灵仙 30 g、透骨草 30 g、川牛膝 10 g 组成。水煎服,每日 1 剂,1 周为 1 个疗程。治疗本病肝肾亏虚、湿热瘀滞型。

(3)骨痹汤:由鹿角霜 15 g(先煎)、怀牛膝 15 g、狗脊 12 g、千年健 15 g、桑寄生 15 g、威灵仙 15 g、丹参 15 g、鸡血藤 20 g、白芍 20 g、木防己 10 g、独活 10 g、甘草 5 g 组成。水煎服,日服 1 剂,分 2 次服。治疗本病肝肾亏损、经脉痹阻型。

2.单验方治疗

(1)鸡血藤、海风藤、桂枝各 9 g,水煎服,用于风寒痹阻证。

(2)金雀根汤:金雀根、虎杖根、桑树根各 30 g,大枣 10 枚。水煎服,用于风寒湿痹痛。

(3)青风藤 20 g,豨莶草 30 g,白芥子 10 g,鸡血藤 20 g,牛膝 15 g,薏苡仁 30 g,水煎服,用于肝肾亏损痹痛。

3.针灸

局部取穴。上肢:肩髃、曲池、外关、合谷。下肢:环跳、秩边、伏兔、阳陵泉、犊鼻。腰背:夹脊穴、天宗、委中。施用平补平泻手法,也可加灸或拔火罐。

4.外治法

药熏、药浴,中药外敷、外涂、外搽等。

(赵艳玲)

第四节　风湿热

风湿热(rheumatic fever,RF)是风湿病病程中急性发作的活动阶段,是一种对咽部 A 型溶血性链球菌感染的变态反应疾病,是以心脏和关节受累最为显著的常见的反复发作的急性或慢性全身性结缔组织炎症。临床表现以心脏炎与关节炎为主,可伴有发热、毒血症、皮疹、皮下小结、舞蹈病等。急性发作后常遗留轻重不等的心脏损害。急性风湿热常侵犯儿童及青少年,初次发作多在 5~15 岁。男女患病的机会大致相等。复发多在初发后 3~5 年内。慢性风湿性心脏病以 20~40 岁最常见,女性稍多于男性。发病率农村人口高于城市人口。

中医虽无风湿热的病名,但历代医家有关本病的理论认识与临床治疗经验内容极为丰富。大致以关节炎症状为主者,可归属于风湿病中的"风湿热痹""湿热痹""热痹"范畴;以心脏炎症状为主者,则属"怔忡""心悸""心痹"等病证。

一、病因病机

(一)风湿侵袭

风湿热多发生于早春及秋冬之际,此时风盛气燥,风热之邪猖獗,外袭人体,首犯阳位,病在上在表,故见发热、咽部肿痛、口干口渴、舌尖红、苔薄黄、脉细数等外感风热邪气的早期表现。风与热邪皆为阳邪,风热相结,气血不行,而见关节灼热疼痛、筋脉拘急、壮热烦渴等症。

(二)湿热蕴结

因感受暑热湿邪,或湿热毒盛内伏复感外邪,或久居湿地,湿邪郁久化热,致湿热之邪蕴结留滞肌肉关节,而见发热,身热不扬,午后为甚,关节红肿热痛,伴见乏力倦怠及胸腹胀等症。

(三)风湿化热

风湿侵袭人体,风为阳邪,善行数变,与湿邪相合,缠绵胶着日久不去,留着肌肉关节,经气不通而痹阻,化热伤及关节肌肤,而见身热、皮肤红斑、关节肿痛。

(四)痰瘀热结

患者热邪久留,热炼津液为痰,或素有痰瘀宿疾,复感热邪,邪热痰瘀互结,闭阻经络,致关节红、肿、热、痛。血瘀、痰浊等病理产物滞涩于经络关节,致疼痛反复发作,经久难愈。

(五)阴虚热盛

阴虚阳亢血热,或久病伤津耗液,水亏火旺,内热炽盛,复感风热,客于经络,壅遏气血,而成热痹。

(六)正虚邪伤

气血两虚,正气损伤,卫外不固,风、寒、湿、热、燥;邪可单独侵袭,亦可相结合杂至伤人,阻于经络,留驻关节,累及内脏,脏腑功能失调,或发生器质性病变,甚则脏腑功能衰竭。

二、临床表现

(一)前驱症状

1/3~1/2 患者在典型症状出现前 1~6 周有咽喉炎或扁桃体炎等上呼吸道链球菌感染的表现,如发热、咽喉痛、颌下淋巴结肿大、咳嗽,轻症患者可无任何不适。

(二)典型临床表现

1.关节炎

常有以下特点,游走性,多发性,常对称累及膝、踝、肩、腕、肘、髋等大关节,局部呈红、肿、热、痛的炎症表现,但不化脓,急性期后不遗留关节畸形。

2.心脏炎

心脏炎是心肌炎、心内膜(瓣膜)炎和心包炎的总称。特点是先前没有的器质性心脏杂音;心脏增大;充血性心力衰竭;有心包摩擦音或渗液的体征,还有心律失常等。

3.皮疹红斑

皮疹红斑是风湿热的皮肤表现,具有特异性诊断意义。以环形红斑较多见。

4.皮下结节

皮下结节也是风湿热的皮肤表现。结节如豌豆大小,为无瘙痒性,无疼痛,可移动的肿块。

5.舞蹈病

一度发生在多达 50% 的儿童。为一种无目的、不自主的躯干或肢体动作,面部表现为挤眉、拌舌、吸嘴、眨眼、摇头、转颈等,情绪不稳定是其特征之一。

三、鉴别诊断

(一)类风湿关节炎

类风湿关节炎为多发性、对称性指掌等小关节炎。特征是伴有"晨僵"和手指"纺锤"形肿胀,后期出现关节畸形。

临床上心脏损害较少,X 线显示关节面破坏,关节间隙变窄,邻近骨组织有骨质疏松。血清类风湿因子阳性。

(二)系统性红斑狼疮

本病可有发热、关节炎、心脏炎、红细胞沉降率加速,同时伴有面部蝶形红斑、光过敏、雷诺现象、多浆膜炎、肾损害,血象化验有抗核抗体、抗双链 DNA 抗体、抗 Sm 抗体阳性,血三系、补体下降等,均有助于排除风湿热。

(三)链球菌感染后状态

临床上可在上呼吸道或扁桃体炎后出现红细胞沉降率加快、低热、关节痛,有时还可有心悸,心电图有 ST-T 改变。

但用青霉素和小剂量激素治疗后很快症状消失,也不再复发。

(四)亚急性细菌性心内膜炎

亚急性细菌性心内膜炎多发于原来有心瓣膜病变者,有进行性贫血,瘀斑,脾大,杵状指,栓塞等典型表现,血培养阳性可确诊。

四、治疗

(一)辨证论治

1. 风湿热痹证

症状:发病多急骤,初期多见发热,咽喉肿痛,口干渴,继而出现肌肉、关节游走性疼痛,局部鲜红、肿痛,全身发热。皮肤可见红斑。舌质红,苔黄干,脉滑数。

治法:疏风清热,利湿通络。

方药:白虎桂枝汤合二妙散加减。生地黄30 g,赤芍15 g,生石膏(先煎)30 g,知母15 g,桂枝6 g,黄柏6 g,薏苡仁30 g,汉防己12 g,炒苍术12 g,忍冬藤30 g,桑枝30 g。

方解:关节红肿热痛伴有皮疹红斑结节,故以生地黄、赤芍凉血活血以化瘀通络;以白虎桂枝汤清热通络;二妙散、薏苡仁清热利湿;防己、忍冬藤、桑枝疏风通络止痛。

2. 寒湿热痹证

症状:体内蕴热,复感风寒湿邪,致热痹兼夹寒湿,关节局部红、肿、热、痛,关节肿大,兼见恶风畏冷,得温则舒,关节晨僵,活动后减轻。舌质红,苔白或黄相间,脉弦紧或滑数。

治法:除湿清热,祛风散寒。

方药:桂枝芍药知母汤加减。桂枝10 g,炮附子6 g,麻黄6 g,防风12 g,薏苡仁30 g,白芍15 g,知母15 g,鸡血藤30 g,忍冬藤30 g,炙甘草10 g。

方解:以桂枝、附子、麻黄温经散寒除湿,配以防风、薏苡仁祛风胜湿,芍药、甘草缓急止痛;忍冬藤、知母清热凉血,配以鸡血藤活血通络。

3. 痰瘀热痹证

症状:关节肿胀疼痛,时轻时重,肌肤发热,或关节肿大,甚至僵直畸形,屈伸不利,或皮下结节、红斑。舌质色黯,苔白腻,脉弦滑或细涩。

治法:化痰清热,祛瘀通络。

方药:桃红通痹汤。桃仁12 g,红花3 g,生地黄30 g,忍冬藤30 g,威灵仙15 g,五加皮15 g,石见穿30 g,猪苓12 g,泽泻20 g,制南星15 g,浙贝母12 g。

方解:组方以红花、桃仁活血化瘀为主,生地黄、忍冬藤清热凉血活血,加威灵仙、五加皮、石见穿以活血、祛风湿、通络,并加以猪苓、泽泻、天南星、贝母利湿化痰,使痰瘀化,筋脉得舒。

4. 营热心痹证

症状:持续低热或中度发热,昼轻夜重,身热早凉,汗多心悸,心前区不适,皮肤红斑,皮下结节,或有巩膜充血及鼻腔出血,甚至面色苍白、呼吸困难、水肿等症。舌质红或暗红,苔白厚或相间,脉滑数或细数或疾或结代。

治法:清营解毒,救心开痹。

方药:参珠救心丹。西洋参9 g,丹参15 g,苦参15 g,珍珠粉1 g(冲服),蚤休9 g,麦冬10 g,五味子6 g,生地黄12 g,玄参12 g,牡丹皮10 g,石菖蒲9 g,郁金10 g,天竺黄10 g。

方解:组方以西洋参、丹参益气活血;苦参、珍珠粉、蚤休清热解毒;麦冬、五味子、生地黄、玄参、牡丹皮养阴清热、凉血活血;石菖蒲、郁金、天竺黄清心通痹。

(二)其他疗法

1. 药浴疗法

菝葜、虎杖、忍冬藤、生甘草、威灵仙、豨莶草、海桐皮、土茯苓、桑枝、丝瓜络各10 g。将所滤药液倒进浴缸热水中,水温调至 35℃～45 ℃,患者裸身浸浴于药水中,每次 15～30 min,每周 2 次,10 次为 1 个疗程。

2.中药熏洗法

川乌、大黄、草乌、木瓜、威灵仙等 15 味药。方法:按处方用量加工成袋泡剂,每包25 g,置盆中加水烧开,用蒸气熏患者,每日 2～3 次,6 d 为 1 个疗程,休息 1 d,连续治疗 3～4 个疗程。

3.蜡疗法

药物:医用石蜡。

方法:将医用石蜡间接熔化,放于保温器皿中,蜡温控制在 55.5℃～57.5 ℃。然后将患部浸入蜡液中(以形成较厚的蜡层开始计算浸入蜡液的时间)。15 min 后抽出,除去蜡层,每日 1～2 次,15 次为 1 个疗程。

(赵艳玲)

第五节　免疫性血小板减少症

一、概述

免疫性血小板减少症(ITP)是一种获得性自身免疫性出血性疾病。本病既往称特发性血小板减少性紫癜,临床表现以皮肤黏膜出血为主,严重者可出现内脏出血,甚至颅内出血,出血风险随年龄增长而增加。2009 年中国中西医结合学会血液病专业委员会、中华中医药内科学风血液病专业委员会专家共识确定 ITP 的中医病名为"紫癜病"。

二、病因病机

(一)外在因素

1.外感六淫

外感六淫邪气(风、热、燥、火等)及毒邪导致热迫血妄行的出血证。外邪致病特点多为起病急、变化快,出血严重。

如邪犯肺卫、上炎,可导致鼻衄;如灼伤皮肤脉络,可致肌衄;热犯下焦则致尿血;湿热之邪侵及肠道则引起便血。

2.胃肠毒邪侵袭

引起胃肠道出血的原因除脾气虚,气不摄血外,脾胃湿热、蕴结肠道,产生毒邪,损伤血液与脉道,也可导致热迫血妄行的出血证。如肠道微生态紊乱可诱发免疫异常导致 ITP 发生。

(二)内脏因素

1.禀赋不足

素体禀赋不足,多由父母肾精亏虚,精血化生不足而导致胎儿失养。肾虚是发病的内伤基础。肾阳虚累及脾阳虚则脾肾阳虚;肝肾同源,肾阴虚则水不涵木致肝肾阴虚。肾虚外加脾虚失摄易致出血,肝肾阴虚则阴虚火旺,损伤脉络致出血。

2.五脏功能紊乱

以脾脏功能失调为核心。脾主统血是人体多器官综合功能的结果。脾统血的生理过程需要血、气、脉三要素才能实现。其中血是统摄的基本物质,气是统摄的原动力,脉是统摄的道路。

脾为气血生化之源,肾藏精,主骨生髓,肾精充足,骨髓得养,精可化血,髓能生血。脾肾亏虚则脾统血功能不能发挥,则出现血虚或出血等病理表征。

气是不断运动并具有活力的精微物质,有元气、宗气、营气、卫气,分别来源于肾(肾精化生)、肺(自然清气)、脾(水谷精微化气)。气的推动和固摄作用是脾统血生理功能的重要组成部分。肝藏血,调节血量,可保证血液处于恒定状态,可辅助统摄血液。气不足或气虚,则出现气不摄血的临床表现。

心主身之血脉。这里的"脉""血脉"用来解释中医血液方面,常称为"脉道"。脉道指与心脏相连并具有储藏和运输血液功能的管道。脉道是除肝、肺以外的储血器官。脾统血离不开脉道存藏和运输血液功能的完整性。如果脉道不能存藏血液,推血运行就是无本之木;脉道不能推动血液运行则导致血瘀诸症,瘀久阻塞脉络,导致血不循经的瘀血出血证。脉道空虚、脉道损伤则出现血不循经的出血证。

3.疾病转化

大病久病,或疾病失于治疗,或治疗不当,或疾病转化均可导致气血不足,阴阳失调。气虚血液失于统摄,血虚无以载气均可导致血液外溢;阴虚生内热,热迫血妄行导致出血;阳气虚弱,卫外不固,易感外邪,损伤血液,血脉空虚,均可导致血液外溢。

(三)病位

脾为气血生化之源,统血之脏,主肌肉四肢;肝藏血,主疏泄;肾为真阴所居,藏精生髓,髓为血海。故本病与脾、肝、肾关系最为密切。脾之运化失职,水谷之精微不能输布以奉养他脏,日久可累及肾脏。

肾阳虚,无以温养脾土,使脾阳亦虚而成脾肾阳虚证。肝气郁结,日久化火,可耗损肾阴,终致肝肾阴亏,而肾阴虚,肝木失其滋荣,亦可出现肝肾阴虚。

(四)病性

病性不外虚实两端。由火热亢盛所致者属于实证,而由阴虚火旺及气不摄血所致者则属于虚证。但在疾病的发展过程中,又常见实证向虚证转化,从而出现虚实夹杂证候。热邪不仅伤津,而且耗气,故临床常见气阴亏虚证候。也有因正虚邪干于内,以致瘀血内结,而成本虚标实之候。

(五)病势

成人以慢性者居多,因七情所伤,饮食失节,或劳倦过度,致肝脾肾功能失调,统血、藏血功能失调,血溢脉外而为紫癜。也有病久体弱,复感外邪,临床出现急性表现。急性型以儿童多见,起病急骤,是因外感热毒之邪,或风寒湿邪入里,郁而化热,导致本病发生。

(六)病机转化

慢性者,因由饮食、劳倦伤脾,则以脾虚为主,或由房劳伤肾,则以肾虚为主,或初因感受外邪而发病,病久不愈,邪实伤正,则转化为虚实夹杂,或正虚为主,或邪盛为主,或邪实并重,若因七情所伤,则先导致肝脏功能失调。

脾虚可及肾,或致命门火衰,或致肾阴亏耗,相火妄动。命门火衰,脾失温煦,气阳虚衰无以化精,渐见脾肾气血阴阳俱虚。凡久病不愈,均可致正虚血瘀,但以正虚为主。初起为急性患者,多因外感热毒之邪,或风寒湿邪入里化热,其病机转化取决于邪正盛衰和辨证治疗是否得当,若失治,以致邪热弥散三焦,可致阴阳离决的重证,邪盛必伤正。本病在后期,出现气血亏虚、阳气虚衰、脾肾俱损的证候。

三、临床表现

皮肤青紫瘀点或瘀斑,小如针尖,大者融合成片,压之不褪色,好发于四肢,尤以下肢多见,部分患者伴鼻衄、齿衄,或尿血、便血,崩漏等。

四、诊断与鉴别

(一)诊断

具备常见症状与体征,结合现代医学检查:血小板计数、抗血小板抗体、骨髓常规检查等即可诊断。

(二)鉴别

紫癜风:紫癜病与紫癜风(过敏性紫癜)具有皮肤出血。鉴别要点:紫癜病多以内伤为主,脾气虚是主要病机,出血表现于皮内,压之不褪色,抚之不碍手,无两侧对称性分布特点。紫癜风多以外邪侵袭为主,热迫血妄行是导致出血的机制,紫癜高出皮肤,压之褪色,抚之碍手,多为两侧对称性分布。

五、治疗

(一)治疗原则

《血证论》中"止血、消瘀、宁血、补虚"为紫癜病的基本治疗原则。

治法:治火,实则清热泻火,虚则滋阴降火;治气,实则清气降气,虚则补气益气;治血,实则凉血宁血,虚则补血生血。

基于紫癜病有急慢性之分,急性患者(慢性急性发作)因出血较为严重,急则治标,以止血为要(可采用相应西医治疗方案),中医多用清热凉血止血法。慢性患者,出血并不严重,且多见虚损证候,宜采用益气摄血、滋阴清热止血、温阳摄血等法则治疗,以预防或治疗出血倾向。

(二)辨证论治

1.血热妄行证

证候特征:皮肤瘀点或瘀斑,颜色鲜红或紫红,量多成片,鼻衄齿衄,或尿血便血,月经量多。初起有寒热,口渴烦躁,尿赤便秘,发热头痛。舌红绛,苔黄燥。

治法:清热解毒,凉血止血。

方药:牛角地黄汤(《备急千金要方》)加减。水牛角、生地黄、赤芍、牡丹皮、大青叶、金银花、连翘、紫草、玄参、生甘草。本方以苦、咸、寒之水牛角清心肝而解毒,直入血分而凉血;生地黄清热凉血,养阴生津;赤芍药、牡丹皮凉血活血散瘀;大青叶、金银花、连翘、紫草清热解毒;玄参清热养阴,生甘草调和诸药,且可加强清热之功。

备选方:如气血两燔症状严重,可选用清瘟败毒饮(《疫疹一得》)清热解毒,凉血泻火。或可用清营汤(《温病条辨》)清营透热,养阴活血。加减:鼻衄,加黄芩、牛膝、牡丹皮清肺热引血下行;齿衄,加生石膏、黄连、知母清胃热;便血,加槐角、地榆;尿血加大小蓟、藕节清热利尿止血,如发脑出血,当急救。

2.阴虚火旺证

证候特征:紫癜散在,时隐时现,色紫红,鼻衄,齿衄。头晕耳鸣,低热盗汗,五心烦热。舌红少苔,脉细数。

治法:滋阴降火,宁络止血。

方药:大补阴丸(《丹溪心法》)加减。黄柏、知母、生地黄、龟版、旱莲草、茜草、侧柏叶、地骨皮、女贞子。方中以生地黄、龟版滋补真阴,潜阳制火;黄柏苦寒泻相火;知母上清肺热,下滋肾阴;旱莲草、茜草、侧柏叶凉血止血。诸药共奏滋阴降火,凉血止血之功。

备选方:茜根散(《景岳全书》)加减。茜草、黄芩、阿胶、侧伯叶、生地黄、甘草。

3.气不摄血证

证候特征:紫癜色暗淡,稀疏不显,时发时现,遇劳加重,反复发作,面色萎黄,神疲乏力,头晕心悸,纳呆,腹胀便溏。舌淡,苔薄白,脉细弱无力。

治法:健脾益气,摄血止血。

方药:归脾汤(《济生方》)加减。黄芪、人参、当归、白术、龙眼肉、酸枣仁、茯苓、甘草、大枣、木香。本方以黄芪、人参、白术、甘草、大枣甘温补脾益气;黄芪、当归益气生血,龙眼肉、酸枣仁养血安神。

4.瘀血内阻证

证候特点:肌肤斑色紫黑,面色晦暗或唇指青紫,心悸失眠,胸腰腹固定疼痛。舌紫暗或有紫斑,脉涩。

治法:活血止血。

方药:桃红四物汤(《医宗金鉴》)加减。当归、熟地黄、川芎、白芍、桃仁、红花。方中熟地、当归养血活血;川芎活血行滞;白芍敛阴养血;红花、桃仁破血行瘀,祛瘀生新。

六、现代中成药推荐

1.升血小板胶囊

组成:青黛、连翘、仙鹤草、丹皮、甘草。

功效主治:清热解毒,凉血止血,散瘀消斑。用于全身瘀点或瘀斑,发热烦渴,小便短赤,大便秘结,或见鼻衄,齿衄。舌红苔黄,脉滑数或弦数。

2.维血宁合剂、维血宁颗粒

组成:虎杖、炒白芍、仙鹤草、地黄、鸡血藤、熟地黄、墨旱莲、太子参。

功效主治:滋阴养血,清热解毒。用于血小板减少症及血热所致的出血。

3.金薯叶止血合剂

组成:金薯藤(叶)。

功效主治:健脾益气,凉血止血。用于脾虚气弱兼有血热证的ITP、放、化疗引起的血小板减少的辅助治疗。

4.江南卷柏片

组成:江南卷柏。

功效主治:清热凉血。用于血热妄行所致的皮下紫癜,症见皮肤出血散在青紫斑点或斑块,舌红,太黄,脉数等。

5.血美安胶囊

组成:猪蹄甲、地黄、赤芍、牡丹皮。

功效主治:清热养阴,凉血活血。用于 ITP 血热伤阴挟瘀证,证见皮肤紫癜、齿衄、鼻衄、妇女月经过多,口渴、烦热、盗汗等。

(赵艳玲)

第六节　过敏性紫癜

一、概述

过敏性紫癜是一种血管变态反应性出血性疾病,亦为免疫性血管性疾病,临床上又称为出血性毛细血管中毒症和许兰-亨诺综合征。本病可发生于任何年龄,以儿童及青少年为多见,尤以学龄前及学龄期儿童发病者多,1 岁以内婴儿少见,男性多于女性。本病四季均可发病,而以春秋季发病为多。本病常起病突然,自然转归一般呈良性经过,紫癜在 2 周、4 周及大于 4 周消退者各占 1/3,但病程长者可达数年之久。根据过敏性紫癜的临床表现,本病可归属于中医学血证中的"紫斑""肌衄""葡萄疫"等范畴。

二、病因病机

中医学认为,过敏性紫癜是由于各种原因导致脉络损伤或血液妄行,引起血液溢出脉络而形成血证。究其病因,大致有以下几点。

(一)外感燥热,热盛迫血

热盛之由,多为外感风热燥邪与气血相搏,酿成热毒,邪正相争,血热壅盛,热迫血行,损伤血络,血溢脉道则发紫斑。正如《证治汇补》中所云:"热则伤血,血热不散,里实表虚,出于肌肤而为斑。"脾胃主肌肉、四肢,脉为血之府,血行脉中,环周不休,内荣脏腑,外漏皮肉筋骨。若热盛蕴毒,病及血脉与胃腑,胃热炽盛,熏发于四肢肌肉,血脉受火热熏灼,血热妄行,从肌肤腠理溢出脉外,少则成点,多则成片。《外科正宗》描述为葡萄疫,云:"葡萄疫,其患多生小儿,感受四时不正之气,郁于皮肤不散,结成大小青紫斑点,色若葡萄,发在遍体。"由此而见,热盛迫血妄行是过敏性紫癜最常见的病机。

(二)饮食不节,昆虫叮咬

饮食失节,过食鱼、虾、辛燥等食物,或不良药物,或被昆虫叮咬使燥热内郁,阳盛蕴生内热,侵及血脉与胃腑。正如《临证指南医案》所云:"酒热戕胃之类,皆能助火动血。"虫毒入血,毒气弥散迫血四逆,郁于肌肤则发紫斑。

(三)津亏血瘀,血不归经

素体津液不足,为邪气所扰,灼伤津液,致津亏血耗,津不载血,血液瘀滞。《重订广温热论》称之谓"因伏火郁蒸血液,血被煎熬而成瘀"。津亏血瘀,且脉道不畅而被阻,则血不归经,逆行脉外,瘀于胃肠,可伴见腹痛、便血或与内蕴之湿热相结,移于下焦而见尿血,浸淫肌肤而兼见水肿,留滞关节而出现关节肿痛。

(四)阴虚火旺,灼伤血络

由于热盛迫血是产生肌衄的主要病机,因此阴虚火旺的产生,多由火热毒邪伤阴,或热迫血行,反复出血,阴血亏耗所致,即由火热毒邪转化而来。此外,由于饮食、劳倦、情志或误用燥药等多种原因,导致脏腑内伤,阴虚内热,虚火炽盛,遂致火热灼伤脉络,迫血妄行,溢于肌肤之间,则发紫斑。正如《不居集》中所云:"衄血虽多由火,则惟于阴虚者为尤多。"

(五)气虚不摄,统血无权

由于素体脾虚,或脏腑内伤,脾气亏虚,或年老、久病劳倦等,导致脾虚气弱,血失统摄,外溢肌肤形成紫斑。若反复出血,不仅阴血亏损,还会因气随血耗而出现气血两亏、心脾不足的病理后果,从而加重出血。故《景岳全书》特别告诫后人:"虽血之妄行由火者多,然未必尽由于火也。故于火证之外,则有脾胃阳虚不能统血者。"

(六)阳微欲绝,血散不收

失治误治,紫斑日久,肾阳衰微,火不暖土,中阳亦虚,脾气亏损,脾肾阳衰,导致阴寒内生,寒滞血脉,血瘀不行;脾不摄血,血无气统,离散不收,疲凝于肌肤则紫斑色暗无泽,病势凶险,病情恶化。总之,热伤血络,迫血妄行,血失统摄,溢于肌肤,是产生紫癜的主要病机。外感六淫、疫疠之气,内伤七情、劳逸、饮食,均可致使热盛迫血妄行,或虚损血失统摄,从而导致过敏性紫癜。

三、辨病与辨证要点

(一)辨病要点

1.与出疹相鉴别

紫斑与出疹均有局部肤色的改变,紫斑呈点状者须与出疹的疹点区别,紫斑隐于皮内,压之不褪色,触之不碍手;疹高出于皮肤,压之褪色,摸之碍手。且二者成因、病位均有不同,临床应注意区别。

2.与温病发斑相鉴别

紫斑与温病发斑在皮肤表现的斑块方面,区别不大。但两者病情病势预后迥然有别。温病发斑发病急骤,常伴有高热烦躁、头痛如劈、昏狂谵语、四肢抽搐、鼻衄、齿衄、便血、尿血、舌质红绛等,病情险恶多变;杂病发斑(紫斑)常有反复发作史,也有突然发生者,虽时有热毒亢盛表现,但一般舌不红绛,不具有温病传变急速之征。

3.与丹毒相鉴别

丹毒属外科皮肤病,以皮肤色红如红丹得名,轻者压之褪色,重者压之色不褪,但其局部皮肤灼热肿痛与紫斑有别。

(二)辨证要点

1.辨病证的不同

由于引起出血的原因以及出血部位的不同,应注意辨清不同的病证。例如:从口中吐出的血液,有吐血与咳血之分;小便出血有尿血与血淋之别;大便下血则有便血、痔疮、痢疾之异。应根据临床表现,病史等加以鉴别。

2.辨证候之寒热虚实

血证由火热熏灼,热迫血行引起者为多。但火热之中,有实火及虚火之分。如火盛迫血妄行之出血原为实证,出血太多,血去气伤,导致阳气虚弱不能摄血,转而成为气虚出血。寒热虚实之不同,直接影响遣方用药的选择。

四、治疗

注意病情虚实轻重:新病多实,久病多虚。实宜攻邪,虚宜补益。但见皮肤紫为较轻,兼见多脏受累为较重;紫癜紫红为较轻,紫黑为较重,起疱疹者为毒盛。注意根除病因;查清何种原因致病,应立即根除致病因素,远离过敏物质,以及注意用药宜忌。本病的中医药治疗,一般宜清透凉解,用药忌温燥辛热之品。

1.风热伤络

(1)主要证候:紫以下肢和臀部多见,颜色鲜红,形状大小不一,伴瘙痒,发热,微恶风寒,咳嗽,咽痛,或伴关节肿痛,腹痛,便血等症。舌红,苔薄黄,脉浮数。

(2)治法:清热解毒,凉血祛风。

(3)方药:银翘解毒汤。方中金银花、连翘轻宣解表,清热解毒为主药;牛蒡子、荆芥、防风、地肤子疏风清热;紫草凉血退疹;桔梗清热利咽;生地黄、赤芍、牡丹皮凉血止血;蝉蜕祛风;甘草调和诸药。共奏清热解毒,祛风散邪,凉血止血之功。

皮疹,皮肤痒甚者,加白藓皮、浮萍;关节肿痛加当归、红花、川芎、牛膝;腹痛者,加芍药,配合甘草;尿血者,加大小蓟、白茅根、茜草根。

2.血热妄行

(1)主要证候:起病急骤,出血较重,皮肤瘀斑成片,色深紫,多伴鼻衄、齿衄、便血、尿血等,壮热烦渴,关节肿痛,或见腹痛,大便干结,小便短赤。舌红绛,苔黄,脉滑数。

(2)治法:清热解毒,凉血止血。

(3)方药:清瘟败毒散。方中水牛角、生石膏清热泻火,凉血解毒为主药;生地黄、玄参清热凉血,助水牛角清解血分热毒,并能养阴;赤芍、牡丹皮清热凉血,活血散,既能增强凉血之力,又可防止瘀血停滞;知母苦寒以清泄肺胃之热,质润以滋其燥;黄连泻心火,黄芩泻上焦之火,连翘清心透热,栀子通泻三焦之火,导火下行;甘草调和诸药。共奏清热泻火解毒,凉血止血救阴之功。出血症状明显,酌加藕节炭、地榆炭、茜草根、白茅根、仙鹤草等;便秘者加大黄;瘀血明显,加丹参、当归、川芎;邪陷心包,神昏谵语者,加服安宫牛黄丸或紫雪丹。

3.瘀血阻络

(1)主要证候:病程较长,反复发作,紫癜色紫暗或紫红,多见于关节周围,关节疼痛,或伴腹痛,尿血。舌暗红或有瘀斑,脉涩或弦。

(2)治法:活血化瘀,祛风利湿。

(3)方药:桃红四物汤。方中桃仁、红花活血化瘀为主药;当归活血和血,川芎活血行滞,芍药养血柔阴共为辅药;佐以生地黄、牡丹皮、紫草凉血消斑,土茯苓、苍术、防风、蝉蜕祛风除湿。诸药共奏活血化瘀,凉血消斑,祛风除湿之功。上肢关节肿痛,加桑枝、羌活;下肢关节肿痛,加川牛膝;湿热痹阻,四肢沉重,关节肿胀灼热,加苍术、黄柏。

4.胃肠瘀热

(1)主要证候:下肢皮肤满布瘀斑紫斑,腹部阵痛,口臭纳呆腹胀,或齿龈出血,大便溏,色暗或褐紫,或便下虫。舌红,苔黄,脉滑数,常有饮食不当病史。

(2)治法:清肠泻热,破瘀化斑。

(3)方药:大黄牡丹汤。方中大黄泻肠胃瘀热结聚,清热解毒,牡丹皮清热凉血两药合用,苦辛通降下行,共泻瘀热为主药;桃仁性善破血,协主药活血散瘀滞,并能通便;冬瓜仁清肠中湿热,排脓散结消痈;葛根清热解表,升发脾胃清阳之气;黄芩、黄连性寒清胃肠之热,味苦燥胃肠之湿;防风、蝉蜕祛风散热;甘草和中,协调诸药。诸药共奏清泻胃肠积热,活血破瘀,凉血消斑之功。血热重者,出血明显,加水牛角;腹痛甚,加炒白芍。

5.气不摄血

(1)主要证候:病程较长,紫癜反复发作,迁延不愈,瘀点瘀斑隐约散在,色较淡,面色少华,神疲气短,食欲缺乏,头昏心悸。舌淡,苔薄,脉细无力。

(2)治法:健脾益气,养血活血。

(3)方药:八珍汤。方中以党参、黄芪健脾益气以摄血,为主药;辅以熟地黄,配党参甘温益气养血;茯苓、白术健脾燥湿;当归、芍药养血和营;川芎行气活血;丹参凉血活血;木香健脾理气,使补而不滞;甘草和中,调和诸药。共奏健脾益气,养血活血之功。出血多时,加云南白药、仙鹤草、蒲黄炭;血尿加茜草根、藕节、白茅根;蛋白尿明显者,加益母草。

6.肝肾阴虚

(1)主要证候:皮肤瘀斑色暗红,时发时隐,或紫癜已消失,但仍伴腰膝酸软,五心烦热,潮热盗汗,头晕耳鸣,口燥咽干,大便干燥,血尿较长时间不消失,尿检红细胞管型及蛋白尿。舌红少苔,脉细数。

(2)治法:滋阴降火,凉血止血。

(3)方药:大补阴丸合二至丸。方中以龟甲、熟地黄滋阴潜阳以制虚火为主;配以黄柏、知母清泄相火而保真阴;旱莲草、女贞子益肝肾,补阴血;牡丹皮、玄参、茜草根凉血止血。共奏滋补肝肾之阴,凉血止血之功。阴虚发热明显,加鳖甲、地骨皮、银柴胡;尿中红细胞较多,经久不消失者,加服三七粉或云南白药。

(赵艳玲)

第七节　干燥综合征

干燥综合征(SS)是一种侵犯外分泌腺体,尤以唾液腺和泪腺为主的慢性炎症性自身免疫疾病。它可同时累及其他器官,造成多种多样的临床表现,如口干、眼干燥,唾液腺(以腮腺为主)肿胀发酸,淋巴结、肝脾大,皮肤干燥脱屑,毛发稀疏变脆。部分患者有雷诺现象。临床分为原发性和继发性两种,前者除有口、眼干燥外,多有其他系统受损,以肾小管酸中毒为突出而多见。后者常与另一种肯定的结缔组织病共存,最常见的是类风湿关节炎,其次为系统性红斑狼疮、硬皮病、皮肌炎等。

本病可归属中医的"燥证"之范畴,为"燥痹"。

一、病因病机

燥痹乃因素体阴虚,或感染邪毒而致津液生化不足,清窍、关节失其濡养致口鼻干燥、眼干及涩痛、异物感等为主要表现的虚弱性疾病。中医在本病病因病机、临床表现及疾病属性方面的认识,主要有以下几个方面。

1.阴虚津枯,清窍失养

素体肾、肝、肺之阴虚内燥,津液干枯,津不上承,清窍失于濡养,则目干涩、口咽干燥、鼻干等症经久不去。

有人认为本病口眼干燥乃为表象,而阴虚津亏是其本质。究其原因一是本病的发生以中年以上女性居多,盖因女子六七肾气当衰,女子本多经孕产乳之苦,阴血多耗,复因肾气衰竭,肾水渐枯,从症状上看以干燥性角膜炎及口腔干燥为主证,实是一派液涸津亏之象;二见本病多有两目干涩,口干不能咽下干食,齿枯焦黑成块脱落,皮肤干燥。舌质红,舌面干燥,苔少舌裂,乃"阴虚水涸"之证。

2.内外燥邪,毒邪蕴结

素体阴虚内燥,若外受燥(热)之邪侵袭,外燥合邪上攻,攻于目则目干涩、赤肿、迎风流泪;攻于鼻则鼻干燥,鼻痒鼻痂;攻于口则口咽干燥,频欲饮而不能止干,咽痒不适;犯于肺,肺失清肃,则咳嗽,气急,咳痰少。且合邪致病,内外邪气胶着,不易速去,日久致毒邪蕴结而发为舌下、颌下结肿等症。

3.阴虚津枯,痹邪阻络

阴虚津枯,筋脉失于濡润,痹邪乘虚入侵,阻滞经络、筋骨、关节而致骨节、肌肉酸痛,活动不利。

4.阴虚日久,变证丛生

素体阴虚日久,亦可能产生诸多变证。或为阴虚阳亢,肝阳化风致头痛;甚则偏瘫;或为虚火上炎,致咽干咽痛、舌痛、龋齿、舌下、颌下肿痛;或为心火炽盛,易犯神明致心烦、心悸、易惊、夜寐不安,甚则癫、狂、痫;或阴损及阳,肾气不固,固摄无权,致尿频数清长。病情进一步加重,阴阳两虚而成虚劳。

5.气阴两虚

津液的正常运行输布,全赖气的运行,气能生津,是化生津液的动力。故气旺能运载津行、血运流畅,气虚则津液亏损、津失敷布、血行不利,呈现"供津不足"之燥象。因此,气虚阴伤、津乏液少、脏腑不荣、机体失润,则燥病乃成。此证除一派内燥之象外,多兼神疲乏力、纳少便溏等脾气不足证,其根本当属气阴两虚之候。

6.瘀血致燥

燥邪为病,伤津耗液,日久必由津液亏竭渐致血液枯少。由于"津血同源",所以,燥邪非独伤津,亦伤营血。有学者对此证患者进行血液流变学研究,测定结果表明,此证患者多存在着高免疫球蛋白血症,其全血黏度低切变率、红细胞沉降率与红细胞聚集指数等各项指标高于健康组。

总之,本病性质属虚,以肾、肝、肺之阴虚为主,病程中出现因虚致实或邪气外袭之证候;病位以五官清窍,尤其是目、口为主,病情日久,五脏均可发病。少数患者阴损及阳而成虚劳。

二、诊断标准

国际分类及确诊标准如下。

1.口腔症状

下列3项中有1项或1项以上。

(1)每日感到口干持续3个月以上。

(2)成人后腮腺反复或持续肿大。

(3)吞咽干性食物时需用水帮助。

2.眼部症状

下列 3 项中有 1 项或 1 项以上。

(1)每日感到不能忍受的眼干持续 3 个月以上。

(2)感到反复的沙子进眼或沙磨感。

(3)每日需用人工泪液 3 次或 3 次以上。

3.眼部体征

下述检查任何 1 项或 1 项以上阳性。

(1)Schirmer Ⅰ试验(＋)(≤5 mm/5 min)。

(2)角膜染色(＋)(≥4Van Bijsterveld 计分法)。

4.组织学检查

小唇腺淋巴细胞灶≥1。

5.唾液腺受损

下述检查任何 1 项或 1 项以上阳性。

(1)唾液流率(＋)(≤1.5 mL/15 min)。

(2)腮腺造影(＋)。

(3)唾液腺核素检查(＋)。自身抗体、抗 SSA 或抗 SSB(＋)(双扩散法)。

诊断具体条例:①原发性干燥综合征:无任何潜在疾病情况下,按下述 2 条诊断:a.符合上述标准中 4 条或 4 条以上,但条目 4(组织学检查)和条目 5(自身抗体)至少有 1 条阳性。b.标准中 2、3、4、5 的 4 条中任何 3 条阳性。②继发性干燥综合征:患者有潜在的疾病(如任何一种结缔组织病),符合条目 1 和 2 中任何 1 条,同时符合条目 3、4、5 中任何 2 条;③诊断①或②者必须排除:颈、头面部放疗史,丙型肝炎病毒感染,艾滋病,淋巴瘤,结节病,移植物抗宿主病,抗乙酰胆碱药的应用(如阿托品、莨菪碱、溴丙胺太林、颠茄等)。

三、鉴别诊断

1.流行性腮腺炎

流行性腮腺炎多见于儿童,呈流行性,与感染源接触后经 2～3 周潜伏期才发病,病情不反复。症状在 1 周左右减轻,有时也可伴有关节炎,关节炎也可在数周内减轻。

2.化脓性腮腺炎

化脓性腮腺炎多见于成人,糖尿病患者在机体抵抗力下降时发病大部分为一侧性。有发热、血白细胞增加及局部明显的炎症表现。

3.腮腺恶性肿瘤

腮腺恶性肿瘤单侧性缓慢增大。如侵犯面神经,可引起面神经麻痹。

4.慢性肉芽肿

由结核、结节病、霉菌引起的腮腺慢性肉芽肿,鉴别较困难,有时需依靠病原学及病理检查加以鉴别。

5.Mikulicz 综合征

该病有泪腺及唾液腺肿大,须与干燥综合征鉴别。但此种综合征常见于淋巴瘤或淋巴细胞白血病,而干燥综合征一般不伴有肿瘤。

四、中医证型

1.燥邪犯肺

口鼻干燥,干咳无痰或痰少黏稠,不易咯出。常伴有胸痛、发热头痛、周身不爽等。舌红苔薄黄而干或舌干苔薄白,脉细数或浮数。

2.阴虚内燥

口干咽燥,目涩而干,腮部胀痛,头昏且痛,耳鸣耳聋,形弱瘦消,五心烦热,颧红盗汗,腰膝关节疼痛,男子遗精,女子月经不调。舌红少苔或光剥质干,脉细数。

3.气阴两虚

口唇干燥,声音嘶哑,双目干痒,视物模糊,鼻干不适,香臭难辨,面色无华,少气乏力,午后低热或手足心热。舌淡、红,苔少质干,脉细数。

4.阴阳两虚

口眼干燥,神疲乏力,腰膝酸软,五心烦热或四肢欠温,小便频数,夜尿频多,大便稀溏,男子阳痿或滑精早泄,女子不孕。舌淡红苔薄,脉沉细无力。

5.湿热内蕴

口苦黏而干,双目微燥,腮部肿胀发酸,牙龈肿痛,胸中烦热,纳呆食少,口臭,渴不多饮,小便热赤;大便或坚或溏,四肢关节红肿痛重。舌红苔黄腻,脉滑数。

6.气滞血瘀

口干舌燥,双目有异物感,腮部肿胀难消,刺痛阵发,面色晦暗,皮肤可见紫红色斑丘疹,按之不褪色,关节疼痛麻木,腹中可扪及瘕积包块,痛有定处。舌淡红有紫斑或瘀斑,脉细涩。

7.痰浊内结

口、眼微干不适,腮部肿胀,颈部颌下见串珠状瘰疬,推之难移,常伴咳嗽、胸闷、痰多。舌淡苔白腻,脉弦滑。

五、辨证要点

本病的辨证,主要在于辨别口、眼干燥及阴阳虚实的情况。

1.口眼干燥的辨别

应从干燥的程度、性质入手辨别。目赤干涩疼痛、有异物摩擦感、分泌物干结者,为燥毒亢盛;眼干泪少、有灼热感、分泌物少、视物昏花者,为阴虚液燥之证;口干渴欲饮、唇红干裂、牙龈溃痛出血、舌红苔少者,为燥毒亢盛证;若见口干咽燥(夜间尤甚)、舌干红瘦瘦而薄、苔少或光如镜面者,为阴虚液燥证;若口干不欲饮或喜热饮,饮亦不多,舌淡边有齿痕、苔薄白者,为阳虚津凝证。

2.阴阳虚实的辨别

本病有属虚属实之分,又有阴虚阳虚之别。一般病程短者多实,燥毒亢盛;病程长者多虚(阴虚液燥或阳虚津凝);但若兼见痰瘀阻络证候,则为虚中夹实。口眼干燥而伴有五心烦热、骨蒸潮热、脉细数等虚热表现者,为阴虚液燥之证;口眼干燥而兼见畏寒肢冷、气短神疲、脉沉细等虚寒证候者,为阳虚津凝所致。

六、临床治疗

(一)常见分型治疗

1.燥热犯肺

(1)治法:清燥润肺止咳。

(2)方剂:清燥救肺汤(《医门法律》)。

(3)组成:桑叶10 g,石膏20 g,甘草10 g,人参须10 g,火麻仁15 g,阿胶10 g,麦冬20 g,杏仁10 g,枇杷叶10 g,茯苓20 g,南、北沙参各10 g。

(4)加减:兼有风热表证者,宜疏风润肺,方用桑杏汤。

2.阴虚内燥

(1)治法:滋阴润燥,补肝益肾。

(2)方剂:一贯煎(《续名医类案》)合杞菊地黄汤(《医级》)加减。

(3)组成:生地15 g,沙参12 g,麦冬12 g,枸杞子12 g,川楝子10 g,当归15 g,山药12 g,山萸肉12 g,丹皮12 g,泽泻10 g,茯苓12 g。

(4)加减:若关节痛可加秦艽、独活、桑寄生,以祛风胜湿,舒筋活络。

3.气阴两虚

(1)治法:益气养阴。

(2)方剂:六味地黄汤(《小儿药证诀》)合四君子汤(《太平惠民和剂局方》)。

(3)组成:熟地24 g,山药12 g,山萸肉12 g,丹皮10 g,泽泻10 g,茯苓10 g,党参15 g,白术12 g,甘草10 g。

(4)加减:症见低热持续不退,可加银柴胡、鳖甲、青蒿、胡黄连、地骨皮等以清退虚热。

4.阴阳两虚

(1)治法:滋补肝肾,调补阴阳。

(2)方剂:肾气丸(《金匮要略》)。

(3)组成:熟地24 g,山药12 g,山萸肉12 g,丹皮10 g,泽泻10 g,茯苓10 g,附子10 g,肉桂10 g。

(4)加减:阳虚明显者,加鹿角胶、补骨脂、肉苁蓉以填精壮阳。

5.湿热内蕴

(1)治法:清热利湿,健脾和胃。

(2)方剂:甘露消毒丹(《续名医类案》)。

(3)组成:滑石12 g,茵陈12 g,黄芩10 g,菖蒲10 g,白豆蔻10 g,川贝母6 g,木通6 g,藿香10 g,射干10 g,连翘12 g,薄荷6 g。

(4)加减:咽干明显加北沙参、麦冬以养阴润肺;便秘加全栝楼以润肠通便;关节肿痛加桑寄生、狗脊以强筋壮骨。

6.气滞血瘀

(1)治法:行气活血,润燥通络。

(2)方剂:生血润肤饮(《医学正传》)加减。

(3)组成:当归12 g,生地黄12 g,熟地黄12 g,天冬12 g,麦冬12 g,五味子12 g,黄芩10 g,瓜蒌仁12 g,西红花10 g,桃仁10 g,升麻10 g,延胡索12 g,香附12 g。

(4)加减:小关节疼痛明显者加威灵仙。关节畸形,皮肤瘀斑且粗糙者,酌加水蛭。

7.痰浊内结

(1)治法:化痰软坚,养阴润燥。

(2)方剂:海藻玉壶汤(《外科正宗》)加减。

(3)组成:海藻 10 g,海带 12 g,昆布 10 g,青皮 10 g,浙贝母 10 g,陈皮 12 g,半夏 12 g,当归 12 g,川芎 10 g,连翘 12 g,独活 12 g,甘草 6 g,沙参 12 g,麦冬 12 g。

(4)加减:若见胸闷不舒加郁金、栝楼以解郁化痰;结块坚硬加黄药子、莪术、丹参、山慈姑等逐瘀散结。

(二)固定方药治疗

1.琼玉膏

(1)组成:人参,茯苓,生地,白蜜。

(2)功效:益气养阴。

(3)主治:干燥综合征气阴两虚型。

2.养阴清肺膏

(1)组成:生地,玄参,麦冬,白芍,甘草,薄荷,川贝,丹皮,白蜜。

(2)功效:养阴生津,止咳润燥。

(3)主治:干燥综合征阴虚内燥型。

3.麦味地黄丸

(1)组成:麦冬,五味子,熟地,山药,山萸肉,丹皮,泽泻,茯苓。

(2)功效:滋补肝肾,养阴润燥。

(3)主治:干燥综合征阴虚内燥型。

4.雷公藤制剂

(1)雷公藤糖浆。

组成:雷公藤、白糖。

功效:免疫抑制,改善干燥症。

主治:干燥综合征。

(2)雷公藤片。

组成:雷公藤制成片剂。

功效:免疫抑制,改善干燥症。

主治:干燥综合征。

(赵艳玲)

第八节　混合性结缔组织病

混合性结缔组织病(MCTD)是 1972 年 Sharp 等提出的一种新的结缔组织病,其特征为临床具有类似于红斑狼疮、系统性硬化症、多发性肌炎和皮肌炎以及类风湿关节炎的混合性表现,并有血清学高滴度的抗核糖核蛋白抗体。目前对混合性结缔组织病是一种独立疾病还是红斑狼疮、系统性硬化症或多肌炎的亚型，或者是重叠综合征的一个类型，颇有争论。现在，混合性结缔组织病患病率不详，一般估计可能高于多发性肌炎，少于红斑狼疮。发病年龄在 4～80 岁，平均年龄为 37 岁，女性患者约占 80％，高于男性。

混合性结缔组织病是一种同时或不同时具有红斑狼疮、皮肌炎或多发性肌炎、硬皮病、类风湿关节炎等混合表现，而不能确定其为哪一种病，且血中有高效价的斑点型荧光抗核抗体和抗核糖核蛋白抗体的结缔组织病。其对肾脏累及少，用皮质类固醇治疗效果好，预后亦佳。

一、病因病机

由于混合性结缔组织病的不同临床表现，在中医学文献中无相似的病名，与皮痹、肌痹、周痹、阴阳毒、历节病等有相似之处，有肾炎、肾功能损害者可属"肾痹""水肿"；有肝脏损害者属"肝痹""黄疸""胁痛"；有急性心内膜炎、心肌损害者属"心痹"；有肺功能异常、呼吸困难为"肺痹""喘证"；食管功能障碍，临床出现吞咽困难、恶心、呕吐、腹痛、腹泻者，将其归入"脾痹"；有雷诺氏征为"脉痹"范畴；有多脏器损害者列入"虚劳"范围。

（一）病因

1.外因

多因外感病邪，留着肌肤，痹阻关节，或病邪深伏，损及脏腑。

2.内因

先天禀赋不足，阴阳气血亏耗，脏腑功能失调；或嗜食辛辣厚味，化生痰湿；或饮食、劳倦，后天失养；或情志内伤，气机不利，均是引起疾病发生的内在因素。

对本病而言，内因与外因不能截然分开，往往内伤正气为根本，复感六淫邪气为诱因，致使病邪凝于肌腠，阻于经络，气血瘀滞，痰瘀交阻，日久伤正，损及脏腑。

（二）病机

1.先天禀赋不足

先天禀赋不足之人，阴阳失调，偏于肾阴虚，则阴虚内热，外邪乘虚而入，"邪入于阴则痹"。

2.肾阳不足

素体肾阳虚微，阴寒凝结，复感外邪而发。病程迁延日久者，痹阻络脉之邪可内阻脏腑，使脏腑功能失调，气血虚衰，甚则脏腑衰败。

3.六淫外感

素体营血不足，卫阳不固，风寒湿邪外袭，凝滞经络，气血运行不畅；或外邪郁而化热，化热伤阴，湿热交阻或暑热由皮肤而入，酿成热毒，或燥气伤津，津亏血燥。

4.瘀血痰阻

病久气血运行不畅，而致血停为瘀，湿凝成痰。痰瘀互结，复感外邪，内外互结，闭阻经络、肌肤、关节、血脉，甚则伤及脏腑。

二、治疗

（一）治则治法

本病虚实夹杂，根据不同时期、不同症候予以相应治疗。初起以清热宣肺、解表通络为主，方选银翘散加减。急性期以清热解毒、化瘀通络为主，方选清瘟败毒饮加减；后期阴虚之症，以养阴清热法治之；脾肾两虚之症，以益肾健脾、化瘀利水之法治之。

（二）辩证要点

本病因先天禀赋不足或外感六淫邪气而发病,初起风寒湿邪侵袭肌表,主要表现为发热、恶风、肢体关节疼痛等肺卫表证;病邪由表及里,入里化热,加之素体痰湿内盛,痰热互结,瘀阻经络,甚者热毒炽盛,火邪蕴结,出现高热、关节红肿灼痛等症;久病气血亏虚,阴虚内热,出现四肢关节疼痛,低热,手足心潮热,面色潮红等阴虚之症;迁延日久,损及脏腑,致脾肾两虚。

（三）分型论治

1. 邪犯肺卫

症状:发热,恶风,肢体关节疼痛,咽喉红肿疼痛,面部及全身皮肤肿胀,并伴皮疹,手指发白或青紫。舌质红,苔薄黄,脉浮数。

症候分析:卫阳被遏,肺气失宣,风热袭表,卫阳郁闭,见发热,恶风;肺主皮毛,风热之邪自皮毛乘虚而入,客于肌肤经络之间,渐及皮肉筋骨,见肢体关节疼痛,面部及全身皮肤肿胀,并伴皮疹。舌质红,苔薄黄,脉浮数为邪犯肺卫之象。

治法:清热宣肺,解表通络。

方药:银翘散加减(《温病条辨》)。

金银花 20 g,连翘 15 g,生石膏 30 g,荆芥 10 g,杏仁 10 g,蝉衣 15 g,大青叶 30 g,生甘草 5 g。

方解:金银花、连翘疏表清热;生石膏、大青叶清热解毒;杏仁轻宣肺气;荆芥、蝉衣助疏表通络之力。诸药合用,清宣通络,风热之邪已除,则经络自通。

加减:若兼见恶风、无汗、头痛者,加葛根 10 g,羌活 10 g,藁本 10 g,川芎 10 g,以透解卫表之邪;四肢及全身皆肿者,加麻黄 10 g,紫苏 10 g,以宣肺气,消肿满;斑疹明显者,加紫草 10 g,玄参 10 g,茜草 10 g,以清热凉血。

2. 阴虚内热

症状:低热,手足心潮热,面色潮红,齿衄咽痛,便秘,四肢关节疼痛,尤以黄昏加重。掌指有瘀斑,指端青紫,手指屈伸不利。舌质红,少苔或无苔,脉虚细数。

症候分析:阴虚则虚热内生,见低热,手足心潮热,面色潮红,齿衄咽痛,便秘;阴血亏乏,脉道失充,血流壅滞,则四肢关节疼痛,尤以黄昏加重,掌指有瘀斑,指端青紫,手指屈伸不利。舌质红,少苔或无苔,脉虚细数为阴虚之象。

治法:滋阴清热,化瘀通络。

方药:玉女煎加减(《景岳全书》)。

生地 30 g,生石膏 30 g,知母 10 g,牛膝 10 g,麦冬 15 g,生甘草 5 g。

方解:方中用生地、麦冬养阴清热;石膏、知母清胃泻火;牛膝导热,引血下行,与活血化瘀药同用,虚实兼治,使胃热得清,肾水得补,则诸症自愈。

加减:两颧泛红、潮热盗汗者,可用左归丸滋补肝肾之阴;口干欲饮,目睛干涩,皮肤粗糙者,加何首乌 15 g,沙参 10 g,黄精 10 g,石斛 10 g,以滋阴润燥;斑疹明显者,加紫草 10 g,玄参 10 g,茜草 10 g,白芨 10 g,以凉血止血;关节疼痛者,加桑枝 10 g,鸡血藤 15 g,稀莶草 10 g,姜黄 10 g,以通络止痛。

3. 痰热瘀阻

症状:手足瘀点较重,可见大量瘀斑,色暗红,手水肿,白紫相间,下肢青斑累累。脱发,口舌糜烂,齿衄,关节红肿疼痛,痛如针刺,肌肉灼热,酸软无力,小便短赤,自觉低热、潮热,烦躁不安,失眠,口干,但欲漱不欲咽。舌红,苔少或苔薄,舌有瘀斑,脉弦细数。

症候分析:素体湿盛或外邪侵犯,致水湿内停,聚而成痰,血流不畅,凝滞成瘀,郁久化热,痰热瘀阻,阻滞肌肤经络,故见手足瘀斑,关节红肿疼痛,痛如针刺,肌肉灼热;痰热瘀阻,灼伤营阴,故见低热、潮热,烦躁不安,口干,欲漱不欲咽。舌红苔少,舌有瘀斑,脉弦细数,均为痰热瘀阻之象。

治法:清热化痰,活血通络。

方药:地黄汤加减(《备急千金要方》)。

水牛角 30 g,生地 30 g,赤芍 15 g,知母 15 g,丹皮 15 g,虎杖 30 g,益母草 15 g,胆星 15 g,甘草 5 g。

方解:水牛角咸寒凉血,清热解毒;生地、赤芍、知母凉血止血,清热养阴;丹皮、益母草凉血散瘀;虎杖清热解毒,化痰散瘀通络,胆星也可清热化痰,共奏清热化痰、活血通络之功。

加减:皮肤斑疹明显者,加三七 1.5 g,蒲黄 10 g,茜草 10 g,紫草 10 g,以活血化瘀;指节肿胀者,加防己 10 g,萆薢 10 g,薏苡仁 15 g,苍术 10 g,以除湿通络;若见皮肤发硬或有瘀斑,加用活络效灵丹,以活血祛瘀;痰阻咽中,如有物梗阻者,加用导痰汤,以理气消痰;瘀血重,或见胁下包块者,加桃仁 10 g,红花 10 g,木香 6 g,以理气化瘀。

4.热毒炽盛

症状:高热,颜面红赤,口干、口苦,渴喜冷饮,周身红斑,尿赤、短少,大便干结,关节灼热、红肿、疼痛,指端皮肤颜色变化,或白或紫,全身肌肉酸痛乏力。舌质红,苔黄燥,脉洪数有力。

症候分析:热毒炽盛,火邪蕴结,故关节灼热、红肿疼痛,高热,颜面红赤;热盛灼津,阴液亏耗,故口干、口苦,渴喜冷饮;尿赤、短少,大便干结,舌质红,苔黄燥,脉洪数有力,为热毒炽盛之象。

治法:清热解毒,化瘀通络。

方药:清瘟败毒饮加减(《疫疹一得》)。

生石膏 30 g,生地 10 g,水牛角 30 g,黄连 10 g,栀子 10 g,桔梗 10 g,黄芩 10 g,知母 15 g,赤芍 15 g,玄参 10 g,连翘 15 g,竹叶 15 g,牡丹皮 15 g,甘草 5 g。

方解:本方重用石膏,合知母、甘草,以清阳明之热;黄连、黄芩、栀子三药合用,能泻三焦实火;丹皮、生地、赤芍专于凉血解毒化瘀;连翘、玄参、桔梗、甘草清热透邪;竹叶清心利尿,导热下行,使毒热清、瘀滞除而诸症得解。

加减:高热不退者,加金银花 15 g,蒲公英 10 g,以清热解毒;斑疹明显者,加紫草 10 g,三七 1.5 g,茜草 10 g,以凉血止血;关节肿胀疼痛者,加黄柏 10 g,牛膝 15 g,薏苡仁 10 g,土茯苓 10 g,以清热利湿,解毒通络。

5.脾肾两虚

症状:面色潮红或面白无华,潮热盗汗或畏寒肢冷,神疲乏力,斑疹隐现,色暗红;手水肿,手指呈腊肠样肿胀,指端白或青紫;两腿水肿,按之凹陷;关节疼痛,无明显肿胀,不发热;食少纳呆,脘腹胀满。舌体胖嫩有齿痕,苔薄白或腻,脉细弱。

症候分析:肾阳虚衰,肢体失于温养,故畏寒肢冷;气虚,无力推动血液运行,水湿下趋,出现下肢水肿;脾阳虚衰,运化失司,食少纳呆,脘腹胀满;脾肾阳虚,阳损及阴,虚火上炎,斑疹隐现,色暗红。舌体胖嫩有齿痕,苔薄白或腻,脉细弱,为脾肾两虚之象。

治法：益肾健脾，化瘀利水。

方药：鹿茸丸加减。

鹿茸 10 g(鹿角)，黄芪 15 g，五味子 10 g，肉苁蓉 10 g，鸡内金 10 g，山萸肉 10 g，补骨脂 10 g，生地 10 g，丹参 20 g，牛膝 15 g，玄参 10 g，茯苓皮 20 g，地骨皮 15 g，麦冬 10 g。

方解：鹿茸、肉苁蓉、补骨脂补肾助阳；地骨皮、麦冬清热凉血养阴生津；黄芪补气升阳，益卫固表；茯苓皮利水渗湿，健脾安神；山萸肉、牛膝补益肝肾，收敛固涩；生地、玄参清热凉血，泻火解毒；丹参活血调经，祛瘀止痛；鸡内金健脾消食；五味子收敛固涩，益气生津。

加减：面色无华、肌肉乏力者，加党参 10 g，茯苓 10 g，以健脾补气；关节疼痛明显者，下肢痛加元胡 10 g，鸡血藤 30 g，上肢痛加羌活 10 g，桑枝 10 g，威灵仙 10 g，以温经通络；水肿明显者，加泽泻 10 g，薏苡仁 10 g，防己 10 g，白术 10 g，以健脾化湿利水。

（四）中医特色疗法

1.固定方药治疗

（1）三藤三草汤

组成：海风藤、络石藤各 15 g，鸡血藤 20 g，豨莶草、寻骨风、透骨草各 12 g。随症加减。上肢痛甚者加秦艽、羌活、桂枝；下肢痛甚者加肉桂、独活、木瓜、牛膝；四肢痛甚者加天仙藤、丝瓜络。水煎，每日服 1 剂。

（2）五藤饮

组成：忍冬藤、络石藤、青风藤、海风藤、鸡血藤各 15 g，制川乌 3 g。先煎川乌 30 min，再纳入其他药煎 20 min，每日 1 剂，晚间顿服。病重者每日早晚各 1 剂。热甚加石膏，肢麻加鲜桑枝，风毒盛加乌梢蛇，气虚加黄芪。

（3）除痹汤

组成：党参、黄芪、当归、川芎、附子、五加皮、淫羊藿、秦艽、桂枝、枳壳。皮痹加蝉壳、僵蚕；肌痹加白术、细辛；脉痹加虎杖；筋痹加木瓜、薏苡仁、松节；骨痹及其他痹的治疗后期加鹿角片；血虚加熟地黄、鸡血藤；血瘀征象明显加红花；阴寒盛加干姜、肉桂；热盛加石膏、金银花；痰湿盛加半夏、茯苓；皮肤有结节加白芥子、橘络。

一般水煎服，病程长及后期均可用酒剂，亦可制成散剂冲服。

2.单验方治疗

（1）凉血五根汤（《赵炳南临床经验集》）。

组成：白茅根 30 g，天花粉 30 g，茜草根 15 g，紫草根 15 g，板蓝根 15 g。水煎服。

功能：凉血活血，解毒化斑。用于混合性结缔组织病表现为微血管炎、红斑皮疹迭起、衄血、尿血等症者。

（2）首乌地黄汤。

组成：制首乌 15 g，刺蒺藜 15 g，熟地 10 g，山茱萸 15 g，丹皮 10 g，泽泻 15 g，茯苓 15 g，丹参 15 g，紫草 10 g。

功能：适用于混合性结缔组织病的活动期。

（3）伸筋草洗方（《赵炳南临床经验集》）。

组成：伸筋草 30 g，透骨草 15 g，艾叶 30 g，刘寄奴 15 g，桑枝 30 g，官桂 15 g，苏木 9 g，西红花 15 g。上药(除桑枝外)碾碎，装入布袋内，用桑枝加水上锅蒸后用或煮水浸泡后用。

功能：活血通络，温经软坚。用于雷诺征和双手硬皮样改变明显者。

(4)正清风痛宁(青风藤制剂):每次 50 mg,每日 3 次,口服。

(5)昆明山海棠片:每次 3~5 片,每日 3 次,口服。

(6)雷公藤制剂:每次 1~2 片,每日 3 次,口服。有雷公藤片、雷公藤多苷片等,每日剂量相当于生药 30~45 g。雷公藤糖浆每次 10~15 mL,每日 3 次,口服。

肢端肿痛、青紫、厥冷可用红灵酒温熨(当归、红花、花椒、肉桂、樟脑、细辛、干姜、95％酒精)。

3.中成药

(1)寒湿痹冲剂:每服 1 袋,每日 2~3 次。适用于早期寒湿并重,关节肿痛明显者。

(2)湿热痹冲剂:每服 1 袋,每日 2~3 次。适用于早期湿热并重,关节红肿热痛者。

(3)寒热痹冲剂:每服 1 袋,每日 2~3 次。适用于早中期寒热并重者。

(4)雷公藤多苷片:每次 2 片,每日 2~3 次。适用于早中期关节疼痛较明显者。

(5)火把花根片:每次 3~5 片,每日 3 次。适用于本病早中晚期。

(6)帕夫林胶囊:每次 2 粒,每日 3 次。适用于本病早中晚期。

(7)壮腰健肾丸:每次 6 g,每日 3 次。适用于肝肾不足,外感风寒湿者。

(8)雷公藤或昆明山海棠片:每日 3 次,每次 3~5 片,口服。

(9)六味地黄丸或大补阴丸:每次 6 g,每日 2 次。用于本病属阴虚者。

(10)尪痹颗粒:每服 1 袋,每日 2~3 次。适用于正虚邪实之痹证。

临床体会:火把花根片、帕夫林胶囊均为纯中药制剂,可以长期服用,未发现有不良反应,且明显改善临床症状,可以稳定病情。

4.土单验方

(1)痹痛胶囊(黑蚂蚁、蜈蚣等):每次 3~5 粒,每日 2 次,用于肝肾亏损之关节疼痛者。

(2)痹痛Ⅱ号胶囊(制马钱子、当归等):每次 3~5 片,每日 2 次,用于血瘀阻络之关节疼痛者。

(3)雷公藤涂膜剂(雷公藤、制南星等):外用涂于疼痛关节,以消肿止痛。

(4)风湿外洗剂(乳香、没药、制南星等):每天熏洗 1 次。

(5)四黄水蜜散(黄连、黄芩等为散):水蜜调匀,外敷患处。适用于风湿热外邪阻闭经脉,出现关节红肿热痛者。

5.中药外洗法

(1)紫草洗方组成:紫草 30 g,茜草 15 g,白芷 15 g,赤芍 15 g,苏木 15 g,南红花 15 g,厚朴 15 g,丝瓜络 15 g,木通 15 g。水煮 15~20 min 后外洗。

功用:行气活血,化瘀消斑。

(2)黄药子 250 g,加水煎熬,趁热熏洗双手指。用于混合性结缔组织病双手硬皮样改变和雷诺征者。

(3)透骨草 30 g,威灵仙 30 g,苍术 15 g,栀子 15 g,血竭 10 g,苏木 20 g,水煎后外洗。

6.敷贴法

(1)701 跌打镇痛膏:每次 1 张,每日 1 次,外贴患处。适用于风寒湿夹有瘀血者。

(2)天和骨通膏、伤湿止痛膏等:外贴,每次 1 张,每日 1 次。适用于风寒湿邪阻闭经脉,出现关节肌肉疼痛者。

(3)瘀化追风膏:治诸关节疼痛。取川草乌、乳香、没药、白芥子、巴豆、威灵仙、黄芪、防风、秦皮、肉桂各等份,用食油加樟丹煎制成,推于 12 cm×14 cm 的纸上,膏重 14 g。用时先用热姜汤将患处擦洗至充血发红,然后擦干外敷,每张膏药贴敷 15~20 d。

(赵艳玲)

第九节 系统性红斑狼疮

系统性红斑狼疮(SLE)是一种自身免疫性疾病,表现为皮疹、关节痛、发热、头痛、食欲缺乏等一系列症状,并涉及机体多个器官系统。

本病多发于青年女子,迄今确切病因未明。目前西医多使用免疫抑制剂或对症治疗,尚缺乏高效且不良反应小的方法。

祖国医学文献中无系统性红斑狼疮病名,但其临床表现在文献中有类似描述,如"蝴蝶丹""阴阳毒""赤丹""茱黄丹""日晒疮""温毒发斑""周痹"等病名。

一、中医病因病机

本病临床表现变化多端,从中医而论,大体可归纳为以下三个方面。

(一)热毒内炽

本病 90% 的患者伴有发热,此系邪热嚣鸥之势。热毒锢结于营血,故外见红斑,内有发热,甚者邪蒙清窍,昏谵抽搐,故中医有"温毒发斑""热毒发斑"等名称。临床在急性期也以热毒炽盛型为多。究其热毒由来,有外感与内生之别。外感热毒大多与暴晒日光有关;也有因感受风湿,蕴阻肌肤,留而不去,久则化为热毒。内生热毒常因阴虚不能制火,导致邪火内生,于是阴津日亏、阳毒日盛,形成恶性循环。

(二)脏腑虚损

肾与本病有至为重要的关系。肾主骨,本病关节痛、骨坏死者有之;肾主生殖,本病月经紊乱、闭经者有之;肾主水,本病水肿、肾衰竭者有之;其他症状如耳鸣失聪、腰膝酸软、头发稀疏等,皆与肾有关联。本病经肾活检,有肾损害者占 80%~90%,尸检发现率几乎达 100%。

除肾脏以外,心、肺、肝、脾四脏在本病中均可发生损害,故临床上有"肺部病变""肝脏损害""狼疮性肾炎""脑型红斑狼疮""从心论治"等报告。究其病变之由,可因邪热灼伤、阴病及阳,或过服苦寒剂所致,故有人认为红斑性狼疮归属虚劳之证。

(三)气血失调

本病具有一系列血瘀症状。从临床而论,患者舌质紫,疼痛部位固定,有病理性块状物(肝脾肿大等)、泛发性毛细血管扩张、发绀、内出血,妇女经色紫暗经闭,以及盘状红斑等,均是血瘀的症状。

从血液理化特性测定,如红细胞压积、全血比黏度、纤维蛋白原含量,均反映血流的聚集性、黏滞性、浓厚性和凝固性;从微循环检查,观察微血管襻、微血流及微血管周围变化,均提示有微循环障碍。血瘀常可导致气滞,尤其是肝脏损害者,故临床上也有气滞血瘀症候者;也有以血瘀为主,划分为热性血瘀、寒性血瘀两类的。

二、主要临床表现

1.一般情况

SLE 以青年女性、生育年龄妇女为主,占患者总数的 90%～95%,育龄期男女之比为 1:9。临床表现复杂多样,无固定模式,病程迁延,反复发作,起病形式多样,可为暴发性、急性或隐匿性;可仅有单一器官受累,也可多个系统同时受累。发病诱发因素有日晒、感染、妊娠、分娩、药物、手术等。多数有发热、乏力、消瘦等全身症状。

2.皮肤与黏膜

80% 有皮肤病损,见于暴露部位,出现对称性皮疹,如面颊部蝶形红斑、盘状红斑、光过敏、下肢网状青斑、口腔溃疡、脱发或雷诺现象。

3.关节与肌肉

85% 有关节受累,多数有关节痛,部分伴关节炎。常见部位近端指间关节、腕、足、膝、踝等,对称分布,多无骨质破坏与畸形。长期用糖皮质激素者 5%～8% 发生股骨头或肱骨头无菌坏死。40% 病例有肌痛,有时出现肌炎。

4.浆膜

1/3 病例有单侧或双侧胸膜炎、心包炎或腹膜炎。

5.肾

几乎所有患者的肾组织均有病理变化,有临床表现者约 75%,因此肾脏损伤造成尿毒症死亡是 SLE 的常见原因。

6.其他

心、肺、消化道与神经系统均可受累;周围血常规可见一系至三系减少,其中白细胞和血小板下降,自身免疫性的贫血对诊断有意义。

三、诊断标准

(一)分类标准

目前国际上应用较多的是美国风湿学会 1997 年提出的分类标准:①颧部红斑;②盘状红斑;③光过敏;④口腔溃疡;⑤关节炎;⑥浆膜炎;⑦肾病变;⑧神经系统病变;⑨血液系统异常;⑩免疫学异常(与 1982 年诊断标准的区别是此项中将狼疮细胞阳性改为抗磷脂抗体阳性);⑪抗核抗体阳性。如果以上 11 项中有 ≥4 项阳性者,在除外感染、肿瘤和其他结缔组织病后,可诊断为红斑狼疮。其特异性为 85%,敏感性为 95%。

(二)分期标准

主要是对疾病的活动性做出评估。

有多种标准做这方面的评估。现用的标准为 SLEDAI、SLAM、SIS、BILAG 等。

较为简明实用的为 SLEDAI 评分表,内容如下:抽搐(8 分)、精神异常(8 分)、脑器质性症状(8 分)、感觉异常(8 分)、脑神经受累(8 分)、狼疮性头痛(8 分)、脑血管意外(8 分)、血管炎(8 分)、关节炎(4 分)、肌炎(4 分)、管型尿(4 分)、血尿(4 分)、蛋白尿(4 分)、脓尿(4 分)、新出现皮疹(2 分)、脱发(2 分)、发热(1 分)、血小板减少(1 分)、白细胞减少(1 分)。

根据患者前 10 d 内是否出现上述症状而计分,凡总分在 10 分或 10 分以上者,应考虑疾病活动。

SLEDAI 积分对红斑狼疮病情的判断：0～4 分为基本无活动；5～9 分为轻度活动；10～14 分为中度活动；14 分以上为重度活动。

四、中医治疗

1. 毒热炽盛

主症：壮热稽留或弛张，面部燔红，胸腹等处均见红斑，颜色鲜红、灼热，关节疼痛较甚，头痛目赤，口干咽痛，溲赤便秘，烦躁不安，甚则谵妄，四肢抽搐或癫痫样发作，或吐、衄、尿血。舌红少津，苔黄糙，脉多弦数或洪数。

治法：清热解毒，凉血护阴。

处方：水牛角粉 30 g（冲服），生地 30 g，丹皮 10 g，玄参 10 g，知母 10 g，生石膏 30 g，金银花 10 g，黄芩 10 g，赤芍 10 g，白鲜皮 10 g，紫草 10 g，蚤休 10 g。

加减：神志昏糊加神犀丹或紫雪丹；肺燥咽痛加北沙参、栝楼；肾阴不足加龟板、麦冬；关节酸痛明显加秦艽、地龙；心悸加远志、柏子仁。

用法：每日 1 剂，水煎，分 2 次服。

常用成方：犀角地黄汤、清营汤、清瘟败毒饮、化斑汤、黄连解毒汤、五味消毒饮。

2. 肝肾阴虚（阴虚内热）

主症：低热缠绵或稍事活动后即热度升高，精神不振或不耐烦劳，两颧易于升火，皮疹黯褐，尤多见于面颊及手掌指尖，活动或情绪激动后斑色增红，关节酸楚，头晕耳鸣，腰膝疼痛头发稀少或焦枯，月经不调或见闭经，小便短少，大便偏干。舌红少津或见裂纹，苔少，脉细数。兼有阴虚内热时，可有午后潮热，五心烦热，口舌干燥，间有盗汗等症。

治法：滋补肝肾，养阴清热。

处方：生地、熟地各 15 g，知母 15 g，山萸肉 15 g，玄参 15 g，丹皮 10 g，赤白芍各 15 g，茯苓 20 g，牛膝 10 g，旱莲草 15 g，白花蛇舌草 30 g，丹参 30 g，蚤休 30 g。

加减：潮热不退加青蒿、地骨皮；头发枯稀加首乌、枸杞子；口腔溃疡加芙蓉叶、野蔷薇；贫血加丹参、益母草；关节酸痛加虎杖、地龙。

用法：每日 1 剂，水煎，分 2 次服。

常用成方：六味地黄丸、二至丸、大补阴丸、杞菊地黄丸、青蒿鳖甲汤、平斑方等。

3. 脾肾阳虚

主症：面色㿠白少华，颜面、下肢水肿，两颧隐红，胸腹胀满，心悸气短，精神萎靡，周身无力，足底跟痛，形寒肢冷，小便不利，大便溏薄。舌淡体胖大，苔色白润，脉沉细弱。

治法：温补脾肾，通阳利水。

处方：黄芪 30 g，党参 15 g，白术 10 g，茯苓 20 g，山药 10 g，菟丝子 15 g，女贞子 10 g，车前子 10 g，丹参 20 g，鸡血藤 15 g，秦艽 10 g，乌梢蛇 10 g。

加减：肾阳虚甚加仙灵脾、巴戟天；腰膝酸软加补骨脂、牛膝；形寒肢冷加附子、肉桂；下肢水肿加猪苓、泽泻。

用法：每日 1 剂，水煎，分 2 次服。

常用成方：金匮肾气丸、真武汤、四君子汤、五苓散、右归丸。

4. 气滞血瘀（邪热伤肝）

主症：胁肋疼痛，腹胀纳呆，或见黄疸，头晕失眠，月经不调，肝脾肿大，淋巴结肿大，皮肤红斑色暗或有紫癜,或有雷诺现象,可见衄血。舌红少苔,舌质紫暗或有瘀点,脉来细弦。

治法:活血化瘀,柔肝理气。

处方:当归15 g,赤芍15 g,丹皮10 g,桃仁10 g,红花10 g,香附10 g,青皮6 g,陈皮6 g,延胡索10 g,枳壳10 g,鸡血藤10 g,牡蛎20 g,女贞子10 g,枸杞子10 g。

加减:肝脾肿大加三棱、莪术;腹胀胁痛加川朴、香附;关节酸痛加桑枝、威灵仙;肢端发绀加地龙、益母草;红斑色暗加鬼箭羽、凌霄花。

用法:每日1剂,水煎,分2次服。

常用成方:疏肝活血汤、膈下逐瘀汤、身痛逐瘀汤。

5.邪蒙清窍

主症:神志昏迷,或有癫痫样发作,四肢抽搐,两颧绯红或瘀紫,头痛头胀,周身肢节疼痛或红肿,或臀、腿红斑、紫纹密布不褪,色鲜红或瘀紫,大便秘结,小便失禁或潴留。舌红或绛或紫黯,脉沉细弱或虚数。

治法:清营滋阴,宁心开窍。

处方:生晒参9 g,石斛30 g,玄参30 g,麦冬15 g,赤白芍各9 g,郁金9 g,青黛6 g,栀子10 g,合成牛黄1.5 g(冲),菖蒲9 g。

加减:高热稽留加安宫牛黄丸、神犀丹或醒脑静;关节疼痛加秦艽、桑枝、乌梢蛇;尿少水肿加茯苓、车前子。

用法:每日1剂,水煎,分2次服。

常用成方:安宫牛黄丸、牛黄清心丸、生脉散。

6.风湿热痹

主症:关节游走性疼痛,肌肉疼痛,或伴局部关节红肿热痛、屈伸不利,或见低热,口渴,烦躁,红斑隐现。舌红,苔黄腻,脉多滑数。

治法:祛风通络,清热和营。

处方:秦艽10 g,羌活10 g,防风10 g,威灵仙10 g,鸡血藤15 g,牛膝10 g,当归10 g,赤芍15 g,蚕休30 g,玄参10 g,川草乌10 g,伸筋草10 g,地龙6 g。

加减:红斑显露加泽兰、丹参;关节红肿加贯众、漏芦;咽干咳嗽加麦冬、石斛;头痛眩晕加钩藤、珍珠母;气虚肢软加黄芪、黄精。用法:每日1剂,水煎,分2次服。

常用成方:独活寄生汤、蠲痹汤、越婢加术汤。

(李耀东)

第十节　银屑病性关节炎

银屑病性关节炎(psoriatic arthritis,PsA)是属于银屑病中的一个特殊类型,故也称为关节病性银屑病。

银屑病中的寻常型、脓疱型、蛎壳型均会发生关节病,以寻常型者关节炎最为多见。有人往往把这类疾病与类风湿关节炎混同。多数学者认为二病之间仍有很多差异,不能把这类疾病与类风湿关节炎混为一谈。在中医学中本病应属痹证范畴,尤其是与痹、历节病、骨痹和肾痹较为相似。其皮肤损害则相当于"白疕""蛇虱""松皮癣"等病种。

一、病因病机

银屑病性关节炎的致病原因多由机体阴阳失调、复感外邪所致。或因素体阳盛,内有蕴热复感阳邪,或因素体阳虚复感风寒湿邪,内外相合,闭阻经络,阴津营血不能达于肌表,由此造成皮肤关节等损害。

1.感受风寒

由于素体阳虚,卫气不固,腠理空疏,风寒湿三气杂至,阻于经络关节,发为痹证。寒为阴邪,其性凝滞,侵袭肌表致脉络瘀阻,肌肤失荣。

2.感受风热

由于素体阳盛,内有蕴热,复感风热,内外合邪,热势鸱张,热伤阴液,阴虚血燥,肌肤失润,筋骨肢节失润,发为痹证。

3.肝气郁结

由于情志不遂,肝气郁结,郁怒伤肝,郁久化火,火热耗阴,阴虚血燥,既不能营润肌肤,又不能通利关节筋骨,而引发本病。

4.感受热毒

热毒炽盛可以直袭肌肤,侵扰关节,引发本病。或内有湿热,复感热毒,或因药物中毒,内生热毒;内外合邪,侵扰皮表,攻注关节,亦可引发本病。

以上病因不外乎寒热两个方面。总的来说,因于热者十居八九,因于寒者为数不多。然而,因于寒者,脉络凝滞易生瘀血。

由于热者,热伤阴液,阴虚血燥,血行不畅,亦易产生瘀血。因此瘀血的产生往往贯穿于病机的全过程。

二、鉴别诊断

1.类风湿关节炎

本病易与银屑病关节炎(尤其多关节型)混淆,但类风湿关节炎患者的对称性关节受累更为突出,无皮肤指甲病变,很少累及骶髂关节,并可有皮下结节及发热等关节外表现。血清学可有类风湿因子、抗环瓜氨酸抗体阳性等。

2.强直性脊柱炎

本病无皮肤及指甲表现,以下肢非对称性大关节病变为主,很少出现双手小关节受累,骶髂关节病变多为对称性,血 HLA-B27 为阳性。这些特点很少见于 PsA。

3.骨关节炎

可出现远端指间关节受累。但本病发病年龄较大,常有 Heberden 及 Bou-chard 结节,而无皮肤及指甲病变,X 线上以骨质增生及硬化为主。这些特点与银屑病关节炎的不同,因此不难鉴别。

三、常见分型治疗

1.肝肾亏虚型

治法:补益肝肾,祛风活血。

方剂:大补元煎(《景岳全书》)合身痛逐瘀汤(《医林改错》)加减。

组成：熟地 20 g，生地 20 g，山茱萸 12 g，杜仲 12 g，枸杞子 15 g，秦艽 15 g，桃仁 10 g，红花 10 g，制乳香 10 g，当归 15 g，川芎 12 g，羌活 12 g。

加减：痛重者加延胡索、乳香、没药；畏寒怕冷者加肉桂、干姜、鹿角霜；湿重者加薏苡仁、苍术；热重者加知母、黄柏。

2. 风热血燥型

治法：疏风清热，凉血润燥。

方剂：消风散（《外科正宗》）合解毒养阴汤（《赵炳南临床经验集》）加减。

组成：生石膏 30 g，金银花 20 g，蒲公英 20 g，蝉蜕 10 g，石斛 15 g，苦参 12 g，知母 15 g，地肤子 20 g，生地 30 g，丹皮 20 g，赤芍 20 g，丹参 20 g。

加减：脊背僵硬强直、活动受限加鹿角胶、龟板胶冲服。

3. 风寒阻络型

治法：祛风散寒，活血通络。

方剂：黄芪桂枝五物汤（《金匮要略》）合身痛逐瘀汤加减。

组成：生黄芪 20 g，桂枝 12 g，当归 15 g，炙甘草 6 g，桃仁 10 g，红花 10 g，乳香 10 g，乌梢蛇 15 g，川牛膝 20 g，地肤子 12 g，秦艽 15 g，羌活 15 g。

加减：如恶寒肢冷，遇寒关节痛甚，得温则舒，可加制川乌（或熟附子）、白芥子；如皮损增厚，瘙痒较重，可加莪术、白鲜皮、蛇床子；如关节疼痛较重，可加川椒、苏木、红花。

4. 湿热蕴结型

治法：清热利湿，祛风活血。

方剂：四妙散（《丹溪心法》）合身痛逐瘀汤加减。

组成：苍术 10 g，黄柏 12 g，川牛膝 20 g，生薏苡仁 20 g，桃仁 10 g，红花 10 g，乳香 10 g，秦艽 15 g，羌活 15 g，白鲜皮 20 g，苦参 12 g，土茯苓 30 g，猪苓 15 g。

加减：如关节肿胀积液增多者，可酌加车前草、泽泻、防己、木通等；如体温持续升高、皮损无好转者，应酌加金银花、连翘、栀子、丹皮等；如全身乏力、纳呆、下肢沉重明显者，可去乳香，加生黄芪、木瓜、络石藤等。

5. 热毒炽盛型

方剂：解毒清营汤（《赵炳南临床经验集》）加减。

组成：金银花 30 g，蒲公英 20 g，连翘 20 g，板蓝根 20 g，生地 20 g，丹皮 20 g，赤芍 20 g，丹参 20 g，知母 15 g，生石膏 60 g，石斛 15 g，水牛角粉 30 g，玳瑁粉 5 g（冲服）。

加减：如口干渴大便干秘者，可加大黄、玄明粉以通腑泄热；若高热持续不退者，以上清热解毒药可适当增加剂量，或加用蚤休、紫花地丁、白花蛇舌草，也可同时增服紫雪丹、羚羊角粉。

（贾　慧）

第七章　神经系统疾病

第一节　蛛网膜下隙出血

一、概述

蛛网膜下隙出血(Subarachnoid hemorrhage,SAH)是各种原因的颅内出血,导致血液流入蛛网膜下隙的统称。临床上可分自发性与外伤性两类,自发性又分为原发性与继发性两种。由各种原因引起软脑膜血管破裂,血液流入蛛网膜下隙者,称为原发性蛛网膜下隙出血;因脑实质内出血,血液流入蛛网膜下隙者,称继发性蛛网膜下隙出血。临床上一般指的是原发性蛛网膜下隙出血,约占急性脑血管病的15%。蛛网膜下隙出血的预后与病因、年龄、动脉瘤部位及瘤体大小、出血量、血压增高及波动、并发症和手术治疗时机等有关。发病时意识模糊或昏迷、高龄、收缩压高、出血量大、大脑前动脉或椎-基底动脉较大动脉瘤预后差,半数存活者遗留有永久性脑损害,常见认知障碍。本病属于中医学的"真头痛""中风"等病证范畴。

二、临床表现

(一)症状

剧烈头痛是蛛网膜下隙出血最突出的症状,通常表现为突然发生的劈裂样剧烈头痛,伴有颈项强直,头痛的部位比较广泛,分布于前额、后枕或整个头部,并可延及颈、肩、背、腰及两腿等部位。头痛可持续数日或者数周不变,2周后缓慢减轻,头痛再发常提示再出血可能。

发病多有激动、用力或排便等诱因。出血常引起血压急剧上升。短暂意识丧失很常见,后交通动脉瘤压迫动眼神经可产生该神经麻痹,颈内动脉海绵窦段动脉瘤易损伤Ⅲ、Ⅳ、Ⅴ及Ⅵ颅神经;大脑前动脉瘤常出现精神症状;大脑中动脉瘤可出现偏瘫、偏身感觉障碍和痫性发作;椎-基底动脉瘤出现颅神经瘫痪;动静脉畸形患者常见癫痫发作。急性期偶见欣快、谵妄和幻觉等精神症状,2～3周可自行消失。

60岁以上老年患者临床症状常不典型,起病缓慢,头痛等症状不明显,意识障碍及脑实质损害症状较严重,或以精神症状起病,应引起注意。

(二)体征

脑膜刺激征,即颈强直、Kernig 征、Brudzinski 征是蛛网膜下隙出血最典型的体征,但并非所有患者均出现,有时后背部较低位置的疼痛比头痛更为突出;大约25%的患者可出现视网膜前或玻璃体下出血,出血多呈片状而且边界光滑,发病1 h内即出现,是急性颅内压增高和眼静脉回流受阻所致,对诊断有一定提示意义。

三、理化检查

(一)头颅 CT 检查

CT 是诊断蛛网膜下隙出血最首要的检查方法。

（二）脑脊液（CSF）检查

若 CT 检查不能确定蛛网膜下隙出血诊断，对疑似患者可进行腰椎穿刺和脑脊液检查。

（三）数字减影血管造影（DSA）检查

明确蛛网膜下隙出血诊断后有条件者需进行全脑血管造影。

（四）头颅 MRI 检查

MRI 对蛛网膜下隙出血的敏感性不及 CT 检查，急性期 MRI 检查可能诱发再出血。

（五）经颅彩色多普勒（TCD）检查

TCD 检查作为非侵入性技术对监测蛛网膜下隙出血后脑血管痉挛状况具有一定价值。

（六）其他检查

心电图可显示 T 波高尖或明显倒置、P-R 间期缩短、出现高 U 波等异常；血常规、凝血功能和肝功能检查可提示其他方面的出血原因。

四、辨证论治

本病发病急骤，多因情绪激动、用力排便、咳嗽等诱发。青壮年平素多性情急躁，五志过极皆可化火，心肝火旺，灼伤肝阴，肝阳偏亢；中老年人肝肾渐亏，水不涵木，肝阳偏亢，复因暴怒，肝阳暴张，风扇火炽，或因用力，气机升降失常，气血逆乱，上冲于脑，脑脉破裂发为本病。本病初起多以实邪阻滞为主要表现，风火痰瘀诸邪胶结互现。其轻者邪阻脉络，不通则痛，表现为剧烈头痛；其重者则邪闭脑窍，神志不清。本病顺证，经调治将息，邪去正衰，后期出现肝肾阴虚、气血不足的表现；逆证，邪气独留，正气衰败，元气败脱，多为不治。总之，本病主要为肝经病变，以实证居多，风、火、痰、瘀为其标，肝肾阴虚、气血亏虚为其本，情志内伤为其最常见的诱发因素，风（肝风）、火（心火、肝火）、痰、瘀乃其重要的病理因素，相兼互化，互为因果；病变部位在脑，病变脏腑涉及肝、心、肾，病性以实证为主。

（一）肝阳暴亢，瘀血阻窍证

证候：多有情绪激动、用力等诱因，突发头痛，疼痛剧烈，痛如刀劈，伴有恶心呕吐、烦躁激动、口干口苦、渴喜冷饮。舌暗红，或有瘀斑，舌下脉络迂曲，苔黄，脉弦。

1. 治法

平肝潜阳，活血止痛。

2. 方药

镇肝息风汤加减。

龙骨（先煎）30 g，牡蛎（先煎）30 g，代赭石（先煎）30 g，龟甲（先煎）30 g，白芍 12 g，玄参 15 g，天冬 9 g，川牛膝 15 g，川楝子 9 g，茵陈（后下）9 g，麦芽 9 g，川芎 9 g。

3. 加减

夹有痰热，加天竺黄 15 g，竹沥 10 mL 以清化痰热；心烦失眠，加黄连 9 g，栀子 9 g，夜交藤 15 g，珍珠母（先煎）30 g 以清心除烦，安神定志；头痛重，加石决明（先煎）15 g，夏枯草 15 g 以平肝清热；烦躁，加石菖蒲 15 g，远志 15 g 以宁神定志；血瘀明显，加红花 12 g，桃仁 12 g，牡丹皮 15 g 以活血化瘀。

4. 中成药

（1）天麻钩藤颗粒，口服，1 次 10 g，每天 3 次。

（2）安宫牛黄丸，口服，1 次 1 丸（3 g），每天 1～2 次。

(3)羚羊角胶囊,口服,1 次 0.3~0.6 g,每天 1 次。

(4)清开灵注射液 20~40 mL 加入 5% 葡萄糖注射液或 0.9% 氯化钠注射液 250~500 mL 中,静脉滴注,每天 1 次。

(二)肝风上扰,痰蒙清窍证

1.证候

突然发病,头痛剧烈,伴有恶心呕吐、嗜睡或神志昏蒙,项背强直,或肢体抽搐,可伴有头晕谵妄,口苦咽干,痰鸣。舌红,苔腻,脉弦滑。

2.治法

平肝息风,化痰开窍。

3.方药

羚角钩藤汤合温胆汤加减:羚羊角粉(冲服)0.6 g,生地黄 30 g,钩藤(后下)15 g,菊花 9 g,茯苓 15 g,白芍 15 g,赤芍 15 g,竹茹 9 g,川牛膝 15 g,川芎 9 g,牡丹皮 15 g,法半夏 9 g,陈皮 9 g,栀子 9 g。

4.加减

头痛剧烈,加石决明(先煎)15 g,夏枯草 15 g 以平肝清热;恶心呕吐,加生姜 6 g 以和中止呕;谵妄,加石菖蒲 15 g,郁金 15 g 以豁痰宁神;口苦咽干,加黄芩 9 g 以清热利咽;痰多,加天竺黄 15 g,川贝粉(冲服)2 g 以清热化痰。

5.中成药

(1)至宝丹,口服或鼻饲,1 次 1 丸(3 g),每天 1 次。

(2)安宫牛黄丸,口服或鼻饲,1 次 1 丸(3 g),每天 1~2 次。

(3)清开灵注射液 20~40 mL 加入 0.9% 氯化钠注射液或 5% 葡萄糖注射液 250~500 mL 中,静脉滴注,每天 1 次。

(4)痰热清注射液 20~40 mL 加入 0.9% 氯化钠注射液或 5% 葡萄糖注射液 250~500 mL 中,静脉滴注,每天 1 次。

(三)瘀血阻络,痰火扰心证

1.证候

头痛剧烈,恶心呕吐,躁扰不宁或谵妄,呼吸急促,痰鸣口臭,发热,可有偏瘫,偏身麻木,口眼歪斜,大便干,小便短赤。舌红,苔黄腻,脉洪大数。

2.治法

活血化瘀,清化痰热。

3.方药

通窍活血汤合涤痰汤加减。

川芎 9 g,桃仁 12 g,红花 9 g,赤芍 15 g,牡丹皮 15 g,胆南星 6 g,法半夏 9 g,橘红 9 g,竹茹 9 g,石菖蒲 12 g,枳实 9 g,茯苓 15 g。

4.加减

热重,加栀子 15 g,黄芩 15 g 以清热解毒;大便干,加大黄 9 g,瓜蒌 30 g 以泻下通便;痰多,加天竺黄 15 g,竹沥 10 mL 以清热化痰;急性期去川芎,加三七粉(冲服)3 g 以活血止血。

5.中成药

(1)牛黄宁宫片,口服,1 次 3~6 片,每天 3 次。

(2)安脑丸,口服,1次1～2丸,每天2次。

(3)清开灵注射液20～40 mL加入5％葡萄糖注射液或0.9％氯化钠注射液250～500 mL中,静脉滴注,每天1次。

(四)心神散乱,元气败脱证

1.证候

神昏或昏愦,肢体瘫软,呼吸微弱或不规则,目合口开,汗出肢冷,二便自遗,脉沉弱或沉微。

2.治法

益气固脱,回阳救逆。

3.方药

独参汤或参附汤加减。

红参(单煎)30 g,附子(先煎)9 g。

4.加减

汗出淋漓,加煅龙骨(先煎)30 g,煅牡蛎(先煎)30 g,五味子12 g以敛汗固脱。

5.中成药

(1)生脉注射液或参附注射液20～60 mL加入5％葡萄糖注射液或0.9％氯化钠注射液250～500 mL中,静脉滴注,每天1～2次。

(2)生脉饮口服液,1次10～20 mL,每天3次。

五、其他治法

针刺:取双侧内关穴,采用捻转提插相结合,用泻法施术1 min;接着刺人中,用雀啄方法,至患者流泪;最后配以昆仑、太冲、列缺、阿是穴、率谷、风池等穴,针用泻法,留针3～5 min。

(段祥爱)

第二节　帕金森病

一、概述

帕金森病(Parkinson disease,PD)是一种常发生于中老年的缓慢进展的黑质和黑质纹状体通路变性的疾病。流行病学研究认为许多因素可以增加本病的易感性,例如杀虫剂、除草剂、一些工业或农业废物,以及人们的居住环境都可能与之有关。本病与遗传因素有一定关系,患者中5％～10％有家族史,表现为常染色体显性遗传。本病属于中医学的"震颤""颤病"等范畴。

二、临床表现

(一)症状

震颤:为首发症状,多由一侧上肢开始,然后扩展到同侧下肢,渐及对侧上下肢,上肢一般较下肢明显,静止时较随意运动时明显,精神紧张时加剧,睡眠时震颤一般消失。

强直：表现为伸肌和屈肌的肌张力都增高，在肢体做被动运动时，增高的肌张力始终保持一致，称为铅管样强直。如患者合并有震颤，则出现齿轮样强直；因肌肉强直，可出现头部前倾、躯干俯屈及面具脸等表现。

运动障碍：上肢肌强直，使患者上肢不能做精细动作，表现为书写困难，写字过小症；走路以小碎步前进，越走越快，呈慌张步态；上肢的协同摆动较正常人慢，甚至消失；因口、舌、腭及咽部肌肉运动障碍，使唾液不能自然下咽，可出现大量流涎及食物无法下咽、语言不清。

其他：包括自主神经功能紊乱，如多汗、顽固性便秘等；精神症状，如痴呆等。

（二）体征

临床以静止性震颤、运动迟缓、肌强直和姿势步态异常为主要特征。

三、理化检查

（一）生化检查

采用高效液相色谱法（HPLC），可检测出患者脑脊液及血液中高香草酸（HVA）含量降低。

（二）功能显像检查

采用正电子发射断层扫描（PET）或在脑单光子发射计算机断层扫描（SPECT）与特定的放射性核素检测，可发现患者脑内多巴胺转运载体（DAT）功能下降。

（三）左旋多巴试验

患者在 24 h 内停用所有与帕金森病治疗有关的药物；在试验前 30 min 及试验开始前各进行一次评分；早上患者先排大小便后，口服 375～500 mg 美多巴；服药后 45～150 min 内反复测患者功能分级；病情改善 25% 者为阳性。

（四）Madopar DM 试验

美多巴（Madopar）弥散型（DM）吸收快，很快可达有效的血药浓度，短时间内能确定患者对左旋多巴的反应。

四、诊断要点

（1）患者必须存在下列 2 个以上的主要特征：静止性震颤（节律性，每秒 4～7 次）；齿轮样或铅管样肌强直；运动迟缓或减少；姿势性反射障碍；至少包括静止性震颤或运动迟缓其中的一项。

（2）患者的帕金森病症状和体征不是由于脑外伤、脑肿瘤、病毒感染、脑血管病或其他已知的神经系统疾病，以及已知的药物和/或化学毒物所引起。

（3）患者排除下列体征：明显的眼外肌麻痹（如核上性共视障碍）、小脑体征、锥体系损害、肌萎缩及体位性低血压的现象。

（4）患者的症状和体征在初发时或病程中有不对称性的表现。

（5）起病为逐渐缓慢发生并呈进行性加重。

（6）左旋多巴制剂治疗有效。

五、辨证论治

帕金森病多见于中老年人，因肝脾肾阴精气血虚损，上不能充养髓海，下不能濡润肢体，虚风内动致颤;或因先天禀赋不足、后天失养而加重耗血伤津、痰瘀内阻,致虚风内动;或外邪侵扰而发颤动等诸多因素导致虚、瘀,由虚生风,因风致颤。故肝肾亏虚为帕金森病的本源,其标在风痰,病位主要在肝、脾、肾,以肝脾肾亏虚、气血不足为其本,风火痰瘀引动内风为其标,总属本虚标实证。以虚实并治为原则,以化痰通络、息风潜阳、益气养血、滋补肝肾为基本治疗大法。

(一)风阳内动证

1. 证候

头摇肢颤,不能自止,头晕头胀,面红,口干舌燥,急躁易怒,或项强不舒。舌质红苔黄,脉弦或弦数。

2. 治法

育阴潜阳。

3. 方药

六味地黄丸合天麻钩藤饮加减:熟地黄 24 g,山药 12 g,山茱萸 12 g,茯苓 9 g,牡丹皮 9 g,泽泻 9 g,天麻 12 g,钩藤(后下)12 g,石决明(先煎)30 g,牛膝 15 g,黄芩 12 g。

4. 加减

肝火偏盛,焦虑心烦,加龙胆草 15 g,夏枯草 15 g 以清泻肝胆之火;痰多,加竹沥 10 mL,天竺黄 10 g 以清热化痰;肾阴不足,虚火上扰,加知母 15 g,黄柏 15 g 以滋阴降火;心烦失眠,加炒酸枣仁 20 g,柏子仁 15 g 以养心安神。

5. 中成药

(1)六味地黄丸(浓缩丸),口服,1 次 8 丸,每天 3 次。

(2)全天麻胶囊,口服,1 次 2~6 粒,每天 3 次。

(二)痰热动风证

1. 证候

神呆懒动,形体稍胖,头或肢体震颤,胸脘痞满,头晕或头沉,咳痰色黄,小便短赤,大便秘结,舌质红或暗红,苔黄或黄腻,脉弦滑。

2. 治法

清热化痰,息风止颤。

3. 方药

导痰汤、涤痰汤、黄连温胆汤合天麻钩藤饮加减。

胆南星 6 g,黄连 10 g,竹茹 10 g,郁金 20 g,枳实 10 g,厚朴 20 g,钩藤(后下)20 g,僵蚕 15 g,蝉蜕 5 g。

4. 加减

淤血明显,加牛膝 15 g,地龙 15 g 以活血通络;胸闷气短,加陈皮 12 g,法半夏 9 g 以理气化痰;痰湿阻络,加石菖蒲 15 g,远志 6 g 以祛湿化痰。

5. 中成药

(1)清开灵注射液 20~40 mL 加入 10%葡萄糖注射液 200 mL 或 0.9%氯化钠注射液 100 mL 中,静脉滴注,每天 1 次。

(2)全天麻胶囊,口服,1 次 2~6 粒,每天 3 次。

(3)葛根素注射液 0.4 g 加入 5%葡萄糖注射液 250 mL 中,静脉滴注,每天 1 次。

（三）气血不足证

1.证候

病久气血不足,不能荣于四末,筋脉拘急震颤,面色无华,神疲乏力,动作困难,自汗头晕,纳差便溏。舌淡苔白,脉细。

2.治法

益气养血,息风通络。

3.方药

人参养荣汤,或八珍汤,或归脾汤等合天麻钩藤饮加减。

党参 15 g,茯苓 15 g,白术 15 g,黄芪 15 g,当归 12 g,白芍 15 g,鸡血藤 15 g,熟地黄 30 g,天麻 15 g,钩藤(后下)15 g,石决明(先煎)30 g,桑寄生 12 g。

4.加减

夹食积,加焦三仙 15 g,陈皮 12 g,枳壳 12 g 以理气健脾,消食导滞;多汗,加浮小麦 30 g,麻黄根 10 g 以止汗;食少纳呆,加砂仁(后下)6 g,炒谷麦芽各 15 g,焦三仙 15 g 以消食和胃。

5.中成药

(1)补中益气丸(浓缩丸),口服,1 次 8～10 丸,每天 3 次。

(2)参苓白术散,口服,1 次 6～9 g,每天 2～3 次。

(3)人参养荣丸(大蜜丸),口服,1 次 1 丸,每天 2 次。

（四）肝肾阴虚证

1.证候

四肢震颤,日久不愈,拘急强直,头晕目眩,耳鸣,腰膝酸软,肢体麻木,五心烦热,大便秘结。舌红苔少,脉弦细。

2.治法

补益肝肾,滋阴息风。

3.方药

一贯煎,或大补阴丸,或杞菊地黄丸合大定风珠加减:菊花 9 g,枸杞子 12 g,熟地黄 20 g,山茱萸 12 g,山药 30 g,茯苓 12 g,麦冬 12 g,白芍 30 g,龟甲(先煎)12 g,鳖甲(先煎)12 g,五味子 12 g,炙甘草 3 g。

4.加减

心烦失眠,加炒酸枣仁 20 g,夜交藤 30 g,知母 12 g,栀子 12 g 以滋阴降火,宁心安神;头晕耳鸣,四肢酸软明显,加女贞子 15 g,旱莲草 15 g 以滋补肝肾;虚热甚,五心烦热,舌红脉细数,加黄柏 12 g,牡丹皮 10 g 以退虚热;便秘,加大黄 10 g 以导滞通便。

5.中成药

(1)杞菊地黄丸(大蜜丸),口服,1 次 1 丸,每天 2 次。

(2)健步壮骨丸(大蜜丸),口服,1 次 1 丸,每天 2 次。

(3)清开灵注射液 20～40 mL 加入 10% 葡萄糖注射液 200 mL 或 0.9% 氯化钠注射液 100 mL中,静脉滴注,每天 1 次。

（五）脾肾阳虚证

1.证候

头摇肢颤,筋脉拘挛,畏寒肢冷,四肢麻木,心悸懒言,动则气短,自汗,小便清长或自遗,大便溏,舌淡苔薄白,脉沉细无力。

2.治法

补肾助阳,温煦筋脉。

3.方药

地黄饮子加减:附子(先煎)12 g,肉桂 6 g,巴戟天 15 g,肉苁蓉 15 g,熟地黄 20 g,麦冬 12 g,白芍 30 g,龟甲(先煎)12 g,鳖甲(先煎)12 g,五味子 12 g,炙甘草 3 g 等。

4.加减

大便溏,加干姜 10 g,肉豆蔻 10 g 以温阳止泻;心悸,加远志 6 g,柏子仁 10 g 以养心安神。

5.中成药

金匮肾气丸(大蜜丸),口服,1 次 1 丸,每天 2 次。

(六)气虚血瘀证

1.证候

动作减少,迟缓,表情呆板,肢体僵硬,屈伸不利,乏力气短,自汗,时有头部刺痛或头部摇动。舌暗红,或有瘀点瘀斑,苔薄,脉弦涩。

2.治法

健脾益气,活血化瘀。

3.方药

补阳还五汤加减:黄芪 15 g,党参 12 g,当归 12 g,川芎 9 g,红花 6 g,桃仁 9 g,牛膝 15 g,地龙 12 g,赤芍 9 g,炙甘草 6 g 等。

4.加减

胸闷气短者,加陈皮 15 g,法半夏 9 g 以理气化痰;痰湿阻络者,加胆南星 6 g,石菖蒲 15 g,远志 6 g 以祛湿化痰;眩晕头痛者,加生地黄 20 g,制何首乌 20 g,女贞子 15 g 以滋补肝肾,息风止眩;纳呆者,加半夏 9 g,陈皮 15 g,胆南星 6 g,砂仁(后下)6 g 以消食化痰,健脾和胃。

5.中成药

丹参注射液 10~20 mL 加入 5%葡萄糖注射液 100~250 mL 中,静脉滴注,每天 1 次。

六、其他治法

(一)单方验方

全蝎、蜈蚣等量,炒黄,研细末。每服 3 g,每天 2~3 次,温黄酒送服。用于血瘀、肝风内动者。

(二)针刺

1.体针

主穴:百会、四神聪、风池、合谷、太冲、阳陵泉。痰热动风证,加丰隆、中脘、阴陵泉;气血不足证,加气海、血海、足三里;肝肾亏虚证,加肝俞、肾俞、三阴交。实证针用泻法,虚证针用补法。

2.头针

取舞蹈震颤控制区,运动区上、中部。针刺到皮下或肌层,得气后以 200 转/分速度固定捻转 1 min 后,留针 30 min,每 10 min 捻转 1 次,每次捻转时间为 1 min,隔日 1 次。

3.电针

取穴曲池、外关、阳陵泉、足三里。采取连续波,频率 4～8 Hz,强度以患者能耐受为度,时间 30 min,每天 1 次。

(段祥爱)

第三节 老年痴呆

老年痴呆是老年期常见的一组慢性进行性精神衰退性疾病,在老年人的疾病谱和死亡谱中占有重要的位置。目前认为,老年痴呆是由于慢性或进行性大脑结构的器质性损害引起的高级大脑功能障碍的一组综合征,是患者在意识清醒的状态下出现的持久的全面的智能减退,表现为记忆力、计算力、判断力、注意力、抽象思维能力、语言功能减退,情感和行为障碍,独立生活和工作能力丧失。

老年痴呆属于中医学的"呆证""癫证""善忘""痴呆""郁证"等范畴。

一、诊断

(一)老年性痴呆的临床表现

1.记忆障碍

开始以短期记忆和记忆保持障碍为主,可以表现为普通健忘和顺行性遗忘。患者常丢三落四,随做随忘,远期记忆也逐渐受累,记不清过去发生的重大事件,说不明自己的经历和出生年月,严重时连亲人名字,岁数都忘得一干二净。定向力障碍往往也较早出现,不能辨认自己的家门,在熟悉环境中常常走失。

2.抽象思维障碍

如概括、推理、判断、计算等智力活动也明显减退,严重影响日常生活和社会功能,事事都要别人料理。行为方面表现为自发行为减少,动作单调、刻板、笨拙。

3.其他神经系统症状

可见失语、失用、空间结构障碍、失认。可出现帕金森综合征,如肌张力增高、震颤等锥体外系症状。

本病病程呈进行性,一般 6～12 年,自发缓解及停止进行者罕见。最后患者变得呆滞,生活不能自理,常因压疮、营养不良、骨折、肺炎等继发躯体病,或因衰竭而死亡。

(二)辅助检查

可进行脑血流量测定、脑脊液检查、脑电图检查、头部 CT 或 MRI 等检查。

二、治疗

(一)中医辨证治疗

老年痴呆的治疗以补虚泻实为原则。对髓海不足,肝肾亏损,脾肾两虚之证,宜培补先天、后天,使脑髓得充,化源得滋。凡心肝火旺,痰浊阻窍,气滞血瘀者,心火当清,痰滞当化,气郁应开,使得气充血活,窍开神醒。

1. 髓海不足

主症：头晕耳鸣，怠惰思卧，智能下降，神情呆滞愚笨，记忆力减退，判断能力降低，定向力障碍，半身不遂，肢体不用，步履艰难，言语謇涩，齿枯发焦，骨软痿弱，舌瘦质淡红，脉沉细尺弱，两尺无力。

治法：填精补髓，开窍醒神。

方药：补天大造丸加减。即熟地 20 g，山茱萸 15 g，山药 15 g，紫河车 20 g，龟甲胶 15 g（另烊），猪脊髓 15 g，五味子 8 g，续断 15 g，骨碎补 15 g，金狗脊 12 g，广郁金 12 g，石菖蒲 15 g，远志 10 g。

2. 肝肾亏损

主症：头晕目眩，耳鸣耳聋，腰膝酸软，颧红盗汗，双耳重听，平素沉默寡言，肌肤不荣，筋惕肉瞤，面色憔悴，两目无神，神情呆钝，形体消瘦，肌肤甲错，关节屈伸不利，四肢麻木，舌红少苔，脉细弦数。

治法：滋补肝肾，安神定志。

方药：左归丸合加味定志丸加减。即生地、熟地各 20 g，当归 12 g，枸杞子 15 g，龟甲 20 g（先煎），阿胶 15 g（另烊），丹参 15 g，白芍 12 g，炒枣仁 15 g，柏子仁 15 g，茯苓 15 g，石菖蒲 10 g，远志 8 g，生龙骨 30 g（先煎），生牡蛎 30 g（先煎），珍珠母 20 g（先煎）。

3. 脾肾两虚

主症：表情呆滞，沉默寡言，记忆减退，失认失算，口齿含糊，词不达意，伴腰膝酸软，肌肉萎缩，食少纳呆，气短懒言，口涎外溢或四肢不温，腹痛喜按，鸡鸣泄泻，舌质淡白，舌体胖大，苔白，或舌红，苔少或无苔，脉沉细弱，双尺尤甚。

治法：补肾健脾，益气生精。

方药：还少丹加减。熟地 20 g，枸杞子 15 g，山茱萸 12 g，肉苁蓉 12 g，远志 8 g，巴戟天 12 g，小茴香 6 g，杜仲 15 g，怀牛膝 15 g，楮实子 15 g，茯苓 15 g，山药 20 g，大枣 7 枚，五味子 10 g，石菖蒲 12 g。

4. 心肝火旺

主证：神情紧张，多言冒语，喋喋不休，声高气粗，坐卧不宁，头晕头痛，目赤心烦，咽干舌燥，性急易怒，躁动不安，大便干结，小便短赤，舌红苔黄，脉弦滑数。

治法：清热泻火，镇静安神。

方药：黄连解毒汤加减。黄芩 10 g，黄连 5 g，黄柏 8 g，大黄 12 g，山栀 6 g，生地 12 g，玄参 12 g，丹皮 10 g，石菖蒲 10 g，郁金 10 g，远志 6 g，磁石 30 g，生龙牡（各）30 g。

5. 痰浊阻窍

主证：表情呆钝，智力衰退，或哭笑无常，喃喃自语，或终日无言，呆若木鸡，倦怠思卧，伴不思饮食，脘腹胀痛，痞满不适，口多涎沫，头重如裹，舌质淡，苔白厚腻，脉濡滑。

治法：健脾化痰，开窍醒神。

方药：转呆丹合指迷汤加减。人参 10 g，白术 15 g，茯苓 12 g，半夏 12 g，益智仁 10 g，胆南星 12 g，陈皮 10 g，菖蒲 15 g，象贝 15 g，远志 8 g。

6. 气滞血瘀

主证：神情呆滞，智力减退，语言颠倒，善忘易惊恐，思维异常，行为怪僻，口干不欲饮，或肢体麻木不遂，肌肤甲错，双目暗晦，舌质暗或有瘀点、瘀斑，脉细涩。

治法:活血化瘀,开窍醒脑。

方药:通窍活血汤加减。桃仁 10 g,红花 10 g,赤芍 15 g,益智仁 10 g,远志 10 g,地龙 20 g,川芎 10 g,藿香 1 g(冲),老葱 7 枚,鲜姜 3 片,大枣 4 枚。

(二)针灸治疗

治则:补肾益髓、健脑醒神。

1. 体针

取穴:百会、大椎、足三里、四神聪、风池、悬钟、内关、肾俞、心俞、太溪。配穴:肝肾阴虚取安眠、肝俞、三阴交;气血虚弱取血海、气海、膈俞;痰浊中阻取安眠、丰隆、中脘;瘀血阻,络取膈俞、血海、委中。

操作:每次取百会、大椎、足三里、四神聪、风池、悬钟、内关、肾俞、心俞、太溪等穴和部分配穴,进针得气后,以平补平泻提插、捻转手法,留针 25～30 min,中间运针 2～4 次,每日 1 次,14 d 为 1 疗程。休息 3～4 d 后重复治疗。

2. 穴位注射

选双侧肾俞为主穴,配合足三里、三阴交、合谷穴。用当归注射液(当归、川芎、红花)穴位注射,每次各穴注射 1 mL,隔日 1 次,20 次为 1 疗程。

选风池、肾俞,用乙酰谷酰胺注射液,每次各穴注射 1 mL,隔日 1 次,20 次为 1 疗程。

3. 耳针

取穴:神门、皮质下、肾、脑点、肾上腺、肝、心、枕等对应穴。

操作:针刺选用 0.5 寸毫针,每次选用 2～3 穴(双侧取穴),每日 1 次,14 d 为 1 疗程。亦可将磁珠或王不留行籽用胶布固定在相应穴位上,日按压数次。

4. 头针

取双侧语言区、额中线、项中线、颞前线、颞后线、晕听区、额侧线,每天 1 次,14 d 为 1 疗程。

(三)中成药

1. 清开灵注射液

20～40 mL 加入生理盐水或 5％～10％葡萄糖注射液 250～500 mL 中静脉滴注。

2. 醒脑静脉注射射液

10～20 mL 加入生理盐水或 5％～10％葡萄糖注射液 250～500 mL 中静脉滴注。

3. 血塞通注射液

200～400 mL,加入生理盐水 250～500 mL 或 10％葡萄糖注射液 250～500 mL 中稀释后静脉滴注,每天 1 次,14 d 为一个疗程。

4. 舒血宁(银杏叶提取物)

175 mg 加入生理盐水 250～500 mL 或 10％葡萄糖注射液 250～500 mL 中稀释后静脉滴注,每天 1 次,14 d 为一个疗程。

5. 麦普宁(葛根素)

注射剂 200～400 mg,加入生理盐水 250～500 mL 或 10％葡萄糖注射液 250～500 mL 中稀释后静脉滴注,每天 1 次,14 d 为一个疗程。

6. 蝮蛇抗栓酶注射剂(皮试阴性者)

0.5～0.75 U,加入生理盐水 250 mL 中静脉滴注,每天 1 次,14 d 为一个疗程。

7.川芎嗪

40～80 mg 加入生理盐水 250～500 mL 或 10％葡萄糖注射液 250～500 mL 中稀释后静脉滴注,每天 1 次,14 d 为一个疗程。

8.华佗再造丸

每次 1 丸,每天 2 次。

9.银杏叶胶囊

每次 0.2 g,每天 3 次。

10.益智健脾胶囊

每次 2 粒,每天 2 次。

三、预防调理

本病治疗较难,故预防与调护显得较为重要,尤其是本病的预防为降低发病率的重要措施,应予以高度重视。

1.生活调理

(1)预防和及时治疗可损害脑的各种疾病,避免有害因素,如中老年人应积极防治动脉粥样硬化、高血压、中风等疾病,防止头部跌仆撞击伤及药物、有害气体中毒等。

(2)家属、医护人员要以耐心、和蔼的态度去维护患者的自尊,与患者保持亲密的关系,争取患者合作,鼓励患者参加一些家庭和社区活动,以免患者产生被家庭、社会遗弃感,从而建立治病信心。

(3)对于轻症患者,要进行耐心细致的训练和教育,合理安排生活,督促患者尽量料理自己的日常生活,开展各种文体活动,使之逐渐掌握一定的生活和工作技能,从而使智能得到发展。

(4)对于重症基本上失去生活自理能力的患者,要注意生活照顾。防止因大小便自遗及长期卧床引起的感染、压疮形成。要防止跌倒而发生骨折,不要让患者独自外出。个别患者可突然出现兴奋躁动及冲动行为而产生伤人、毁物及自伤事故等。因此,要把这类病员单独安排一间房间,并派专人照顾,防止伤害事故的发生。

2.饮食调理

饮食调理对预防老年痴呆的发生具有重要意义。平时饮食应做到定时、定量,保证有高蛋白、高维生素、高不饱和脂肪酸及低脂肪、低热量、低盐的饮食;要戒烟、戒酒。就是说,要多食鱼类、蛋类、豆腐、豆油、麻油、菜油及新鲜蔬菜等,少食肥肉、猪油、牛油、奶油等,经常保持大便通畅,对痴呆的预防均有益处。

3.精神调理

精神抑郁、独居、兴趣缺乏、运动减少对老年痴呆的发生有较大影响,因此,平时应注意多交流,多参加社会集体活动,经常读书、看报、听收音机、看电视机节目,参加老年人体育运动及健身活动,培养一定的爱好。

老年人的运动不宜剧烈、大量,宜动静结合,循序渐进,同时亦可采用揉按足三里、涌泉、神阙、关元等穴的方法,以达到健身益智的功效。

(段祥爱)

第四节 失 眠

失眠也称为睡眠障碍,中医称为"不寐",不寐是以经常不能获得正常睡眠为特征的一类病证,主要表现为睡眠时间、深度的不足,轻者入睡困难,或寐而不酣,时寐时醒,或醒后不能再寐,重则彻夜不寐。不寐又称为不得卧或目不瞑。不寐是临床常见病证之一,虽不属于危重疾病,但常妨碍人们正常生活、工作、学习和健康,并能加重或诱发心悸、胸痹、眩晕、头痛、中风病等病证。

不寐在《内经》称为"不得卧""目不瞑"。认为是邪气客于脏腑,卫气行于阳,不能入阴所得。《素问·逆调论》记载有"胃不和则卧不安"。后世医家引申为凡脾胃不和,痰湿、食滞内扰,以致寐寝不安者均属于此。汉代张仲景《伤寒论》及《金匮要略》中将其病因分为外感和内伤,提出"虚劳虚烦不得眠"的论述,至今临床仍有应用价值。《景岳全书·不寐》中将不寐病机概括为有邪、无邪两种类型。后世医家认为不寐的病因与肾阴衰及阳虚有关,以上论点对本病的认识颇值得注意。

西医学中神经官能症、更年期综合征、脑震荡后遗症、高血压、甲亢、贫血、动脉粥样硬化症(脑动脉)、慢性中毒、精神分裂症早期患者,凡出现失眠症状者均可参照本篇内容辨证论治。

一、病因病机

人之寤寐,由心神控制,而营卫阴阳的正常运作是保证心神调节寤寐的基础。每因饮食不节,情志失常,劳倦、思虑过度及病后、年迈体虚等因素,导致心神不安,神不守舍,不能由动转静而致不寐病证。

(一)情志不遂

肝郁化火,火动心神而不寐;或思虑太过,心血暗耗,心神失养而不寐。

(二)饮食不节

宿食停滞,壅遏于中,胃气失和,阳气浮越于外而卧寐不安,此为胃不和则卧不安;或由过食肥甘厚味,酿生痰热,扰动心神而不眠。

(三)病后体虚

营阴损伤,阳不交阴,心肾不交而不寐。

(四)禀赋不足

真阴精血不足,肝肾阴虚,肝阳偏亢,火盛神动,心肾失交而神志不宁。

(五)心虚胆怯

暴受惊恐,神魂不安,以致夜不能寐或寐而不酣,如《杂病源流犀烛·不寐多寐源流》所说:"有心胆惧怯,触事易惊,梦多不祥,虚烦不寐者。"

不寐的基本病机为阳盛阴衰,阴阳失交,心神失宁。一为阴虚不能纳阳,一为阳盛不得入阴。其病位在心,但与肝、胆、脾、胃、肾关系密切。因心主神明,神安则寐,神不安则不寐。阴阳气血之来源,由水谷之精微所化,上奉于心,则心神得养;受藏于肝,则肝体柔和;统摄于脾,则生化不息;调节有度,化而为精,内藏于肾,肾精上承于心,心气下交于肾,则神志安宁。若肝郁化火,或痰热内扰,神不安宅者以实证为主。心脾两虚,气血不足,或由心胆气虚,或由心肾不交,水火不济,心神失养,神不安宁,多属于虚证,但失眠久病可表现为虚实兼夹,或为淤血所致。

二、病症鉴别

不寐应与一时性失眠、生理性少寐、他病痛苦引起的失眠相区别。不寐是指单纯以失眠为主症,表现为持续的严重的睡眠困难。若因一时性情志影响或生活环境改变引起的暂时性失眠不属病态。至于老年人少寐早醒,为生理性少寐不属病态。若因其他疾病痛苦引起失眠者则应以祛除有关病因为主。

三、辨证论治

(一)辨证要点

1. 辨虚实

虚证,多属阴血不足,心神失养,临床特点为体质瘦弱,面色无华,神疲懒言,心悸健忘。实证为邪热扰心,临床特点为心烦易怒,口苦咽干,便秘溲赤。

2. 辨病位

病位主要在心。由于心神的失养或不安,神不守而不寐,且与肝胆脾胃肾相关。如急躁易怒而不寐,多为肝火内扰;脘闷苔腻而不寐,多为胃腑宿食,痰热内盛;心烦心悸,头晕健忘而不寐,多为阴虚火旺,心肾不交;面色少华,肢倦神疲而不寐,多属脾虚不运,心神失养;心烦不寐,触事易惊,多属心胆气虚等。

(二)治疗原则

治疗当以补虚泻实,调整脏腑阴阳为原则。实证泻其有余,如疏肝泻火,清化痰热,消导和中;虚证补其不足,如益气养血,健脾补肝益肾。在泻实补虚的基础上安神定志,如养血安神,镇惊安神,清心安神。还要注意配合精神治疗,消除顾虑和紧张情绪,保持精神舒畅。

(三)证治分类

1. 肝火扰心证

不寐多梦,甚则彻夜不眠,性情急躁,伴头晕头胀,目赤耳鸣,口干而苦,不思饮食,便秘溲赤。舌红苔黄,脉弦而数。

(1)证机概要:本证多因恼怒伤肝,肝失条达,气郁化火,上扰心神。

(2)治法:疏肝泻火,镇心安神。

(3)方药:龙胆泻肝汤加减。

胸闷胁胀,善太息者,加香附、郁金、佛手、绿萼梅以疏肝解郁。若头晕目眩,头痛欲裂,不寐躁怒,大便秘结者,可用当归龙荟丸。

2. 痰热扰心证

心烦不寐,胸闷脘痞,泛恶嗳气,伴口苦,头重,目眩。舌偏红,苔黄腻,脉滑数。

(1)证机概要:本证多因宿食停滞,积湿生痰,郁痰生热,扰动心神。

(2)治法:清化痰热,和中安神。

(3)方药:黄连温胆汤加减。

不寐伴胸闷嗳气,脘腹胀满,大便不爽,苔腻脉滑,加用半夏秫米汤和胃健脾,交通阴阳,和胃降气;若饮食停滞,胃中不和,嗳腐吞酸,脘腹胀痛,再加神曲、焦山楂、莱菔子以消导和中。

3. 心脾两虚证

不易入睡,多梦易醒,心悸健忘,神疲食少,伴头晕目眩,四肢倦怠,腹胀便溏,面色少华。

舌淡苔薄,脉细无力。

(1)证机概要:心主血,脾为生血之源,心脾亏虚,血不养心,心神失养,神不安舍。

(2)治法:补益心脾,养血安神。

(3)方药:归脾汤加减。

心血不足较甚者,加熟地、芍药、阿胶以养心血;不寐较重者,加五味子、夜交藤、合欢皮、柏子仁养心安神,或加生龙骨、生牡蛎、琥珀末以镇惊安神;兼见脘闷纳呆,苔腻,重用白术,加苍术、半夏、陈皮、茯苓、厚朴以健脾燥湿,理气化痰。若产后虚烦不寐,或老人夜寐早醒而无虚烦者,多属气血不足,亦可用本方。

4.心肾不交证

心烦不寐,入睡困难,心悸多梦,伴头晕耳鸣,腰膝酸软,潮热盗汗,五心烦热,咽干少津,男子遗精,女子月经不调。舌红少苔,脉细数。

(1)证机概要:肾水亏虚,不能上济于心,心火炽盛,不能下交于肾。

(2)治法:滋阴降火,交通心肾。

(3)方药:六味地黄丸合交泰丸加减。

心阴不足为主者,可用天王补心丹以滋阴养血,补心安神;心烦不寐,彻夜不眠者,加朱砂、磁石、龙骨、龙齿重镇安神。

5.心胆气虚证

虚烦不寐,触事易惊,终日惕惕,胆怯心悸,伴气短自汗,倦怠乏力。舌淡,脉弦细。

(1)证机概要:心虚见心神不安,胆虚则善惊,心神失养,神魂不安。

(2)治法:益气镇惊,安神定志。

(3)方药:安神定志丸合酸枣仁汤加减。

心肝血虚,惊悸汗出者,重用人参,加白芍、当归、黄芪以补养肝血;肝不疏土,胸闷善太息,纳呆腹胀者,加柴胡、陈皮、山药、白术以疏肝健脾;心悸甚,惊惕不安者,加生龙骨、生牡蛎、朱砂以重镇安神。

四、预防调护

不寐属心神病变,重视精神调摄和讲究睡眠卫生具有实际的预防意义。

(1)积极进行心理情志调整,克服过度紧张、兴奋、焦虑、抑郁、惊恐、愤怒等不良情绪,做到喜怒有节,保持精神舒畅,尽量以放松的、顺其自然的心态对待睡眠,反而能较好地入睡。

(2)患者要建立有规律的作息制度,适当地从事体力活动或体育锻炼,增强体质,持之以恒,促进身心健康。

(3)养成良好的睡眠习惯。晚餐要清淡,不宜过饱,更忌浓茶、咖啡及吸烟。睡前避免从事紧张和兴奋的活动,养成定时就寝的习惯。另外,要注意睡眠环境的安宁,床铺要舒适,卧室光线要柔和,并努力减少噪音,去除各种可能影响睡眠的外在因素。

五、预后转归

本病的预后一般较好,但因病情不一,结果亦各异。病情单纯,病程短者易治愈;病程长且虚实夹杂者,多难短期治愈,且与是否能够祛除病因密切相关。且病因不除或治疗失当,易使病情更加复杂,治疗难度加大。属心脾两虚证者,如饮食不当或过用滋腻之品,易致脾虚加重,化源不足,气血更虚,又食滞内停,往往导致虚实错杂。属阴虚火旺、痰热内扰证者,如病情加重则有成狂或癫之势。

六、结语

不寐多为情志所伤,饮食不节,劳逸失调,久病体虚等因素引起脏腑机能紊乱,气血失和,阴阳失调,阳不入阴而发病。病位主要在心,涉及肝、胆、脾、胃、肾,病性有虚有实,且虚多实少。实证多因肝郁化火,痰热内扰,引起心神不安所致,治当清肝泻火,清化痰热,和中导滞,佐以宁心安神,常用朱砂安神丸、龙胆泻肝汤、黄连温胆汤、保和丸等;虚证多由心脾两虚,阴虚火旺,心肾不交,心胆气虚,引起心神失宁所致,治当补益心脾,滋阴清热,交通心肾,益气镇惊,佐以养心安神,常用六味地黄丸合黄连阿胶汤、归脾汤、安神定志丸合酸枣仁汤等。

（段祥爱）

第五节　偏头痛

一、概述

偏头痛是一种周期性发作的神经-血管功能障碍引起的头痛,以反复发作的一侧或两侧搏动性头痛为主要表现,具有病程长、间歇性反复发作、缠绵难愈的特点。偏头痛的病因尚未完全明了,其发生与遗传、内分泌、代谢、饮食、精神等因素有关。偏头痛的发病机制大体上可概括为血管源学说和神经源学说两大类。本病属于中医学的"头风""头痛""偏头风"等范畴。

二、临床表现

(一)症状

一般情况与病史:具有明显的发作-缓解特点,详细地询问病史对于诊断偏头痛具有重要的意义。偏头痛女性多于男性,以青年和成年人较为常见,首次发病多在50岁以前,病程一般比较长。部分偏头痛患者有明显的家族遗传史。

头痛特点:头痛的程度、发作时间、持续时间、性质、部位、频率、严重程度、缓解和加重因素,是诊断偏头痛的重要依据。偏头痛发作前数小时到1～2 d,可出现前驱症状,包括疲倦、注意力难以集中、颈部僵硬、对光或声音敏感、恶心、视觉模糊、打呵欠及脸色苍白等。偏头痛1次发作时间可持续4～72 h,多为搏动性头痛或胀痛,可以一侧也可以双侧,多于活动或劳累时诱发或加重,休息后减轻或缓解。

先兆症状:是区别有先兆偏头痛与无先兆偏头痛的重要依据。典型先兆包括完全可逆的视觉症状,包括正向特征(如闪烁的光、点或线)及(或)负向特征(即视力丧失);完全可逆的感觉症状,包括正向特征(即针刺感)及(或)负向特征(即麻木感),以及完全可逆的失语性语言障碍等。先兆症状一般持续5～60 min。

伴随症状:伴随症状是诊断偏头痛的依据之一,主要有视觉症状(眼前闪光,亮点、线或失明);感觉症状(针刺感、麻木);言语障碍;恶心、呕吐、畏声、畏光等。

精神心境和睡眠状况:对于病程较长的患者,多伴有精神心境的改变和睡眠障碍,要详细询问患者的心境和睡眠状况,以提高诊断准确性,并指导治疗。

（二）体征

在偏头痛发作间期,体格检查无阳性体征,在发作过程中不同类型的偏头痛具有各自的体征。

对于有先兆的偏头痛,经常伴有眼肌麻痹、偏身麻木、偏瘫或失语等神经系统局灶体征,但这些症状通常在 5～20 min 内逐渐产生,持续不超过 60 min,且反复发作。如果体征持续超过 60 min,则应考虑是否为短暂性脑缺血发作、脑梗死或脑出血等脑血管疾病。如果症状持续且逐渐加重,要注意除外颅内肿瘤。

偏头痛的诊断需要除外其他疾患引起的头痛,因此建议对就诊的患者进行详细而全面的体格检查和神经系统查体。

三、理化检查

（一）影像学检查

除外颅内器质性疾患,对诊断提供依据。建议参照美国国家头痛基金会编写颁布的《影像学检查指南》。

若头痛患者有下述任何 1 项者,应做神经影像学检查:意识水平下降或认知功能受损;用力、性交、咳嗽、喷嚏等情况下疼痛加重;疼痛、病情进行性加重;颈项强直;局灶性神经体征;50 岁以上首次发生头痛的患者;最严重的头痛;头痛不具原发性头痛的特定形式。

若头痛患者同时满足下述中的 5 项者,可不做神经影像学检查:过去有类似头痛史;生命体征正常;意识和认知功能正常;无脑膜刺激征;无阳性神经体征;头痛自发缓解。

（二）经颅彩色多普勒（TCD）

可表现为血流速度的改变,多见于两侧或单侧大脑中动脉和/或大脑前动脉流速轻度增高,间歇期平均流速多小于 150 cm/s,两侧血流速度不对称,两侧相对应动脉的流速差大于 20 cm/s。还可能有血管杂音。建议对拟诊的偏头痛患者进行 TCD 检查。

四、辨证论治

偏头痛属于中医内伤头痛的范畴,是在脏腑功能失调、气血阴阳逆乱的基础上,内有痰浊、淤血内阻,外受风、寒、湿、热等六淫邪气引发,而产生的一种发作性疾病。要确定是发作期还是缓解期,然后进行脏腑辨证和分经辨证。发作期,多以实证或本虚标实为主,多见寒凝、湿热、肝阳上亢、肝风、淤血、痰浊等;缓解期多以本虚为主,多见气血不足及肝肾亏虚。痰浊和瘀血既是病理产物又是病因,与偏头痛的发作密切相关。大抵太阳头痛多在头后痛,下连于项;阳明头痛,多在前额及眉棱骨等处;少阳头痛多在头之两侧,并连及耳部;厥阴头痛,则在颠顶部位,或连于目系。发作期多以祛邪为主,重在温经散寒、平肝潜阳、息风化痰、活血清热等;缓解期多以补虚为主,重在益气养血、滋补肝肾。根据头痛的部位,加引经药:太阳川芎,阳明白芷,少阳柴胡,太阴苍术,少阴细辛,厥阴吴茱萸。

（一）寒凝肝脉证

1.证候

寒凝肝脉证多见于发作期,常因感受寒邪诱发,头痛较剧,呈掣痛,多位于颠顶,面色发青,呕吐清水痰涎,甚至四肢厥冷,或兼口唇青紫或紫暗,舌质淡暗或青紫,苔薄白,脉沉细弦。

2.治法

温经散寒,活血通络。

3.方药

吴茱萸汤加减:吴茱萸 3 g,生姜 6 g,川芎 9 g,白芷 9 g,藁本 9 g。

4.加减

呕吐清水痰涎,加半夏 9 g,茯苓 10 g 以温化痰饮;畏寒肢冷,加细辛 3 g,淫羊藿 15 g 以温经散寒止痛;口唇舌质紫暗明显,为寒凝血瘀明显,加红花 6 g,鸡血藤 15 g 以活血化瘀,通络止痛。

5.中成药

(1)复方羊角颗粒,口服,1 次 5 粒,每天 3 次。

(2)通天口服液,口服,1 次 10 mL,每天 3 次。

(二)肝阳上亢证

1.证候

肝阳上亢证多见于发作期,常因情志过激、劳累过度等诱发。头痛常于大怒或劳累后突然出现,一侧尤甚或两侧跳痛或胀痛;伴头晕或目眩,常波及巅顶,颜面潮红,眼目抽痛,心烦易怒,夜眠不宁;或兼胁痛,口干口苦,尿赤,便秘;舌红或绛,苔薄黄,脉弦或弦数。

2.治法

平肝潜阳,息风止痛。

3.方药

天麻钩藤饮加减:天麻 10 g,钩藤(后下)15 g,石决明(先煎)30 g,牛膝 15 g,桑寄生 15 g,黄芩 10 g,栀子 10 g,夜交藤 15 g,川芎 9 g,茺蔚子 15 g。

4.加减

头晕目眩,失眠多梦,加蒺藜 15 g,代赭石(先煎)15 g,龙骨(先煎)15 g,牡蛎(先煎)15 g 以镇肝潜阳;口干口苦,便秘溲赤,舌质红为肝火内盛,加夏枯草 15 g,龙胆草 9 g 以清肝泻火。

5.中成药

(1)天麻钩藤颗粒,口服,1 次 10 g,每天 3 次。

(2)全天麻胶囊,口服,1 次 2~6 粒(1 粒 0.5 g),每天 3 次。

(三)风痰上扰证

1.证候

风痰上扰证多见于发作期,常因情志不遂、劳逸过度或饮食不节等诱发。头痛突然出现,起止无常,头部昏痛或胀痛,头重如裹,胸脘满闷,恶心,呕吐痰涎,口淡食少;或口中黏腻,口苦,大便不爽;舌胖大,苔白腻或黄腻,脉弦滑或弦滑数。

2.治法

息风化痰,通络止痛。

3.方药

半夏白术天麻汤加减:法半夏 9 g,天麻 10 g,白术 15 g,橘红 6 g,茯苓 10 g,蒺藜 15 g,川芎 9 g,蔓荆子 9 g,甘草 6 g。

4.加减

头痛剧烈,加全蝎 6 g,僵蚕 6 g 以加强息风化痰之功;胸脘痞闷,加厚朴 9 g,枳实 9 g 以宽胸理气;痰湿郁久化热,出现口干、便秘,加黄芩 10 g,栀子 10 g,滑石 10 g 以清热利湿;伴有舌质紫暗,口唇发紫等气血瘀滞之象,加丹参 20 g,地龙 15 g 以活血化瘀。

5.中成药

半夏天麻丸,口服,1 次 6 g,每天 2～3 次。

(四)淤血阻络证

1.证候

发作期和缓解期均可见到。多为病程日久患者,头痛反复,痛如锥刺,或左或右,固定不移,经久不愈,面色晦滞,妇女行经色暗或夹血块,唇舌紫暗或见瘀斑,舌紫暗,有瘀点或瘀斑,脉细涩。

2.治法

活血化瘀,通络止痛。

3.方药

通窍活血汤加减。

川芎 9 g,赤芍 12 g,桃仁 9 g,红花 9 g,丹参 20 g,白花 10 g,醋柴胡 9 g,醋延胡索 15 g,郁金 15 g,石菖蒲 15 g。

4.加减

因情志不遂诱发,伴有胸胁胀痛,加香附 15 g,枳壳 9 g 以疏肝理气;久病气血不足,加黄芪 15 g,党参 15 g,当归 12 g,阿胶(烊化)10 g 以益气养血;疼痛甚者,加虫类搜风通络之品,如全蝎 3 g,蜈蚣 3 g,土鳖虫 6 g 以加强活血通络止痛之功;因受寒而诱发或加重,畏寒,舌苔薄白,舌质淡,加细辛 3 g,桂枝 9 g 以温经散寒通络。

5.中成药

(1)大川芎口服液,口服,1 次 10 mL,每天 3 次。

(2)天舒胶囊,口服,1 次 4 粒,每天 3 次。

(3)血府逐瘀胶囊,口服,1 次 6 粒,每天 2 次。

(五)气血不足证

1.证候

气血不足证多见于缓解期,患者多为脑力劳动,饮食作息无常。头痛隐隐,反复发作,遇劳加重,心悸,食少纳呆,夜眠易醒或多梦,神疲乏力,或自汗气短,面色苍白。舌质淡,苔薄白,脉沉细而弱。

2.治法

益气养血,息风止痛。

3.方药

加味四物汤加减:生地黄 12 g,当归 6 g,白芍 15 g,川芎 9 g,蔓荆子 6 g,党参 15 g,黄芪 30 g,阿胶(烊化)10 g,炒酸枣仁 15 g,炙甘草 10 g。

4.加减

如血不养心,心悸不寐,加柏子仁 12 g,合欢皮 15 g 以养血安神;如因肝血不足,肝肾不足,血虚阴虚并见,出现耳鸣、虚烦、少寐、头晕明显,加制何首乌 30 g,枸杞子 15 g,黄精 12 g 以滋阴养血;手足不温,便溏畏寒者,加肉桂 3 g,淫羊藿 15 g 以温阳止痛。

5.中成药

(1)脑络通胶囊,口服,1 次 1～2 粒(1 粒 0.5 g),每天 3 次。

（2）养血清脑颗粒,口服,1 次 1 袋(3 g),每天 3 次。

（3）天麻头痛片,口服,1 次 4~6 片,每天 3 次。

(六)肝肾亏虚证

1.证候

肝肾亏虚证多见于缓解期,头痛隐隐且空,每兼眩晕,时轻时重,腰膝酸软,遗精带下,视物模糊,耳鸣少寐,五心烦热,口干。舌红少苔,脉弦细或细数。

2.治法

滋肝养肾,益髓止痛。

3.方药

大补元煎加味:熟地黄 15 g,山茱萸 12 g,枸杞子 12 g,杜仲 12 g,党参 15 g,山药 15 g,当归 9 g,川芎 9 g,制何首乌 30 g。

4.加减

头痛畏寒面白,四肢不温,舌淡,脉沉细而缓者,加淫羊藿 15 g,巴戟天 12 g 以温阳;遗精,带下,尿频,加芡实 12 g,桑螵蛸 15 g,益智仁 9 g 以温肾涩精止遗;五心烦热,口干,加知母 10 g,天花粉 15 g 以滋阴清热;头晕目眩,加天麻 10 g 以育阴息风。

5.中成药

（1）健脑安神片,口服,1 次 5 片,每天 2 次。

（2）天麻首乌片,口服,1 次 6 片,每天 3 次。

（3）天麻头风灵胶囊,口服,1 次 4 粒(1 粒 0.2 g),每天 2 次。

五、其他治法

(一)针刺

1.体针

风池、太阳、百会、列缺、合谷、内关、外关、太冲、太溪、足三里、关元、中脘。头部腧穴要平刺,少数腧穴如风池、太阳可直刺,但风池穴要严格掌握针刺的方向和深度,以免伤及延髓。急性发作期每天针刺 1~2 次,缓解期可以每天或隔日针刺 1 次。

2.耳针

取穴额、颞、枕、皮质下、肝阳、神门,每次取穴 2~3 个,毫针强刺激,留针时间视头痛缓解情况而定,也可用王不留籽行贴压。

3.皮肤针

重叩印堂、太阳、阿是穴,1 次 5~10 min,直至出血。可用于偏头痛属肝阳上亢者。

4.电针

取合谷、风池、太阳、阿是穴等,用连续波中度刺激。适用于偏头痛属气滞血瘀证者。

(二)推拿

推拿主要用于偏头痛发作期。

取穴部位:可以进行循经取穴,包括邻近取穴和远端取穴两种。邻近取穴即取头面部经穴,可取印堂、太阳、百会、风池、睛明、头维穴等。远端取穴是指取四肢经穴,可取合谷、曲池、足三里、行间等。建议临近取穴与远端取穴结合应用。

推拿手法:常用手法有一指禅推法、拿法、按法、揉法、扫散法、分法、擦法等。临床多用两种或两种以上的复合手法进行治疗。

辨证加减:寒凝肝脉者,按揉首会、足三里和涌泉穴,肝阳上亢者,推桥弓,自上而下,每侧各20次,两侧交替进行;按揉两侧太冲、行间,以酸胀为度,再擦两侧涌泉,以透热为度。风痰上扰者,用一指禅推法和摩法在腹部治疗,重点在中脘和天枢,时间3 min;按、揉脾俞、胃俞、足三里、丰隆,时间为3 min。淤血阻络者,在痛部反复施以揉按和一指禅推法约5 min,然后在额部及两侧太阳穴部抹适量冬青膏施以擦法,以热透为度;按揉膈俞、血海、三阴交,时间为5 min。

(段祥爱)

第六节　紧张性头痛

紧张性头痛是指双侧枕颈部或全头的紧缩或压迫性疼痛,紧张性头痛是临床最常见的头痛类型,属中医的头痛范畴。

一、病因病机

本类头痛的形成主要是肝气不舒,气血亏虚或肾精亏虚。脑位于人体最上部,为髓之海,精明之府,其功能的正常发挥,有赖于气血的充养和肾精的充盛,如果气血不足或精髓空虚,都可能影响脑功能的发挥,出现头痛。另外,肝主疏泄,气血的正常运行,有赖于肝气的调畅,如果肝气不舒,气机不畅,或肝气升发太过,即可影响气血的运行,影响头脑的功能而出现头痛。

二、临床表现

紧张性头痛以中青年多见,女性多见,小儿和老人少见。头痛的部位多见为枕后部、颈项部、颞部或头顶部,一侧或两侧,有时还伴有肩部痛。头痛的程度多为轻、中度,或时轻时重,多可以忍受。头痛的性质为压迫感、沉重感、紧缩感。患者常形容"头上好像压了一块石头"或"好像绷了一条带子"。疼痛可呈发作性或持续性,病程短则数天至数周,长则数月至数年。一般从起床就开始头痛,以后逐渐加重,下午比上午重,晚上减轻或消失。每天如此,周而复始,故又称慢性每日头痛。当睡眠不足、生气、着急、心情不愉快及工作劳累时,头痛加重,并可伴有头晕、乏力、失眠、畏光、烦躁、恶心、呕吐等症状。

三、诊断及鉴别诊断

(一)诊断

(1)多为两侧头痛,以两颞部、后枕部、头顶部、全头或颈项部为著。

(2)头痛程度为轻度或中度,不影响日常生活。

(3)病程为常年累月的持续性,很多患者的症状可追溯十几年,可整天头痛,但一天之内可逐渐增加或逐渐减轻。

(4)50%的患者可因头部摇动和服用组胺类药物头痛加重。

(二)鉴别诊断

(1)偏头痛:头痛局限于一侧或从一侧开始,伴有胃肠道症状,如恶心、呕吐,视觉症状,如畏光、视觉缺损、眼前闪光等。一般持续数小时,个别可持续数天,一般表现为阵发性头痛。

(2)丛集性头痛:主要发生于男性,发作呈阵发性、爆炸性、一侧性眶周疼痛。定时发作,多在夜间。常伴有一侧鼻充血,软组织肿胀,前额汗多,流泪、流涕、鼻塞,鼻孔缩小,眼睑下垂或眼睑水肿,血压升高,心率减慢,心律不齐等。

四、辨证论治

(一)气血亏虚

证候:头痛隐隐,遇劳加重,时发时止,头昏目眩,神疲乏力,心悸多梦,纳呆,食少,面色苍白。舌质淡,苔薄白,脉细弱无力。

治法:补气养血。

方剂:补中益气汤加减。

组成:黄芪、党参、鸡血藤各 12 g,当归、川芎、丹参各 10 g。血虚明显者加阿胶、制首乌;兼有肝郁者合逍遥散。

(二)肾精亏虚

证候:头痛且空,眩晕耳鸣,腰膝酸软,神疲乏力。舌质淡,苔白,脉沉而无力。

治法:补益肾精。

方剂:六味地黄丸加减。

组成:熟地黄、黄精各 12 g,山药、白芍各 15 g,山茱萸、枸杞子、当归各 10 g。眩晕耳鸣严重者加补骨脂、石菖蒲、天麻;头痛重者加川芎、白芷。

(三)肝郁气滞

证候:头痛较重,以两侧重痛为主,与情绪波动有关,常见有头晕,胁肋胀痛,胸闷善叹息,口苦纳呆。舌质淡白或夹黄苔,脉弦。

治法:疏肝理气。

方剂:柴胡疏肝散加减。

组成:白芍 15 g,柴胡、香附、积壳、当归各 10 g,川芎、延胡索各 12 g,若兼有口干口苦、苔黄者加牡丹皮、栀子;若兼有阴血不足者加阿胶、制何首乌;兼有肝阳上亢者加钩藤、白蒺藜。

五、中成药

(1)延胡止痛胶囊:3 次/天,2 粒/次,适用各种类型的头痛。

(2)柴胡疏肝丸:3 次/天,6～9 克/次,适用肝郁气滞证。症状重者可服舒肝冲剂,2 次/天,6～9 克/次。

(3)正天丸:2～3 次/天,6 克/次,15 d 为 1 疗程,适用各种类型的头痛。

(4)复方羊角胶囊:2～3 次/天,5 粒/次,适用各种类型的头痛。

(5)八珍丸:2 次/天,9 克/次,适用于气血两虚证;症状重者可服人参养荣丸,2 次/天,9 克/次。

六、中药外治

(1)半夏外敷方:半夏 200 g,三七 100 g,米醋适量。将半夏、三七共研细末,混匀后与米醋调成膏状,外敷于风池、百会、太阳、阿是穴,并用胶布固定,每日换药 1 次。

(2)蓖麻仁、乳香各 10 g,食盐 1.5 g,三药混合,共捣成膏,敷太阳穴上,盖上纱布,胶布固定,每天换药 1 次。

（3）茜草行血方：鲜茜草 300 g，葱白 100 g。将鲜茜草、葱白分别捣烂，混匀成膏状，敷于风池、百会、太阳、阿是穴，并用胶布固定。每日换药 1 次。

（4）白芷 30 g，冰片 1.5 g，共研细末，取少许吹入鼻内，2～3 次/天。

（5）取防风、川芎、白芷、菊花各 150 g，晚蚕沙 100 g，共加工成粗末，放入布囊内作药枕。

（6）川楝子适量，加白酒少许，炒之并捣烂放入布袋内包裹，趁热熨痛处，1～2 次/天。

七、拔罐疗法

（1）坐罐法：取腰背部脊柱两侧膀胱经穴位。患者俯卧位。医者将拔罐部位消毒后，用闪火法把形成负压的罐体吸拔在脊柱两侧膀胱经穴位处，从上到下排列成两排，强度以单手上提罐体能带动肌肉且患者能忍受为度，留罐时间 10～15 min。起罐后慢慢活动腰部 2～3 min。每日 1 次，10 次为 1 疗程。

（2）针罐法：取太阳穴。患者俯卧位。医者将拔罐部位消毒后，用长度合适之毫针刺入穴位，在应用手法得气后，再在针处拔火罐，留罐 10～15 min。一般选用透明玻璃罐，以便于随时观察罐内的情况，起罐起针后，宜用消毒棉球擦净局部皮肤。隔日 1 次，10 次为 1 疗程。

八、按摩疗法

（1）头痛穴位按摩法：取穴太阳、风池、百会、率谷、囟会、合谷、阿是穴。患者取仰卧位，医者首先用掌揉法轻揉患者额头部 5 min，以使患者精神放松，其次用点揉法按摩百会、率谷、囟会、阿是穴各 2～3 min，并重复以上过程 2 次；患者再取俯卧位，医者用点按及点揉法按摩风池穴 5～6 min，最后同样用点按及点揉法按摩合谷穴 1～2 min。要求双手同时进行按摩，强度以被按摩穴位局部酸胀感，患者能忍受并感觉舒服为度，每日可进行 1～2 次。

（2）头部叩击法：患者取坐位或卧位。医者用双手手指尖和指腹交替叩击患者头部各处，叩击的力度以患者感觉舒适为度。每次 20～30 min，每日 3 次。

九、导引疗法

患者平卧在床上，双上肢靠近身体放平，双下肢伸直，全身放松，双眼微闭。呼气时默念松，同时全身肌肉尽量放松；吸气时，默念静，同时全身保持清静不动的状态。也可以把意念放在头部，随呼吸做轻松动作，每天做 30 min。

十、饮食疗法

（1）黄芪当归乳鸽汤：黄芪 30 g，当归 12 g，乳鸽 2 只，食盐少许，黄酒适量。酒水各半，将黄芪、当归布包后与乳鸽同炖至鸽肉烂，空腹食，每日 1 次。

（2）天麻鳖甲汤：天麻 18 g，甲鱼 400 g，精盐、味精各适量。将甲鱼宰杀，去内脏，洗净，与天麻一同放入锅内，先用武火煮开，再用文火炖至甲鱼肉熟烂，加入精盐、味精后，再煮 3 min 左右出锅。空腹食肉，喝汤，每 3 天 1 次。

十一、预防与调摄

加强体育锻炼，注意劳逸结合，提高环境适应能力，适当增加营养，勿吸烟，勿饮酒，环境要安静，寒温适度，谨防受凉感冒。

（郝雨莹）

第七节 丛集性头痛

丛集性头痛是一种具有反复密集发作的剧烈头痛和神经血管功能障碍在一侧眶周部的疾病,中医称偏头风、面痛、雷头风,常在一天内固定时间发作,持续数周,故称丛集性头痛,多发于青壮年男性,以往流行病学调查中,将本病列为偏头痛的一个亚型,近来已确认为是一个独立的疾病实体,即实体性的周围性头痛,患病率为 69/10 万,男性的患者数 4~8 倍于女性。

一、病因病机

本病的病因病机多为风火上扰、阳虚寒凝所致。因头其位在上,为清阳之窍,精明之府,而风为阳邪,其性犯上,故风邪为病多出现头部症状,如头痛、头晕、头木等。火为阳邪,其性炎上,其火邪伤人,也多出现头脑清窍的不利。清阳出上窍,如果人体真阳亏虚,卫阳不故,寒邪多挟风邪伤及头脑,形成阳虚风寒为病,而寒为阴邪,其性凝滞,脉络受寒则拘急而疼痛。

二、临床表现

任何年龄均可发病,但在 20~50 岁发病多见,嗜酒和长期吸烟者患病率较高,多表现为阵发性、爆裂性、一侧眶周疼痛。主要的临床特征有以下几点。

(1)发作集中,呈群集性发作,发作期每日一至数次,每次发作持续 30~180 min,中间可有数月至数年的无症状间歇期。

(2)头痛常在夜间入睡后突然发作,病者因剧烈疼痛而惊醒,短时内疼痛即可达高峰,次日症状又重复出现。

(3)头痛的部位常位于一侧或两侧眼眶上缘或眼球后部,向额颞、面颊部扩散。

(4)头痛的性质如针刺、刀割、挤压样或烧灼样,剧烈难忍,因而患者可头撞墙或想自杀。

(5)头痛发作时常伴随有病侧球结膜充血、流泪、流涕、面部出汗异常、眼睑水肿或 Horner 征,偶有恶心头痛。

丛集性头痛可表现为发作性和慢性持续性两种类型,前者至少有两个发作周期,后者呈持续性头痛,1 年内无缓解期或缓解期少于 14 d。

三、诊断要点

(1)丛集性头痛多发生于 20~50 岁男性。

(2)发作时常呈阵发性、一侧眶周疼痛,可向额、颞、面颊部扩散,疼痛性质呈针刺、刀割样剧痛。定时发作,多在夜间或饮酒后。

(3)伴随有病侧球结膜充血、鼻充血,流泪、流涕、鼻塞、面部出汗异常、瞳孔缩小、眼睑水肿或 Horner 征。

(4)疼痛发作时,常有血压升高,心率减慢,心律失常,搏动明显增强。

(5)少数患者发作时伴有闪光幻觉、闪光暗点、面部麻木、眩晕等症状。

四、辨证论治

(一)风火上扰

证候:突起一侧眼眶部爆炸性疼痛,疼痛剧烈,伴有灼烧感,口干口苦,面红目赤,目胀耳鸣,急躁易怒,易被饮酒所诱惑,伴有流泪。舌质红,脉弦数。

治法:息风泻火。

方剂:;羚角钩藤汤加减。

组成:羚羊角 0.6 g,钩藤(后下)、栀子、黄芩 12 g,生地黄、龙胆草各 10 g。大便干者加生地黄,伴头晕加天麻,头昏者加干荷叶。

(二)阳虚寒凝

证候:头痛反复发作,疼痛剧烈,遇寒加重,遇热减轻,头部恶风怕冷,喜裹头;四肢发冷,小便清长。舌质淡,苔薄白,脉沉迟。

治法:温阳散寒祛风。

方剂:麻黄附子细辛汤加减。

组成:炙麻黄、细辛各 3 g,制附子 5 g,川芎 12 g,白芷 10 g。如伴有便溏者加白术、补骨脂、五味子;如恶风怕冷则加白芍、桂枝;如肾阳虚明显加鹿茸、淫羊藿。

(三)阴虚肝旺

证候:偏侧头痛,眩晕,性情暴躁,面红,口苦,睡眠不宁。舌质红,苔薄黄,脉弦。

治法:滋阴平肝。

方剂:牡蛎石决汤加减。

组成:牡蛎、石决明各 30 g,钩藤、白芍、女贞子、墨旱莲各 15 g。

五、中成药

(1)正天丸:组成有川芎、当归、桃仁、红花、鸡血藤、白芷、钩藤、防风、羌活、细辛、附子,2～3 次/天,每次 6 g,15 d 为 1 疗程,适用于各种类型的头痛。

(2)芎菊上清丸:2 次/天,6 克/次,用于风火上扰轻症者;防风通圣丸:2～3 次/天,每次 6 g,用于风火上扰重症者。

(3)延胡止痛胶囊:3 次/天,2 粒/次;或偏痛冲剂,3 次/天,20 克/次;或桑麻丸,6～9 g/d,开水送服。

(4)川芎茶调丸:2 次/天,6 克/次,用于阳虚寒凝证轻症者;五积丸:2 次/天,6 克/次,用于阳虚寒凝证重症者。

(5)愈风宁心片:3 次/天,5 片/次,用于阴虚肝旺证轻症者;复方羊角冲剂:2～3 次/天,8 克/次,用于阴虚肝旺证重症者。

六、中药外治

(1)全蝎地龙饼:全蝎 21 个,地龙 6 条、蝼蛄 3 个,五倍子 15 g,生南星、川乌、草乌各 2 g,生半夏、白附子各 30 g,木香 9 g。上药共研为末,取药末适量,加 1/2 面粉,与酒调成饼状,将药饼贴于太阳、合谷穴。外用胶布固定。每日换药 1 次。适用于阳虚寒凝头痛。

(2)大黄、芒硝各 30 g,共研细末,用凉水和药捏成饼状,贴太阳穴处,外用胶布固定,适用于风火上扰头痛。

(3)川芎 5 g,白附子 3 g,研细末,加葱白 15 g,混合成糊状,取黄豆大 1 粒,摊在圆形纸上贴在患侧太阳穴处,约 1 h 取下。

(4)鹅不食草 30 g,白芷 15 g,冰片 1.5 g,共研末,头痛发作时用棉球蘸药粉少许塞鼻孔。

(5)白芷、半夏、南星各 6 g,共研细末,酌加鲜姜、葱白捣成泥状,取枣大小外敷太阳穴,半日更换。

(6)白芷、川芎各 15 g,生石膏 30 g,共研细末,每次以少许放置于肚脐内,伤湿止痛膏盖敷,1 次/天。

(7)吴茱萸 15 g,生姜 30 g,将吴茱萸研末,生姜捣烂共炒热,喷白酒一口在药上,包敷足心涌泉穴,1 次/天。

七、按摩疗法

(1)头部推运按揉法:患者坐位,医者自前额发际处从各个方向沿头皮向后枕部推运20～30 min,然后用手指以按揉法在头部各处按摩 10 min。每日 1～2 次。

(2)双手拇指抵住太阳穴,用力揉按,以局部酸胀为宜,约 1 min。再微屈手指,用 4 个手指由患侧头维穴起,至风池穴止,用力划头侧,以局部有热感为宜,约 2 min,再用拇指或示、中指扣压患者小根穴(位于小指沿甲根后缘皮肤 0.1 cm 处,即甲根基部),扣压时有明显的痛感,刺激强度以患者能耐受为宜,一般每次扣压 3～5 min,疼痛即可缓解。

(3)用一指禅法推印堂经神庭,印堂经丝竹空到太阳,印堂经四白至瞳子髎到太阳,太阳经悬厘到风池,抹前额,按太阳,循耳后抹至风池,再拿风池,按风府,推膏肓俞,拿肩井,搓两胁,虚证多抹少推,实证多推少抹。

八、预防与调摄

生活中家务劳动应避免劳累过度、寒冷、湿热侵袭,勿坐卧湿地,身劳汗出后应及时擦干身体,更换衣服,要保持正确的坐姿及睡姿,节制房事,可预防肾虚头痛。

(郝雨莹)

第八节　短暂性脑缺血发作

短暂性脑缺血发作(ransiem ischemic attack,TIA)是指历时短暂并经常反复发作的脑局部供血障碍,导致供血区局限性神经功能缺失症状。每次发作持续数分钟至 1 h,不超过 24 h 即完全恢复,但常有反复发作。相当于中医所论的"眩晕"。眩晕是因清窍失养,临床上以头晕、眼花为主症的一类病证称为眩晕。眩即眼花,晕是头晕,两者常同时并见,故统称为"眩晕"。其轻者闭目可止,重者如坐车船,旋转不定,不能站立,或伴有恶心、呕吐、汗出、面色苍白等症状,严重者可突然仆倒,又称"中风先兆""风信儿"等。40 岁以上,经常头痛、头晕、目眩、肢体麻木、肌肉颤动,或出现一过性失语、健忘,甚或出现口舌歪斜等,均为中风先兆表现。

一、病因病机

本病病位在清窍,且与肝、脾、肾三脏关系密切。

多由于年老体衰,肾精不足,肝肾阴虚,水不涵木,虚风内动;或因平常精神紧张,操劳过度,耗伤肝肾之阴,以致阴虚阳亢;或因情志所伤,五志气火交并于上,肝胆内风鼓动盘旋,以致阳亢于上,浮阳不潜而致上盛下虚,阴不制阳,肝之阴气升而无制,亢而化风。因为风气通于肝,肝为风木之脏,藏血主筋,内寄相火,体阴而用阳,其性刚主动主升,全赖肾水以涵之,血液以濡之,肺清肃及胃气和降以平之,中官敦阜之土气以培之,勿能抑制其刚劲之质而为柔和之体,而逐其条达畅茂之性。病则阳升风动,动痰、化火、乱气、扰血,血燥生热,横窜经络,脑脉痹阻,筋失所养。或劳倦过度,耗气伤气;或饮食不节,过食肥甘,损伤中气。气为血帅,气虚则血行不畅,脑络瘀阻而致眩晕。

二、诊断要点

诊断要点:短暂的、可逆的、局部的脑血液循环障碍,可反复发作,少者 1~2 次,多至数十次,多与动脉粥样硬化有关,也可以是脑梗塞的前驱症状;可表现为颈内动脉系统和/或椎-基底动脉系统的症状;每次发作持续时间通常在数分钟至 1 h 左右,症状和体征应该在24 h内完全消失。

(一)颈内动脉系统 TIA 的表现

1.常见症状

对侧单肢无力或轻偏瘫,可伴有对侧面部轻瘫,系大脑中动脉供血区或大脑中动脉与大脑前动脉皮层支的分水岭区缺血的表现。

2.特征性症状

①眼动脉交叉瘫(病变侧单眼一过性黑蒙或失明、对侧偏瘫及感觉障碍)和 Horner 征交叉瘫(病变侧 Horner 征、对侧偏瘫);②主侧半球受累可出现失语症。

3.可能出现的症状

①对侧单肢或半身感觉异常,如偏身麻木或感觉减退,为大脑中动脉供血区缺血的表现;②对侧同向性偏盲,较少见,为大脑中动脉与大脑后动脉皮层支或大脑前动脉、中动脉、后动脉皮层支分水岭区缺血而使顶、枕、颞交界区受累所致。

(二)椎-基底动脉系统 TIA 的表现

1.常见症状

眩晕、平衡失调,大多数不伴有耳鸣,为脑干前庭系缺血表现;少数可伴耳鸣,系内听动脉缺血致内耳受累。

2.特征性症状

①跌倒发作:表现患者转头或仰头时,下肢突然失去张力而跌倒,无意识丧失,常可很快自行站起,系下部脑干网状结构缺血所致。②短暂性全面性遗忘:发作时出现短时间记忆丧失,患者对此有自知力,持续数分钟至数十分钟;发作时对时间、地点定向障碍,但谈话、书写和计算能力保持,是大脑后动脉颞支缺血累及边缘系统的颞叶海马、海马旁回和穹隆所致。③双眼视力障碍发作:因双侧大脑后动脉距状支缺血而致枕叶视皮层受累,引起暂时性皮质盲。

3.可能出现的症状

①吞咽障碍、构音不清:是脑干缺血所致球麻痹或假性球麻痹的表现;②共济失调:因椎动脉及基底动脉小脑分支缺血导致小脑功能障碍;③意识障碍伴或不伴瞳孔缩小:是高位脑干网状结构缺血累及网状激活系统及交感神经下行纤维(由下丘脑交感神经区到睫状脊髓体中枢的联系纤维)所致;④一侧或双侧面、口周麻木或交叉性感觉障碍:是三叉神经脊束核及同侧脊髓丘脑束缺血的表现;⑤眼外肌麻痹和复视为中脑或脑桥缺血的表现;⑥交叉性瘫痪:是一侧脑干缺血的典型表现,可因脑干缺血的部位不同而出现不同的综合征,表现为一侧动眼神经、

外展神经及/面神经麻痹,对侧肢体瘫痪。

三、辅助检查

(一)CT 或 MRI 扫描

CT 或 MRI 扫描有时可发现基底区、顶区、颞区、枕区或脑干小软化灶或脑萎缩,或颅内动脉瘤。

(二)脑血管造影

脑血管造影可发现脑动脉畸形或狭窄或梗死。

(三)多普勒超声检查

多普勒超声检查对颅外段脑动脉是否有硬化斑块、狭窄、闭塞及血流状况有重要的参考价值。

(四)颈椎 X 线检查

颈椎 X 线检查可证实有无颈椎病或畸形。

(五)脑干诱发电位测定

脑干诱发电位测定对 TIA 的脑干缺血很敏感。

四、鉴别诊断

(一)梅尼埃病

梅尼埃病与椎-基底动脉系 TIA 相似,但发作时间可长达数日,不伴有其他脑干症状及体征,常伴有耳鸣,多次发作后听力减退。

(二)偏头痛

偏头痛发作先兆期常伴有神经功能短暂消失,与 TIA 不易鉴别。但偏头痛病程长,常有家族史,以头痛为主,伴恶心和呕吐,止痛药物有效。

(三)前庭疾患

椎-基底动脉系统的缺血发作表现为眩晕,易与前庭疾患的眩晕相混淆。耳鸣常为先兆,随之听力减退。伴恶心呕吐,面色苍白,出冷汗或有血压下降,眼震多呈水平方向,或旋转混合性眼震,多向健侧;前庭功能试验阳性,而无肢体运动感觉障碍。本病在眩晕的同时,伴有一侧肢体感觉异常、运动障碍,和对侧颅神经麻痹等脑干症状。

五、辨证论治

(一)辨证纲目

首先察舌脉,定虚实。本病的病情变化多端,然亦不外虚实二候,以舌脉为最好的观测指标。一般而言,舌淡、脉弱者主气血虚弱,脑髓失养;舌红,苔白厚而腻、脉滑者,为痰浊阻滞脑窍;舌质紫暗,少苔,脉弦涩者,则为瘀血阻滞脑络;舌红,苔黄干,脉象弦大者,多为肝火亢盛,风火内扰之象。

若能掌握舌脉特点,参合其他病征所见,方可诊而不误。其次辨标本,取缓急:本病一般有急、缓之分。急者标实是也,多属风、火、痰、瘀内扰窍络为主,法当急救为先;缓者,本虚是也,多为脏腑亏损,气血虚弱是也,治宜缓图其本。辨识得当,治之始准,否则差之毫厘,谬之千里,治之不及也。

1.肝肾阴虚,浮阳上越

头痛头昏,肢麻腿软,头重脚轻,多梦健忘,夜寐不安,咽干盗汗,心中烦热,急躁易怒。舌红少苔,脉弦或数。

2.痰浊中阻,上扰清宫

头晕目眩,动则尤甚,胸膈痞闷,恶心呕吐,手指臂麻,言语謇涩,摇晃不稳,大便秘结。苔腻或水滑,脉弦数而滑。

3.气虚血瘀,脑络痹阻

头晕目眩,面色黄白,少气懒言,身倦乏力,一过性偏身麻木,手指麻木,或言语謇涩。舌质暗淡,脉细涩无力。

(二)审因论治

急则治其标,缓则图其本。

本病发作期标象危急,首应选择豁痰、开窍、通络、息风、化瘀、潜阳之品,以急救其标;病情稳定,标急已去,本虚可见,当缓图其本,以根治之。

1.肝肾阴虚,浮阳上越

治法:滋补肝肾,平肝潜阳。

方剂:一贯煎加减。

组成:川楝子 10 g,当归 10 g,枸杞子 10 g,沙参 15 g,生龙牡 15 g,生杭芍 15 g,生龟板 10 g(先煎)。

方中当归、枸杞子、沙参滋阴养血、补益肝肾,川楝子疏泻肝气郁滞,龟板滋阴潜阳益胃,白芍平肝柔肝,龙骨、牡蛎镇肝息风。若心肾不交、失眠、多梦、健忘者,可加夜交藤、阿胶、柏子仁等交通心肾,养心安神;若子盗母气,肺肾阴虚,加麦冬、玉竹等滋养肺肾;若便秘者,可加大黄、芒硝或当归龙会丸以通腑泄热;若见阴虚较甚,舌质红,少苔,脉弦细数较为明显,可加生地、麦冬、玄参、白芍等滋补肝肾之阴。

2.痰浊中阻,上扰清宫

治法:燥湿祛痰,健脾和胃。

方剂:半夏白术天麻汤加减。

组成:半夏 10 g,白术 15 g,天麻 10 g,陈皮 15 g,茯苓 20 g,生姜 3 片,大枣 2 枚,甘草 20 g。

方中陈皮理气健脾,半夏降逆止呕,合用则燥湿化痰;茯苓利水渗湿,白术燥湿健脾;天麻息风止眩;甘草、生姜、大枣健脾和胃。全方共用,可燥湿祛痰,健脾和胃。若呕吐频繁,加代赭石、竹茹和胃降逆止呕;脘闷、纳呆、腹胀者,加白蔻仁、砂仁等理气化湿健脾;肢体沉重,苔腻者,加藿香、佩兰、石菖蒲等醒脾化湿;耳鸣、重听者,加葱白、郁金、石菖蒲等通阳开窍。

3.气虚血瘀,脑络痹阻

补气活血、祛痰通络。方用补阳还五汤加味。黄芪120 g,桃仁10 g,红花15 g,川芎10 g,归尾15 g,赤芍15 g,地龙15 g。

方中重用黄芪补气,桃仁、红花、川芎、归尾、地龙等养血活血化瘀,方中黄芪用量从30～60 g开始宜逐渐加量。气虚明显者加党参或人参;口角流涎,言语不利者加石菖蒲、远志以化痰宣窍;心悸、喘息、失眠者为心气不足,加炙甘草、桂枝、酸枣仁、龙眼肉以温经通阳、养心安神;小便频数或失禁者,为气虚不摄,加桑螵蛸、金樱子、益智仁以温肾固摄;肢软无力,麻木者可加桑寄生、杜仲、牛膝、鸡血藤以补肝肾,强筋骨。

六、中成药

(一)天麻丸

适应证:适用于肝肾阴虚,浮阳上越。服法:口服,每次 1 丸,每日 3 次。

(二)清开灵注射液

适应证:清热解毒,化痰通络,醒神开窍。用于热病神昏,中风偏瘫,神志不清,亦可用于急慢性肝炎、乙型肝炎、上呼吸道感染、肺炎、高热以及脑血栓形成、脑出血见上述证候者。用法:肌肉注射,每日 2～4 mL,重症患者静脉滴注,每日 20～40 mL,以 10％葡萄糖注射液 200 mL 或生理盐水注射液 100 mL 稀释后使用。

(三)络达嗪注射液

适应证:用于治疗缺血性脑血管病,如脑供血不足,脑血栓形成,脑栓塞及其他缺血性血管疾病如冠状动脉粥样硬化性心脏病、脉管炎等。用法:静脉滴注。一次 100 mL,缓慢滴注,每日 1 次,或遵医嘱。

(四)血塞通注射液

适应证:活血祛瘀,通脉活络。用于中风偏瘫、瘀血阻络证;动脉粥样硬化性血栓性脑梗塞见瘀血阻络证者。用法:200～400 mg,用 5％～10％葡萄糖注射液 250 mL 稀释后缓慢滴注,每日 1 次。

(五)醒脑静注射液

适应证:清热泻火,凉血解毒,开窍醒脑。用于流行性乙型脑炎,肝昏迷,热入营血,内陷心包,高热烦躁,神昏谵语,舌绛脉数。用法肌内注射,一次 2～4 mL,每日 1～2 次。静脉滴注,每次 10～20 mL(1～2 支),用 5％～10％葡萄糖注射液或氯化钠注射液 250～500 mL 稀释后使用,或遵医嘱。

七、其他疗法

(一)毫针疗法

1.项针疗法,补法

取穴:人迎、风池、供血、翳风、翳明、百会。

操作:先针人迎、亦可用指针轻按一下人迎,后针其他穴,一般 1 次显效。每日 1 次,每次 30 min,10 次为 1 个疗程。

2.近部取穴,泻法

取穴:风池、翳风;或人迎、翳风。

操作:两组穴交替,每日 1 次。6 次后休息 1 d。

3.远部取穴,平补平泻法

取穴:曲池、足三里。

操作:每日 1 次,留针 30 min,6 次后休息 1 d。

本法适于高血压患者。

(二)夹脊针法

取穴:颈$_8$,胸$_{1,2}$夹脊。

操作:泻法。每日 1 次,留针 30 min,6 次后休息 1 d。

(三)艾灸疗法

涌泉隔附子灸,2 壮,泻法。

（郝雨莹）

第八章　运动系统疾病

第一节　肩袖损伤

肩袖损伤常发生于成年人,多数存在肌腱退化的病理基础,加之长期劳损,加速了肩袖退化,由于撞击或其他创伤所导致病变肌腱发生断裂。肩袖损伤不能用一种原因解释,是多因素导致的病理结果

一、应用解剖

肩部有内外两层肌肉,外层为三角肌,内层为冈上肌、冈下肌、小圆肌及肩胛下肌的肌腱所组成的肩袖,附着于肱骨大结节和解剖颈的边缘。肩袖可使肱骨头与肩胛盂紧密接触,稳定肩关节,当三角肌收缩时,有拮抗三角肌不使肱骨头拉向肩峰并起到杠杆的固定作用,协助肩关节外展及旋转的功能。其中冈上肌能外展及轻度外旋肱骨头;冈下肌和小圆肌使其外旋;肩胛下肌则有内旋功能,故肩袖又称肩胛旋转袖。肩袖随着年龄的增长及肩部的慢性劳损,逐渐发生退行性变化,故肩袖损伤多见于 40 岁以上的中年人,如因严重外伤引起者,则多为青壮年人。

二、病因

对肩袖损伤的病因与发生机制,有退变、撞击、创伤及血运等 4 种论点。

(一)组织退变

尸体标本资料表明,肌腱退变的组织学病理表现是肩袖内细胞变形、坏死、钙盐沉积、纤维蛋白样增厚、玻璃样变性、部分性肌纤维断裂、原纤维形成和胶原波浪状形态消失、小动脉增生及肌腱内软骨样细胞出现。肩袖止点退化表现为肉芽样变。这些变化在 40 岁以下的成人很少见,但随年龄增长呈加重的趋势。

肌膜止点病变的病理特点为肌纤维在止点处排列紊乱、断裂及骨赘形成。肱骨头软骨边缘与袖沟退变程度与袖沟宽度成正比。肌腱止点变性降低了肌腱张力,成为肩袖断裂的重要原因。

(二)血运

最早有人描述"危险区"位于冈上肌腱远端 1cm 内,这一无血管区域是肩袖撕裂最常发生部位。尸体标本的灌注研究证实了"危险区"的存在,滑囊面血供比关节面侧好,故发生关节面撕裂多于滑囊面。冈下肌腱远端 1.5 cm 内也存在无血管区,但冈上肌发生撕裂多于冈下肌腱,因此,除了血供因素外,应当还存在其他因素。

(三)撞击

肩撞击征的概念是认为肩袖损伤是由于肩峰下发生撞击所致。这种撞击大多发生在肩峰前 1/3 部位和肩锁关节下面或喙肩下方。Neer Ⅱ 依据撞击征发生的解剖部位分为"冈上肌腱

出口撞击征和非出口部撞击征",认为95%的肩袖断裂系由于撞击征引起。肩关节运动时,肌腱在喙肩穹下往复移动,肩峰及肩峰下结构的退变、发育异常或因动力原因引起的盂肱关节不稳定,均可导致冈上肌腱、肱二头肌长头腱及肩胛下肌腱的撞击性损伤。早期为滑囊病变,中晚期出现肌腱的退化和断裂。

但一些临床研究表明,肩袖撕裂的病例中有相当部分与肩峰下的撞击无关,单纯由于损伤或肌腱退化所致,此外,存在肩峰下撞击的解剖异常的病例中也并非都会发生肩袖破裂。因此,肩峰下撞击征是肩袖损伤的一个重要病因,但不是唯一的因素。

(四)创伤

劳动作业损伤、运动损伤及交通事故都是肩袖创伤的常见原因。发生盂肱关节前脱位,在复位之后患肩仍不能外展者,其肩袖损伤的发生率为100%,而腋神经损伤仅占7.8%。老年人,未引起骨折或脱位的外伤也可以引起肩袖撕裂。任何移位的大结节骨折都存在肩袖撕脱性骨折,反复的微小创伤在肩袖损伤中更为重要。这种微断裂若无足够时间进行修复,将进一步发展为部分肌腱或全层撕裂。这种病理过程在从事投掷运动的职业运动员中较为常见。

常见急性损伤的产生机制。

(1)上臂受暴力直接牵拉,致冈上肌腱损伤。

(2)上臂受外力作用突然极度内收,使冈上肌腱受到过度牵拉。

(3)腋部在关节盂下方受到自下向上的对冲性损伤,使上方肌腱受到相对牵拉,并在盂肩穹下受到冲击而致伤。

(4)来自肩部外上方的直接暴力,对肱骨上端产生向下的冲击力,使肩袖受到牵拉性损伤。

三、临床表现

1.外伤史

有急性损伤史,重复性或累积性损伤史,对本病的诊断有参考意义。

2.疼痛与压痛

常见有肩前方疼痛,即三角肌前方及外侧部位。压痛多见于肱骨大结节近侧或肩峰下间隙部位。急性期持续性剧烈疼痛,慢性期呈自发性钝痛,肩部活动后或增加负荷后症状加重,被动外旋肩关节或过度内收也使疼痛加重,夜间症状加重是常见的临床表现。

3.功能障碍

肩袖断裂者,肩上举及外展功能受限,外展与前举范围均小于45°。

4.肌肉萎缩

病史超过3周以上,肩周肌肉有不同程度的萎缩,以三角肌、冈上肌及冈下肌较常见。

5.关节继发性挛缩

病程超过3个月,肩关节活动范围有程度不同的受限。以外展、外旋及上举受限程度较明显。

四、特殊体征

1.肩坠落试验

被动抬高患臂至上举90°～120°范围,撤除支持,患臂不能自主支撑而发生臂坠落和疼痛即为阳性。

2.撞击试验

向下压迫肩峰,同时被动上举患臂,如在肩峰下间隙出现疼痛或伴有上举不能时为阳性。

3.疼痛弧征

患臂上举 60°～120°范围出现肩前方或肩峰下区疼痛,对肩袖挫伤和部分撕裂有一定诊断意义。

4.盂肱关节内摩擦音

盂肱关节在主动运动或被动活动中出现摩擦声,常由于肩袖断端的瘢痕组织引起。

五、辅助检查

1.X 线片

X 线片检查对本病诊断无特异性。在 1.5 m 距离水平投照时,肩峰与肱骨头顶部间距应不小于 12 mm,如小于 10 mm 则提示存在严重肩袖撕裂。发生肩袖撕裂后,在三角肌牵引下,可促使肱骨头上移,X 线片显示肩峰下间隙狭窄。部分病例大结节部皮质骨硬化,表面不规则或骨痂形成,松质骨呈现骨质萎缩和疏松。此外,存在肩峰位置过低,钩状肩峰,肩峰下关节面硬化、不规则等 X 线表现,则提供了存在撞击因素的依据。对患臂上举运动的动态观察,可以观察大结节与肩峰相对关系及是否存在肩峰下撞击现象。X 线片检查还有助于鉴别和排除肩关节骨折、脱位及其他骨、关节疾患。

2.关节造影

盂肱关节正常解剖情况下与肩胛下肌下滑液囊及肱二头肌长头腱腱鞘相通,但与肩峰下滑囊或三角肌下滑囊不相交通。如在盂肱关节造影中出现肩峰下滑囊或三角肌下滑囊的显影,则说明其隔断结构——肩袖已发生破裂,导致盂肱关节腔内的造影剂通过破裂口外溢,进入了肩峰下滑囊或三角肌下滑囊内。盂肱关节腔的造影对肩袖完全断裂是一种十分可靠的诊断方法,但对于肩袖的部分性断裂不能做出确切诊断。

盂肱关节造影不仅能显示肩袖破裂,并可根据造影剂溢出部位及范围判断裂口大小,此外,还能识别肩袖间隙分裂、盂肱关节挛缩、冻结肩及盂肱关节不稳定等病理改变。如作泛影葡胺及气体的双重对比造影(前者 4～5 mL,后者 20～25 mL),于肩外展 90°的轴位相还能清晰显示盂唇及关节囊的解剖形态,在做盂肱关节造影术前应先做碘过敏试验。

3.CT 断层扫描

单独使用 CT 扫描对肩袖病变的诊断意义不大。CT 扫描与关节造影合并使用对肩胛下肌及冈下肌的破裂以及对病理变化的了解有一定意义。在肩袖广泛性撕裂伴有盂肱关节不稳定时,CT 扫描有助于发现肩盂与肱骨头解剖关系的异常及不稳定表现。

4.MRI 成像

对肩袖损伤的诊断是一种重要的方法。MRI 成像能依据受损肌腱在水肿、充血、断裂以及钙盐沉积等方面的不同信号显示肌腱组织的病理变化。MRI 成像的优点是非侵入性检查方法,具有可重复性,而且对软组织损伤的反应灵敏,有很高的敏感性(达 95％以上)。但是高的敏感性很难区分与鉴别,容易造成假阳性率。

5.超声诊断

超声诊断也属于非侵入性诊断方法。简便、可靠、能重复检查是其优点,对肩袖损伤能做出较为明显辨别。高分辨率的探头能显示出肩袖水肿、增厚等挫伤性病理改变,肩袖部分断裂则显示肩袖缺损或萎缩、变薄,完全性断裂能显示断端和裂隙并显示肌腱缺损范围,对肌腱部分断裂的诊断优于关节造影。

6.关节镜检查

肩关节镜技术是一种微创检查方法,一般用于疑诊为肩袖损伤、盂唇病变、肱二头肌长头腱止点撕裂病变以及盂肱关节不稳定的病例。

六、临床表现及诊断

大多数患者有明显外伤,由于当时症状较轻,常被忽略而延误治疗,而逐渐造成疼痛及功能障碍。如受伤当时症状较重,肩关节顶部有局限性疼痛肿胀及压痛,及向三角肌附着点放射,受伤当时还可有撕裂声的感觉。由于肩部疼痛、肿胀影响肩关节功能活动,不论部分撕裂或完全断裂均有明显体征。

1.部分撕裂

可无明显疼痛,当肩关节外展70°～120°范围时,肩袖撕裂部分与肩峰下接触而产生疼痛。主动外展时不能对抗阻力,影响肩关节活动功能。

2.完全断裂

肱骨头前外方可触及凹陷沟,肱骨大结节及肩袖破裂处有明显压痛,肩关节外展60°～120°时,可有响声及疼痛加重。如肩关节外展超过120°,则疼痛反而减轻,主动外展活动明显受限,一般不超过90°,被动活动不受限制,在被动外展大于90°时可维持上肢升举位置,但如上肢升举位下降至水平位时可突然落于体侧

3.X线照片

显示肱骨头与肩峰的距离变小;肩关节造影可显示关节腔与三角肌下滑囊阴影相通,提示为肩袖完全破裂。

七、治疗

(一)肩袖挫伤

可使用三角巾悬吊,制动2～3周,局部物理疗法及止痛等。疼痛剧烈者可用1%利多卡因加皮质激素做肩峰下滑囊或盂肱关节腔内注射,疼痛缓解后即开始做肩关节功能康复训练。

(二)肩袖部分撕裂

可采用非手术疗法,预后较好。一般用外展架或肩"人"字石膏将肩关节外展90°、前屈30°～45°、外旋30°～40°固定4～6周。去除固定即开始功能活动并辅以理疗和体疗。

(三)肩袖完全断裂

一般无自愈的机会,应及时手术治疗。如早期不易确定肩袖是否是完全断裂,可先行保守治疗4～6个月,以观察治疗效果,判断是否为完全断裂。如确定为完全断裂,再行手术治疗。非手术治疗无效的肩袖严重撕裂,以及合并存在肩峰下撞击因素,一般不能自行愈合。

1.影响自愈的因素

断端分离、缺损、残端缺血、关节液漏、存在肩峰下撞击因素。

2.手术治疗

经4～6周保守治疗,肩袖急性炎症及水肿消退,未能愈合的肌腱残端形成了较坚硬的瘢痕组织,有利于进行肌腱修复和止点重建。

(1)Mclaughlin 法：是常用的手术方法，在肩袖止点部位大结节近侧制一骨槽，将患臂外展位使肩袖近侧断端植入于该骨槽内。

此方法适应证广泛，适用于严重、广泛的肩袖撕裂。为防止术后肩峰下间隙粘连和撞击，肩袖修复同时应切断喙肩韧带，并做肩峰前外侧部分切除成形术。对存在肩峰下撞击征患者，肩峰成形术是其适应证。

(2)Debeyre 冈上肌的推移修复法：适用于冈上肌腱巨大缺损。在冈上窝游离冈上肌，保留肩胛上神经冈上肌支及伴行血管束，使整块冈上肌向外侧推移，覆盖肌腱缺损部位，并使冈上肌重新固定在冈上窝内。对大型肩袖缺损还可以利用合成织物移植进行修复。

(3)肩胛下肌肌瓣向上转移：对于冈上肌腱和冈下肌腱广泛撕裂造成的肩袖缺损，也可把肩胛下肌上 2/3 自小结节附着部位游离，形成肩胛下肌肌瓣向上转移，覆盖固定于冈上肌腱和冈下肌腱的联合缺损部位。

(4)小针刀松解术：断裂肌腱残端形成坚硬的瘢痕组织或肩峰下间隙粘连，可采用小针刀松解、手法撕裂。

3.术后处理

用外展架或"人"字石膏将上肢上臂固定于外展、前屈及外旋位，6～8 周解除固定，加强伤肢功能活动锻炼，并辅以理疗和体疗。

八、预后

肩袖经手术修复及术后物理疗法和康复训练，肩关节功能可大部分恢复，疼痛能得到缓解，如不予修复，任其自然，最终可能导致肩关节病，出现关节不稳定或继发关节挛缩症，严重影响关节功能。

（苏　娜）

第二节　肩关节运动损伤

肩关节由肩胛骨、锁骨、肱骨组成，由韧带、关节囊和肌肉连接形成的五个关节的总称，即盂肱关节、胸锁关节、肩锁关节、肩胛胸壁间关节及肩峰肱骨间关节。肩袖是肩关节重要的稳定结构，是由 4 块内层肌腱拥抱着肩关节而形成的半环形腱膜结构（又称腱袖），其腱纤维与关节囊纤维层交织附着，并共同止于肱骨解剖颈上半的沟内，四肌强厚有力，如同有收缩力的韧带，使肱骨头紧贴关节盂，是稳定肩关节的主要结构。只有各个关节及韧带结构的共同协调运动，才能使肩关节正常活动。人类的肩关节运动灵活，是人体活动范围最大的关节，但稳定性差，受外伤易发生脱位或肌腱韧带的损伤。

常见的肩关节损伤：肩关节脱位、肩锁关节脱位、肩袖损伤及断裂、锁骨骨折等。主要出现疼痛、肿胀、肩关节功能障碍等症状。

一、肩关节脱位

肩关节是全身关节脱位中最常见的，约占全身关节脱位总数的 50%，且 95% 的肩关节脱位为前脱位,后脱位少见。肩关节脱位多发生于青壮年,男性多于女性。在运动的过程中,人体摔倒时,如肩关节处于上臂外展、手或肘着地,即可出现肩关节的前脱位。

(一)诊断

(1)有明显的外伤史,出现肩肿胀、疼痛、功能障碍等。

(2)因肱骨头向前脱位,肩峰特别突出,形成典型的方肩畸形。同时可触及肩峰下有空虚感,从腋窝可摸到前脱位的肱骨头。上臂有明显的外展内旋畸形,并弹性固定于这一位置。

(3)伤侧肘关节的内侧贴着前胸壁时,伤肢手掌不能触摸到健侧肩部,即 Dugas 征阳性。

(4)X 线片检查可以确诊是否有肩关节脱位,是否合并有骨折等。

(二)治疗

新鲜单纯肩关节脱位,应尽早进行手法复位外固定治疗,手法整复应在麻醉(臂丛麻醉或静脉麻醉)下进行。用绷带或上肢固定托带将伤肢固定于胸壁,并保持固定位置。一般固定 3 周。如有合并损伤或年长者,固定时间相对延长。

(三)康复技巧

(1)复位固定后的前 3 周应注意保持固定位置,麻醉消失后即可进行康复训练。早期康复的目的是减轻疼痛、肿胀,早期肌力练习防止肌肉萎缩,保持邻近关节的活动度。

A.手术当天:麻醉消失即开始手指及腕关节等康复训练,并指导患者进行肩周肌肉的等长收缩练习。

B.术后第 1～3 d:进行"张手握拳"主动运动,即用力将手指伸开,保持 2～3 s,再用力握拳,保持 2～3 s,反复多次,以促进血液循环。由于肿胀,有的患者在进行这一训练时,可能手指不能完全伸直或弯曲,但要尽力,以不增加疼痛为原则。

卧位时,将肘部抬高,以保持复位后的固定位置防止肩后伸,也有利于静脉回流,防止肿胀。

适当的镇痛治疗,以消除患者的紧张情绪,也有利于患者康复训练。

C.术后第 4 天至 3 周:这时疼痛已明显减轻,肿胀也开始消退。除继续以上康复训练外,可以用健肢推动患肢轻度外展与内收活动,以不引起疼痛为好。同时可辅以传统康复治疗,如针灸、理疗等。

D.3 周后:去除固定,开始肩关节活动度的训练。开始进行患肩垂摆训练以及平行于肩胛骨平面的肩关节活动。即弯腰使上身与地面平行,左右、前后摆动手臂,还可以进行划圈摆动,以不增加疼痛为活动范围。刚开始时,进行摆动训练患者会感觉疼痛,进行次数依据本人耐受情况而定,摆动次数逐渐增加,至每次可摆动 20～30 次,每天进行 3～4 组。运动的强度以第 2 天起床无疼痛不适为度,但要求第 2 天的活动范围要大于前一天,循序渐进。活动后局部冰敷 20 min,晚上睡觉前可以进行热敷。

E.4 周后:可进行手指爬墙等训练,8 周后逐渐恢复肩关节活动度。在进行以上训练时应同时继续各肌力的训练,以防肌肉萎缩。

(2)合并有大结节骨折、肩袖损伤或关节囊损伤的患者,固定的时间要延长到 4 周,康复训练相对保守些。

二、复发性肩关节前脱位

复发性肩关节前脱位多见于青壮年和排球、体操及摔跤运动员。一般认为,系首次肩关节脱位整复后未能得到有效固定,撕裂的关节囊或盂唇未能得到良好修复,肩胛盂前下缘(Bankart 损伤)或肱骨头后外侧(Hill-Sachs)有缺失性病理改变,以后轻微的暴力或日常生活中某些动作,即可发生肩关节的前脱位。

(一)诊断

(1)一般有两次或两次以上的脱位病史,本次也是轻微外伤导致。

(2)肩关节脱位恐惧试验阳性。

(3)肩关节 X 线片显示肩关节脱位。

(二)治疗

复发性肩关节脱位行再次手法复位和外固定者,在临床上偶有不再复发的,但一般都需要手术治疗,可行切开手术或肩关节镜手术。目前,肩关节镜技术发展迅速,镜下行盂唇修复效果较好。

(三)康复技巧

康复方法同肩关节脱位。

三、肩锁关节脱位

肩锁关节由肩峰内端和锁骨外端构成,借助关节囊、肩锁韧带、喙锁韧带连接,外有三角肌、斜方肌加强。肩锁关节脱位多为直接暴力引起,如肩关节处于外展内旋位时,暴力冲击肩的顶部或跌倒时肩部着地,均可引起肩锁关节脱位。喙锁韧带部分断裂,锁骨外端向上移位轻,引起半脱位;喙锁韧带完全断裂者,锁骨外端与肩峰完全分离,则引起完全脱位。

(一)临床表现与诊断

(1)均有外伤史。

(2)局部有疼痛、肿胀及压痛,双侧对比可以看出伤侧局部隆起。

(3)伤肢外展或上举均较困难,且局部疼痛加剧。

(4)X 线片检查显示锁骨外端向上移位。

(5)肩锁关节半脱位,其向上移位程度较轻及肿胀不明显,诊断较困难,有时需要同时向下牵引两上肢拍摄两侧肩锁关节 X 线片,或使患者站立两手提重物拍摄肩锁关节正位 X 线片,对比检查,方可明确诊断。

(二)治疗

对于肩锁关节半脱位者,一般用手法复位,以弹性绷带与同侧的肘部相固定,并在肩锁关节及肘部加以软垫,以免发生软组织压伤。固定 4～6 周后除去固定,开始功能锻炼。

肩锁关节全脱位者,由于喙锁韧带断裂使肩锁关节完全失去稳定性,一般手法复位及外固定难于获得满意效果,多采用手术治疗,修补韧带。可行切开复位张力带内固定;喙锁韧带重建术;锁骨-喙突固定,韧带修补术;锁骨远端切除术等。

(三)康复技巧

第 1 周:患肩固定,进行患侧肘关节伸屈及内、外旋活动,腕关节的各方向活动,并尽力进行张手、握拳练习。每日尽可能多做,以促进血液循环,防止肌肉萎缩。还应注意健侧肢体的锻炼。

第 2 周:加强以上练习,可给予一定的抗阻练习。

第 3 周:增加肘关节的抗阻屈伸练习及前臂的抗阻旋前、旋后练习。

第 4 周：可去除外固定，练习恢复肩关节活动度。进行肩关节"摆动练习"：在三角巾保护下，以健侧手协助摆动上臂，分别进行前后、左右方向摆动，摆动的范围以能够耐受疼痛为原则，最后进行划圈运动，各方向活动应逐渐增大活动范围，并应尽力增加肩外展与后伸的运动幅度。做肩关节各方向和轴位的主动运动、助力运动和肩胛带肌的抗阻练习。

第 5 周：增加肩关节外展和后伸的主动练习。

第 6 周：增加肩关节前屈主动牵伸和肩外旋牵伸活动。

（苏　娜）

第三节　肘关节运动损伤

肘关节是连接前臂和上臂的复合关节，对完成腕部和手部功能，调整肢体位置有着重要的作用。肘关节由肱骨下端、桡骨小头和尺骨近端所组成，包括肱尺关节、肱桡关节和近端尺桡关节。三个关节在一个关节囊内。关节的活动有伸屈和旋转。肘关节伸直位 0°，屈曲 140°～150°。关节的前后韧带组成关节囊部分，上起鹰嘴窝上缘及冠状窝上缘，下止尺骨及桡骨的关节软骨缘。肘关节的两侧分别有尺侧副韧带和桡侧副韧带加强，有防止肘关节过度内收及外展的功能。

常见的肘关节运动疾病包括：肱骨髁上骨折、肱骨外髁骨骺分离、肱三头肌断裂、肘关节脱位、肘内侧肌肉韧带断裂、肱骨外上髁炎、肘关节骨关节病、肘关节纤维性强直等。

一、肱骨外上髁炎

肱骨外上髁炎主要是由于前臂伸肌群的反复、长期、强烈的收缩、牵拉，使其附着处肱骨外上髁部发生不同程度的慢性累积性损伤，肌纤维产生断裂、出血、肌化、粘连，形成无菌性炎症反应，从而引起一系列症状。多见于网球、乒乓球等项目的运动员，俗称网球肘。

（一）诊断

（1）肘关节外侧局限性疼痛，疼痛可向上下放射。

（2）局限性压痛，其压痛点位于肱骨外上髁、环状韧带或肱桡关节间隙。

（3）伸腕、伸指乏力，手不能提重物。

（4）查体：伸腕抗阻痛，Mill 试验阳性。

（5）肘关节无肿胀，活动正常。

（6）好发于中年人，男性多于女性（约 3∶1），右侧多见。

（7）多见于长期从事手和腕劳动工作的职业，如网球、乒乓球、羽毛球运动员，木工、钳工、油漆工、砖瓦工和家庭妇女。

（二）治疗

（1）肱骨外上髁炎为一种自限性疾病，非手术治疗常能奏效。疾病的早期，在治疗上应以制动和减少活动为主，同时尽可能避免引起损伤的动作如拧毛巾及提拿重物等。必要时可行石膏固定 2～3 周，或于前臂近端弹性绷带缠绕固定以减少肌肉牵拉刺激等。同时也可配合手法推拿按摩，理疗如局部激光照射等，或局部肌腱止点药物封闭治疗。

(2)极少数患者症状严重、非手术治疗无效者可考虑手术治疗。手术方法为肌腱止点松解、退行性变组织及炎性组织切除及环状韧带部分切除,效果良好。

(三)康复技巧

1.术后 0～3 d

三角巾悬吊患肢保护。麻醉消除后可进行张手握拳练习、肩关节活动练习和周围肌肉练习。3 d 后可去除三角巾保护。

2.术后 4 d 至 4 周

开始肘关节活动度练习。

(1)伸展练习:患者坐位,伸肘,拳心向上,将肘部支撑固定于桌面上,前臂及手悬于桌外。肌肉完全放松,使肘在自重或外力作用下缓慢下垂伸直(必要时可于手腕处加一轻小重物,以加大练习力度)。至疼痛处停止,待组织适应、疼痛消失后再加大角度,一般每次 10～15 min,一日 1～2 次。

(2)屈曲练习:屈肘在 90°以内时,患肢完全放松,健侧手握住患侧腕关节,在患侧疼痛可以耐受情况下逐渐增加屈曲角度。屈肘在 90°以上时,屈肘,手心向自己,顶在墙上,肌肉完全放松后,身体逐渐前倾,逐渐加大肘关节的屈曲角度。

屈曲练习与伸直练习应间隔 2～3 h,避免相互干扰,影响效果。并且过多地刺激肘关节局部易引起炎症反应,造成骨化性肌炎。屈曲或伸直练习结束后均应立即进行局部冰敷20 min,防止肿胀。如出现关节肿胀、疼痛、局部发热等,可以随时给予冰敷。

(3)肌力练习:主要进行屈肘肌力练习(肱二头肌)和伸肘肌力练习(肱三头肌)。

A.屈肘肌力练习:坐或站立位,上臂保持一定的位置,手握重物,拳心向上,屈曲肘关节,坚持至力竭放松,5～10 次为一组,每日可进行 2～4 组。

B.伸肘肌力练习:坐位,上身前倾,前臂紧贴体侧向后伸直至与地面平行,屈肘手握重物,抗重物阻力伸直肘关节,坚持至力竭放松,5～10 次为一组,每日进行 2～4 组。

3.术后 4 周

至术后 4 周主要是进行功能强化。除以上练习外还应进行以下练习。

(1)恢复前臂的旋转功能:前臂旋前、旋后功能练习。

(2)恢复前臂旋转肌力练习:练习时应小心,在无痛或微痛范围内活动,以免再次损伤。

(3)支具保护:在运动或劳作时用弹性护肘保护,或用专门的肘关节保护带,以减少肌肉收缩时对伸肌腱的过度牵拉。可有效地缓解症状、避免复发。

二、肘关节脱位

肘关节脱位在运动创伤中比较常见,多发生于青少年,成年人和儿童也有发生。主要由间接暴力引起,如肘外翻或过伸。脱位是同时引起关节囊和周围韧带的损伤。一般分为四种类型:肘关节后脱位、肘关节前脱位、肘关节侧方脱位和肘关节分裂脱位。以肘关节后脱位最为常见。

(一)诊断

(1)有明确的外伤史。

(2)肘关节肿胀、疼痛,关节置于半屈曲状,活动受限。

(3)肘关节畸形,肱骨内、外髁及鹰嘴构成的倒等腰三角形关系发生改变。

(4)如为肘关节后脱位,则肘后鹰嘴后突明显,侧方脱位时,肘部呈现肘内翻或肘外翻畸形。

(5)X线检查可明确诊断,并可判断关节脱位的类型和有无合并骨折及移位的情况。

(二)治疗

大部分肘关节脱位都可以通过手法复位石膏固定治疗,少数患者需要手术治疗。

1.单纯肘关节脱位

在局部麻醉或臂丛麻醉下进行手法复位后,以石膏托固定肘关节于功能位3周。去石膏后功能康复。

2.合并肱骨内上髁撕脱骨折的肘关节脱位

手法复位的方法同单纯性肘关节脱位,骨折片有嵌顿无法复位者需考虑手术治疗。

3.陈旧性肘关节脱位

超过3周的陈旧性脱位往往复位困难。在麻醉状态下,先做肘部轻柔的伸屈活动,使粘连逐渐松开,再行复位,经拍片证实复位后,以上肢石膏固定肘关节小于90°。3周后去石膏进行功能康复。

4.手术治疗

对于以上情况复位失败的患者以及某些习惯性肘关节脱位需要手术切开复位治疗。

(三)康复技巧

1.早期康复

复位石膏固定麻醉消除后即可开始进行张手握拳活动练习,以促进血液循环,预防前臂肌肉萎缩,并进行肩关节活动度和周围肌肉练习。

2.功能康复期

固定3周左右去除石膏,开始肘关节功能康复。

(1)肘关节活动度练习:首先进行肘关节活动度练习,包括屈曲练习和伸展练习。应进行主动伸屈功能锻炼,即患者以最大力量屈曲肘关节,并维持10~15 min或以上后放松,每天1~2次。休息2~3 h后可进行伸肘练习。同样进行主动伸肘活动,患者以最大的力量伸直肘关节,并维持10~15 min后放松,每天1~2次。屈肘练习和伸肘练习结束后均要冰敷肘关节20 min。练习的过程中患者会有疼痛的感觉,但能忍受。如出现肘关节肿胀、疼痛或局部有发热现象可增加冰敷次数,必要时可将每日2次的练习改为每天1次。这一过程进行2~3周,最好是每日练习屈曲和伸展的角度比前一日略有增加。应避免做剧烈的被动活动,以防发生骨化性肌炎。

(2)恢复前臂旋转活动度练习:双上肢屈肘置于体侧,双手各握一小棒,同时做前臂旋前,患侧旋至可到达的最大角度并维持10~15 min后放松。每日1~2次。间隔2~3 h后进行前臂旋后活动度练习,同一姿势,双手同时做旋后动作,患侧到最大旋后角度维持10~15 min,每日1~2次。前臂的旋转活动练习应与伸屈活动度练习分开做,间隔2~3 h,以免影响锻炼效果。同样练习结束后进行局部冰敷20 min。关节的活动度练习在6周结束时基本达到正常。

(3)继续加强早期的康复练习。

3.功能强化期

复位固定6周以后进入功能强化期。

(1)继续以上各练习,必要时辅以被动活动。

(2)伸肘、屈肘肌力练习和旋前、旋后肌力练习,方法同前。

(3)康复治疗循序渐进,肘关节活动度练习恢复良好后进行肘关节的支撑练习和悬吊练习,3 个月完全康复。

(苏　娜)

第四节　腕关节运动损伤

腕关节由桡腕关节、腕中关节、远侧尺桡关节、腕掌关节四部分共 15 块骨骼组成,各组骨与骨之间依靠骨间韧带和软骨盘相连。腕关节的运动相当复杂、精细,在运动中容易受到损伤。常见的腕部损伤有组成腕关节的诸骨外伤导致的骨折、腕关节的各种脱位、腕关节各韧带损伤、肌腱损伤、腕关节三角软骨复合体损伤、神经卡压综合征以及腕关节创伤性滑膜炎等。

腕关节三角软骨盘也称腕关节三角纤维软骨复合体(TFCC),其基部起于桡骨尺侧缘,尖端附着于尺骨茎突基底部小凹中,边缘较厚,与桡、尺骨的掌侧和背侧韧带相结合,正常情况下起稳定腕关节及下尺桡关节并增加滑动和缓冲作用。腕关节三角软骨复合体包括腕三角软骨盘、腕尺侧副韧带、尺腕韧带及尺侧腕屈肌腱。腕关节三角纤维软骨复合体损伤系指软骨盘本身和周围韧带的损伤,可由一次扭伤或逐渐劳损所致,多见于体操、排球、乒乓球、网球、摩托车等体育项目。

一、临床表现与诊断

(1)疼痛:主要表现为腕关节肿胀,下尺桡关节及腕尺侧疼痛,前臂主动或被动旋转痛,腕握力减弱。

(2)以下尺桡关节损伤为主的患者可有关节松弛感,软骨盘损伤为主的患者可出现腕尺侧响声,关节绞索等症状。

(3)前臂旋转痛,腕背伸痛,主动及被动尺偏痛,抗阻力时旋前及旋后痛。

(4)体检时,特征性压痛点在下尺桡关节的背侧及掌侧、尺骨茎突的背面桡侧和掌面桡侧。

(5)错位的尺骨小头可压迫尺神经引起麻痹,出现感觉或运动障碍。

(6)X 线检查:偶见于下尺桡关节脱位、半脱位,明显的下尺桡关节脱位的患者可在侧位片上看到尺骨头向背侧移位。

(7)MRI:用来检查 TFCC 的损伤,尤其是对 TFCC 的中央穿孔性损伤的诊断很有帮助,但对于其边缘性损伤的诊断敏感性较差。

二、治疗

腕关节三角软骨盘损伤以非手术治疗为主。急性损伤与慢性损伤的处理方法有所不同。

1.急性损伤

如为背侧及掌侧韧带的拉伤或断裂,处理得当可以愈合。三角软骨盘损伤时,可能是软骨盘本身的破裂,或仅限于周围的韧带和边缘附着处的损伤,尤其是后者,如能及时处理也可以愈合。对于急性损伤者给予固定 3~4 周,可以促使其愈合。旋前动作损伤时,主要损伤腕背侧,应采用前臂旋后位长臂石膏固定;反之,使用前臂旋前位石膏固定。这样固定的目的主要是使受牵拉损伤的组织放松靠拢,有利于其愈合。

2.慢性损伤

慢性腕关节三角软骨盘损伤多由慢性劳损而引起,软骨盘周围附着处、韧带及滑膜等出现变性、损伤,或者软骨盘破裂后牵拉周围组织产生创伤性炎症,一般采用非手术治疗可以有较好的效果。非手术治疗的方法可以使用局部封闭、按摩及理疗等。

3.手术治疗

非手术治疗3个月以上无效,有明显的下尺桡关节脱位、半脱位,或经常绞索等,严重妨碍腕关节功能的,可以考虑手术治疗。

腕关节镜近年已有迅速的发展,已经成为诊断和治疗腕关节三角软骨盘损伤的金标准。

镜下以清理撕裂的软骨盘组织为主,如为边缘撕裂则可通过缝合固定恢复其稳定性。劳损性三角软骨盘损伤的手术治疗在清理损伤组织的同时,还需行关节镜下的尺骨缩短术,合并下尺桡关节脱位或半脱位的患者应切除尺骨小头。

三、康复技巧

1.关节镜下腕三角软骨盘清理术后的康复

(1)术后:麻醉消除后即可开始康复活动练习。术后0~7 d可进行轻微的主动活动掌指关节、近节指间关节、远节指间关节,以防止关节僵硬和肌腱粘连,注意动作幅度,避免牵拉伤口。

(2)术后1周后:增加关节活动范围,在疼痛可以忍受的情况下,逐渐恢复正常生活。疼痛消失后即可进行肌肉的抗阻力量练习。

2.关节镜下腕三角软骨盘缝合修补术后的康复

(1)术后腕关节石膏固定3~4周。上肢以三角巾或上肢固定带悬吊。

(2)术后0~7 d:麻醉消除后即可开始手指的伸屈活动,防止肌腱粘连并可减轻组织水肿,活动肩关节以防其活动度下降。

(3)术后1~3周:腕关节继续固定,开始肘关节屈伸活动,继续手指关节的活动和肩关节活动,逐渐去除三角巾悬吊。

(4)术后4~8周:继续以上各练习,可以开始轻微的腕关节屈伸活动,练习时可去除腕关节外固定,练习完毕应继续固定,避免前臂的旋转活动,开始手的握球练习。

(5)术后8周:去除腕关节石膏固定,改为腕关节支具固定,继续以上各练习。

(6)术后12周:在腕关节的各个活动方向上开始进一步的主动及被动的活动度练习,一旦关节活动度练习时疼痛消失,即可开始力量练习,并逐步恢复日常生活。

(苏　娜)

第五节　膝关节韧带损伤

一、解剖概要

膝关节的关节囊松弛薄弱,关节的稳定性主要依靠韧带和肌肉,以内侧副韧带最为重要,它位于股骨内上髁与胫骨内髁之间,有深浅两层纤维。浅层呈三角形,甚为坚韧;深层纤维与关节囊融合,部分与内侧半月板相连。外侧副韧带起于股骨外上髁,它的远端呈腱性结构,与股二头肌腱汇合成联合肌腱结构,一起附着于腓骨小头。外侧副韧带与外侧半月板之间有滑囊相隔。膝关节伸直时两侧副韧带拉紧,无内收、外展与旋转动作;膝关节屈曲时,韧带逐渐松弛,膝关节的内收、外展与旋转动作亦增加。

前交叉韧带起自股骨髁间凹的外侧面,向前内下方止于胫骨髁间嵴的前方。

当膝关节完全屈曲和内旋胫骨时,此韧带牵拉最紧,防止胫骨向前移动。后交叉韧带起自股骨髁间凹的内侧面,向后下方止于胫骨髁间嵴的后方。膝关节屈曲时可防止胫骨向后移动。

二、损伤机制及病理变化

1. 内侧副韧带损伤

内侧副韧带损伤为膝外翻暴力所致。当膝关节外侧受到直接暴力,使膝关节猛烈外翻,便会撕断内侧副韧带。当膝关节半屈曲时,小腿突然外展、外旋也会使内侧副韧带断裂。内侧副韧带损伤多见于运动创伤,如足球、滑雪、摔跤等竞技项目。

2. 外侧副韧带损伤

主要为膝内翻暴力所致。因外侧方髂胫束比较强大,单独外侧副韧带损伤少见。如果暴力强大,髂胫束和腓总神经都难免受损伤。

3. 前交叉韧带损伤

膝关节伸直位情况下内翻损伤和膝关节屈曲位情况下外翻损伤都可以使前交叉韧带断裂。一般前交叉韧带很少会单独损伤,往往合并有内、外侧韧带与半月板损伤,但在膝关节过伸时,有可能会单独损伤前交叉韧带。

另外,暴力来自膝关节后方,胫骨上端的力量也可使前交叉韧带断裂。前交叉韧带损伤亦多见于竞技运动。

4. 后交叉韧带损伤

无论膝关节处于屈曲位或伸直位,来自前方的使胫骨上端后移的暴力都可以使后交叉韧带断裂。后交叉韧带损伤通常与前交叉韧带同时损伤,单独损伤少见。

韧带的损伤可以分为扭伤(即部分纤维断裂)、部分韧带断裂、完全断裂和联合性损伤。例如前交叉韧带断裂可以同时合并有内侧副韧带与内侧半月板损伤,称为"三联伤"。韧带断裂的部分又可分成韧带体部断裂、韧带与骨骼连接处断裂及韧带附着处的撕脱性骨折。第1种损伤愈合慢且强度差;以第3种愈合后最为牢固。

三、临床表现

有外伤病史。以青少年多见,男性多于女性,以运动员最为多见。受伤时有时可听到韧带断裂的响声,很快便因剧烈疼痛而不能再继续运动或工作。膝关节处出现肿胀、压痛与积液(血),膝部肌痉挛,患者不敢活动膝部,膝关节处于强迫体位,或伸直,或屈曲。膝关节侧副韧带的断裂处有明显的压痛点,有时还会摸到收缩的韧带断端。

1. 侧方应力试验

在急性期做侧方应力试验是很疼痛的,可以等待数天或于痛点局部麻醉后方进行操作。在膝关节完全伸直位与屈曲 20°～30°位置下做被动膝内翻与膝外翻动作,并与对侧做比较。如有疼痛或发现内翻、外翻角度超出正常范围并有弹跳感时,提示有侧副韧带扭伤或断裂。

2.抽屉试验

膝关节屈曲 90°,小腿垂下,检查者用双手握住胫骨上段作拉前和推后动作,并注意胫骨结节前后移动的幅度。前移增加表示前交叉韧带断裂;后移增加表示后交叉韧带断裂。由于正常膝关节在膝关节屈曲 90°位置情况下胫骨亦能有轻度前后被动运动,故需将健侧与患侧做对比。

单独前交叉韧带断裂时,胫骨前移幅度仅略大于正常,若前移明显增加,说明可能还合并有内侧副韧带损伤。在急性期做抽屉试验是很痛的,应该在麻醉下施行。

3.轴移试验

本试验用来检查前交叉韧带断裂后出现的膝关节不稳定。患者侧卧,检查者站在一侧,一手握住踝部,屈曲膝关节到 90°;另一手在膝外侧施力,使膝处于外翻位置,然后缓慢伸直膝关节,至屈曲 30°位时觉疼痛与弹跳,则为阳性结果。

这主要是在屈膝外翻姿势下,胫骨外侧平台向前错位,股骨外髁滑向胫骨平台的后方。在伸直过程中股骨外髁突然复位而产生疼痛。

4.影像学检查与关节镜检查

普通 X 线片检查只能显示撕脱的骨折块。为显示有无内、外侧副韧带损伤,可摄应力位平片,即在膝内翻和膝外翻位置下摄片。这个位置是很痛的,需于局部麻醉后进行:在 X 线片上比较内、外侧间隙张开情况。一般认为两侧间隙相差>4 mm 为轻度扭伤,4~12 mm 为部分断裂,>12 mm 为完全性断裂,可能还合并有前交叉韧带损伤。

MRI 检查可以清晰地显示出前、后交叉韧带的情况,还可以发现意料不到的韧带结构损伤与隐匿的骨折线。关节镜检查对诊断交叉韧带损伤十分重要。75%急性创伤性关节血肿可发现为前交叉韧带损伤,其中 2/3 病例同时伴有内侧半月板撕裂,1/5 有关节软骨面缺损。

四、治疗

1.内侧副韧带损伤

内侧副韧带扭伤或部分性断裂(深层)可以保守治疗,用长腿管形石膏固定 4~6 周。完全断裂者应及早修补。如有半月板损伤与前交叉韧带损伤者也应在手术时同时进行处理。

2.外侧副韧带损伤

外侧副韧带断裂者应立即手术修补。

3.前交叉韧带损伤

凡不满 2 周的前交叉韧带断裂,应争取手术缝合。如果在韧带体部断裂,最好再移植一根肌膜以增强交叉韧带的稳定性。

一般选用髌韧带的中 1/3 作为移植材料。对部分断裂者,可以缝合断裂部分,再石膏制动 4~6 周。目前主张在关节镜下做韧带缝合手术。

4.后交叉韧带损伤

对断裂的后交叉韧带是否要缝合以往有争论,目前的意见偏向于在关节镜下早期修复。

(苏　娜)

第六节 膝关节半月板损伤

一、解剖概要

半月板是一种月牙状纤维软骨,充填在股骨与胫骨关节间隙内,每个膝关节有两个半月板:内侧半月板与外侧半月板。它们的周围部分较厚,附着于胫骨平台的边缘。而中央部分则较薄;其接触股骨髁的上面略凹陷,而接触胫骨髁的下面则平坦。半月板中内部分无血液供应,其营养主要来自滑液。只有胫骨缘连接的边缘部分(即外围的 10%～30%)能从滑膜得到血液供应。因半月板血供差,破裂后愈合能力很差。

内侧半月板比较大,近似"C"形,有前后两角,前角狭窄,后角宽大肥厚。前角附着于前交叉韧带附着点髁间嵴的前方。后角附着于后交叉韧带止点的前方,髁间嵴的后方,该处均无关节面。中部外缘与内侧副韧带的深层纤维相连,所以内侧半月板只有前半部稍松弛有活动的余地。

外侧半月板较小,形状似"O"形,前角附着于前交叉韧带止点的外侧方,髁间嵴的前方,而后角则附着在髁间嵴的后方,后交叉韧带止点的前方。外缘与肌腱相连,不与外侧副韧带相连,所以外侧半月板的活动度比内侧半月板大。在胚胎期,半月板为一完整的软骨盘,充填于胫骨与股骨之间的间隙内。随着交叉韧带的发育,半月板分成内、外两侧。在出生时其中心部分已吸收,成为"O"形或"C"形。如果中央部分没有被吸收而发生椭圆形盘状畸形,称为盘状半月板。盘状半月板可因轻微外伤而破裂。在我国,外侧盘状半月板较多见,所以与国外报道的相反。外侧半月板损伤发生率远高于内侧半月板。

半月板的功能:①它的外厚内薄和上凹下平的特殊形态可以充分填塞在股骨与胫骨的间隙内,保持了膝关节的稳定性;②由纤维软骨构成,富于弹性,能承受重力,吸收震荡;③散布滑液,润滑关节;④协同膝关节的伸屈与旋转活动,膝关节伸直与屈曲时,它可以前后活动;膝关节旋转时,两个半月板一个向前,一个向后,旋转活动最容易使半月板发生破裂。

发病机制与病理:研磨力量是产生半月板破裂的主要原因。产生半月板损伤必须有 4 个因素:膝半屈、内收或外展、重力挤压和旋转力量。半月板破裂的类型:①纵裂,也称"桶柄样撕裂";②中 1/3 撕裂,又名体部撕裂;③前角撕裂;④前 1/3 撕裂;⑤后 1/3 撕裂;⑥分层劈裂,又名水平劈裂。

二、临床表现与特殊试验

1.临床表现

(1)只有部分急性损伤病例有外伤病史,慢性损伤病例无明确外伤病史。

(2)多见于运动员与体力劳动者,男性多于女性。

(3)受伤后膝关节剧痛,伸不直,并迅速出现肿胀,有时有关节内积血。

(4)急性期过后转入慢性阶段。此时肿胀已不明显,关节功能亦已恢复,但总感到关节疼痛,活动时有弹响。有关节交锁发生,可以偶尔发生,也可以频繁发生。频繁地发作交锁影响日常生活与运动。

(5)慢性阶段的体征有关节间隙压痛、弹跳,膝关节屈曲挛缩与股内侧肌的萎缩。

2.几种特殊试验

(1)过伸试验:膝关节完全伸直并轻度过伸时,半月板破裂处受牵拉或挤压而产生剧痛。

（2）过屈试验：将膝关节极度屈曲，破裂的后角被卡住而产生剧痛。

（3）半月板旋转试验：患者仰卧，患侧髋膝完全屈曲，检查者一手放在关节外间隙处做触诊，另一手握住足跟后做小腿大幅度环转运动，内旋环转试验外侧半月板，外旋环转试验内侧半月板，在维持旋转位置下将膝关节逐渐伸到 90°。注意发生响声时的关节角度。若在关节完全屈曲位下触得响声，表示半月板后角损伤；关节伸到 90°左右时才发生响声，表示为体部损伤；再在维持旋转位置下逐渐伸直至微屈位，此时触得响声，表示可能有半月板前角损伤。

（4）研磨试验：患者俯卧，膝关节屈成 90°，检查者将小腿用力下压，并且做内旋和外旋运动，使股骨与胫骨关节面之间发生摩擦，若外旋产生疼痛，提示为内侧半月板损伤。此后将小腿上提，并做内旋和外旋运动，如外旋时引起疼痛，提示为内侧副韧带损伤。本试验在检查膝关节强直患者的半月板时有一定实用意义。

（5）蹲走试验：主要用来检查半月板后角有无损伤。方法如下：嘱患者蹲下走鸭步，并不时变换方向，或左或右。如果患者能很好地完成这些动作，可以除外半月板后角损伤。如果因为疼痛不能充分屈曲膝关节，蹲走时出现响声及膝部疼痛不适，是为阳性结果。半月板后角破裂病例在蹲走时弹响声是很明显的。本试验仅适用于检查青少年患者，特别适用于大规模体格检查时检查半月板有无损伤。必须注意，没有一个试验是诊断膝关节半月板损伤的唯一依据，应综合临床症状、压痛点以及各种阳性结果试验，才能做出最后诊断。

（6）影像学检查与关节镜检查：X 线片检查不能显示半月板形态，主要是用来除外膝关节其他病变与损伤。

分辨率高的 MRI 片可以清晰地显示出半月板有无变性、破裂，还可察觉有无关节积液与韧带的损伤。但其准确性尚不及关节镜检查。关节镜检查是一项新技术。不仅可用于诊断，也可通过内镜进行手术操作，如活组织检查和半月板修复及部分切除术。

三、治疗

急性半月板损伤时可用长腿石膏托固定 4 周。有积血者可于局部麻醉下抽尽后加压包扎。急性期过去后疼痛减轻，可以开始做股四头肌操练，以免发生肌萎缩。膝关节半月板破裂诊断明确者，目前主张在关节镜下进行手术，边缘分离的半月板可以缝合，容易交锁的破裂的半月板瓣片可以局部切除，有条件缝合的亦可以予以修复。破碎不堪的半月板亦可以在镜下全部摘除。

（苏　娜）

第七节　膝关节骨关节炎

膝关节骨关节炎（osteoarthritis，OA）是指关节软骨出现退行性改变，并伴有软骨下骨质增生，从而使关节逐渐被破坏及产生畸形，影响膝关节功能的一种退行性疾病。疾病的整个过程不仅影响到膝关节软骨，还涉及整个关节，包括软骨下骨、韧带、关节囊、滑膜及关节周围肌肉。它开始表现为膝关节软骨生化代谢的异常和结构上的损害，进而发生退行性改变，产生关节软骨纤维化、龟裂、溃疡、脱失及整个关节面的缺损，导致关节疼痛和功能丧失。临床较多别称,如增生性骨关节炎、老年性骨关节炎等,仅能代表其病因、病理变化的某一方面,仍以骨关节炎较具代表性。本病属中医的"痹证""骨痹""膝痹"等范畴。

一、病因病机

中医学认为膝关节骨关节炎的病因病机为"本痿标痹"。老年人久患腰膝疼痛,肝肾两虚。随着年龄增大,肝肾日渐衰惫,难以充盈筋骨,骨枯则髓减,骨质因而疏松,长期超负荷负重骨骼进而变形,筋不得滋润则出现关节疼痛,活动不利,又肝肾不足日久必累及气血亏虚,故膝关节骨关节炎以肝肾不足,精血亏损为本,感受风、寒、湿热,气滞血瘀为标。

二、临床表现

(一)症状

膝关节骨关节炎主要症状是疼痛和活动功能障碍,以及关节活动协调性改变引起的一些症状。

1.疼痛

多数患者膝痛属于轻度和中度,少数为重度,偶见剧痛或不痛。疼痛多为钝痛,伴沉重感、酸胀感或僵滞感,活动不适。属重度或剧烈疼痛者,或持续几天,或很快消失,少数也有持续较久,或一做某种动作就痛者。也有伴发肿胀红热呈急性炎症反应者,可能与关节内合并轻度感染,或与生化反应刺激有关。

2.活动障碍

活动障碍包括关节僵硬、不稳,活动范围减少,步行能力下降等。

(二)体征

1.关节肿胀

以髌上囊及髌下脂肪垫肿胀较多见,也可以是全膝肿胀。可将肿胀分为三度:略比健侧肿胀为轻度,肿胀达到与髌骨相平为中度,高出髌骨为重度。以轻度和中度肿胀多见。

2.肌肉萎缩

股四头肌早期因废用而萎缩。

3.关节压痛

关节间隙、髌骨边缘及韧带附着处压痛。

4.关节运动受限

屈伸范围受限,多因骨赘阻挡,滑膜肿胀,关节囊挛缩和保护性肌痉挛所致。

5.摩擦音

屈伸关节出现摩擦感。

6.关节畸形

关节畸形仅见于晚期患者,但纤维性或骨性强直极少见。以膝内翻畸形最为常见,这与股骨内髁圆而凸起,胫骨内侧平台又较凹陷,而且骨质相对疏松又兼内侧半月板较薄弱有关。甚者伴有小腿内旋。畸形使膝关节负荷更加不匀,越发加重畸形。另一个常见畸形是髌骨力线不正,或髌骨增大。由于股内侧肌萎缩,使髌骨内外侧牵拉力量不均衡,受外侧强韧的支持带牵拉髌骨外移。

三、实验室和其他辅助检查

(一)血液检查

患者血常规均正常。少数患者红细胞沉降率稍快,但魏氏法第 1 h 很少超过 30 mm/h。C-反应蛋白(CRP)轻度升高;类风湿因子阴性,如阳性滴度小于 1∶40。

(二)关节液检查

白细胞不多(小于 $10 \times 10^9/L$),偶见红细胞和软骨碎片。关节液增多,清晰微黄,黏蛋白凝固良好。

(三)X 线检查

骨关节炎早期仅有软骨退行性改变时,X 线片可能没有异常表现。随着关节软骨变薄,关节间隙逐渐变窄,间隙狭窄可呈不匀称改变。在标准 X 线片上,成人膝关节间隙为 4 mm,小于 3 mm 即为关节间隙狭窄。60 岁以上的人正常关节间隙为 3 mm,小于 2 mm 为关节间隙狭窄。个别人关节间隙甚至可以消失。患者站立位膝关节正侧位片,与卧位片对比,更能显示出关节间隙的改变,对了解病变程度有较大意义。负重软骨下骨质内可见囊性改变。这种囊性变常为多个,一般直径不超过 1 cm,可为圆形、卵圆形,或豆粒状。关节边缘(实际上是软骨边缘)及软组织止点可有骨赘形成。或见关节内游离体,骨质疏松,骨端肥大,软组织肿胀阴影等。关节间隙狭窄、软骨下骨板硬化和骨赘形成是骨性关节病的基本 X 线特征。

(四)MRI

能敏锐地发现膝关节软骨及软组织改变。当临床高度怀疑本病而 X 线片表现阴性时,应行膝关节 MRI 检查。分 3 种类型。

(1)单纯型:软骨改变及骨质增生为主,约占 40%。

(2)软组织型:单纯型表现加上一种软组织异常者(如侧副韧带、滑囊炎等),约占 35%。

(3)骨型:该型以软骨下骨质改变为主,如小囊样变、片状异常信号影、骨质侵蚀等,约占 25%。

四、诊断

(一)根据临床表现

(1)近 1 个月大多数时间有膝关节疼痛。

(2)活动时有摩擦音。

(3)膝关节晨僵≤30 min。

(4)中老年者(≥38 岁)。

(5)有骨性膨大。根据临床表现,符合(1)+(2)+(3)+(4)条,或(1)+(2)+(5)条或(1)+(4)+(5)条者即可做出膝关节骨关节炎诊断。

(二)根据临床和实验室及 X 线表现

(1)近 1 个月大多数时间有膝关节疼痛。

(3)关节液检查符合 OA。

(4)中老年者(≥40 岁)。

(5)晨僵≤30 min。

(6)活动时有摩擦音。综合临床、实验室及 X 线检查,符合(1)+(2)条或(1)+(3)+(5)

＋（6）条或（1）＋（4）＋（5）＋（6）条者即可诊断为膝关节骨关节炎。

（三）鉴别诊断

该病需与良性关节痛、风湿性关节炎、类风湿关节炎、膝关节非特异性滑膜炎、髌骨软化症、色素绒毛结节性滑膜炎、膝关节结核等相鉴别。

五、治疗

膝关节骨关节炎的治疗，采取综合治疗的方法比单一疗法有效。于疾病缓解期，以功能锻炼及保养为主，配合理疗、按摩、针灸及药物。而急性发作期，以药物内服外用、理疗、适当休息及得法的锻炼，也可配合按摩、针灸等。对于非手术治疗效果欠佳者，亦可考虑手术治疗。依据引起症状的原因不同而采用不同的术式，如软骨及骨膜移植术、关节清理术、截骨术，严重者可用全膝关节表面置换术。

（一）辨证治疗

膝痹的治疗，应抓住其"本虚标痹"的特点来辨证施治。缓解期多见肝肾不足，或夹有瘀阻脉络；急性发作期多见湿热下注或风寒湿痹，其中因风、寒、湿邪偏重不同本型又分为行痹、着痹、痛痹3型。治疗时能够随之而遣方用药，方能奏效。

1.肝肾不足

证候特点：膝部酸痛反复发作，无力，关节变形，或有膝内翻，或筋骨外移，伴有耳鸣，腰酸。舌质淡，苔白，脉细或弱。

治法：补气血，益肝肾，温经通络。

推荐方剂：右归饮。

基本处方：鹿角胶 12 g（烊化），熟地黄 30 g，当归 12 g，锁阳 12 g，巴戟天 15 g，牛膝 18 g，杜仲 18 g，白术 15 g，乌梢蛇 20 g，山茱萸 10 g，桑寄生 30 g，熟附子 15 g，骨碎补 15 g，黄芪 30 g。

加减法：头目眩晕、耳聋耳鸣，则减巴戟天、锁阳，加枸杞子 12 g；纳呆便溏，则加山药 12 g、茯苓 30 g、炒扁豆 24 g。

2.气血虚寒

证候特点：膝关节肿痛，遇寒则发，劳累加剧，形体浮胖，面色苍白，喜暖怕冷，四肢乏力，食少便溏。舌淡苔白润，脉沉细弱。

治法：补益气血，温经壮阳。

推荐方剂：邓晋丰经验方。

基本处方：熟地黄 24 g，鹿角霜 15 g，党参 18 g，黄芪 24 g，白芍 12 g，杜仲 18 g，羊藿叶 15 g，砂仁 10 g，当归 15 g，白术 18 g，熟附子 15 g。

加减法：纳呆便溏，去熟地黄、白芍，加茯苓 18 g、陈皮 10 g 以健脾利湿；痛剧，加地鳖虫 12 g、全蝎 9 g、五梢蛇 15 g 以通络止痛。

3.湿热下注

证候特点：膝痛，红肿，觉热感，得冷则舒，得温痛剧，痛不可近，关节不能活动，小便黄赤。舌红苔黄腻，脉滑数。治法：清热利湿，通经止痛。

推荐方剂：四妙散。

基本处方：黄柏 10 g，苍术 10 g，薏苡仁 30 g，牛膝 18 g，海桐皮 30 g，知母 12 g，茵陈蒿

21 g,萆薢 30 g,蚕沙 15 g,防风 18 g,姜皮 12 g。

加减法:肢肿明显者,加汉防己 10 g、木瓜 10 g;食欲不振者,去知母,加扁豆 24 g、谷芽 10 g、茯苓 15 g。

4.风寒湿痹

证候特点:膝部肿胀,膝关节内有积液,膝部酸重沉着,活动不便,疼痛缠绵,阴雨寒湿天气加重。舌质淡红苔薄白腻,脉濡缓。

治法:祛风胜湿,温经通络。

推荐方剂:独活寄生汤。

基本处方:桑寄生 21 g,独活 12 g,牛膝 18 g,当归 12 g,熟地黄 24 g,白芍 15 g,桂枝 12 g,乌梢蛇 30 g,两面针 10 g,熟附子 15 g(先煎),狗脊 20 g,仙茅 18 g,淫羊藿 15 g,细辛 3 g。

加减法:风邪偏盛者(行痹),膝痛游走不定,加防风 10 g、威灵仙 10 g;寒邪偏盛者(痛痹),膝痛较剧烈,得热痛减,遇寒加重,加制川乌 10 g、肉桂 0.5 g(焗);湿邪偏盛者(着痹),膝痛酸沉重,以肿胀为主,加防己 10 g、川萆薢 18 g,秦艽 6 g。正虚不甚者,可减狗脊、仙茅、淫羊藿。

(二)其他治疗

1.中成药

(1)大活络丸:用于中风偏瘫,四肢痿痹与风湿关节酸痛,及骨质增生症尤其以气血虚弱不足者为宜。每次服 1 粒,每日 2 次。

(2)小活络丸:具有温经散寒、活络止痛功效,对偏于寒湿痹痛,关节痛遇寒则甚,苔白腻,阳虚者较甚,亦可用于脑出血后遗症,半身不遂者。每次服 1 粒,每日 1～2 次。

(3)人参再造丸:祛风通络,活血止痛,以治疗风湿入络的关节痹痛为宜。每次服 1 粒,每日 2 次。

(4)温通胶囊:补肾壮阳,活血通络。每次服 3 粒,每日 3 次。

(5)骨仙片:填精益髓,壮腰健肾,强筋健骨,舒经活络,养血止痛,用于颈椎病及各种骨质增生症。每次服 4～6 片,每日 3 次;感冒发热勿服。

(6)壮骨关节丸:补益肝肾,养血活血,祛风通络,用于腰椎、颈椎、足跟、四肢关节骨质增生及腰肌劳损。早晚饭后各服 6 g,每日 2 次。

(7)追风透骨丸:通经络,祛风湿,镇痛祛寒,用于风寒湿痹,四肢痹痛,神经麻痹,手足麻木。每次服 6 g(约一瓶盖),每日 2 次。

2.外治法

(1)中药离子导入法处方:赤芍、羌活、乳香、没药、白芷、南星各 15 g,当归、川芎、草乌、蒲公英、干姜各 60 g。操作:上述药物加水 1 000 mL 浸泡一夜后,文火煎熬 30 min,至 500 mL 左右,过滤得药液备用。取药液适量,均匀湿润衬垫并置于患处接阳极,辅极放于相应部位,电流量以患者能够耐受为度,每次 20 min,每日 1 次,15 次为 1 个疗程。

(2)热敷法

1)四子散处方:苏子、莱菔子、白芥子、吴茱萸各 60 g。操作:加入粗盐 250 g,混合后装入布袋中,用微波炉加热,使温度达到 60 ℃～70 ℃,待患者能耐受温度时敷于关节痛处 20 min,每天 2 次,7 d 为 1 个疗程。

2)如意金黄散(膏)处方:生南星、陈皮、苍术、厚朴、生甘草各 10 g,天花粉 50 g,黄柏、大黄、白芷、姜黄各 25 g。操作:共研为末,水蜜调敷或茶汁调敷,或用凡士林按油膏用药比例

8：2制成药膏敷患处。

(3)熏洗法

1)金匮外洗方处方：生川乌、生草乌、宽筋藤、海桐皮各 30 g，半枫荷、入地金牛各 60 g，大黄、桂枝各 18 g。操作：将上述诸药混匀，加水 1000 mL，煎煮 20～30 min，取药汁，先以其蒸气熏蒸患处，待药温适宜后外洗患膝，边洗边活动关节。每次 20 min，每日 1～2 次，7～10 次为 1 个疗程。

2)温经外洗方处方：艾叶 6 g，椒目、桂枝、山奈、制川草乌各 9 g，细辛 6 g，甘松 12 g，透骨草、威灵仙各 15 g，茵陈 30 g。操作：将上述诸药混匀，加水 1 000 mL，煎煮 20～30 min，取药汁，先以其蒸气熏蒸患处，待药温适宜后外洗患膝，边洗边活动关节。每次 20～30 min，每日 2 次，14 次为 1 个疗程。

(4)药包法处方：生草乌、生川乌、黄芪、杜仲、仙茅、金毛狗脊、锁阳、川芎、当归、白芷、苍术、防己、牛膝、甘松、五加皮、木香、松香、细辛、肉桂各 6 g，艾叶 60 g。

操作：将上述诸药共研为末。选择适宜的护膝，缝制成药物护膝，日夜使用，每 7 d 更换 1 次，4～5 次为 1 个疗程。

3.手法治疗

(1)解锁法：用于关节交锁时，不论是关节内游离体还是半月板破裂，嵌于两骨之间均可引起交锁，产生剧痛和功能障碍，应紧急解锁以解除痛苦。

1)患者仰卧，患膝抬起，助手扶持固定其患侧大腿。术者一手握其踝部牵引，同时做旋转、晃动、伸膝动作；另一手拇指按压在其患膝关节间隙疼痛处，同时向内按压，膝达伸直位，活动恢复即为解锁，解锁后症状多可消除。若患者体型胖大，术者也可用腋下夹持踝部牵引，手持小腿做旋转屈伸，另手操作同前。

2)患者体位同上，术者以肩扛其患膝，面向踝侧，以背顶靠其大腿，双手握踝牵引，边牵引边旋转边伸直，即可解锁。

3)伸屈复位法：患者仰卧位，术者立于其患侧（比如右侧），左臂屈肘，用前臂托住患肢的腘窝做支点，右手握住小腿远端作为力点。左臂用力向上牵拉同时右手用力向下牵拉小腿，使之加大膝关节间隙。在牵引下做膝关节屈伸活动，有时可听到解锁声即示缓解。未解锁者可在牵引下做小腿内翻、内旋或外翻、外旋动作，听到解锁声，即告成功。或在伸屈膝关节时，顺势突然用力屈曲或伸直膝关节，利用突然的活动，将相嵌滑过或解除。

4)推拉复位法：患者仰卧，屈膝 90°，术者位于其患侧，以臀部坐其患足或用膝部压住其患足做固定。然后双手环抱其小腿上端，用力行前后推拉（近似抽屉试验），或在推拉同时做小腿内外旋转动作，利用关节的滑动解除交锁。

(2)按摩

1)拇指推揉法操作：患者仰卧或坐位，术者立于患膝外侧，一手扶按患肢固定，一手拇指压推揉患膝，沿膝前关节囊、髌韧带、双侧副韧带、腘后关节囊等部位行指压推揉治疗，指力由轻到重，以局部酸胀为度，每次 5～10 min，每日 1 次，10 次为 1 个疗程。

2)弹拨肌筋法操作：患者仰卧或坐位，术者右手拇指与其余 4 指相对分置于膝外、内侧，先用拇指自外向内弹拨捏提膝外侧肌筋数次，再用其余 4 指由内向外弹拨膝内侧肌筋数次，最后术者将右手置于膝后，弹拨腘后肌筋数次。每日 1 次，每次 30～60 min，10 次为 1 个疗程。

3)捏推髌骨法操作：患者取坐位，术者双手拇食指相对捏握髌骨，先横向推运，再纵向推运,最后环转推运髌骨,反复数次。每日 1 次,每次 20～30 min,10 次为 1 个疗程。

4)牵引法操作:患者俯卧,患肢上踝套,牵引装置的滑轮架安放在床头侧,行屈膝牵引,床头侧摇高,以体重对抗牵引力量。牵引时医者扶按患膝紧贴床面固定,随屈膝度增大,小腿前侧垫枕,以稳定牵引。牵引重量为 10～15 kg,牵引时间为 20～30 min。每日 1 次,15 次为 1 个疗程。

5)点按法操作:先用拇指、示指或中指分别卡握在髌股关节内外侧间隙处,两力相挤持续 1～2 min,然后点按内外膝眼、髌骨下极、鹤顶穴、血海、梁丘及风市穴,对痛点明显者可持续点按 2 min。每次 20～30 min,每日 2 次,20 次为 1 个疗程。

6)屈伸法操作:患者仰卧位,术者一手握住患侧大腿下端向下按压,另一手握住足踝部向上提拉,使膝关节过伸,到最大限度时停留数秒或同时轻微震颤数次,放松后再重复 1～2 次;患者俯卧位,术者一手放在大腿后侧,另一手握患踝部尽量屈膝关节到最大限度时停留数秒,放松后再重复 1～2 次。行上述手法每周 2～3 次,每次 10～15 min,10 次为 1 个疗程,疗程间隔 7 d。

7)松筋解凝法操作:患者仰卧于诊断床上,先行拿揉、滚等手法放松患肢肌肉,一助手握患者股骨下端。术者握患足进行对抗牵引,然后在持续牵引下进行患膝屈、伸、内、外旋活动,并重复 1～2 次,最后以拿揉及叩拍法放松患肢,结束手法治疗。隔日 1 次,10 次为 1 个疗程。

4.针灸疗法

(1)毫针法处方:膝眼、梁丘、膝阳关、阳陵泉、足三里、阿是穴。操作:局部皮肤常规消毒,针刺。得气后,施行提插捻转强刺激;操作后留针 15～20 min,每日或隔日 1 次,10 次为 1 个疗程。

(2)灸法处方:足三里、膝眼、阴陵泉、阿是穴。操作:在患肢找准上述诸穴,将燃着的艾条对准穴位,距离为 2～5 cm,进行回旋灸或雀啄灸,以患者能忍受,局部皮肤潮红为度。每次 15～20 min,每日 1 次,10 次为 1 个疗程。

(3)耳针法处方:交感、膝、神门、阿是穴。操作:在耳郭上找准以上诸穴,严格消毒耳郭,快速捻入进针,得气后,行捻转强刺激,留针 10～15 min,每日或隔日 1 次,10 次为 1 个疗程。

(4)耳压法处方:神门、膝、踝、交感、阿是穴。操作:在耳郭上选准上述诸穴。用莱菔子或王不留行籽按压穴位,每穴按压 2～5 min,然后用胶布固定于穴区,每周贴压 2 次,10 次为 1 个疗程。

(5)穴位注射疗法处方:膝眼、阳陵泉、足三里、梁丘、阿是穴。操作:将患肢上述诸穴严格消毒,采用当归或威灵仙注射液,进行穴位注射,针刺得气回抽无血后,推注药液,每穴 0.5～1 mL,隔日 1 次,10 次为 1 个疗程。

(6)温针法处方:阳陵泉、阴陵泉、梁丘、阿是穴。操作:局部皮肤常规消毒后,用 30 号 2 寸毫针,阳陵泉直刺 1.2 寸,阴陵泉直对阳陵泉 1.5 寸,梁丘直刺 1.2 寸,阿是穴直刺 1～1.2 寸,施以平补平泻手法,得气后在针柄上插艾条段温灸,留针 20～30 min。隔日 1 次,10 次为 1 个疗程。

(高 云)

第八节 足部损伤

一、肌腱损伤

外伤性肌腱断裂大部分为开放性,如早期给予修补则预后良好。如做晚期修补,尤其是儿童,将会带来不同程度的畸形。足部肌腱的断裂以跟腱与胫前肌腱为常见。

(一)胫前肌腱断裂

胫前肌腱起点位于胫骨外侧面上 2/3,肌腱经小腿横韧带及小腿十字韧带之下,止于第一跖骨基底的内侧。胫前肌腱断裂有闭合和开放两种。闭合性断裂又可分为外伤性断裂和自发性断裂。闭合性的胫前肌腱断裂于 1931 年由 Els 首先报道。1938—1952 年 MayoClinic 共报道 9 例,可见其发病并不常见。其中,外伤性断裂常见于年轻人,从高处跌下或踝关节扭伤,特别是足在跖屈位时易产生胫前肌腱断裂。少数患者可因以往有过损伤致使腱止点处产生完全性断裂。急性胫前肌腱断裂时,足背屈可出现无力,局部疼痛肿胀。可在第一楔骨处有突发剧痛与肿胀,足的活动受限,足趾有跨地趋势。几天后在局部可见到淤斑。在踝前方腱止点处的腱鞘内可扪及有断裂的间隙,在腱的断端可摸及肿块,肿胀消退后局部可见到凹陷。在部分陈旧性损伤的患者中,可没有明显的疼痛,只表现为踝关节的僵硬和足触地时的无力。

手术修补是唯一的方法。移位大于 5 mm 的撕脱骨折可以行石膏固定。直接缝合肌腱,手术时可在踝部十字韧带上下方各作一切口。经上切口将近侧断端用钢丝在腱上作交叉缝合,通过十字韧带潜道将近侧断端拉到下方切口与腱的远侧断端作 Bunnell 缝合。术后石膏固定 6 周。

(二)跟腱部分损伤

跟腱是人体最强大的肌腱之一,其近端为腓肠肌与比目鱼肌的肌腹,远端止于跟骨后下方。小腿肌肉中常见的损伤是跟腱与肌腹交界处的肌纤维撕裂,以腓肠肌内侧头较外侧头为常见,以部分肌纤维撕裂伤为主。损伤可以发生在紧张的剧烈活动中;行走时在地板上打滑而突然伸拉肌腱;甚至在正常活动中突然发生。跟腱损伤在年轻患者中以肌肉损伤为多见,35 岁以上者以肌腱损伤为主。

发病突然,可以为无任何诱因的局部疼痛、肿胀。几天后可在小腿下方出现淤斑。足跟踩地时疼痛,但能勉强行走。局部有压痛,休息后症状缓解。治疗以胶布固定,垫高鞋跟及急性期过后痛点进行封闭治疗。辅以理疗能加速愈合。如发生较大的肌肉或肌腱的断裂,常需手术治疗。可做断-端吻合,情况许可应包括腱鞘。

(三)跟腱断裂

跟腱断裂是运动创伤中较为常见的外伤,Nyyssonen 等于 1996 年统计人群年发生率为 9.3/10 万,Leppilahti 等同年的统计为 18/10 万。国内文献报道,其多发年龄为 20～29 岁。

跟腱断裂在足部肌腱断裂中最为常见。一般均断在跟骨止点上方 2.5～4 cm 处(此处跟腱最狭窄及血供最差,故退变最易发生),断端除了刀割伤以外均为马尾状交错不齐,但鞘膜仍可保留完整。跟腱断裂大部分为直接损伤所引起,亦可发生在跟腱过度疲劳后,及 30 岁以后跟腱较早出现退行性改变者,以及风湿性疾病、梅毒、脊髓痨和局部或全身应用激素的患者。关于跟腱因间接外力发生断裂的损伤机制,较为一致的观点为踝在过伸位突然用力受伤所致。

　　直接外伤所引起的开放性跟腱断裂,伤部皮肤往往开裂出血,伤口内可见跟腱组织。而间接外力所引起的跟腱断裂,多数患者于受伤当时自己或别人听到"啪"的响声,顿觉跟腱部有棒击感或被别人踢了一脚(但能完成跳起和腾空动作),随即感到跟腱处疼痛和足踝运动失灵。受伤时患者可感到跟腱似被踩踏、打击或感到断裂的响声,随后立即出现疼痛、跨步困难,足尖不能着地。局部出现肿胀、压痛、皮下淤血,跟腱断裂处皮肤出现塌陷,肌腱轮廓消失。在断裂处皮下可摸到空隙,足背屈时更为明显。在小腿部近侧断端处可摸到隆起的肌腹。陈旧性病例因断端处被瘢痕组织所连接,使跟腱处于延长状态。腓肠肌肌力减弱,不能做正常跨步动作,不能完成足跟离地的点足动作。但踝关节被动活动范围大于正常侧。跟腱完全断裂患者的局部疼痛、压痛及足部功能障碍较肌纤维撕裂伤为轻,常在早期被漏诊,文献报道,误诊率为20%～40%,直至肿胀及淤斑消退后才做出诊断。因此,必须认真、仔细地进行有关检查,以免漏诊误诊。腓肠肌挤压试验(Thompson;Doherty,Simmonds 试验)可以鉴别部分与完全性跟腱损伤。患者俯卧或双膝跪在检查桌上,双侧足及踝关节露在桌外,术者挤压小腿腓肠肌,不完全断裂者踝关节有轻度跖屈,而完全断裂者少见,有关文献报道亦极少。但陈旧性的跟腱完全断裂患者,腓肠肌挤压试验可有轻度跖屈。

　　高位跟腱断裂应与跖肌断裂及小腿三头肌内、外侧头断裂进行鉴别诊断。其鉴别要点主要包括以下三点:①跖肌腱断裂一般不发生小腿部大范围的皮下血肿,压痛点一般较高,且位于小腿外侧,Thompson′s test 多为阴性;小腿三头肌内、外侧头损伤后,一般常出现明显的皮下出血或局部血肿。②高位跟腱断裂是跟腱断裂的一种,一般 Thompson′s test 也呈阳性,俯卧位双足跟并列时可发现患侧跟骨结节明显下移;后二者查体均不为阳性。③B 超和 MRI 检查可明确损伤部位及程度。

　　保守疗法可将踝关节用石膏固定在马蹄位,其缺点是断端局部有膨大结节及容易发生再断裂,并且跟腱力量减弱。因此,手术修补是目前最合理的方法,但对手术时间则有不同的看法。一般认为,后期修补较为合适,因为,此时肌腱末端已有瘢痕形成,可以避免修补时缝线的切割。但后期修补的等待时间不能太长,以免产生肌肉挛缩-腱膜的粘连增加手术困难。手术方法很多,如 Bunnell 法、Bosworth 法、Lind-holm 法和 Abraham 法等。跟腱修补手术中应注意以下几点:①避免应用正中切口以防止术后粘连;②丝线能引起水肿与炎症反应;③使用钢丝或尼龙线,术后可触及缝线并有压痛;④缝合时结应打在内面;⑤腱旁组织与皮肤应分层缝合。术后石膏固定患足在马蹄位,10～12 d 拆线,更换石膏,8 周后去除石膏穿高跟鞋 3～4 周,同时不负重矫正马蹄位,去除高跟的一半高度,5 周后完全去除高跟。

(四)胫后肌腱断裂

　　自发性胫后肌腱断裂很少见。Kettelkamp 与 Alexander(1969 年)报道 4 例,其中 3 例患腱鞘炎。胫后肌腱通过内踝后方进入足底大部止于舟骨的跖面,因此,有维持足纵弓的功能。该腱断裂后可产生足纵弓塌陷,伤后可出现内踝后或下方的疼痛,活动时疼痛加重,局部可有肿胀。因此,在检查平足患者时如沿胫后肌腱通路处有压痛时,应考虑到胫后肌功能不全或有撕裂。可让患者单足抬起足跟(提踵试验),患者可出现内踝部的疼痛、提踵无力,严重者甚至不能抬起患侧足跟。手术修补是唯一的治疗方法。Goldner(1974 年)介绍胫后肌腱断裂早期不能修补时,可用趾长屈肌移位来治疗。

(五)腓骨长肌腱断裂

　　闭合性腓骨长肌腱断裂很少见,仅在足强度内翻损伤时该肌肉猛烈收缩才能产生断裂。

文献报道,成人损伤更为罕见。因断裂伤后肿胀及压痛均在外踝处,故其表现极似外踝侧副韧带损伤,易误诊。治疗原则以早期手术修复为主。

二、足及踝部腱鞘炎

腱鞘炎是指腱鞘因机械性摩擦而引起的一种慢性无菌性炎症改变所引起的一组临床综合征。腱鞘分为两层,外层为纤维性鞘膜,内层为滑液膜。跟腱周围有疏松的网状组织包绕,称为腱周组织,凡腱鞘的炎症称之为腱鞘炎,而在跟腱相当于腱鞘的鞘周组织的炎症称之为跟腱周围炎。腱鞘炎可由肌腱直接损伤、奔跑中的冲击力或过度伸展而产生的损伤所致。一般均发生在肌腱的骨止点处、肌纤维与腱的交接处或腱的本身。以跟腱、胫后肌腱、胫前肌腱、腓骨长肌腱及踇长伸肌腱为常见。因这些腱在腱鞘包裹下穿过踝或足的骨槽或受支持带的约束,故易于损伤。发病后因腱鞘肿胀使肌腱活动时疼痛,沿腱鞘纵轴可见到局部肿胀与压痛。腱鞘炎多发生于腓骨肌、胫后肌与踇长屈肌腱,其次为足背部肌腱,趾长伸肌腱在足的背侧,趾长屈肌腱在内踝后方并延伸到足底,因此,不易受暴力损伤,故发病较少。本病与其他退行性病变如肩周炎等有相似的病理过程,其他疾病如类风湿关节炎、痛风亦可有腱鞘炎的表现,因此,在诊断时应予区别。

(一)胫后肌腱鞘炎及狭窄性腱鞘炎

本病是足内侧疼痛的常见原因。起病于足外翻扭伤、过度的跑步或行走。疼痛在内踝后方并向足底放射,其临床表现与跗管综合征极相似(有时两者可同时存在),行走时有不适或疼痛。主动内翻时可产生疼痛。

一般以40～49岁的中老年为多见。常见于轻微损伤如下楼梯踏空、行走中踩到小石子等以致外翻扭伤。注意与内侧副韧带损伤鉴别。

休息是最佳的治疗方法。可应用弹力绷带固定,扶拐杖行走。鞋跟内侧垫高以防止跟骨外翻。口服消炎镇痛药物或行局部可的松封闭疗法,但局部封闭时注意勿将药物注入肌腱内,以防止胶原纤维软化而产生肌腱自发性断裂。

少数患者需用石膏固定2～3周,以达到制动目的。如症状仍不缓解,则需手术切开腱鞘减压。

(二)胫前肌腱鞘炎

胫前肌腱鞘较胫后肌易于受损。常见于直接损伤或足过度跖屈,可因鞋、靴的反复刺激或直接损伤。

(三)踇长伸肌腱鞘炎

中年人于跗中关节背面内侧有骨赘形成刺激踇长伸肌腱,使产生腱周围炎或炎性滑囊炎,或因鞋帮压迫而产生症状。治疗原则以去除骨赘和穿合适的鞋为主,并可口服消炎镇痛药物。

(四)腓骨长肌腱鞘炎

骤然的足内翻动作可产生本病。必须与第五跖骨基底部骨折相鉴别。第五跖骨基底部骨折的压痛在第五跖骨基底部,局部肿胀,行走有疼痛,局部有淤斑出现,而本病则压痛点在腱鞘部位。所以压痛点的部位是鉴别诊断的要点。治疗原则用弹力绑带制动及药物治疗。

(五)跟腱炎

跟腱受到直接或间接损伤、过度疲劳使跟腱周围的纤维结构及疏松的蜂窝组织产生炎症反应,其炎性渗出液较肌膜炎为少。

急性期表现为局部肿胀,可有轻微的摩擦音。慢性期跟腱周围纤维组织增厚。行走时腓肠肌收缩可有疼痛,特别在斜坡或上楼时症状更为明显。跟腱局部有压痛或增厚感。穿鞋可因鞋帮压迫而有疼痛。治疗为穿鞋帮较低的高跟鞋,以放松跟腱的牵扯,并使负重点移向跖骨头部;压痛点处作局部封闭。注意不能注射在跟腱内,以免发生跟腱自发性断裂。

三、滑囊炎

滑囊炎是滑囊的炎症。根据其病因、性质,可分为创伤性、化脓性、结核性、风湿性、痛风性、化学性滑囊炎。其中,在外科中由创伤引起的创伤性滑囊炎最为常见。常见的足踝部的滑囊有以下几个。

1.跟腱滑囊

跟腱滑囊又分为深浅两囊。浅层的位于跟腱与皮下之间的称为跟腱后滑囊,又称为跟后囊。深部的位于跟骨后上角与跟腱之间,称为跟腱前滑囊。

2.跟骨底滑囊

跟骨底滑囊位于跟骨结节的跖侧与其浅层软组织之间。

3.踇趾滑囊

踇趾滑囊位于踇趾的跖骨头内侧皮肤与骨突出之间。

4.小踇趾滑囊

小踇趾滑囊位于小踇趾的第五跖骨头外侧皮肤与骨突出之间。

5.胫骨后肌腱滑囊

胫骨后肌腱滑囊位于胫骨后肌腱与舟骨粗隆之间。

6.内外踝滑囊

内外踝滑囊在内外踝骨突与皮肤之间。

7.楔骨背侧皮下滑囊

楔骨背侧皮下滑囊在楔骨背侧骨突与皮肤之间。

跟腱与皮肤之间有跟腱皮下滑囊,跟腱与跟骨之间有跟后滑囊。穿着鞋帮过高或过硬的鞋,可刺激跟腱皮下滑囊产生炎症。长期刺激跟后区,如妇女所穿的高跟鞋、自行车运动员骑车上坡可产生任何一侧跟骨骨刺及跟后滑囊炎。

炎症感染、风湿病等亦可引起上述两种滑囊炎。发病后局部肿胀、疼痛和压痛。跟腱后滑囊炎则在X线片上可见到跟骨后上方有圆形隆起的增生改变。治疗以穿合适鞋和局部封闭治疗为主,症状不缓解可手术切除滑囊。如为跟骨后滑囊炎,应将跟骨后上方增生的骨赘切除。

四、腓骨肌滑脱症

足部肌腱滑脱中最多见的是腓骨肌从外踝后侧移向前方。近年来,国内外学者从解剖学研究证明踝沟并非深的骨性沟,仅为平坦的浅沟,其外侧缘有增厚的结缔组织形成的嵴来加深其深度。上支持带仅是增厚的深筋膜层,并非韧带样的组织。腓骨肌腱在上支持带处自后转向前下方,是成角最大之处,因此,在踝关节跖屈内翻扭伤或背屈位腓骨肌强烈收缩时,腓骨肌腱向前滑移的力量骤增,使上支持带撕裂而引起肌腱滑脱。下支持带则为韧带组织,故较牢固,同时,该部位向前滑移的力量小,因此,产生撕裂的机会也小。在临床上还未见到此处肌腱滑脱的报道。

发病时突然感到外踝疼痛、肿胀、皮下出血,外踝前上方可摸到索状的肌腱。本症常伴有跟骨骨折或外踝骨折。手法复位极容易,但极不稳定。

治疗以手术为主。手术方法有两类:一类是应用附近肌腱来加强上支持带,如 Miller 和 Ellis-Jones 分别用跖肌腱和部分跟腱作襻,固定在腓骨上来加强上支持带。另一类应用骨质来替代上支持带,如 Du Vries 在腓骨上切一 2 cm 长的楔形骨片,将其向后滑移 0.5 cm,骨片用螺丝钉固定用来加深腱槽,以替代上支持带的作用;Watson,Jones 在腓骨上做一骨膜瓣向后翻转,以替代上支持带的作用。

五、踝关节骤然失控症

踝关节骤然失控是关节不稳的综合征,可以由以下几种原因引起。

(1)距下关节或踝关节的关节囊或韧带的损伤。

(2)腓骨肌滑脱症。

(3)踝关节内游离体(骨软骨骨折、脆性软骨炎)。

(4)神经损伤或小儿麻痹后遗症的小腿肌肉麻痹。

(5)腓骨肌过度疲劳失去对踝关节的控制。

踝关节骤然失控症应与假性失控症相鉴别:踝关节严重扭伤后产生粘连,在做某一动作时产生剧痛而引起瞬间的肌无力常被误诊为骤然失控症。另外,有些踝关节慢性劳损患者有关节不稳定伴肿胀,外踝外侧韧带前外支的纤维处有压痛点,局部滑膜有增厚。这种假性失控症可以通过制动、按摩、超声波及局部封闭等使炎症消退,症状缓解,而踝关节骤然失控症则需明确病因,对症治疗。

六、副舟骨损伤

足副舟骨损伤甚至移位,在临床上并非罕见。足副舟骨是舟骨结节部第二骨化中心的先天性变异。据统计,常人约 14% 有此变异。此症晚期诊断较易,早期多因急性踝扭伤引起,常被踝外侧韧带损伤所遮盖,而于韧带症状减轻或消失时才发现已有副舟骨的损伤。急性患者伤后可出现足舟骨内侧处疼痛、肿胀、皮下淤血及步行时症状加重等表现。X 线表现:副舟骨呈三角形或圆形。急性期患者应卧床休息,局部用药并用石膏托固定,并休息 2~4 周。保守治疗无效时,可行手术摘除移位或坏死变性、囊性变的副舟骨。

(苏　娜)

第九节　踝关节骨折

踝关节骨折是临床常见损伤,约占全身骨折的 4.2%,居关节内骨折之首,多发生于 16~35 岁的青壮年。

踝关节骨折不仅有骨骼的损伤,且常合并有韧带损伤和关节脱位,因此,本节在叙述骨折的同时,也讨论韧带损伤和关节脱位的处理。

一、临床表现

绝大多数踝关节骨折由扭转暴力所致。因外力作用的方向、大小和肢体受伤时所处的位置不同,可造成不同类型、不同程度的损伤。

踝关节骨折的症状主要是局部的疼痛、肿胀和不同程度的运动功能障碍。踝关节有不同程度的肿胀、皮下淤血和压痛。压痛尖锐的部位表明局部有损伤。若骨折有移位,踝部可有畸形,畸形的方向常可做为判断暴力作用方向的一个指标,如足内翻畸形,常是因内收暴力所致。内、外踝均为皮下骨,若跟部骨折有移位,可清楚地触及骨折断端,并可触及骨擦感。

X线可明确诊断。根据骨折的类型、骨折移位的特点、距骨在踝穴中倾斜或侧移位的情况、以及骨折线的位置与胫距关节面的相应关系等。尚可分析出损伤的机制。

二、损伤机制与分型

踝关节损伤若采用保守疗法治疗,对治疗有指导价值的是 Lauge-Hansen 分类法,其对特殊的骨折类型及损伤机制作了详细的分类。根据受伤时足所处的位置、外力作用的方向以及不同的创伤病理改变而分为旋后-内收型、旋前-外展型、旋后-外旋型、旋前-外旋型和垂直压缩型,其中,以旋后-外旋型最常见。该分类法强调踝关节骨折波及单踝、双踝或三踝是创伤病理的不同阶段。在重视骨折的同时必须也重视韧带的损伤,只有全面地认识损伤的发生与发展过程,方能正确评估损伤的严重程度,确定恰当的治疗方案。

(一)旋后-内收型

足于受伤时处于旋后位,距骨在踝穴内强力内收,踝关节外侧组织受到牵拉而损伤,内踝受距骨的挤压而损伤。

所有的踝关节损伤,由于伤力的大小不同,致伤力量可在整个过程中停留于任何一点,因而可有不同程度的损伤形式。

第Ⅰ度:踝关节外侧韧带部分或完全断裂,或引起外踝骨折。

外侧韧带的损伤可能是部分的,只有前距腓韧带的撕裂,这是由于足跖屈强力内翻所致,在此位置上,外侧韧带的前束处于张力下。若内收伤力停止,这是唯一的损伤,常称为"踝扭伤"。

若踝关节在90°位上强力内翻,踝关节外侧韧带的所有三束均同时被牵拉,可导致外侧韧带的完全断裂;若三束韧带的抗拉力大于外踝骨时,将造成外踝的骨折。该骨折表现为跟腓韧带附着处的外踝尖的撕脱骨片,或在踝关节水平位撕脱整个外踝。这种骨折的特征是横行骨折,在腓骨外侧皮质有明显的裂隙。而在旋前-外展损伤时,腓骨外侧皮质为碎裂状,两者形成鲜明对照。

第Ⅱ度:暴力继续,距骨将推挤内踝发生近乎垂直的骨折,骨折位于踝关节内侧间隙与水平间隙交界处,即在踝穴的内上角,常合并踝穴内上角关节软骨下骨质的损陷,或软骨面的损伤。

(二)旋前-外展型

足在旋前位,距骨在踝穴内被强力外展,踝关节内侧组织受到牵拉伤力,外踝受到挤压伤力。

第Ⅰ度:内侧牵拉伤力引起三角韧带断裂或较常见的内踝撕脱骨折。由于距骨的异常活动没有旋转因素,内踝的外展骨折在X线侧位上呈横行,骨折位于踝关节水平间隙以下。

第Ⅱ度:若暴力继续,将导致下胫腓韧带部分或完全损伤。撕裂下胫腓前韧带,造成下胫腓部分分离;也可表现为胫骨前结节撕脱骨折;也可将下胫腓前、后韧带及骨间韧带完全撕裂,而发生下胫腓完全分离。有时也可因后韧带坚强未被撕裂,而发生后踝撕脱骨折。

第Ⅲ度:距骨继续外展,使外踝在胫距关节面上0.5～1 cm外形成短斜形或碎裂骨折,小蝶形骨片位于外侧。

(三)旋后-外旋型

足处于旋后位,距骨受到外旋伤力或小腿内旋而距骨受到相对外旋的外力。距骨在踝穴内以内侧为轴向外后方旋转,冲击外踝向后外方移位,推开后踝的限制并牵拉内侧组织而损伤。

第Ⅰ度:足处于旋后位,距骨受外旋伤力而外旋,因内侧组织不在张力状态下,因此内侧组织不先损伤,而先撕裂下胫腓前韧带,或造成胫骨前结节撕脱骨折。

第Ⅱ度:伤力继续便产生外踝在下胫腓联合水平的冠状面斜形骨折,骨折线自胫距关节水平处向后上方延伸。

第Ⅲ度:暴力继续,距骨继续向后旋转至踝穴外,推开后踝的限制,造成后踝的骨折。此时后踝骨折块被完整的后韧带与外踝联在一起,向后外方移位。

第Ⅳ度:在前基础上,再进而发生三角韧带撕裂或内踝骨折,形成旋后-外旋损伤的三踝骨折-脱位。

(四)旋前-外旋型

足于受伤时处于旋前位,三角韧带处于张力状态,当距骨在踝穴内外旋时,紧张的内侧组织首先损伤而丧失稳定性,距骨以外侧为轴向前外侧旋转移位,撕裂下胫腓韧带与骨间韧带后,造成肋骨的螺旋骨折。

第Ⅰ度:内踝撕脱骨折或三角韧带断裂。由于这类损伤使距骨内侧向前旋转,内踝向前拉脱,结果是骨折线在矢状面上自前上斜向后下。

第Ⅱ度:内侧损伤后,距骨失去三角韧带的限制,在踝穴中向前摆动,故外旋时先撕脱下胫腓前韧带,继而撕裂骨间韧带,发生下胫腓不完全分离,或撕脱胫骨前结节。

第Ⅲ度:若暴力再进而扭转腓骨,造成高位腓骨螺旋形骨折,有的高达腓骨颈,最低的位置也在下胫腓联合上2.5 cm,骨折线自前上斜向后下。

第Ⅳ度:再严重时,可在Ⅲ度的基础上,撕裂下胫腓后韧带发生下胫腓完全分离,或下胫腓后韧带保持完整,而形成后踝的撕脱骨折,同样也发生下胫腓分离。

(五)垂直压缩型

足在不同的伸屈位置,遭受垂直压缩暴力所致。足在中立位时,遭受垂直压缩力,暴力沿肢体纵轴传导,距骨滑车将胫骨下关节面劈成碎片;当足处于背伸位时,将产生胫骨下关节面前缘的压缩骨折;当足处于跖屈位时,产生胫骨下关节面后缘的压缩骨折。

三、诊断

根据伤后踝部疼痛、肿胀、功能障碍等症状,以及局部压痛、皮下淤血、畸形和骨擦感等体征,结合X线片,可得到正确的诊断和分型。

若怀疑有韧带断裂时,有必要在应力下摄 X 线片,此时常需用麻醉。在内翻应力下拍摄双踝前后位片,如距骨倾斜超过健侧 5°～15°,提示前距腓韧带完全断裂,15°～30°提示外侧韧带前束和中束断裂,大于 30°提示外侧韧带的三个组成部分完全断裂。在外翻外旋应力下拍摄前后位 X 线片,若内踝与距骨间隙增宽超过 2～3 mm,下胫腓间距大于 5 mm,提示下胫腓韧带全部断裂;若下胫腓间距小于 5 mm,但大于 3 mm,且对侧下胫腓间隙小于 3 mm,提示下胫腓韧带不全断裂。

对于踝关节损伤,一般来说,患者所描述的足扭转的方向是不可靠的,踝关节损伤发生的太快,不能正确地被患者所认识。所以分析其受伤机制时应以 X 线片为主,部分病例可结合体格检查。

在分析 X 线片时主要根据以下诸点。

(1)骨折类型的生物力学机制:对长骨来说,若弯矩起主要作用则致横行、横斜形或蝶形骨折,若扭矩起主要作用则致螺旋形或长斜形骨折。此点在分析腓骨受伤机制类型时尤为重要。另外,由于外踝的轴线和腓骨干的轴线向外成 15°夹角,因此在外翻力作用下导致的腓骨骨折亦可呈由内下略向外上的短斜形。韧带牵拉力导致的骨折线方向和拉力方向接近垂直。压迫力导致的骨折线方向和骨内剪应力方向一致。

(2)骨折移位的特点和距骨在踝穴中倾斜或侧移位的情况。

(3)骨折线的位置与胫距关节面的相应关系:一般来说,牵拉损伤其骨折线低于胫距关节面,挤压损伤则略高于胫距关节面。对腓骨来说,腓骨骨折水平越高,下胫腓韧带损伤越严重,踝穴不稳定的危险性也越大。

(4)损伤的严重程度:下列各点有助于诊断和辨认 Lauge-Hansen 分型。①注意腓骨骨折的类型及位置的高低:若为长斜形或螺旋形骨折,是由外旋伤力所致,见于旋后-外旋型损伤与旋前-外旋型损伤。但前者骨折位置较低,从胫距关节水平处向后上方延伸;而后者位置较高,至少在下胫腓韧带联合上方 2.5 cm 处。骨折为横行,且低于胫距关节面,外侧皮质裂开、开口,为旋后-内收型损伤所致。骨折为短斜形或外侧皮质碎裂的蝶形骨折,骨折线水平在下胫腓韧带联合上 0.5～1 cm 处,则为旋前-外展型损伤所致。②注意内踝骨折的类型及位置的高低:内踝骨折线水平,且低于胫距关节面,是因三角韧带受牵拉所致;若骨折线自踝穴的内上角发生垂直或斜形骨折,是由旋后-内收型损伤所致。③注意是否有下胫腓分离:下胫腓分离最多见于旋前-外旋型损伤,少数见于旋前-外展型损伤,而旋后-外旋型损伤一般不伴有下胫腓分离。④各型损伤中以旋后-外旋型损伤最为常见。

四、治疗

复位的标准(Phillips 提出):①踝关节内侧间隙不超过距骨顶与胫骨下端关节面间距 2 mm;②内踝向任何方向移位不超过 2 mm;③腓骨骨折远端向外侧移位小于 2 mm,向后侧移位小于 5 mm;④侧位 X 线片显示胫骨后踝骨折块小于胫骨下关节面的 25%,或虽大于 25%,但移位小于 2 mm。

近年来,许多学者研究证实,外踝是维持踝关节稳定的重要因素。外踝骨折后的短缩和外侧移位,踝穴势必增宽,使距骨在踝穴内失去稳定而发生外移或倾斜。但距骨向外移位 1 mm,胫骨与距骨接触将减少 40%,接触面减少后每单位负重面积所承受的压力加倍,将导致踝关节的创伤性关节炎。所以我们认为,踝关节骨折应力求解剖复位,最低标准应是:完全纠正外踝的短缩与外移,以及下胫腓分离,而在其他方面不低于 Phillips 的标准。

整复的时机:踝关节骨折移位者,因合并距骨的脱位,故应立即整复。即使是肿胀严重或局部有张力性水泡也不应拖延整复时间,否则患者疼痛难忍,更重要的是,肿胀很难在短期内消退,待肿胀消退后,骨折因纤维组织形成已很难通过手法整复而达到良好的复位。踝关节的骨折脱位即使肿胀严重,手法复位也不太困难,骨折及脱位复位后,肿胀在 2～3 d 内迅速消退,若有残余移位,此时可再次整复。

关于踝关节骨折的治疗方法,目前,大致有手法复位外固定、闭合复位内固定和手术切开复位内固定三大类。手法复位外固定具有方法简便,安全经济的优点,若使用得当,大多数病例可获得满意的疗效;其缺点是稳定性差,尤其是严重不稳定的踝关节骨折,易发生再移位。手术切开复位并坚强内固定,由于是在直视下解剖组织进行骨折复位,故解剖复位率高,坚强的内固定又可早期活动关节,防止关节僵直,因而有明显的优越性;该疗法的缺点是需解剖组织,使软组织的稳定结构受到破坏而影响关节功能,以及感染的威胁等,此外,对于局部肿胀严重及伴有皮肤挫伤、张力性水泡等病例,显然不宜立即切开复位,等到皮肤条件好转后再手术,则贻误了骨折治疗的最佳时机。闭合复位内固定则综合了上述二者的优点,具有操作简便、固定牢靠、组织创伤小、感染率低等优点,为治疗不稳定性踝关节骨折的有效方法。

(一)手法复位外固定

治疗踝关节损伤时有一个很重要的原则,就是按暴力作用相反的方向进行复位和固定。所以不同类型的损伤有不同的复位与固定方法。

1. 旋后-内收损伤

(1) Ⅰ度损伤:踝关节外侧韧带断裂或外踝骨折。

如果是外侧韧带的部分断裂,可用胶布外翻位固定。固定时间 2～3 周。去除固定后加强踝关节功能锻炼,并在行走时将鞋底外侧垫高 0.5 cm,以保持患足处于轻度外翻位。

韧带完全断裂者应用石膏固定。应将足固定在 90° 并轻度外翻位,并保持石膏固定 4～6 周。若将韧带完全断裂误认为单纯扭伤而处理不当,将引起踝关节复发性脱位,而使关节不稳定。韧带完全断裂者拆除石膏后,应重视愈合韧带组织本身功能的再锻炼,摇板锻炼对增加踝关节稳定有重要的意义。

对外踝骨折采用石膏或夹板固定均可取得良好的疗效。不论何种固定,均应将患足固定于轻度外翻位,6 周后去除固定,逐步负重。

(2) Ⅱ度损伤:双踝内收骨折。

1) 手法复位:患者仰卧,由一助手用肘部套在腘窝下,另一助手一手握足跟,一手持足尖,将足保持在 90°位,两人先顺畸形方向牵引,而后调整至中立位。待重叠畸形纠正后,术者双拇指推内踝骨折块向外,余双手四指扳外踝骨折近端向内,下助手同时在保持牵引下将患足外翻,以纠正骨折移位。

2) 石膏或夹板固定:若采用石膏固定,可用膝以下石膏管型,注意内、外踝及足跟部用衬垫保护。在石膏未定型前,术者用一手的手掌(不是手指)在足跟的内侧施加轻度压力,而另一手加抗力于外踝骨折的近端,将患足塑形于轻度外翻位。根据骨折愈合的情况,6～10 周拆除石膏固定。注意各期功能锻炼。

若采用小夹板外固定,其长度应上至小腿的中上 1/3 处,下端前侧 2 块应下达踝关节平面,内、外、后 3 块应超过足底 4 cm 左右。注意压垫的位置,应将足固定于轻度外翻位。功能锻炼同石膏固定。

2. 旋前-外展损伤

(1)Ⅰ度损伤:内踝撕脱骨折或三角韧带断裂。

内踝的无移位骨折及三角韧带断裂者,可用膝以下石膏或超踝夹板内翻位固定6周。后两周,可带石膏负重锻炼。若内踝骨折有分离者,可用手法复位,复位后固定同上。

(2)Ⅱ度损伤:内踝骨折伴下胫腓韧带部分或完全损伤。

将患足内翻,整复内踝,并用双手掌对抗叩挤两踝,以纠正下胫腓分离。复位后用膝以下石膏管型固定,注意将双踝及足跟处用衬垫保护。在石膏未定型前,术者用双手掌在双踝处加压塑形,以防止下胫腓分离,同时下助手推挤足跟外侧,以使石膏塑形成轻度内翻位。术后注意抬高患肢,注意各期功能锻炼。一般需固定6~8周。也可使用超踝夹板固定。

(3)Ⅲ度损伤:第Ⅱ度加外踝骨折。

1)手法复位:助手将足置于90°位轻柔牵引,不可使用强力,以防软组织嵌入内踝骨折间隙影响复位及愈合。待重叠畸形矫正后,术者用双拇指推外踝骨折远端向内,双手四指扳胫骨远端向外,助手同时将患足内翻,以纠正骨折移位。若伴有下胫腓分离,术者用双手掌扣挤双踝来纠正。

2)石膏或夹板固定:若采用石膏固定,可用膝以下石膏管型,注意内、外踝及足跟部用衬垫保护。若不伴有下胫腓分离,术者重点将患足塑形于轻度内翻位;若伴有下胫腓分离,术者重点用双手掌在双踝内外侧加压塑形,下助手配合在足跟外侧加压,将患足塑形于轻度内翻位。

若采用夹板固定,应使用超踝夹板,根据骨折的移位情况及是否伴有下胫腓分离而正确使用压垫。固定后,应将患肢抬高,注意各期功能锻炼,及时更换松弛失效的固定。一般需固定8~10周。

3. 旋后-外旋损伤

(1)Ⅱ度损伤:下胫腓前韧带损伤伴外踝骨折。

该骨折一般移位很少,若外踝轻度移位,助手可将患足内旋15°左右,术者推挤向后外侧移位的外踝而复位。复位后,采用超膝石膏管型将足内旋15°位固定6周。

(2)Ⅳ度损伤:三踝骨折。

1)手法复位:助手在行对抗牵引时,不可用强力牵引,以防过度牵引后软组织嵌入内踝断端之间而影响整复及愈合。骨折重叠畸形矫正后,在下助手将足内旋的同时,术者用双拇指推挤外踝骨折的远端向前、向内,余四指扳胫骨远端向后、向外,如此可纠正距骨的脱位及外踝的移位。触摸腓骨下端骨折平整后,下助手将足置于背伸90°位,推挤内踝向上,以纠正内踝的分离。手法成功的关键是术者推挤复位的同时,下助手将足有力地内旋。企图将足内翻来纠正距骨与外踝向外后侧的旋转移位是错误的,根据距下关节功能机制:距下关节活动的平均轴心角度是在水平位上42°,在矢状面上向内侧16°,所以距下关节成为一个扭矩变换器,跟骨在内翻时引起距骨外旋,将重复受伤过程,加大损伤,使移位增大。

若后踝的骨折块大于胫骨下关节面1/3时,常合并距骨的向后上方脱位。在整复时,术者一手将足跟向下向前推,一手掌置于胫骨远端前方向后压,即可轻易地纠正后踝移位及距骨的向后脱位。绝不可在跖底足前部加力,使踝关节背伸来纠正后踝骨折,否则因杠杆作用会使移位加重。

2)固定:凡不稳定的踝关节外旋类骨折,均应在内旋位固定才能有效地防止骨折再移位,而小夹板难以使患足得到确实的内旋固定,故不宜使用夹板,而应采用长腿石膏超膝关节固定。

整复后,因内、外踝均为皮下骨,可通过触摸而判断骨折复位的情况,若复位良好,即用石膏固定。石膏固定应超膝关节,并使膝关节屈曲15°~20°,方能控制外旋伤力。石膏固定应有良好的塑形,将患足固定于背伸90°、内旋15°~20°位上。如后踝骨折块大于胫骨下关节面1/3时,在足后跟及胫骨下端前侧用棉垫做衬垫,在石膏未定型前,术者一手掌按胫骨远端前方向后,另一手掌推足跟向前,用中等力度加压塑形,可有效地防止后踝的再移位。

复位固定后,患肢抬高,鼓励患者加强足趾活动及小腿肌肉等长收缩功能锻炼,同时辅以活血化瘀药物口服,在3~5 d内应用20%甘露醇250~500 mL静脉滴注。肿胀消除后及时更换石膏。视其年龄、骨折移位程度及软组织损伤程度,6~10周拆除石膏。6周后如骨折尚未牢固愈合,可用行走石膏下地负重锻炼。拆除石膏后,用弹力袜控制废用性水肿,直至肢体的肌力与血循环恢复,如此可有效地减轻关节僵直的程度。

4.旋前-外旋损伤

(1)Ⅰ度及Ⅱ度损伤:内踝骨折及内踝骨折伴下胫腓前韧带、骨间韧带断裂。

骨折一般无显著移位,若有移位,将足内旋、内翻下整复移位之内踝。复位后,用石膏将足背伸90°及内旋15°~20°,并轻度内翻位固定。

(2)Ⅲ度损伤:Ⅱ度损伤加腓骨骨折(下胫腓部分分离)。

其手法复位比较容易,将足置于内翻内旋位整复是复位的关键,术者应扣挤双踝以纠正下胫腓的部分分离。应用膝以上的石膏管型固定,塑形时足应有轻度内翻和确实的内旋,内、外踝两侧方应加压塑形。

5.垂直压缩损伤

若骨折粉碎程度严重,可采用跟骨牵引,在牵引下整复骨折移位,并配合使用夹板固定。在固定期间早期进行踝关节的轻微活动,以起"模造"作用。4周后更换为石膏固定,直至伤后10~12周方可负重。

(二)闭合穿针内固定

1.适应证

(1)距骨原始移位大于1 cm者。因关节损伤严重,稳定性差,易发生再移位。对此类损伤,手法复位后,经皮穿针内固定可提高固定的效果。

(2)旋前-外旋损伤Ⅳ度。因腓骨高位骨折,下胫腓完全分离,稳定性极差,石膏固定效果不佳。在手法复位后,宜使用穿针内固定。

(3)内踝骨折有软组织嵌入,阻碍骨折复位和愈合时。采用克氏针撬拨,将嵌入的内侧韧带或骨膜等软组织拔出,并用克氏针经皮穿针内固定。

(4)下胫腓分离合并胫骨前结节撕脱骨折者,骨折块卡于下胫腓间隙,影响下胫腓分离的复位。对此类损伤可用克氏针撬拨骨折块,使"卡壳"缓解,手法复位后,用克氏针内固定。

2.闭合穿针内固定类型

(1)内踝骨折撬拨复位穿针内固定:若骨折线较宽,复位困难,或复而返回者,考虑有软组织嵌夹于骨折线之间,复位时可用克氏针将嵌夹于骨折间的软组织拔出。局部消毒麻醉后,用直径为2 mm的克氏针,从内踝前方或后方,经皮插入骨折间隙由深向浅撬拨,将嵌入的内侧韧带或骨膜等软组织拔出。对内踝骨折复位后不稳定者,采用经皮穿针内固定。取一枚直径

2 mm的克氏针自内踝尖处穿入皮下,触及骨质后,用骨钻向外、上方缓缓钻入,直至穿透胫骨外侧骨皮质。再于上一进针点前0.5～1.0 cm处(视骨折块大小而定),用骨钻穿入另一枚克氏针交叉固定。针尾剪短折弯,埋入皮下或留于皮外。

(2)外踝骨折穿针内固定:局部消毒麻醉后,术者维持复位,一助手取1枚直径为2.5 mm的克氏针自外踝尖纵行向上经皮穿入,使克氏针进入近折端4～5 cm为止。若骨折不稳定,可行交叉固定。在固定时应考虑外踝与腓骨干之间有10°～15°的外翻角,以防此角变小,踝穴变窄,影响踝关节背伸功能。

(3)下胫腓分离的撬拨复位与穿针固定:下胫腓分离合并胫骨前结节撕脱骨折者,骨折块卡于下胫腓间隙,影响下胫腓分离的复位,此时可用一枚直径为2～2.5 mm的克氏针从下胫腓联合上方经皮穿入,向后下方插入下胫腓联合间隙,向前撬拨,将骨折块撬向前侧,使"卡壳"缓解,再用手法扣挤下胫腓联合而复位。若复位后不稳定,可用一枚克氏针从外踝斜向内上穿透胫骨内侧皮质固定。

(4)后踝骨折的穿针固定:后踝骨折块超过关节面1/4者,可自跟腱两侧交叉穿入2枚直径为2.5 mm的克氏针,注意勿损伤胫后血管神经。进针方向与小腿纵轴垂直,深度达胫骨前侧骨皮质。

若为双踝骨折,复位后固定的顺序是先内踝后外踝。因为内踝在足背伸内翻位下易于复位固定,外踝在未固定前可与距骨一起适应、满足内踝的复位体位。

若为三踝骨折,复位后固定的顺序是先后踝,再内踝。因为先固定内外踝,由于内外踝的骨性相夹,后踝难以解剖复位。

本疗法的优点为:①固定可靠,内外踝均为交叉克氏针固定,不仅防止了骨折的侧方移位,而且可以防止骨折端间的旋转移位,从而将其牢固地固定起来;②骨折愈合快:本疗法复位准确,固定可靠,又不破坏骨折处血运,从而保证了骨折的顺利愈合;③功能恢复好:可靠的固定及顺利愈合使患肢早期功能锻炼成为可能,从而促进了其功能恢复;④感染率低:不切开皮肤及周围软组织,故感染率低。

(苏　娜)

第十节　月骨脱位

腕关节的腕骨中以月骨脱位最常见。月骨居近排腕骨中线,正面观为四方形,侧面观呈半月形,掌侧较宽,背侧较窄。其凸面与桡骨远端关节面构成关节,其凹面与头状骨相接触,内侧与三角骨、外侧与舟骨互相构成关节,所以月骨四周均为软骨面。月骨的前面相当于腕管,有屈指肌腱和正中神经通过。在月骨与桡骨下端前、后两面有桡月背侧、掌侧韧带相连,营养血管经过韧带进入月骨,以维持其正常血液供应。

一、病因病机

月骨脱位多由间接外力引起,手掌着地摔伤,腕部处于极度背伸位,重力与地面反作用力,使月骨被桡骨远端与头状骨相挤压,头状骨与月骨间的掌侧韧带与关节囊破裂,月骨向掌侧脱位,又称月骨前脱位。如月骨留于原位,而其他腕骨完全脱位时,称为月骨周围脱位。损伤严重时影响月骨血液循环,容易引起月骨缺血性坏死。

二、诊断要点

有明显手掌着地、腕背伸受伤史。大、小鱼际处可有皮肤擦伤,腕部掌侧肿胀、隆起,疼痛。由于月骨脱位压迫屈指肌腱使之张力加大,腕关节呈屈曲位,不能背伸,腕部向尺偏。中指不能完全伸直,握拳时第 3 掌骨头明显塌陷,叩击该掌骨头有明显疼痛。掌腕横纹处有压痛,并可触到脱出的月骨。如脱位的月骨压迫正中神经,则使手掌桡侧麻木。拇、食、中三指感觉异常与屈曲障碍。X 线正位片中,头骨、月骨有重叠,月骨由正常的四方形变成三角形,侧位片可见月骨凹形关节面与头状骨分离而转向掌侧。

(一)整复方法

1.手法复位

患者在麻醉下(如臂丛麻、局麻),取坐位,肘关节屈曲 90°,两助手分别握住肘部和手指(食指与中指)对抗牵引,在拔伸牵引下前臂旋后,腕关节背伸,使桡骨与头状骨之间的关节间隙加宽,术者两手握住患者腕部,两手拇指用力推压月骨凹面的远端,迫使月骨进入桡骨和头状骨间隙,然后逐渐使腕掌屈,当月骨有滑入感,中指可以伸直时,多数表明已复位。手法复位后,若发现腕部不稳定,则从鼻烟壶处用细克氏针(0.6 mm 直径)在电视 X 线机控制下,经皮肤固定舟、头骨及舟、月骨。然后摄 X 线片,位置良好,用石膏托固定,7~8 d 后肿消,改用石膏管型 8 周,然后再用石膏托 4 周。

2.针拨复位法

手法复位不成功者,可采用此法。麻醉后,用细的骨圆针,在无菌及 X 线透视下,自腕掌侧把钢针刺入月骨凹面的远端,在腕背伸对抗牵引下,向背侧顶拨,使月骨凹形关节面与头状骨相对,同时嘱助手由腕背伸位牵向掌屈位,若中指可以伸直,表示复位成功。

(二)固定方法

复位后,用塑形夹板或石膏托将腕关节固定于掌屈 30°~40°。1 周后改为中立位,再固定 2~3 周。每周 X 线检查 1 次,必要时固定 8 周。解除固定后,开始做腕关节主动屈伸活动。

(三)手术治疗的适应证

若手法复位失败,可切开复位。从掌侧或背侧切口,复位视情况而定,复位要完善。如果桡月前后韧带均已断裂,日后月骨可能发生缺血坏死,或合并创伤性关节炎者,可考虑月骨切除。

(四)药物治疗

内服中药按骨折三期辨证用药,若无其他兼证,可在肿消后,尽早补益肝肾,内服壮筋养血汤、补肾壮筋汤等。拆除外固定后,加强中药熏洗,促进腕关节功能恢复。

(五)练功活动

固定期间鼓励患者做掌指关节及指间关节伸屈活动,解除固定后,开始做腕关节主动伸屈活动。月骨切除后,固定 1 周即可开始腕关节功能锻炼,一般日后对腕关节功能影响不大。

(苏　娜)

第十一节　身体疲劳与恢复

锻炼一段时间后,必然会产生疲劳。疲劳是一种生理现象,人体只有通过体育锻炼产生疲劳,才会出现身体机能的超量恢复。但是,疲劳的不断积累也可能造成身体的疲劳过度,从而对机体产生不利影响。了解锻炼时疲劳产生的原因,掌握诊断和消除疲劳的方法,对提高锻炼效果具有重要的意义。

一、运动疲劳的概念

运动疲劳是机体生理过程不能持续其机能在某一特定水平或者不能维持预定的运动强度而产生的身体不适应性。对运动员来说,参加训练或比赛是常有的事。当训练和比赛负荷超过机体承受的能力,会产生暂时的生理机能减退现象,例如运动员为了提高运动成绩而进行大运动量、大强度训练所引起的机体机能的变化,这就是经常所说的运动性疲劳,产生疲劳是训练的正常反应。疲劳大致可以分为肌肉疲劳、内脏疲劳、神经疲劳三种。疲劳的程度一般可以通过运动者的自我感觉和某些外部表现来判断。

第五届国际运动生物化学会议指出,运动疲劳是指机体生理过程不能持续其机能在某一特定水平上和/或不能维持预定的运动强度。这一概念把疲劳时体内组织和器官的机能水平与运动能力结合起来评定疲劳的发生和疲劳程度,同时有助于选择客观指标评定疲劳,如心率、血乳酸、最大吸氧量等指标在某一特定水平工作时,单一指标或各指标的同时改变都可用来判断疲劳。

疲劳时工作能力下降,经过一段时间休息,工作能力又会恢复,只要不是过度疲劳,并不损害人体的健康。所以,运动疲劳是一种生理现象,对人体来说又是一种保护性机制。但是,如果人经常处于运动疲劳状态,前一次运动产生的疲劳还没来得及消除,而新的运动疲劳又产生了,运动疲劳就可能积累,久之就会产生过度运动疲劳,影响运动员的身体健康和运动能力。如果运动后能采取一些措施,及时消除疲劳,使体力很快得到恢复,使消耗的能量物质得到及时的补充甚至达到超量恢复,就有助于训练水平的不断提高。

二、运动疲劳分类

运动疲劳在人体中可以分为躯体性疲劳和心理性疲劳。

这两种不同性质的疲劳有其不同的表现,躯体性疲劳表现为动作迟缓,不灵敏,动作的协调能力下降,失眠、烦躁与不安等;心理性疲苦是由于心理活动造成的一种疲劳状态,其主要症状有注意力不集中,记忆力障碍,理解、推理困难,脑力活动迟钝、不准确。

躯体性疲劳是由身体活动或肌肉活动引起的,可分为全身的、局部的、中枢的、外周的等类型。按程度可分为轻度、中度和重度。轻度疲劳稍事休息即可恢复,属正常现象;中度疲劳有疲乏、腿痛、心悸的感觉;重度疲劳除疲乏、腿痛、心悸外,还有头痛、胸痛、恶心甚至呕吐等征象,而且这些征象持续时间较长。躯体性疲劳常因活动的种类不同而产生不同的症状。

在运动竞赛和运动训练中,躯体性疲劳和心理性疲劳是密切联系的,故运动疲劳是身心的疲劳。

一般来说,轻度疲劳,身体会迅速恢复;中度疲劳则需要较好地调整和休息;重度疲劳要想办法尽快使身体的各项生理指标恢复到原水平或做到超量恢复。为此,要根据疲劳对象的具体情祝采用各种不同的恢复手段,以加速恢复过程,恢复方法是结合多方面因素进行选择的。

三、躯体性疲劳常识

(一)中枢疲劳的特点

中枢疲劳发生的部位起于大脑,止于脊髓运动神经元。研究表明,人体在稳定状态下运动时,大脑中的生化变化不大,但人体出现疲劳而机能下降时,中枢神经系统就会出现抑制。主要有以下表现。

(1)ATP 浓度下降,脑中某些氧化酶活性受到抑制。

(2)血液中色氨酸和支链氨基酸比值下降,会影响到脑中 5-羟色胺水平上升,造成对大脑的抑制。

(3)运动时造成体内氨基酸和嘌呤核苷酸循环加强,增加脑中氨含量。

(二)外周疲劳的特点

外周疲劳发生的部位起于神经肌肉接点,止于骨骼肌收缩蛋白。

(1)神经肌肉接点:对于足球项目来讲,主要存在着长时间训练后,乙酰胆碱在接点后膜的堆积,导致肌肉缺乏正常的兴奋、舒张交替,造成做功能力下降。

(2)肌细胞膜:长时间运动产生的自由基数量增加,自由基攻击细胞膜造成细胞膜完整性遭到破坏,通透性增加。

(3)肌浆网:长时间运动造成对钙通道控制能力降低,出现钙离子在细胞内外的流通紊乱。

(4)代谢因素:主要指能源物质的耗竭和代谢产物的增加。足球运动员长时间训练,不仅使 ATP 储量下降,肌糖原和肝糖原也大量消耗,甚至会造成血糖水平下降,进一步引起中枢疲劳;代谢产物的堆积主要是指乳酸水平和氨含量的增加。

总之,训练中出现疲劳不只是身体某一个部位的问题,也不是某一个环节的问题,而是整个代谢过程出现了紊乱。

(三)导致原因

体育运动科研人员对疲劳进行了大量的研究,提出了运动性应激的负效应可能是导致运动疲劳发生的根本原因。如代谢基质的耗竭、代谢产物的堆积、代谢环境的改变等。目前,运动生化研究对于运动疲劳的定义是:机体的生理过程不能维持其机能在某一特定水平或不能维持预定的运动强度。

(四)主要表现

体育锻炼后身体会产生一定的疲劳感,这主要表现在三个方面。

(1)肌肉疲劳:肌肉力量下降,收缩速度放慢,肌肉出现僵硬、肿胀和疼痛,动作慢、不协调。

(2)神经疲劳:反应迟钝,判断错误,注意力不集中。

(3)内脏疲劳:呼吸变浅变快,心跳加快等。

由于运动量不同,每个人的情况不一样,产生的疲劳也有不同程度之分。运动后产生疲劳感是正常的。轻度疲劳可以在短时间内消除;中度疲劳通过采取一系列手段也很快能消除,不会影响身体;但如果重度疲劳不能及时消除,就会影响学习和生活,损伤身体。研究证明,提高体育成绩最关键的两个条件是运动训练的科学性和恢复手段的有效性,由此可见消除疲劳、恢复体力的重要性。

四、恢复规律

运动时和运动后供能物质量的变化,是消耗和恢复过程保持平衡的结果。动时以消耗过程为主,恢复过程跟不上消耗过程,表现为能源物质数量下降;运动后休息期,以恢复过程为主,消耗过程下降,因此,能源物质逐渐恢复,达到或超过原来水准。

根据物质的消耗和恢复过程的规律,在训练可供应用以下两方面。

(一)训练课中休息间歇的掌握

在训练中运动员身体的恢复不可能达到完全恢复,如何选择最适宜的休息间歇以保证既能完成训练任务,又能取得良好的训练效果,是训练课中值得注意的问题。

(1)10 s全力运动的半时反应时间为20～30 s,因此,最适宜的休息间歇不应短于30 s。

(2)30 s全力运动的半时反应时间为60 s,因此,最适宜的休息间歇为60 s左右。

(3)1 min全力运动的半时反应时间为3～4 min,因此,最适宜的休息间歇为4～5 min。

(4)最多乳酸生成的成组练习为4×100 m,血乳酸消除的最佳半时反应为15 min左右,活动性休息有助于乳酸的消除。

(二)训练期中休息间歇的掌握

在训练期应根据训练的目的、身体内消耗的主要能源物质,选择最适宜的休息间歇,并在此期间增加被消耗能源物质的补充或其他有关的措施,以加速恢复过程,运动后力竭时能源物质的恢复时间如下几点。

(1)肌肉中磷酸原恢复:最短2 min,最长3 min。

(2)氧合血红蛋白恢复:最短1 min,最长2 min。

(3)长时间运动后肌糖原恢复:最短10 h,最长46 h。

(4)间歇训练后肌糖原恢复:最短5 h,最长24 h。

(5)活动性休息时肌肉和血液中乳酸消除:最短30 min,最长1 h。

(6)静坐休息时肌肉和血液中乳酸消除:最短1 h,最长2 h。

五、恢复过程

恢复过程是指人体在体育运动结束后,各项生理功能逐渐恢复到运动前状态的一段功能变化过程。恢复过程和运动过程是提高机体功能的两个重要方面,运动中所消耗的营养物质必须在运动后的恢复阶段才能得到补充,人体功能才能提高。如果在没有完全恢复的情况下继续运动会使疲劳积累,不仅导致机体工作能力下降,还往往引起某些疾病。因此,运动后采用科学方法加速机体的恢复过程是十分重要的。

(一)能源物质恢复过程的一般规律

消耗和恢复过程可简要地分为三个阶段。

第一阶段:运动时能源物质的消耗多于恢复,能源物质逐渐减少,各器官系统功能逐渐下降。

第二阶段:运动停止后消耗过程减弱,恢复过程占优势,能源物质和各器官系统功能逐渐恢复到原来水平。

第三阶段:运动中消耗的能源物质在运动后的一段时间内不仅恢复到原来水平,甚至还超过原来水平,这种现象叫"超量恢复"或"超量代偿",随后又回到原来水平。

国外有研究表明超量恢复是客观存在的规律。让两名实验对象分别站在一辆固定自行车的两侧同时蹬车,其中一人用右腿蹬车左腿休息,另一人用左腿蹬车右腿休息,当运动至筋疲力尽时,测定运动腿股外肌的肌糖原含量接近于零。运动后连续 3 d 食用高糖膳食不参加任何运动,结果运动腿股外肌的肌糖原含量比未运动腿多一倍。

超量恢复的程度和时间取决于消耗的程度,在生理范围内肌肉活动量愈大,消耗过程愈剧烈,超量恢复也愈明显。如果活动量过大,超过了生理范围,恢复过程就会延缓。

超量恢复出现的原因,国外有研究认为运动时能量消耗大,肌肉中无氧代谢产物(如乳酸、酮体等)增多,使细胞内有氧代谢旺盛的线粒体处于抑制状态,运动后抑制线粒体的条件解除,引起过量能量的产生。这种过多的能量用于合成磷酸肌酸、糖原、蛋白质等。这一研究仅是初步的,因为超量恢复与物质代谢的相互调节,神经和激素的调节,年龄、性别及营养等因素密切相关,还需进一步研究。

(二)机体能量储备的恢复

(1)磷酸原的恢复。磷酸原的恢复很快,在剧烈运动后被消耗的磷酸原在 20～30 s 内合成一半,2～3 min 可完全恢复。

磷酸原的恢复都是由有氧氧化系统供能(乳酸系统也可能参与)。

运动中磷酸原消耗的愈多,其恢复过程需要的氧也愈多。

(2)肌糖原储备的恢复。肌糖原是有氧氧化系统和乳酸系统的供能物质,也是长时间运动延缓疲劳的一个因素。影响肌糖原恢复的速度有两个主要因素,一是运动强度和运动持续时间,二是膳食。

长时间运动致使肌糖原耗尽后,如用高脂肪与高蛋白质膳食,5 d 后肌糖原还不会完全恢复,如用高糖膳食,46 h 即可完全恢复,而且前 10 h 恢复最快。短时间、高强度的间歇训练后,无论食用普通膳食还是高糖膳食,肌糖原的完全恢复都需要 24 h,而且在前 5 h 恢复最快。

因此,在长时间运动后应安排数天的恢复时间,并食用高糖膳食,如不能保持数天的高糖膳食,至少也要保持 10 h。在大强度间歇训练后,至少要有 1 d 的休息时间。

(3)氧合肌红蛋白的恢复。氧合肌红蛋白存在于肌肉中,每千克肌肉约含 11 mL 氧,在肌肉工作中氧合肌红蛋白能迅速解离释放氧被利用,而运动后几秒钟可完全恢复。因为肌红蛋白与氧的结合不需要能量,而主要取决于血液与肌组织中的氧分压,氧分压下降时,氧即从氧合肌红蛋白中解离出来到线粒体中参与氧化。在恢复过程中,氧分压略有升高,肌红蛋白即与氧迅速结合。

(4)乳酸的消除。乳酸消除的速度与其产生的数量和恢复方式有关,运动时形成的乳酸愈少,消除得愈快。在剧烈运动后,采用轻微活动方式则会使消除速度大大加快。

(三)生理功能恢复过程的一般规律

(1)强度依赖性:大多数生理功能指标恢复的速度和持续时间直接取决于运动强度,强度愈大功能变化也愈大,相应的恢复速度就愈快。例如,在极量无氧强度工作后大多数功能的恢复时间为几秒钟,而长时间持续工作(如马拉松跑)后则需几天。

(2)不同时性:各种生理功能的恢复以不同的速度进行。例如,血压和吸氧量比心率恢复快,摔跤运动员在比赛后呼吸节律恢复得最快。而肌肉力量的恢复速度是最慢的。因此,整个恢复过程的完成不能根据一个或几个指标,而应根据最慢恢复到原来水平的指标及各指标恢复状况做全面判定。

六、消除方法

(一)整理活动与活动性休息

整理活动是消除疲劳、促进体力恢复的一种良好方法,教练员、运动员应给予足够的重视。剧烈运动后进行整理活动,可使心血管系统、呼吸系统运动仍保持在较高水平,有利于弥补运动时过量的氧消耗。整理活动使肌肉放松,可避免因局部循环障碍而影响代谢过程。

整理活动应包括慢跑、呼吸体操及各肌群的伸展练习。运动后作伸展练习可消除肌肉痉挛,改善肌肉血液循环,减轻肌肉酸痛和僵硬程度,消除局部疲劳,对预防运动损伤发生也有良好作用。

活动性休息指体育课或训练课进行过程中,机体疲劳时所做的轻微放松练习或更换运动练习。谢切诺夫在 1903 年进行测力描记实验中发现,右手握测力器工作到疲劳后,以左手继续工作来代替安静休息,能使右手恢复得更迅速更完全。他认为,在休息期中来自左手肌肉收缩时的传入冲动会加深支配右手的神经中枢的抑制过程,并使右手血流量增加。近来的研究还证明,与安静性休息相比较,活动性休息可使积累乳酸的消除速度快一倍。

(二)物理疗法

物理疗法中的按摩,可以促进血液循环,加速疲劳消除及机能的恢复。

按摩是有效的恢复手段。负担量最大的部位,应是按摩的重点,肌肉部位以揉捏为主,交替使用按压、抖动、扣打等手法,在肌肉发达的部位可用肘顶、脚踩。关节部位不仅是运动的着力点,也是运动的枢纽,应全面进行,以摩擦为主,穿插使用按压、搓和拉。按摩应先全身后局部,全身性按摩一般取俯卧位。根据专项不同如某部位运动负担过重,需重点按摩,应在全身按摩之后再进行。在按摩肢体时,先按摩大肌肉群后按摩小肌肉群。如按摩下肢,先按摩大腿肌肉后按摩小腿肌肉以提高肌肉韧带的工作能力,加速疲劳时的代谢产物的排出,改善血液循环和心脏收缩功能。

(三)睡眠

睡眠是消除疲劳、恢复体力的好方式。睡眠时大脑皮层的兴奋过程降低,体内分解代谢处于最低水平,而合成代谢过程则相对较高,有利于体内能量的蓄积。

睡眠是生命活动所必须的,在睡眠时感觉减退,意识逐渐消失,机体与环境的主动联系大大减弱,失去了对环境变化的精确适应能力,全身肌肉处于放松状态。通过睡眠,精神和体力能得到恢复,睡眠有障碍时常会导致中枢神经系统大脑皮层活动失常。因此,睡眠对运动者的功能恢复是非常重要的。成年运动员在平时训练期间,每天应有 8~9 h 的睡眠。在大运动量和比赛期间,睡眠时间应适当延长。青少年运动员的睡眠时间,应比成年运动员长,必须保证每天有 10 h 的睡眠。以下是促进睡眠的几项措施:第一,就寝前尽量使精神状态趋于平静;第二,避免外界刺激;第三,室内空气保持新鲜;第四,就寝前应泡脚,可以促进血液循环,使大脑得以放松,疲劳能快速消除,有助于尽快入睡。

(四)温水浴

训练后进行温水淋浴是最简单易行的消除疲劳的方法。温水浴能促进全身的血液循环,调节血流,加强新陈代谢,有利于机体内营养物质的运输和疲劳物质的排除,水温为 35 ℃左右为宜。时间为 10~15 min,勿超过 20 min。训练结束半小时后,还可进行冷热水浴。冷水温度为 18 ℃,热水温度为 38 ℃~40 ℃。冷水淋浴 1 min,热水淋浴 2 min,交替 3 次。

（五）营养

运动中产生疲劳的重要因素之一，是能量供应不足。运动中各种营养物质消耗增加，运动后及时补充，有助于消除疲劳，恢复体力。疲劳时，注意补充能量和维生素，尤其是糖、维生素 C 及维生素 B_1，夏季或出汗较多时，应补充盐分与水。食品应富含营养并易于消化，尽量多吃些新鲜蔬菜、水果等碱性食物，但不同性质的运动项目需要不同营养。

速度性的项目应多供给易吸收的糖、维生素 B_1 和维生素 C 以及较多的蛋白质和磷；耐力性的项目要多供给糖以增加糖原储备，同时还要增加维生素 B_1、维生素 C 和磷；力量性的项目需要增加蛋白质和维生素 B_2。因此，在运动中适时地补充有关营养物质，既能提高身体的抗疲劳能力，又能帮助运动疲劳的消除。

（六）心理恢复

心理恢复主要是意念活动，通过一定的话语暗示进行引导，使肌肉放松，心理平静，从而调节植物神经系统的机能。然后再运用带有一定愿望的话语进行自我动员，如暗示性的睡眠休息、肌肉松弛、心理调节训练。实践证明，采用上述方法能尽快消除身体疲劳，加快身体的恢复过程。另外，在舒适幽雅的环境中听音乐等行为可以减弱田径训练的枯燥单调，有助于消除疲劳。

（七）药物

一些中西医药物对疲劳的消除也有较好的效果。中药类，如黄芪、刺五加、参三七等，拥有调节中枢神经系统的功能、扩张冠状动脉和补气壮筋的作用，对促进疲劳的消除有较好的效果。西药类，如对疲劳表现很明显、运动时间长的运动员可以提供维生素 B_{12}、三磷酸腺苷等药物。

（苏　娜）

第九章　妇儿疾病

第一节　月经不调

月经不调是月经周期、量、色、质上发生不正常的变化。临床常见的月经不调,按周期来分,有月经先期、月经后期、以及月经先后无定期。按经量来分,有月经量过多与月经量过少。现将各症分述于后。

一、月经先期

(一)概述

月经周期提前七天以上,甚至十六七天一潮的,称为"月经先期"。亦称"经期超前"或"经早"。如每次只提前三五天,或偶尔提前一次,下一周期仍按时来潮,均不作本证论。

(二)病因病机

月经先期在中医妇科学中属于"月经不调"范畴。历代医界对本病论述颇为详细。《校注妇人良方》说"太阳过则先期而至"。《丹溪心法》更明确指出本病属"血热"为患,有"经水不及期而来者血热也"。上述论点认为月经先期与阳盛,血热有关。《妇人规》亦提到"凡血热者多有先期而至然,必察其阴气之虚实"。他更进一步论述血热有虚实的分别,治法各有不同。

(三)辨证论治

1.实热型(血热)

症状:经期超前,来时量多,色深红或紫黑成块,质浓稠黏或有臭秽之气,心烦口干,喜冷怕热、便秘溲赤。舌质红,苔薄黄、脉象滑数。(本症因素体内热,或嗜食辛辣,过服辛热助阳之品,热扰血海而致者。本症多见于青春期)。

治法:清热凉血。

方药:芩连四物汤加味。

处方:生地 15 g、当归、川芎、白芍各 10 g、黄芩 10 g、黄连 6 g、橘叶 10 g、香附 15 g、地骨皮 15 g、知母 10 g。如腹痛兼见血块者加丹参、泽兰各 15 g,五灵脂炭 10 g。

2.肝热型

症状:月经提前,量或多或少,色红或紫,或有血条血块,经行不畅,兼有行经时乳房、胸胁、小腹胀痛,或精神抑郁、心烦易怒、口苦咽干、或面色青黯。舌质红、苔薄黄、脉弦数。(多因性情恚怒肝郁化火,迫血妄行者)。

治法:疏肝解郁、清热凉血。

方药:加减丹栀逍遥散。

处方:柴胡、当归、白芍、丹皮、山栀子、香附、益母草、生地黄。

3.虚热型(阴虚)

症状:经期提前,量少、色红无块、头昏心悸、失眠、腰酸、手足心热、或有低热、或两颧潮红、舌红少苔、脉象细数。(病因多为素体阴虚,或大病久病,失血伤阴所致)。

治法:滋阴清热。

方药:方用两地汤加味。

处方:生地、熟地、玄参、白芍、地骨皮各 15 g、麦冬 10 g、甘草 10 g、阿胶 15 g(烊化冲服)、女贞子 20 g、胡黄连 10 g。

4.气虚型

症状:经水前期,量多色淡、质清稀、小腹空坠或腰部发胀,神疲肢软,心悸气短,或纳少便溏,面浮苍白。舌淡苔薄,或边有齿痕,脉弱无力。(多因脾气虚弱,不能固摄冲任所致。本证多见于生育期妇女)。

治法:补气摄血,佐以升提固涩。

方药:举元煎加味。

处方:人参(党参)、黄芪、甘草、白术、升麻、云苓、黄精、山药、阿胶珠、仙鹤草、茜草炭。

二、月经后期

(一)概述

月经周期推迟八九天或一月以上,甚至两三月(排除早孕)者,称为月经后期,亦名"经迟"或"经期退后"。如每次仅延后三至五天或偶然推退一次,下次仍按周期来复,均不作本症论。少女月经期初潮后,数个月或更年期绝经之前,经期延后,如无其他症候的,亦不作本症论。

(二)病因病机

月经后期的主要病机为气血运行不畅,冲任失调,以致血海不能按时满盈。历代医家多认为月经后期,属血寒所致。《普济方》谓阴气乘阳,则胞寒气冷,血不运行,故会作少,而在月后。《医海酌蠡》更谓"月经趋前为热,月经趋后为寒,血寒则经愆"。然临床所见,血寒与虚,素体虚弱生化之源不足,实为本病的主因,治疗时应视患者的经量、经色并结合全身症状详细分辨,予以施治。

(三)辨证论治

1.血虚型(冲任血虚)

症状:月经错后,量少色淡红,无腹痛,伴有头昏心慌,舌质淡、脉细弱。本症多因久病体虚,或长期慢性失血,或孕产过多,耗伤精血,或脾胃虚弱生化之源不足,营血亏少,致冲任血虚、血海到期不能盈满而溢,经水因而后期。

治法:补血益气。

方药:党参补血汤或人参养荣汤加减。

处方:党参、白术、陈皮、当归、熟地、白芍、桂心、益母草、黄芪、五味子、黄精、生姜、大枣。

2.血寒型(冲任寒淤)

症状:月经延期,血量涩少,经色紫黯夹块,小腹疼痛拒按,喜热熨,面色青黯,形体壮实。舌质润或紫黯、苔白,脉沉迟有力或沉紧。本病由于经期多食生冷或林雨、涉水、游泳,或坐卧湿地,寒凉客于冲任、气血运行不畅,因此月经落后不行。

治法:温经散寒、活血调经。

方药:温经汤化裁。

处方:吴茱萸、桂枝、当归、川芎、白芍、丹皮、川牛膝、乌药、香附、炙甘草、党参、白术、阿胶、生姜。

3.气滞型

症状:经期间隔延长,经色紫红夹块,小腹胀痛,胸肋乳房作胀。舌黯红,苔薄,脉弦或涩。本病因情志郁结,气滞血凝,故月经延后。

治法:开郁行气、活血调经,

方药:理气通经汤加减。

处方:柴胡、赤芍、枳壳、香附、当归、川芎、丹参、红花、青皮、乌药、益母草、生艾叶。

4.痰湿型(痰湿阻滞)

症状:经期退后,色淡而黏,身体较胖,胸闷纳少,痰多懒于行动,心悸气短,平时白带多。舌淡苔腻、脉濡细。多因素体脾肾阳虚,痰湿阻滞致冲任气血运行受阻,而月经后期。

治法:温肾健脾、化痰祛湿。

方药:鹿角霜饮加味。

处方:鹿角霜、白术、枳壳、黄芪、当归、川芎、昆布、半夏、益母草、丹参、茯苓、陈皮、生姜。

三、月经先后无定期

(一)概述

月经不按周期来潮,或先或后,没有一定规律,称为"经行先后无定期",亦称"月经紊乱"。本症如日久不愈,不但不易孕育,且容易演变为"冲任失调性子宫出血"。但在四十九岁前后,月经将绝未绝之时,往往出现周期紊乱,则属正常生理现象。

(二)辨证论治

1.肝郁型

症状:经期超前,有时退后,或两月一行,或一月两行,行经不畅,血量或多或少,色黯有块,经前或月经刚来时乳房胀痛连及两肋,或少腹胀痛。舌黯红、苔薄,脉弦细。本病由肝气逆乱、血海不宁所致。

治法:疏肝解郁。

方药:方用逍遥散合定经汤加减。

处方:柴胡、白芍、当归、白术、香附、益母草、熟地、郁金、丹皮、贯众、荆芥炭。

2.肾虚型

症状:月经或前或后,量少色淡、质稀,面色晦黯,头晕耳鸣,腰酸如折,夜尿多。舌淡苔薄、脉沉细而弱。此乃肾气不足,闭藏失职所致。

治法:补肾气调冲任。

方药:固阴煎加减。

处方:续断、山药、菟丝子、枣皮、熟地、当归、黄柏、白术、白芍、茜草炭、海螵蛸、阿胶、制首乌。

3.脾虚型

症状:经期先后不定、量少色淡,头晕心悸、神疲乏力,大便易溏。舌质淡、苔白,脉虚细。此由脾胃虚弱,冲任损伤,气血不足,故经来愆期。

治法:补益脾胃,佐以调经。

方药:党参 15 g、白术 15 g、茯苓 15 g、甘草 8 g、白芍、当归、陈皮、香附、丹皮各 10 g、益母草 15 g、山药 15 g、生姜 15 g、红枣 5 枚。乌鸡白凤丸(中成药)。

四、月经过多

（一）概述

月经量超过正常，或行经时间延长，其出血量增多，但不失正常的周期性，叫作"月经过多"。在古典医藉中，各家对本症的描述基本上是一致的，如《证治准绳》中云："经水过多为虚热，为气虚不能摄血"。《济阴纲目》有"经水过多不止""月水不断"。《妇科玉尺》则谓"来多不已""经来十数日不止"等。月经过多与临床上说的"崩"症概念不同。后者是在非行经期内的阴道大量出血，而前者的月经周期正常，经量多，但不如"崩"那样来势汹猛。然月经过多，如果迁延不愈，也可逐渐发展为崩。

（二）病因病机

妇人平素思虑过多或劳累过度，或大病久病，损伤中气，经行时中气更虚，不能摄血以固冲任，以致经量增多，称为"气虚月经过多"。也有平素心情抑郁、使气滞血结，或经产之后，淤血停留，积于冲任淤血不出，新血不能归经，月经因而蓄溢不循周期，致经量过多，称为血淤月经过多。又有素阴虚阳旺，或产育过多，或纵欲过度，或久病失养等原因，引起肝肾虚损，精亏血耗，水不消火，迫血妄行所引起，此属虚热重在阴亏。

（三）辨证论治

1. 气虚型（脾虚气弱）

症状：经来量多，或时间延长，色淡红而清稀，小腹空坠，或行经后少腹痛疼、且喜揉按，面色苍白，体倦神疲，气短懒言，自汗恶风，饮食减少，大便溏薄，甚则泄泻，面浮肢肿，平时白带较多如涕如唾，兼见子宫脱垂。舌质淡体胖、边有齿痕，脉沉弱。

治法：补益中气、升提固涩。

方药：补中益气汤或举元煎加减。

处方：党参、黄芪、海螵蛸、益母草各 15 g、白术 15 g、升麻 10 g、炙甘草 10 g、艾叶 10 g、蒲黄炭、茜草炭各 10 g、白芍 15 g、山药 20 g。

2. 血淤型（气滞血结）

症状：经行量多，持续难尽，色紫黑有血块，小腹疼痛拒按。舌有瘀斑脉涩。

治法：活血化瘀、安冲止血。

方药：少腹逐淤汤加减。

处方：小茴 8 g 炒、当归 10 g、川芎 10 g、白芍 20 g、五灵脂炭 15 g、蒲黄炭 10 g、血余炭 15 g、茜草炭 15 g、香附 15 g、玄胡 15 g、海螵蛸 15 g、益母草 15 g、山楂 15 g。

3. 虚热型（肝肾阴亏）

症状：月经超前量多，或日久淋漓不断，经色鲜红质较稀，形体消瘦，面颊时有烘热，五心烦热，眩晕耳鸣，潮热盗汗，失眠多梦、腰膝酸软，两目干涩、大便偏干。舌质嫩、少苔，脉弦数。

治法：滋补肝肾，凉血固经。

方药：两地汤化裁。

处方：生地、熟地、玄参、麦冬、地骨皮、枣皮、旱莲草、女贞子、仙鹤草、阿胶珠、贯众炭、黄柏各 10 g。

附：经来不止，经来十日半月不止，乃血热妄行也。乃因平素过食辛辣热物所致。宜用金狗汤加味《叶氏女科方》。

处方：金毛狗脊、续断、阿胶、地榆炭各 15 g、当归炭 10 g、白芍 15 g、生地 15 g、黄芩 10 g、贯众炭、白头翁各 15 g。

五、月经过少

（一）概述

每逢经期，经来滞涩不爽，经量很少，甚至仅见点滴，或行经时间缩短叫做"月经过少"。本症在历代中医典籍不乏记载。《金匮要略》称"经水不利"；《诸病源论》称"月候不利"；《丹溪心法》《证治准绳》皆谓"经水涩少"；《妇女良方》又有"月水不利"之称。月经正常的妇女，偶有一次经水减少，不能诊断为"月经过少"。更年期妇女若出现月经量渐次减少，是绝经的征兆，也不可做"月经过少"而论。本症常是"闭经"的先兆，并可导致不孕。

（二）病因病机

本病的病因病机有几种。

1. 血虚经少

多由长期慢性失血，或孕育过多，或脾胃素弱，不能奉心化赤为血，致使冲任血海不满，无余可下，则经量少，甚至点滴即无。

2. 肾虚经少

肾虚经少的产生，是由先天禀赋不足，或多孕多产、或房事不节精血亏耗，血海不得满盈而致。肾水不足则经血少。肾火不足则经色浅淡而稀。

3. 血淤经少的形成

一由情志忧恙、肝气抑郁、气机不利、血为气滞、冲任受阻而成；二由经期或产后余血未净、外受寒凉、或内伤生冷、血为寒凝，或误服寒凉及收涩之剂、余血内留、壅滞胞脉、冲任受阻而成。

（三）辨症论治

1. 血虚型

症状：经血量少，甚至点滴即止，血色淡红质稀或淡如黄水、经期延后，经后少腹绵绵作痛，喜得揉按，面色苍白，头晕眼花，心悸怔忡，健忘少寝，口唇指甲淡白，皮肤干燥。舌质淡、脉沉细无力。

治法：补血养血。

方药：四物加葵花汤加味。

处方：熟地黄 15 g、当归 15 g、白芍 10 g、川芎 10 g、葵花 15 g、黄芪、首乌各 30 g。

若虚热内忧，见心烦潮热、颧红盗汗，可用地骨皮饮养血清热。

2. 肾虚型

症状：月经量少、色淡红或黯红、质稀薄，经后少腹疼痛，周期不准，面色不荣，眩晕耳鸣、腰酸肢软，便频数或夜尿频多、或性欲淡漠。舌质淡红，脉沉细无力。

治法：滋肾养血调经。

方药：当归地黄饮加减。

处方：当归、熟地、山药、杜仲、枣皮、甘草、牛膝、香附、益母草、制首乌、泽兰叶。

3. 血淤型

症状：经来涩滞量少、经色紫黯、质黏稠夹块，少腹刺痛拒按，经期错后，面色晦滞，肌肤甲错,经前乳房胀痛。舌质紫黯或有淤斑,脉沉涩。

治法:活血化淤,行气调经。

方药:牛膝散合桃红四物汤加减。

处方:当归、川芎 、赤芍各 15 g,桃红 10 g,红花 6 g,桂枝 10 g。

加减:若因寒邪凝滞胞宫,血行不畅者,为寒实证,治宜温经散寒,活血调经,方选温经汤化裁。

4.痰湿阻滞经少型

症状:经行后期量少,色淡稠黏,或混有黏条样物,体形肥胖,头眩而重,四肢酸困,胸闷脘痞,时欲呕恶,口中淡腻,食欲欠佳,大便唐薄,白带多而质浊,其气腥秽。苔白腻,脉弦滑。本型乃脾气虚弱,运化失司,湿聚生痰,痰湿下注中任,壅塞胞宫,阻滞经脉,故见月经滞下量少之症,本型多见于体形肥胖,痰浊素盛的妇女。

治法:健脾化湿,祛痰调经。

方药:苍附导痰丸或芎归二陈汤加减《叶氏女科方》。

处方:当归 15 g,川芎 10 g,香附 15 g,枳实 12 g,半夏 20 g,茯苓 15 g,陈皮 15 g,炙甘草 6 g,泽兰叶、益母草各 15 g,生姜 15 g,红枣 3 枚。

月经过少的发生,不外虚实两端。虚者来源不足,血海空虚,无余可下;实者胞脉不利,血海受阻,经行不畅,故治疗本症首辨虚实,"实者泻之","虚者补之",切不可一概误为实证,妄用攻逐破血之剂,而犯虚虚之戒。

(段祥爱)

第二节 痛 经

一、概述

妇女在经期前后或行经期间发生腹痛或其他不适称为"痛经"。本症的临床表现,大多于月经第一、二天出现,常为下腹阵发性绞痛,有时还会放射至阴道、肛门及腰骶部,可伴有恶心呕吐,尿频便秘或腹泻等症状。疼痛可持续数小时,偶有一至二天的,当经血外行通畅后逐渐消失。疼痛剧烈时,患者面色苍白,手足冰冷,出冷汗,甚至昏厥,亦有部分患者在月经前一至二天即有下腹部疼痛,接近月经来潮时加剧。经来后有膜状块排出的痛经患者,则在月经第三至四天时,疼痛最剧烈,膜状物排出后,疼痛才消失。

二、病因病机

本病的主要原因,是气血运行不畅,气滞血淤,不通则痛。临床分虚实两证,虚者多因气血虚弱,运行无力,实者则为气滞血淤,运行受阻所致。中医学认为本病为气滞血淤,寒湿凝滞,肝肾虚亏等因素所致。据临床经验所见,大多数由寒湿凝滞血淤而来,肝肾虚亏,气血虚弱而发者占少数。《女科经论》谓:有经行前脐腹绞痛如刺,寒热交作,此由下焦寒湿之邪博于冲任;而《格致余论》亦谓:"来后作痛者,气血俱虚也"。以上数种作为辨证论治的依据。治疗痛经的原则,应根据气血运行不畅的机理,以通调气血为主。治疗中防止不审证候性质概予香燥攻破之品,以耗气伤血,引起不良后果。

三、辨证论治

本病的特征是小腹疼痛,痛的时间,有在经前,有在经后,有在行经期中。痛的部位,有在小腹正中,有在小腹两侧或一侧,也有连及腰腿胁背等处的。痛的性质有隐痛、刺痛、绞痛、阵发性痛,持续性痛、以及按之痛减或按之痛剧,得热痛减或得热痛剧等。一般以痛在经前或经期为实,经后始痛为虚,按之痛甚者为实,按之痛减为虚;得热痛甚为热,得热痛减为寒;刺痛为热,绞痛为寒,隐隐作痛为虚,持续作痛为血滞,时痛时止为气滞,痛甚于胀为血淤,胀甚于痛为气滞。只要根据这些特征,再参合其他证候,不难明辨其虚实、寒热。

(一)气滞血淤痛经

症状,经前或经期小腹胀痛,血色紫黑夹有血块,行经量少淋漓不畅,胸胁作胀。舌质正常或紫黯,脉沉弦。

治法:调气活血,行淤止痛。

方药:血府逐淤汤加减(《医林改错方》)。

处方:当归,川芎,赤芍,桃仁,红花,川牛膝,香附,青皮,枳壳,木香,甘草,延胡索。

加减:如气滞夹寒者,用调气饮(《素庵医要》)加减。处方:当归,远志,川芎,续断,青皮,乌药,香附,艾叶,红花,大茴香,肉桂,玄胡,山楂,砂仁,生姜。

(二)寒湿凝滞痛经

症状:经前及经行时,小腹疼痛而冷,按之痛甚,经水量少,色不鲜有块,或如黑豆汁。舌边紫,苔白腻,脉沉紧。

治法:温经利湿,理气化淤。

方药:用温经汤加味。

处方:人参(党参),川牛膝,当归,川芎,芍药,桂心,莪术,丹皮,甘皮,吴茱萸,炮姜,乌药,苍术,茯苓。

(三)气血虚弱痛经

症状:经期或行经后,小腹绵绵作痛,得按则减,面色苍白,精神倦怠,语音低微,月经色淡,量少而质清。舌质淡,苔薄,脉虚弱。

治法:补气益血。

方药:人参(党参),白术,杜仲,熟地,当归,川芎,香附,黄芪,艾叶,补骨脂,阿胶,山药,白芍。

加减:如血虚气滞的痛经,在经行后,余血未净而作痛,不止者,可用八珍汤加香附、木香、乌药,玄胡等品以养血调气止痛。

(四)肝肾亏损痛经

症状:经来色淡量少,行后小腹作痛,腰酸胀。舌淡红,苔薄,脉沉细。

治法:调补肝肾为主。

方药:用调肝汤(《傅青主女科》)。

处方:山药 15 g、阿胶、当归、白芍、枣皮各 10 g,巴戟天 10 g,炙甘草 6 g。加减:若腰骶胀痛者加青皮\金铃子,小便夜多者加益智仁\桑螵蛸;气虚者加人参,如夹肝郁气滞者加香附、乌药、艾叶、益母草。

四、验方

1.痛经汤

处方:当归 15 g,川芎 10 g,白芍 15 g,香附 15 g,乌药 12 g,丹参 30 g,生艾叶 10 g,玄胡 15 g,五灵脂 10 g,益母草 30 g。

服法:日 1 剂,水煎服,每周期经前五天开始疼痛时服药 3～5 剂,连服 1～2 个周期可痊愈。主治:气滞血淤痛经。

2.折冲饮

处方:当归 15 g,川芎 10 g,赤芍 15 g,桂皮 10 g,丹皮 10 g,茯苓 15 g,桃仁 15 g,红花 10 g,玄胡 15 g,川牛膝 15 g。(按本方是日本汉医香川玄悦之经验方。由桂皮茯苓丸合桃红四物汤,合方加玄胡,川牛膝而成)。主治:痛经,盆腔炎疼痛症。凡淤血所致之下腹部或盆腔内疼痛皆可用之有显效。如治痛经则于经前疼痛开始时服之有效。

3.附没痛经方

制附子(先煎)6 g,玄胡、当归各 15 g,没药、莪术、蒲黄、五灵脂各 9 g,肉桂 5 g。水煎服,日 1 剂。每个月经周期自经前 3 天开始服药,连服五天至经潮第 2 天,连续治疗 3 个月经周期为一疗程。本方主治:寒凝血淤型的原发性痛经,有显效。

(段祥爱)

第三节　闭　经

一、概述

发育正常的女子,一般在 14 岁左右,月经即应来潮,如女性年龄 18～20 岁,月经尚未来潮或曾来而又中断,以及经行如常忽然又数月未至,同时出现其他症状的,都称为"闭经",前者称"原发性闭经",后者称"继发性闭经"。生理性停经,多见于青春期前,妊娠期,哺乳期及绝经后期,以及少见古人所谓的"居经"(3 个月来一次),"避年"及"暗经"等,均不属闭经的范畴。

二、病因病机

本病发生的病因有如下几种。

1.气血虚弱

多由脾胃虚弱,或多次失血,虫疾,或久病大病损耗津血,或严重营养不良,生化之源不足,血海不满以致月经后期,月经量少逐渐演变而经闭不行。

2.肝肾不足

多由先天肾气不足,冲任空虚或产后出血过多,致精血亏损经闭不行。

3.气滞血淤

多由七情内伤,肝气郁结不得宣达,影响心气不调,脾气不化,气结血滞,运行不畅,胞脉阻闭,经水不得下行。亦有因经期,产后余血未尽,续受外感内伤,致使宿血停滞,凝结成淤,胞脉被阻,水不行。

4.寒湿凝滞

经产之时,血室正开,突受风寒外感或生冷内伤,寒邪乘虚客于冲任,血为寒凝滞于血海或脾肾阳虚,不能运化水湿,湿浊流注下焦滞于冲任,壅塞胞脉,而致经闭不行。

闭经的主要原因,可分虚实两种:虚者为阴血不足甚至枯竭,血海空虚无血可下。实者多为实邪阻隔,脉道不通,经血不得下行。

本病的治疗原则,虚者以补血为主,兼顾脾胃,虚甚而血枯者,又当滋养肝肾。实者以活血行瘀为主,佐以调气,如瘀滞过久,血干内停者,宜予攻破攻后又当着重补虚,但不可过用苦寒或辛燥之剂,以防伤胃劫津而损。

三、辨证论治

1.气血虚弱型

症状:月经大多由后期而至,量过少而渐至闭经,小腹无胀痛,面色萎黄淡白,头晕眼花,心悸气短,神疲乏力,食欲缺乏或纳少便溏。舌淡苔少,脉象细弱或细数无力。

治法:益气养血通经。

方药:方用养血通经汤,待月经来潮后,续用滋血汤调补。

前方:党参,当归,川芎,赤白芍,红花,香附,茺蔚子,丹参,鸡血藤,川牛膝。月经来潮后再服后方:党参,当归,白芍,枣皮,菟丝子,肉桂,红花,龙眼肉。

2.肝肾不足型

症状:月经超龄未至或初潮较迟量少,色红或褐渐至经闭。体质虚弱,腰酸腿软,四肢不温,头晕耳鸣,小便频数,面色黯淡或有褐斑。舌淡苔薄,脉弦细无力。

治法:补益肝肾,养血调经。

方药:先用温肾通经汤。月经来后,再用补肾养血汤,巩固疗效。

前方:仙灵脾,仙茅,肉桂心,当归,川芎,白芍,丹参,鸡血藤,香附米,红花,刘寄奴。

后方:仙茅,仙灵脾,紫河车,女贞子,枸杞子,菟丝子,当归,白芍,香附,党参。

3.气滞血瘀型

症状:月经数月不行,精神郁闷不乐,烦躁易怒,胸脘胀闷,或两胁胀痛,小腹作胀。脉弦滑,舌紫黯或瘀斑。

治法:理气活血,祛瘀通经。

方药:血府逐瘀汤加减。

处方:桃仁,桔梗各 12 g,赤芍,川牛膝,丹参,生地黄各 20 g,川芎,红花各 10 g,当归 15 g,柴胡,枳实各 10 g,泽兰叶 15 g,益母草 30 g。

加减:偏于气滞,证见胸胁及少腹胀痛甚者,加莪术、青皮、木香,偏于血瘀,证见腹疼痛拒按者,加姜黄、三棱、五灵脂、生蒲黄。

4.痰湿阻滞型

症状:经水逐渐减少以致闭经,形体日渐肥胖,腰酸水肿带下较多,胸闷恶心,神疲倦怠,面色白,大便不实,纳谷少馨。舌白苔腻,脉沉濡或细滑。如经闭时间过长,可有溢乳现象。

治法:祛痰利湿,理气活血通经。

方药:鹿角霜饮主之。

处方:鹿角霜 30 g,苍白术 12 g,枳壳 15 g,黄芪 20 g,当归 15 g,川芎 10 g,昆布 30 g,法半夏 15 g,益母草 30 g,丹参 30 g,茯苓 30 g,香附 15 g。

加减:若偏于寒者,宜温经散寒,用温经汤加味。若偏于湿者,宜燥湿化浊,用丹溪治湿痰方。处方:苍术,白术,半夏,茯苓,香附,陈皮,川芎,当归。

如湿浊与血相结淤滞胞中,小腹胀硬而痛者,可用加味四物二陈汤(《素庵医要》)化浊去淤。处方:当归尾,赤芍,川芎,生地,陈皮,丹皮,半夏,茯苓,海藻,红花,香附。

四、验方

1. 四五通经汤

主治:虚性闭经(肝肾虚)。

基本方:熟地黄 20 g,赤芍 15 g,淫羊藿,益母草各 30 g,当归,枸杞子各 15 g,覆盆子,川牛膝,车前子各 10 g,菟丝子,五味子各 12 g,生茜草 15 g。

加减:肝郁气滞者加柴胡,香附;脾虚血亏者加黄芪,白术;肝经湿热血滞者加龙胆草,泽兰叶;阴虚寒凝者加肉桂,小茴香。

服法:水煎服,日 1 剂,服 3 次,1 个月为一疗程,服药期间,忌房事,生冷辛辣刺激食品,可连服 1~2 个疗程,以愈为度。

本方为四物汤合五子衍中丸,加味而成。有补益气血,调理冲任,化淤通经之功效。

2. 邓铁涛教授治闭经方(验方)

处方:蚕沙 10 g,王不留行 15 g,生茜草 15 g,益母草 30 g,海螵蛸 24 g。日 1 剂,水煎服,10 d 一疗程。

主治:因淤而致的闭经,其他妇科杂病也可加减运用。

3. 通经汤:治继发性闭经

处方:生黄芪 30 g,当归 15 g,紫河车 10 g,红花 10 g,桃仁 10 g,紫石英 30 g,怀牛膝 15 g,玄胡 15 g,益母草 30 g,生茜草 15 g,香附 15 g,丹参 30 g,炙甘草 6 g。

加减:兼淤血,凝滞,下腹刺痛,舌紫暗淤斑,加乳香、没药、三棱、莪术;情志郁结,胸腹胀痛,加乌药、木香;积痰闭塞,形体肥胖,神疲倦怠,加陈皮、半夏、石菖蒲;气血虚弱,心悸气短,头晕眼花,加人参、白术、枸杞子;肝肾虚损,头晕耳鸣,腰膝酸软,加熟地黄、枣皮、鸡血藤;阴虚血燥,五心烦热,咽干舌燥,加生地、石斛、地骨皮。

按本方具有补气养血通络,破淤生新调经之功效。

4. 补肾活血通经方

处方:生黄芪 30 g,小茴 10 g,当归 15 g,赤芍 15 g,川芎 15 g,五灵脂 10 g,生蒲黄 10 g,蚕沙 15 g,生茜草 15 g,益母草 30 g,桃仁 10 g,红花 10 g,香附 15 g,川牛膝 10 g,土鳖虫 10 g,王不留行 30 g,紫石英 30 g,紫河车 10 g。

服法:水煎服,日 1 剂。

主治:继发性闭经。本方治愈多例妇女继发性闭经,疗效显著。

5. 平补疏理通经方(经验方)

处方:枸杞子,菟丝子,覆盆子,杜仲,浙贝母,当归,赤芍,川芎,郁金,柴胡,炒白术各 15 g,制首乌,丹参,益母草各 30 g,胆南星 10 g,生茜草 15 g,炙甘草 6 g。

用法用量:日 1 剂,水煎服。一个月为一疗程,可连服 2~3 疗程。

主治:继发性闭经,病因是患甲亢后所致的先月经量少,渐至闭经患者。用本方治愈甲亢闭经者。

（段祥爱）

第四节　更年期综合征

一、概述

更年期为妇女性成熟期向绝经期过渡时期,一般发生在45～48岁年龄段,妇女在精神上、身体上需要重新适应这一时期,一般约需两年。

在绝经期前后,由于卵巢功能衰退,导致内分泌失调,发生以自主神经系统功能紊乱所产生的症状为主的综合征,称为更年期综合征。

更年期综合征的临床表现:月经改变,经血量呈不同程序的变化,周期延长或缩短,或时而正常,时而不正常,有时经血淋漓不尽,直至经量渐少而至闭经。此外,以自主神经功能紊乱为主的多种多样的症状,如心血管系统功能紊乱,颜面潮红时有热感,畏寒出汗,心悸,血压增高;精神神经症状,如头痛,头晕,烦躁不安,失眠或疲倦;消化系统症状,如食欲缺乏,恶心呕吐,腹胀,腹泻或便秘等。泌尿系统症状,如尿频尿痛等。此外,如物质代谢障碍,血中胆固醇增高,水肿,骨质疏松,腰痛,关节痛,血糖增高等。因此,本病的诊断并不难,但应排除心血管和内分泌系统器质病变。

中医妇科学称本病为"绝经前后诸证"。中西医对于本病的认识是基本一致的。《黄帝内经》谓:女子七七任脉虚,太冲脉衰少,天癸竭。《中医妇产科学》认为,妇女绝经期前后,肾气虚衰,冲任二脉亏损,以致天癸竭,真阴亏损,阳失潜藏,常出现肾阴虚和肾阳虚的证候,运用中医辨证施治,还是较为理想的。

二、辨证论治——分型治疗

(一)肝肾阴虚型

证见:经来量多,头晕耳鸣,面红颧赤,潮热盗汗,手足心热,腰膝酸软,心悸不安,舌红少苔,脉弦细数。

治法:滋肾柔肝,育阴潜阳。

方药:用《景岳全书》的左归饮加味。

处方:熟地黄20 g,山药15 g,制首乌30 g,枸杞子15 g,川牛膝15 g,山茱萸15 g,茯苓15 g,制龟板30 g,煅龙牡各30 g,炙甘草10 g,地骨皮30 g,黄柏10 g,知母10 g,白芷15 g,白薇15 g,青蒿30 g,女贞子30 g,旱莲草15 g。

服法:日一剂,水煎服,七天为一疗程,连服1～2疗程。

(二)脾肾阳虚型

证见:面色暗晦,精神萎靡,形寒肢冷,腰酸乏力,腹胀尿频,月经周期极不稳定。舌质淡,脉沉细。此乃更年期肾阳虚衰,命门之火不足,上不能温脾阳,下不能温命火。

治法：温肾健脾，扶阳壮火。

方药：用《景岳全书》右归丸加味。

处方：枸杞子 15 g，菟丝子 20 g，覆盆子 15 g，熟地 15 g，仙茅 15 g，仙灵脾 15 g，补骨脂 15 g，杜仲 15 g，炒白术 15 g，淮山药 20 g，鹿角胶 15 g(烊化冲)，附子 10 g，肉桂 6 g。

服法：水煎服日一剂，七天一疗程，连服 2～3 疗程。

(三)心脾两虚型

证见：月经不潮，头晕心悸，失眠梦多，或经来量少，色淡，淋漓不断，忽而自觉怕冷，忽而又自觉怕热。舌淡苔薄，脉虚而缓，此为平素思虚过度，损伤心脾，至绝经期肾气渐衰，脏腑失养以致心脾更虚。

治法：益气健脾，养心安神。

方用《济生方》的归脾汤加味。

处方：生黄芪 30 g，党参 15 g，炒白术 15 g，茯苓 15 g，炙甘草 10 g，桂枝 10 g，炒白芍 15 g，枣仁 15 g，龙眼肉 15 g，夜交藤 30 g，当归 10 g，远志 10 g，香附 15 g，益母草 15 g，生姜 15 g，大枣 5 个。

服法：水煎服日一剂，七天一疗程。

(四)阴阳俱虚型

证见：经绝前后，时而畏冷时而烘热汗出，头晕耳鸣，腰酸乏力，水肿便溏。舌淡、苔薄、脉沉弱。

治法：阴阳双补。

方药：二仙汤合二至丸加味。

处方：仙茅 15 g，黄柏 10 g，巴戟天 15 g，补骨脂 15 g，杜仲 15 g，山药 15 g，黄柏 10 g，女贞子 15 g，旱莲草 15 g，知母 10 g，炒白术 20 g，苡仁 30 g，白薇 15 g，白芍 15 g。

服法：水煎服日一剂，七天一疗程，连服 2～3 疗程。

对于更年期综合证的治疗更以调和冲任为本，而调和冲任又当调脏腑和气血，其中尤其要着重脾、肝、心、肾四经，四经功能调和平衡，症状自然改善而治愈，确证论治，是中医学治疗更年期综合征的优异之处。

（段祥爱）

第五节　带下病

一、概述

带下有二种含义：一种是泛指妇科的经带胎产等病，因为这些病都发生在束带以下的部位，如《史记·扁鹊仓公列传》称妇科医生为"带下医"，以及《金匮要略》的"此皆带下"等皆是；另一种是专指从阴道内流出一种黏腻的液体，如涕如唾，绵绵不断，一般称为白带，如《女科证治约旨》说：阴中有物，淋漓下降，绵绵而下，即所谓带下也。本篇所论治的带下，是属于后者的范围。

正常带下为白色稀糊状，一般无气味，量多少不等，许多病者因白带过多而就诊，实际上白带有生理性与病理性的分别，其产生的原因及性状亦各不相同。青春期卵巢逐渐发育并分泌雌激素时，开始有阴道分泌物排出；月经中期即接近细胞分泌旺盛，这时白带增多，稀薄如鸡子清；排卵二至三天后，白带又能变成混浊黏稠而量少；行经前后因盆腔充血，阴道黏膜渗出物增加，白带也往往增多；妊娠期因雌激素水平高，阴道黏膜渗出物及宫颈分泌物都增加，故白带亦较多。上述都属于生理范围。所以《妇科辑要笺正》有"带下乃女子生而即有，津津常润，本非病也"的说法。

病理性范围的带下，称为白带异常，可表现为色质量的改变。例如，白带过多或夹有其他色泽，或黏稠如脓液，或稀薄如水状，气味臭秽，并有灼热疼痛、瘙痒等局部刺激症状，以及腿软腰疼，小腹疼痛等病理状态的称为带下病。此时必须做详细的妇科检查，予以确诊。

因为它已不是单纯的妇科疾病，而是生殖系统疾病中的一种常见症状，如阴道炎，宫颈炎，盆腔炎和宫颈癌等都可有各种不同类型的病理性带下，所以《傅青主女科》根据不同症状和带下色泽，把它分为白带白崩、黄带、青带、赤带、黑带及赤白带、五色带等名称。根据临床观察以白带、黄带、赤白带为常见，而青带，赤带，黑带等少见的不作论述。

二、病因病机

中医认为带下之病皆属于虚…以带脉弱而湿侵，当脾气不运、肾气不化、肝气不舒，可致带脉失约，冲任不固，湿浊下注成为带下病。其病因多端，以湿为主，主要有如下几方面因素。

1. 脾虚

为饮食不节，劳逸不当，损及脾气，脾阳虚，运化失职，湿浊下注，故见带下量多，质清稀，如涕如唾。

2. 肝火

湿热为肝郁化火。肝主疏泄，性喜条达，肝脉布络阴器，肝郁化火，以致脾失健运，肾失闭藏，因而湿热下注，壅滞胞宫，任脉失司，带脉不能约束，故见带下量多，绵绵不断，色赤白或黄浊，质秽或阴痒等。

3. 肾虚

多产房劳，损伤肾气，肾阳虚不能温化下焦使冲任失固，精滑不守，遂成带下；或肾阴虚则相火妄动，阴虚失守，任带不固，火旺迫血，而见带下淋漓不绝。

4. 湿毒

如经期产后，胞脉空虚，湿毒秽浊之邪入侵，损伤冲任，秽浊之液下注，故见带下黄白而臭秽，阴道灼痛瘙痒等。

三、辨证论治

(一)脾虚带下(白带)

症状：带下色白或淡黄黏稠，无臭气，多稀如水，有时如米泔量多，绵绵不断，面色苍黄，淡白虚浮，精神疲倦，纳少便溏，甚则两足水肿。舌淡，苔薄白或腻，脉缓弱。(此属脾失健运，湿邪留于下焦的病变。临床上慢性子宫颈炎多见此证)。

治法：健脾祛湿，行气止带。

方药：用完带汤(傅青主女科)。

处方:党参,白术,白芍,山药,陈皮,柴胡,黑荆芥,车前子,苍术,甘草。

加减:腰痛加杜仲,菟丝子,骨碎补;头晕加当归、川芎;小腹胀痛,加小茴香,香附,艾叶;宫颈糜烂1~2加萆薢、忍冬藤。若带下黏稠,色黄属脾虚伏热之症,选用易黄汤,或二妙,四妙散之类加减治之,草药选用白背叶,败酱草,白花蛇草等。

(二)肝火(湿热)带下(黄带)

症状:带下色赤或黄绿交杂质稠而臭,淋漓不断,月经先后无定期,精神抑郁易怒,胸胁胀满,口苦咽干。舌红苔黄,脉弦数。本型乃肝经湿热下注胞宫而成带下。

治法:清热燥湿疏肝解郁。

方药:方用龙胆泻肝汤合侧柏樗皮丸加减。

处方:柴胡,白芍,龙胆草,栀子,苍术,黄柏,黄芩,椿根皮,侧柏叶,泽泻,白芷,红藤,蒲公英,土茯苓,车前草。

(三)肾虚带下(白带或赤白带下)

症状:本型有阳虚阴虚之分。

阳虚:见带下清冷稀薄如水样量多,终日淋漓不断,腰酸如折,小腹冷痛,大便溏薄,面色晦黯,肢冷夜尿频,外阴时痒。舌淡,苔薄白,脉沉迟或细迟。

阴虚者:见带下量时多时少,色黄或赤白相兼,伴有阴痒,甚者有灼热感,心烦易怒,头晕目眩,口干耳鸣。舌红,苔少,脉细数或弦数。此型多见于慢性,滴虫性,慢性念珠菌性,老年性阴道炎等。

治法:固肾,涩精,止带。肾阳虚:用温肾培元,固涩止带。方药用内补丸加减:鹿茸(鹿角霜也可),菟丝子,沙蒺藜,黄芪,肉桂,桑螵蛸,肉苁蓉,附子,白蒺藜,山药,覆盆子。若久带量多属虚加重黄芪,扁豆,芡实米等扶正收敛之品。属肾阴虚多火旺,宜壮水以制火,可用知柏地黄汤合二至丸加椿根皮,蒲公英,忍冬藤,五倍子。

(四)湿毒带下(黄绿带下)

症状:带下量多,色黄,甚至黄绿如脓有腐臭气,阴中灼热或外阴瘙痒,甚至痛痒难忍,坐卧不安,少腹痛,小便短赤,口干,口苦。舌红,苔黄,脉弦数或滑数。本型见于急性阴道炎菌毒盛,如淋球菌、葡萄球菌、化脓球菌感染。若带下五色交杂血水恶臭,则为子宫颈或阴道恶性病变。

治法:清热解毒,化湿止带。

方药:方用止带汤加减。

处方:猪苓,土茯苓,车前子,泽泻,茵陈,赤芍,丹皮,黄柏,山栀子,川牛膝,忍冬藤,连翘,蒲公英,败酱草,地肤子。

外洗方:坐浴或冲洗阴道。

处方:百部,枯矾,苦参,忍冬藤,蒲公英,地肤子,黄柏各20~30g。煎水熏洗,坐浴,每日2~3次,甚效。

(五)黄带验方(王渭川妇科经验选)

方名:银甲丸加味。

处方:金银花藤,蒲公英,茵陈,地丁,大青叶,椿根皮各30g,连翘,红藤各15g,桔梗10g,生蒲黄10g,琥珀,升麻各6g,土茯苓30g,黄柏,苍术各10g,水煎服。本为丸剂,今改作汤煎剂。

本方对于湿热、湿毒,盘踞任带经脉所致的黄绿带下,有清热除湿,活血化淤,生肌通淋,升提排秽的作用。临床甚效。本证并宜以外洗方辅助治疗。可用自拟验方大黄苦参汤。处方:大黄,苦参各 30 g,蛇床子,贯众各 30 g,金银花藤 30 g,百部 30 g,黄柏 30 g。如见滴虫加乌梅 30 g;查见霉菌加硼砂(月石),朴硝各 30 g,煎汤坐浴日 2 次。可加狼毒,鹤虱各 30 g,更效。

(六)赤下白带

1.概述

妇人带下量多,色泽赤白相兼,并挟血性,流出质黏稠淋漓不断,有臭秽气,一般常见的原因为重度宫颈糜烂、子宫颈癌等,老年性阴道炎及恶性子宫肿瘤,如子宫颈癌、子宫体癌等,有时阴道异物刺激,亦可出现血性白带。

2.病因病机

中医妇科学将血色带下,纳入赤白带下和五色带下范畴之中,如《妇科玉尺》云:"内火盛,阴虚烦热,而赤白带下。"又《医宗金鉴·妇科心法》亦有更审其带久,淋漓之场,或臭或腥秽乃败血所化,是胞中病也。若似疮脓,则非淤血所化,是内痈脓也。它的证候描述与女性生殖器恶性肿瘤晚期症状相近似,临床必须结合妇科检查以排除恶变。故患者应该有所警惕。

3.症状与治疗

证见:赤白带下,量多黏稠气味臭秽,少腹坠胀,下阴瘙痒。舌红苔黄,脉濡或滑数。本型多因怒气伤肝,肝郁湿火致使湿热下注而成。

治法:清热除湿,疏肝泻火。

方药:加味三补丸或二黄三白芍加味。

加味三补丸处方:黄连,黄芩,黄柏,紫花地丁,椿根皮。

二黄三白汤加味处方:扁柏 15 g,黄连,白术,柴胡,龙胆草各 10 g,香附米 15 g,椿根皮 15 g,白芍 15 g,白石脂 30 g。

附:五色带下证见:带下杂现五色,色随秽液而下,脐腹阴部疼痛,舌苔黄腻,脉弦滑。本病因湿热内蕴,伤损胞宫,积之溃腐,有近于现代医学的宫体晚期癌变。《诸病源侯论》所说的:"由劳伤气血,损伤中脉任脉,致令其血与秽液兼带而下也"。本病应早期确诊治疗。

治法:宜养血,活血,清热解毒。

方药:解毒四物汤加味。

处方:当归,赤芍,黄连,黄柏,山栀子各 10 g,川芎 6 g,生地黄 15 g,白花蛇舌草,败酱草,蛇莓各 30 g,忍冬藤 30 g,蒲公英 30 g。

(段祥爱)

第六节　子宫肌瘤

一、概述

子宫肌瘤是女性生殖器中最常见的良性肿瘤,多发生于 30～45 岁的妇女,主要由于子宫平滑肌细胞增生所形成,其确切名称应为"子宫平滑肌瘤"。本病的发生,可能与卵巢激素有关,因为多发生于妇女卵巢功能旺盛年龄。绝经期雌激素水平下降后,肌瘤一般停止继续生长渐萎缩,根据肌瘤的生长部位不同,临床上可分为子宫体肌瘤与子宫颈肌瘤。

依其发展方向不同,可分为黏膜下肌瘤,间肌瘤浆膜下肌瘤。以肌壁间肌瘤为多见,多数子宫肌瘤无症状,一般在盆腔检查时才发现。肌瘤大的,症状与体征较明显,故诊断并不困难。在中医妇科学中本病属于"瘕""石瘕"范畴,其临床表现多为月经变化,主要为月经量增多,亦有经期延长或阴道不规则出血,较大的子宫肌瘤可在腹部摸到,大型子宫肌瘤可引起某些压迫症状,如压迫膀胱时引起尿频尿急或尿潴留,压迫直肠时引起便秘腹胀,压迫盆腔组织可引起下腹部疼痛,腰部酸痛等症状。

此外,如贫血,白带增多,不孕;若反复经血过多者,亦可出现头晕,心悸,乏力凝面色萎黄,舌质淡等气血两虚的症状。本病由于子宫内存在实质性的病变,中医认为与气滞血瘀,或痰湿聚有关,妇女因经期或产后,气血运行不畅余血未净,淤结胞宫,形成肿块;或因素体气虚不能正常运行痰湿,痰湿之邪壅阻冲任,结于胞宫而成肿块,淤与痰湿匀属有形之实邪,但所以导致这种邪气之凝聚,往往由于身体不健,或肿瘤生长后,而致失血过多,这均可导致气血虚衰。故构成本病之机理,每呈虚实夹杂的情况。在《灵枢·水胀篇》有与子宫肌瘤临床症状相符的记述,并提到本病的病因病理。如:"石瘕生于胞中,寒气客于子门,子门闭塞,气不得通,恶血当泻不泻,血不以留止,日以益大状如怀孕,月事以时下。指出胞宫为寒邪所侵,子门闭塞,气血受寒而凝结,运行不畅,淤结而发生本病,又因胞宫为寒邪所侵之后,冲任二脉亦受累,引起月经失调"。

二、诊断要点

(一)主要症状

月经过多,其典型特征是为以下几点。

(1)有长期反复的阴道出血,长者可达数年之久。

(2)阴道出血量较多,尤其是黏膜下肌瘤,肌壁间肌瘤次之。

(3)常表现为不规则阴道出血和血性白带。

(4)除月经过多外,部分患者可有痛经或坠痛,肿瘤局部有压痛,并伴有发热呕吐,体温上升,需与妊娠合并其他急腹症鉴别。

(5)出血多可有继发性贫血症状。

(二)体征

1.腹部检查

如果肌瘤较大,可在下腹部摸到质硬无压痛的包块,表面可有不规则的球形或有结节感。

2.妇科检查

子宫不规则增大,肌壁间或黏膜下肌瘤,有时可使子宫呈均匀增大。浆膜下肌瘤可触及子宫上有结节状肿物,质硬,检查、推动肿物,宫颈也随之移动。黏膜下肌瘤如突出子宫口可触到,或用窥器检查时看到。

(三)探针探测宫腔

利用探针探测宫腔,如是肌壁间及黏膜下肌瘤,可使宫腔变深,或宫壁侧有块状物突出,或宫腔变形。

（四）子宫碘油造影

子宫碘油造影是子宫肌瘤较好的诊断方法之一，可观察宫腔形状。黏膜下肌瘤可见到充盈缺损。

（五）超声波检查

利用超声波检查，是诊断子宫肌瘤最常用的方法之一，绝大多数患者都可以得到确诊，并可确定子宫肌瘤的部位与大小，可将肌瘤与囊肿及妊娠子宫鉴别。

（六）并发症

子宫肌瘤患者合并不孕，如合并妊娠时，相互之间会产生一定影响。妊娠可使肌瘤发生红色变性，引起急性腹痛等症状。肌瘤对于妊娠亦造成不良影响，妊娠早期肌瘤易引起流产；晚期可引起早产或胎位不正，嵌顿于盆腔内的肌瘤，可以阻塞产道造成难产。多发性子宫肌瘤可影响子宫正常收缩，使产程延长，发生生产后出血，同时影响胎盘的正常剥离。

三、辨证论治

（一）辨证要点

1.气血

包块坚硬不移，推揉不散，病在血分，证属症（肿）；聚散无常，推揉转动，病在气分，证属瘕。

2.虚实

病之初期肿块胀痛明显者，此为邪实为主；中期包块增大，质地较硬，隐隐作痛，月事异常，面色欠润者，多属邪实正虚，后期胀痛甚剧，肿块坚硬如石，全身羸弱者，多属正虚。

3.善恶

肿块发展缓慢，按之柔软活动，精神如常，面色光泽者，多为善证，预后良好。若肿块日益增大，按之坚硬疼痛剧烈，伴有或崩或漏，或五色带下，形瘦面黯者，多为恶证。

（二）治疗原则

活血化瘀，软坚散结，攻坚破积为本病治则，但应注意攻邪、扶正两个方面，体质强者攻积为主，当遵"衰其大半而止"之者，不可猛攻峻伐，以免损伤元气。正如《妇科经论·症瘕祛壁证》引李东坦之言，"久以胃气为本，治法当固元气佐伐之剂，必需待岁月，若期速效以竣剂，反致有误也"。

四、分型治疗

（一）气滞型

症状：积块不坚，推之可移，时聚时散，痛无定处，或有经行后期，量少，经行腹痛，或带下量多，小腹胀满，胸嗳气，精神抑郁。苔薄，脉沉弦。

治法：行气导滞，破瘀消肿（症）。

方药：大七气汤加减。

处方：香附 15 g，青陈皮、木香、三棱各 10 g，莪术 12 g，桔梗 10 g，肉桂 5 g，枳壳 15 g，川楝子 30 g，甘草 6 g。

加减：月经后期，量少者，加当归，川芎，川牛膝各 10 g；少腹痛甚，按之有块者，加荔枝核，橘核仁各 15 g，玄胡 15 g；包块疼痛拒按者，去木香、川楝子，加刘寄奴 15 g，姜黄 10 g，乳香，没药各 6 g；白带多者加贯众 10 g，鱼腥草 15 g，苡仁 30 g，蒲公英 30 g，谷芽 30 g。

(二)血瘀型

症状:胞中积块坚硬推揉不散,固定不移,疼痛拒按,月经延后或量多,色紫黑夹有血块,面色黯晦,肌肤乏润,口干不欲饮水。舌质紫暗、边有淤点,脉象沉涩。

治法:活血化瘀,破积消症。

方药:轻证用桂枝茯苓丸加味。

处方:桂枝 10 g,茯苓 15 g,丹皮 10 g,赤芍 15 g,桃仁 10 g,三棱 10 g,莪术 12 g,川牛藤 15 g。

重证:用大黄蟅虫丸加减。

处方:大黄 10 g,水蛭 10 g,杏仁 10 g,白芍 15 g,虻虫 10 g,桃仁 10 g,蛴螬 10 g,蟅虫 10 g,干漆 10 g,莪术 1 g,甘草 6 g。

加减:月经过多崩漏不止者加蒲黄 15 g,五灵脂炭 15 g,血余炭 15 g,茜草炭 15 g;带下量多者加改杏仁 30 g,山药、扁豆各 15 g,芡实 15 g;月经量少或闭经者加丹参 30 g,泽兰 15 g,川牛膝 15 g;腰痛甚者加寄生 30 g,续断 15 g;经行腹痛甚者加玄胡 15 g,乳香没药各 6 g,纳呆食少者加陈皮 10 g,砂仁 12 g,炒谷芽各 30 g。

(三)痰湿型

症状:下腹部包块按之柔软,时或作痛或伴月经失调。闭经带下量多,色白质黏腻,或形体肥胖,肤色㿠白,平素痰多,胸闷欲呕,头眩耳鸣,恍惚不寐,小便不多。舌苔白,脉细濡或沉滑。

治法:理气化痰,破瘀消症。

方药:开郁二陈汤加减。

处方:法半夏 15 g,陈皮 12 g,茯苓 15 g,青皮 10 g,香附 15 g,川芎 10 g,莪术 15 g,木香 10 g,苍术 10 g,三棱 10 g,枳实 10 g,鳖甲 15 g。

加减:脾胃虚弱,神疲食欲缺乏者,加党参 15 g,白术 15 g;痰湿日久化热者加红藤,败酱草各 30 g,桃仁 10 g,炮甲 10 g;体壮形实者加青礞石 20 g,葶苈子 10 g。

(四)湿热淤结型

症状:下腹部包块疼痛而胀,时有腰骶疼痛,白带量多,色黄臭秽,伴见经期延长,月经量多,经期疼痛加重,溲黄。苔黄腻,脉弦。

治法:清热解毒利湿,祛淤散结。

方药:银甲丸加减

处方:金银花 15 g,连翘 15 g,蒲公英 30 g,紫花地丁 15 g,红藤 15 g,大青叶 15 g,茵陈 20 g,椿根皮 20 g,鳖甲 15 g,生蒲黄 15 g,炮甲 10 g,三棱 10 g,莪术 15 g,桃仁 10 g,红花 15 g,川芎 15 g。

加减:腰痛甚者加续断 15 g,寄生 30 g,狗脊 15 g,防己 15 g;带下量多,色黄臭秽者,加鱼腥草、贯众各 15 g,败酱草 30 g;纳呆胀满者加白蔻仁 15 g,砂仁 10 g,川朴 15 g,小腹痛甚者加玄胡 15 g,白芍 30 g,甘草 10 g,乳香,没药各 6 g。

(五)单方、验方

1. 化瘀止血软坚汤

处方:益母草 30～40 g,岗稔根(草药)140 g,桃仁 10 g,海藻、续断各 15 g,乌梅 15 g,荆芥炭 10 g,生牡蛎、珍珠母各 30 g,何首乌 30 g。

主治:适用于子宫肌瘤,月经期出血过多或延长者。

2.化淤消症汤

处方:桃仁、橘核、乌药、海藻各 15 g,三棱、莪术、郁金各 10 g,生牡蛎、珍珠母、党参各 30 g,桑寄生、制首乌各 30 g。

主治:适用于子宫肌瘤之非月经期。

按语:二方皆为治疗子宫肌瘤属于气滞血淤型者。

3.燥湿化痰散结汤

处方:苍术,白术,橘核,乌药,桃仁,桂皮,法半夏各 15 g,陈皮 10 g,生牡蛎,珍珠母,茯苓,黄芪各 30 g。

主治:本方适用于痰湿结聚型的子宫肌瘤者。

4.桂枝茯苓丸加味汤

处方:桂枝 30 g,茯苓,桃仁,赤芍各 20 g,丹皮 15 g,乌头 10 g,艾叶 40 g,鸡血藤 60 g,透骨草 30 g,追地风 30 g,五加皮 20 g,炮甲 10 g。

用法:纱布包后水煎,使其发热,在包块上外敷,日二次,每包可用一周,10 d 为一疗程。本方:适用于血淤型子宫肌瘤。

5.丹参赤芍丸加味汤

丹参 15～25 g,赤芍,橘核,山豆根各 10～20 g,香附,桂枝,山慈菇各 6～12 g,桃仁 10～15 g,三棱 120 g,荔枝核 15～20 g。水煎服,早晚各 1 次。或于月经净后第七天灌汤,经期停药,药量由小逐渐增加。

本方:适用于子宫肌瘤,卵巢囊肿。

6.化淤消症汤

处方:生黄芪 30 g,白术 15 g,三棱、莪术各 10 g,鸡内金 15,浙贝母,鳖甲各 15 g,生牡蛎,首乌,寄生,荔枝核,丹参各 30 g,当归 15 g。

主治:子宫肌瘤,卵巢肿瘤,盆腔炎症性包块等。

7.宫瘤消症汤

组成:党参 15 g,生黄芪 60 g,桂皮 10 g,茯苓 15 g,赤芍 15 g,牡丹皮 12 g,桃仁 12 g,三棱 15 g,莪术 15 g,远志 15 g,小茴 10 g,当归 18 g。

功能:补气活血,消症散结。

主治:子宫肌瘤,腹块包块,卵巢囊肿等。

服法:日 1 剂,水煎服。或碾末水洗为小丸亦可。

(段祥爱)

第七节　外阴炎

一、概述

外阴部发生的各种炎症称为外阴炎,根据其病因的不同,可分为非特异性外阴炎,婴幼儿外阴炎及细菌性外阴炎。非特异性外阴炎多见,本病炎症多发于小阴唇内外侧,严重时整个外阴受累。外阴肿胀充血,重者有糜烂,成片的湿疹,甚至有溃疡形成。外阴有灼热感、瘙痒或疼痛,排尿时症状加重。慢性炎症皮肤增厚粗糙,可有皲裂,伴瘙痒。

二、病因病机

本症发生的主要原因:用具不洁,感染邪毒或湿热下注,肝肾阴虚。其病机为局部气血壅滞或失养。属于中医妇科学"阴肿""阴痒""阴疮"等范畴。

三、诊断要点

(1)详细询问病史,包括阴道分泌物多少,月经情况,婚姻状况,产育情况,自觉症状等。

(2)妇科检查:可见外阴红肿,糜烂,湿疹,溃疡,如为霉菌性外阴炎,可见外阴周围有白色豆腐渣样或片状分泌物。

(3)阴道外泌物涂片检查,可见炎症细胞或霉菌。

四、辨证论治

(一)辨证要点

本病的辨证应分清虚实,实证多起病急,局部红肿痛或瘙痒难忍。虚证多病程久,局部灼热干涩,瘙痒时作。

(二)治疗原则

清热燥湿,止痒为本病治疗大法。根据不同证型,采用解毒、滋阴、杀虫等法。

(三)分型治疗

1.感染邪毒型

症状:阴户一侧或双侧,忽然肿胀疼痛,继则肿处高起逐渐成脓,糜烂溃破,脓多臭秽而稠,伴恶寒发热,口干纳少,大便秘结小便涩滞。舌红、苔黄腻,脉沉数有力。

治法:清热解毒,活血化淤。

方药:五味消毒饮加味。

处方:金银花,蒲公英各 30 g,野菊花,紫花地丁各 15 g,天葵子,赤芍,丹皮各 10 g,乳香,没药各 6 g,全方共奏清热解毒,化淤排脓之功。

2.湿热下注型

症状:阴户肿痛,甚则掀红灼热,糜烂溃破,便结溲赤或少腹疼痛带下色黄,质黏,有臭味,或时有寒热。苔微黄而腻,脉弦数或濡数。

治法:清热利湿,解毒消肿。

方药:龙胆泻肝汤加减。

处方:龙胆草 15 g,山栀子,黄芩,泽泻,生地,车前子,当归各 10 g,木通,川牛膝各 10 g。

加减:若大便燥结者,加生大黄 6 g,泻热通便。口干欲饮者为湿热伤阴加玄参、天花粉各 15 g,清热生津。

3.阴虚燥热型

症状:阴部干涩、灼热、瘙痒,或带下量多色黄,甚则如血样,伴五心烦热头晕目眩,时有烘热汗出,口干不欲饮,耳鸣腰酸。舌红少苔,脉细数无力。

治法:滋阴降火,养血止痒。

方药:知柏地黄丸加味。

处方:熟地,制首乌各 15 g,黄柏知母,山药,枣皮,云苓,泽泻,当归各 10 g,白鲜皮 30 g。

加减:若带下量多,色黄臭秽者,去茯苓,加土茯苓 30 g,白蔹 10 g,以利湿解毒;头晕目眩,视物昏花者,加枸杞、菊花滋阴明目。

4. 附:外洗方药

消肿止痒汤:土茯苓 30 g,黄柏,苦参各 30 g,蛇床子,威灵仙各 30 g,煎汤熏洗外阴或坐浴半小时,每日 1~2 次。

5. 附:外阴炎新方

外阴炎:多为湿热下注所致,症见外阴红肿瘙痒,甚则小便刺痛,带下色黄,口苦而腻。舌苔黄,脉细数。

治法:清热利湿,消炎抑菌

方药:用自拟消炎渗湿汤。

处方:黄芩,黄柏,丹皮,通草,龙胆草,苍术,绿萼梅各 10 g,土茯苓,苡仁各 30 g,忍冬藤 30 g,白鲜皮 30 g,地丁 15 g,甘草 10 g。水煎服,日 1 剂,15 剂为一疗程。本方并可治溃疡性外阴炎之三联综合征(孤惑症)又名白塞氏综合症。

如湿热下注,而外阴红肿,可予自拟的三花消肿汤。

处方:野菊花,金银花藤,地丁,蒲公英,赤芍,黄柏各 30 g,甘草 10 g。

水煎服:头遍药汁服。第二煎药汁,煎好后,待稍凉坐浴半小时。孕妇要减去赤芍施用。

治疗外阴炎,用上述内服外洗,二则新方,颇有良效。

6. 阴痒证治(包括阴道炎,阴痒)

妇女外阴及阴道瘙痒,甚则痒痛难忍,坐卧不安的称为"阴痒"。本病始见于《诸病源候论》与《肘后备急方》,中医妇科学认为脾虚肝郁,混热下注,或阴血亏耗,生风化燥。《妇人规》谓:"妇人阴痒多由湿热所化"。《女科经论》亦谓:"妇人有阴痒,肝经血少,津液枯竭,致患本病之后,又因畏羞,不敢告人,生活心情均有影响。"更有怀孕后阴痒,医者用药,深恐影响胎儿。妇检又未发现痒处有任何异常或感染,使患者更感烦恼。这里介绍几则治疗阴痒验方,颇切实用。

(1)由于湿热下注而致阴痒。证见:外阴及阴道内瘙痒难忍,坐立不安,带下色黄或白,量多或有秽气,全身症状,感到胸闷心烦,情怀不畅,小便色黄,大便干结。舌苔白或黄腻,脉滑数。

治法:清热化湿,淡渗止痒。

方药:加味萆薢渗湿汤(《疡科心得集方》)效果颇良。

处方:萆薢,苡仁,泽泻,滑石,金银花各 15 g,黄柏,赤芍,丹皮,通草,苍术,龙胆草各 10 g,地肤子 20 g,白先皮 30 g。水煎服,日 1 剂,七天为一疗程,连服 2~3 疗程,以愈为度。

(2)由于血燥生风,而致阴痒,证见:外阴或阴道瘙痒。自觉阴道有干燥感,带下量不多;全身症状,为精神疲倦,夜寐不安,形体消瘦,饮食不思,舌质淡,苔薄,脉细。

治法:滋阴养血,润燥祛风。

方药:加味当归饮子(《外科正宗验方》)。

处方:白芍,生地,首乌各 15 g,生龟板,黄芪各 30 g,黄柏,当归,防风,荆芥,甘草,白蒺藜各 10 g。水煎服,日 1 剂,3 周为 1 疗程

注：加味萆薢渗湿汤，孕妇忌服。

如为孕妇阴痒，亦可拟用《磐珠集·胎产证治》的验方"滋阴清燥汤"。处方：生地，竹茹各15 g，白芍，麦冬，知母，茯苓，黄芩，葛根各 10 g，橘红，甘草各 6 g，灯芯花五扎。水煎服。

阴痒亦可用外治法：用《疡医大全》的验方"止痒汤"效佳。处方：鹤虱，苦参，蛇床子，威灵仙各 30 g，猪牙皂 15 g，猪胆 1 枚（取汁后），煎汤熏洗，坐浴。唯孕妇不宜。

（段祥爱）

第八节　急性盆腔炎

一、概述

盆腔生殖器官（子宫体部，输卵管、卵巢）及盆腔腹膜与子宫周围的结缔组织的急性炎症，称为急性盆腔炎。本病主要的临床表现是下腹部疼痛及发热。发热前可有寒战。如在月经期发作则经量往往增多或经期延长，如有非月经期发作，患者可能出现阴道出血，白带增多等现象。

二、病因病机

本病的主要原因，多为处理分娩、流产或清宫时的消毒不严，月经产褥期不重视卫生或经期没有停止性生活，产后过早交接，或使用不洁的月经垫等引起细菌上行感染而致本病。此外，腹腔的其他脏器的炎症变化亦可直接蔓延到生殖器官而导致本病。在中医妇科学典籍中，无盆腔炎的专论。而其主要症状，如发热小腹疼痛，腰疼腹胀，白带增多，下腹有肿块，不孕等，则散见于"痛经""癥瘕""带下"，热入血室等综合征中。《医宗金鉴》谓："妇人产后，经行之时，脏气虚，或被风冷相干，则血室之内必有淤血停留，其人必面色萎黄，脐腹胀痛，内热晡热。综合各家学说，认为本病之急性盆腔炎，多为湿热病毒侵入胞宫，扩散于盆腔，使气血淤阻，影响冲任、气血而成"。

三、诊断要点

1. 症状

（1）下腹痛、发热，患者可先有发热，体温常在 38 ℃以上，然后下腹疼痛，也可能两种症状同时发生，发病前可有寒战，下腹痛表现为双侧性的剧痛，但有时一侧可较另一侧严重，如右侧较重时可能被误诊为急性阑尾炎。

（2）少数患者可伴有肠道及膀胱刺激症状，表现为腹胀，腹泻，粪便中有黏液，或尿频尿急等。

2. 体征

患者呈急性病容，辗转不安，面部潮红，脉搏明显加速，唇干，体温持续不降。下腹一侧或双侧触痛明显，若已发展为较严重的盆腔腹膜炎时，整个下腹有触痛及反跳痛。妇科检查可见宫颈外口有脓性分泌物，盆腔组织有剧烈触痛。

3. 实验室检查

周围血的白细胞总数及中性粒细胞，均明显增加；红细胞沉降率率亦明显增高，即使白细胞增加不多,体温亦不太高,但红细胞沉降率率明显增高时,亦应考虑急性炎症存在。

四、辨证论治

(一)辨证要点

本病的主要证侯是高热,腹痛剧烈、拒按,属热属实,起病急聚,传变。

(二)治疗原则

清热解毒,凉血为本病治疗大法,根据辨证,结合舌脉,采用不同的治疗方法。

(三)分型治疗

1.感染邪毒型

症状:多发于经期或产后,起病急骤,腹痛剧烈拒按,高热寒战,恶心呕吐,腹泻或便秘。舌质红,苔黄腻,脉滑数。

治法:清热解毒,凉血化淤。

方药:解毒活血汤加减。

处方:金银花,连翘,红藤,败酱草各 30 g,当归,桃仁,红花,赤芍,枳壳各 10 g,甘草 6 g。

加减:若日晡潮热,苔腻者为兼湿热,方中加苡仁,金银花藤各 30 g,清热利湿;小腹剧痛,大便秘结者加大黄,芒硝各 10 g,以泻热通便。

2.邪毒炽盛型

症状:高热昏迷,谵语、恶心呕吐,腹痛拒按,口渴心烦,白带量多、臭秽,烦躁汗多,皮下出血,大便秘结或腹泻。舌质红绛,苔黄燥,脉滑。

治法:清热凉血解毒。

方药:清营汤加味。

处方:连翘,生地各 15 g,玄参,丹参各 15 g,麦冬,黄连,丹皮各 10 g,赤芍 15 g,竹叶心 10 g,水牛角粉 30 g。

加减:胸膈痞闷,舌苔黄腻者加茵陈 15 g,豆卷 15 g,以清热渗湿;汗多烦渴甚者加生石膏 30 g,天花粉,芦根各 15 g,知母 10 g,以清热生津。

3.附:临床验方

(1)盆腔净化汤。

处方:金银花藤,蒲公英各 30 g,地丁红藤,海螵蛸、益母草各 15 g,野菊花 15 g,泽泻,黄芩,丹皮,香附各 10 g,玄胡 15 g,川楝子 30 g。水煎服,日 1 剂,十五天为一疗程。

加减:如两侧附件摸到条索状或包块,可加生蒲黄,五灵脂各 10 g;腰痛甚者加杜仲,桑寄生各 15 g,同煎服。

本方:主治急性盆腔炎,效果颇验。

(2)处方:金银花 30 g,玄胡 15 g,可随症加减。

本方主治急性盆腔炎之属实热,气滞血淤型者。

(3)治急性盆腔炎实热型方。

处方:黄连 10 g,黄柏 30 g,白花蛇草 30 g,红藤 30 g,败酱草 30 g,金银花 30 g,丹皮 15 g,赤芍 15 g,川续断 15 g,寄生。

(4)治急性盆腔炎气滞血淤型方。

处方:桂枝 10 g,丹参 30 g,赤芍 15 g,三棱,莪术各 10 g,金银花,败酱草各 30 g,玄胡

15 g,川楝子 30 g。

(5)处方:急盆灌肠方。黄柏 30 g,大黄 10 g,赤芍 15 g,蒲公英 30 g,乳香,没药各 15 g,白花蛇舌草 30 g,煎药汁,作保留的灌肠方。日一次。卧床一小时,七天为一疗程。

(李小鹏)

第九节　慢性盆腔炎

一、概述

慢性盆腔炎包括盆腔生殖器官(子宫体部,输卵管、卵巢)及盆腔腹膜与子宫周围的结缔组织的慢性炎症。其主要临床表现为下腹部疼痛,痛经,白带增多,不孕,伴腰骶部疼痛,膀胱受刺激而引起尿频等症。

二、病因病机

慢性盆腔炎系由急性盆腔炎治疗不及时或不彻底,或患者体质较弱,炎症可转为慢性,亦有无急性炎症史而开始发病即属于慢性过程的,其病理多为慢性子宫内膜炎与子宫肌炎,或慢性输卵管和慢性盆腔结缔组织炎所导致。中医妇科学认为本病多值经期产后,血室正开,胞宫空虚,湿热之邪内侵;或急性期治疗不当,余邪未尽淤阻冲任,以致血气失却均衡,脏腑经络因而受累,日久温热邪壅结下焦而成本证。属中医学"腹痛""带下""症瘕"等范畴。

三、诊断要点

(一)症状

1.腹痛

可以出现下腹部坠痛,腰骶部胀痛,性交痛或痛经等。

2.白带增多

可以为血性白带,黄绿白带,如系厌氧菌感染,白带可有恶臭气味。

(二)体征

妇科检查可触及附件区包块,盆腔及宫旁组织触痛。

四、辨证论治

(一)辨证要点

1.辨腹痛

小腹疼痛拒按,有灼热感为湿热;小腹及腰骶部冷痛得热痛减为寒湿;小腹疼痛拒按,按之有块,为气滞血淤。

2.带下

带下量多,色黄质黏稠,有臭气为湿热;带下量多,质黏色白为寒湿。

(二)治疗原则

应本"通则不痛",治以通调气血为主,湿热者予清热利湿;寒湿者治以散寒除湿,气滞血淤者,活血化淤。

(三)分型治疗

1.湿热型

症状:小腹疼痛拒按有灼热感,伴腰骶部疼痛或平时少腹疼痛,月经前后加重,伴低热,日晡而作,带下量多,色黄或白,质黏腻有臭气伴闷口腻,纳食较差,小便黄少。舌苔黄腻或厚,脉濡略数。

治法:清热利湿,凉血解毒。

方药:银翘红酱解毒汤加味。

处方:金银花,红藤,连翘,败酱草,苡仁各30 g,丹皮,栀子,赤芍,桃仁,玄胡,川楝子,黄柏各10~15 g,乳香,没药各6 g。

加减:大便溏泄臭秽者,加黄芩、黄连各10 g,以清泻胃肠湿热。

2.寒湿型

症状:小腹及腰骶部冷痛,得热则痛稍减,或月经前后加重,带下量多色白,质黏稠,畏寒身痛,纳少便溏。苔白腻,脉沉紧。

治法:散寒除湿,温经止痛。

方药:薏附子败酱散加味。

处方:苡仁,败酱草各30 g,茯苓15 g,桂枝10 g,川芎,苍术各10 g,附子,炮姜各6 g。

加减:若腹部发凉者,加吴茱萸6 g,故脂15 g,以温阳止痛;若胸胁胀满者加乌药,香附,郁金各10 g,以行血调气。

3.气滞血淤型

症状:小腹疼痛拒按,或按之有块伴胸胁两肋胀满,抑郁不乐或面色晦暗,肌肤甲错。舌质黯或有淤点,苔薄,脉沉弦或沉涩。

治法:活血化淤,行气止痛。

方药:桂枝茯苓丸加味

处方:茯苓15 g,白芍15 g,桂枝10 g,丹皮,桃仁各10 g,香附,川楝子,玄胡各15 g。

加减:盆腔炎包块较大者,加三棱,莪术各10 g,泽兰叶30 g,乳香,没药各6 g,生蒲黄,五灵脂各10 g,以增强活血化淤之力。

(丁正香)

第十节　小儿汗证

汗证是指小儿在正常环境和安静状态下,全身或局部无故出汗过多,甚则大汗淋漓的一种病证。小儿汗证有自汗、盗汗之分。睡中出汗,醒时汗止者,称为盗汗;不分寤寐,无故出汗者,称为自汗。

汗是人体五液之一,由阳气蒸化津液而来。汗为心之液,卫气为阳,营血为阴,阴阳平衡,营卫调和,则津液内敛;若阴阳脏腑气血失调,营卫不和,卫阳不固,腠理开阖失司,则汗液外泄。小儿汗证的发生,多责之于体虚,为阴阳失衡所致,有虚实之分,临床以虚证多见。

虚证中常见表虚不固、气阴两虚;实证为心脾积热。汗证治疗以补虚为其基本治疗原则。根据不同证型分别予以益气固表、益气养阴、清心泻脾,凡虚证皆可配合敛阴止汗,标本兼施。

一、中医辨证分型要点

1. 表虚不固

证候:以自汗为主,兼有盗汗,汗出遍及全身,动则更甚,面色少华,纳呆,神疲乏力,平时常反复感冒。舌质淡,苔薄白,脉细弱。

辨证要点:自汗为主,动则汗出,面色少华,神疲乏力,舌淡苔白,脉细弱。

2. 气阴两虚

证候:多见于热病或久病后,以盗汗为主,也常伴自汗,汗出遍及全身,形体消瘦,神疲乏力,心烦少寐,或低热颧红,口渴喜饮,手足心热,舌质淡红,苔少或剥苔,脉细弱而数。

辨证要点:盗汗为主,形体消瘦,心烦少寐,手足心热,舌淡红苔少或剥苔。

3. 心脾积热

证候:自汗或盗汗,出汗以头部心胸为主,汗出肤热,汗渍色黄酸臭,口气臭秽或见口舌生疮,面赤唇红,口干渴,烦躁少寐,尿黄便干。舌质红,苔黄,脉滑数。

辨证要点:汗出肤热,口臭秽或见口舌生疮,面赤唇红,尿黄便干,舌红苔黄,脉滑数。

二、中医辨证外治

1. 推拿疗法

(1)表虚不固证。

补脾经 100 次,揉肾顶 100 次,补肾经 100 次,揉二人上马 100 次,捏脊 6 遍。

(2)气阴两虚证。

补肾经 100 次,揉肾顶 100 次,补脾经 100 次,补肺经 100 次,推三关 100 次,分手阴阳 100 次,揉小天心 100 次,捏脊 6 遍。

(3)心脾积热证。

补肾经 100 次,揉二人上马 100 次,清胃经 100 次,清天河水 100 次,退六腑 100 次,捏脊 6 遍。

以上操作每日 1 次,10 d 为 1 疗程。

2. 穴位贴敷疗法

(1)气阴两虚证和表虚不固证。

药物组成:黄芪 10 g,五倍子 10 g,煅牡蛎 15 g,丁香 2 g,研成细末,温水或醋调成糊状,敷于神阙穴。

(2)适合各证型。

药物组成:五倍子、郁金各等分。

具体操作:取神阙穴,气阴两虚和表虚不固可以加肺俞,心脾积热加涌泉。研末,用温开水或醋调敷脐部。敷贴时取 2～3 g,时间为 5～6 h,每日 1 次,10 d 为 1 疗程。

3. 中药泡洗

(1)适用各证型。

药物组成:五倍子、乌梅、艾叶各 15 g。

具体操作:水煎浴足,每日 1 次,10 d 为 1 疗程。

(2)适用各证型。

药物组成:浮小麦、酒曲各 50 g。

具体操作:加入热水中,于睡前抹浴,洗浴 3 d 为 1 疗程。

(3)适合证型:虚证汗出。

药物组成:黄芪 20 g,防风 15 g,白术 15 g,五倍子 20 g,白矾 10 g。

具体操作:直接煎煮或者装入药袋后投入木盆,用开水浸泡 30 min 后洗浴,洗浴时间 20～30 min,日 1 次,7 d 为 1 疗程。

4.中药外敷

适用于各型汗证。

药物组成:煅龙骨、煅牡蛎各 30 g。

具体操作:研为细末,以绢袋盛贮,敷于汗多处,每日 2～3 次,4 d 为 1 疗程。

5.针刺疗法

适用于各型汗证。

具体操作:取华佗夹脊穴,采用自上而下依次左右交替针刺,用捻转平补平泻法,针刺后其如一条龙一样盘踞在患者背部,故名"盘龙刺",每日 1 次。不留针,10 d 为 1 疗程。

6.灸法

灸法适用于各型汗证。

取穴:神阙、涌泉穴。

具体操作:距皮肤 2～3 cm 悬灸,每穴灸 10 min,治疗自汗、盗汗虚证。每日 1 次,10 d 为 1 疗程。

(刘继明)

第十章　临床针灸治疗

第一节　晕　厥

一、概说

晕厥为临床综合征，表现为一种突发而短暂的意识丧失，肌肉不能保持姿势张力而昏倒，历时数秒或数分钟，是由于一时性大脑供血不足所致，可发生于多种疾病之中。本病中医学称为"厥证"。中医学认为，厥证主要是由于阴阳失调，气机逆乱所引起。厥证又有"气厥""血厥""寒厥""热厥"与"痰厥"之分。气厥多因恼怒惊骇，以致气机逆乱，壅阻清窍，而致昏仆；或由于元气素弱，偶因过劳，或遇悲恐，气虚下陷，清阳不升，突然昏厥。血厥多由肝阳素旺，复加暴怒，气血并走于上，闭阻清窍；或因失血过多，气随血脱，而致晕厥。寒厥则因元阳亏损，不能温行经络，寒邪直中于里，发为厥逆。热厥常因邪热过盛，阳郁于里不能外达，发为热厥。痰厥则多因素体肥胖，嗜食肥甘，运化失常，聚湿生痰，复因恼怒气逆，痰随气升，上蒙清窍，突然昏倒而厥。现代医学认为本病的原因可分为五类，即心源性（如急性心脏排血受阻、心律失常等）、血管功能障碍性（如反射性、直立性低血压等）、脑部病变性（如脑血管痉挛、脑动脉硬化、暂时性脑缺血发作等）、血液生化失常性（如缺氧、低血糖状态等）以及其他（如癔病性等）。以上晕厥在急救状态下，针刺均可使用。对脑部病变性、血管功能障碍性以及癔病等，针灸还可治疗原发病。

二、辨证

（一）气厥
实证：突然昏倒，口噤握拳，呼吸急促，四肢厥冷，舌苔薄白，脉沉弦。可有暴怒史。
虚证：眩晕昏仆，面色苍白，呼吸微弱，汗出肢冷，舌质淡，脉象沉微。可有疲劳惊恐史。

（二）血厥
实证：病起暴怒之后。突然昏倒，不省人事，牙关紧闭，面赤唇紫，舌红，脉沉弦。
虚证：病起失血过多，突然昏厥，面色苍白，唇白无华、四肢震颤，目陷口张，自汗肤冷，呼吸微弱，舌质淡，脉细数无力。

（三）寒厥
面青身冷，口不干不渴，下利清谷，四肢厥逆，意识模糊，苔薄，脉沉。

（四）热厥
初病身热头痛，胸腹灼热，渴欲饮水，便秘尿赤，烦躁不安，继则神志不清，手足厥冷，脉沉伏，按之数。

（五）痰厥
突然昏厥，喉中痰鸣，或呕吐涎沫，呼吸气粗，舌苔白腻，脉象沉滑。

三、治疗

治疗原则:实证,苏厥开窍;虚证,回阳救逆。

1.针刺疗法

实证,基本方:人中、中冲、涌泉。

虚证,基本方:气海、足三里、内关。

辨证加减:实证气厥,加太冲疏肝理气,调整气机;血厥,配行间降肝火;热厥,配十二井穴泄热;痰厥,加巨阙、丰隆以开窍豁痰。牙关紧闭加颊车、合谷;抽搐加合谷、侠溪;喉中痰鸣加天突;身热加大椎、曲池、委中。

虚证气厥,加膻中、百会以调整阴阳;寒厥,加命门以温阳散寒;血厥,加膈俞、关元以益气养血。下利清谷加天枢、三阴交;多汗加复溜。

2.灸法

对于虚、寒之厥证,可取气海、百会、关元、神阙、足三里施灸。可用2～3根艾条作温和灸,每穴5～10 min,或用大艾炷隔附子片置于穴位上直接灸,不计壮数。

3.耳针疗法

取穴:心、脑、神门、皮质下。

方法:毫针刺以强刺激,间歇行针。

四、结语

针刺对多种厥证均有良好的促使其醒脑开窍作用,尤其是癔病性厥证、情绪激动引起的晕厥、剧烈疼痛性晕厥等可迅速使其苏醒。但更多情况下晕厥是疾病发展至一定程度的临床症状,在针灸促使其苏醒的同时必须注意原发病的诊治。

(1)本病多由情志急剧改变而诱发,故平时遇事不可急躁,避免恼怒忧思。

(2)对于气血虚弱者,要注意劳逸结合,保持充足睡眠时间,不要过度饥饿。

(3)尽量少食酒酪甘肥之品,饥饱适宜,不要暴饮暴食。

(4)一旦厥证发生,应让患者平卧,注意保温和安静。密切观察呼吸、脉搏、血压的变化。

(5)若有喉间痰鸣者,要及时吸痰,保持呼吸道通畅,防止窒息死亡。

(隋康民)

第二节　心律失常

心律失常是指心脏收缩的频率或节律的异常,又称心律紊乱。临床特征主要为心率的过快、过慢、不规则或及心脏过早搏动、扑动、颤动、停搏和相应的综合征表现。常可分为快速性心律失常和慢速性心律失常两类。本病属中医学"心悸""怔忡""眩晕"等范畴。

一、病因病理

西医学认为,引起心律失常的原因较多,如各种器质性心脏病、房室旁道传导引起的预激综合征、内分泌代谢疾病、电解质紊乱、药物毒性作用、外科手术和诊断性损伤、急性感染、急性颅内病变等,同一种心律失常可有两种以上的病因。在致病因素的影响下,心搏的起源和冲动传导发生异常,两者既可单独存在,也可互相并存,使心脏收缩的频率、节律单一或共同异常,因而发生多种心律失常。

中医学认为,本病的发生多与精神刺激伤及心肝肾;或久病血虚,心失所养;或心阳不足,搏动无力;或热病之后,伤及气阴;或气滞血瘀,痹阻心脉等因素有关。

二、临床表现

心律失常表现为心率和心律的异常。心率异常主要表现为快(每分钟超过 100 次)和慢(每分钟低于 60 次);节律异常主要表现为期前收缩、扑动、颤动、停搏、逸搏等。但有些心律失常另有其特殊表现:室上性心动过速可出现心悸、昏厥和心力衰竭;室性心动过速可出现低血压、昏厥、呼吸困难、心绞痛和少尿;房颤可出现昏厥、心力衰竭;室扑和室颤可迅速出现阿-斯综合征;病态窦房结综合征轻者可见头昏、乏力、失眠、记忆力减退、反应迟钝,重者出现阿-斯综合征;房室传导阻滞可出现头昏、乏力、昏厥、抽搐及心功能不全等。

三、诊断要点

(1)患者可有心悸、胸闷、气短或心绞痛,甚则头晕、昏厥等临床表现。

(2)听诊可闻及心率过快、过缓或节律不规整等阳性体征。

(3)心电图呈心律失常改变。

四、针灸治疗

(一)毫针法

处方一:厥阴俞、心俞、膈俞、内关、足三里。

操作:厥阴俞、心俞、膈俞向椎体方向斜刺 1.5 寸,施捻转补法,针感向前胸放散,施手法 1 min。内关直刺,进针 1.5 寸,施捻转补法,令针感向肘部放散,持续手法 1 min。足三里直刺,进针 1.5 寸,施捻转补法 1 min。适用于心气虚弱证。

处方二:脾俞、膈俞、足三里、神门。

操作:脾俞、膈俞操作同上。足三里直刺,进针 1.5 寸。神门向大陵透刺 0.5~0.8 寸,施捻转补法,针感向掌部放散,施手法 1 min。膈俞、脾俞、足三里亦可用艾条灸。适用于心血亏虚证。

处方三:心俞、内关、足三里、三阴交。

操作:心俞向椎体方向斜刺 1.5 寸,施捻转补法,针感向前胸放散,施手法 1 min。内关直刺,进针 0.8~1 寸,足三里直刺,进针 1~1.5 寸,三阴交直刺,进针 1~1.5 寸,均施捻转补法 1 min。适用于气阴两虚证。

处方四:夹脊胸 4 或胸 5、膻中、内关、郄门、血海、丰隆。

操作:夹脊穴直刺 0.5~1 寸,施捻转补法,每穴约 3 min。膻中向皮下沿皮下横刺 0.8~1 寸,施捻转的平补平泻法 1 min。内关、郄门均直刺 0.5~1 寸,施捻转的平补平泻法 1 min。血海直刺 1~1.5 寸,丰隆直刺 1~1.5 寸,均施捻转提插之泻法。适用于心脉痹阻证。

处方五:心俞、厥阴俞、膻中、巨阙、内关、间使、神门、三阴交。心胆虚怯配阳陵泉、大陵;痰火扰心配丰隆、太渊;心血不足配足三里、血海;瘀血阻络配膈俞、郄门;心阳不振配气海、关元、肾俞;头晕目眩配百会、风池;呼吸困难配天突;昏厥配水沟、素髎。

操作：针膻中穴用 1.5 寸毫针，向左乳根方向沿皮刺入 1 寸，使针感放散到心前区，再用强刺激捻转行针。根据证候虚实施行补泻。轻者留针 30 min，每隔 10 min 行针 1 次，每日或隔日 1 次，10 次为 1 个疗程；重者适当延长留针时间，每隔 3～5 min 行针 1 次，每日 1 次，30 次为1 个疗程。

处方六：①膻中、神封、神藏、乳根、内关；②胸 4 和胸 5 夹脊、心俞、心平。

操作：上两组穴交替选用。患者取卧位，针背部穴位时，宜斜刺，针身与皮肤表面呈 45°角，背部针尖斜向脊柱，胸部穴针尖斜向上方，四肢直刺为宜。进针得气后，留针 20 min，中间行针 1～2 次，根据患者的具体情况选用适当的补泻手法。每日 1 次，15 次为 1 个疗程，疗程间休息 5 d。

处方七：主穴有内关、神门、夹脊（胸 4～5）。配穴：心气虚加膻中、列缺、足三里、素髎；心阴虚加三阴交、太冲、太溪；心脉痹阻加膻中、膈俞、三阴交、列缺；心阳虚加素髎、大椎、关元、足三里。

操作：患者取卧位，选用 30～34 号不锈钢 1～1.5 寸毫针。以捻转结合提插补法为主，或用平补平泻，一般留针 5～20 min，中间须行针 2～4 次。心动过缓者，留针 5～15 min，不宜过久。刺素髎时要刮针柄 1～2 min。对心气虚及心脉痹阻、心阳虚型等，可配合温和灸或温针灸。每日或隔日针灸 1 次，10 次为 1 个疗程。

处方八：百会、膻中、通里、大陵、内关、神门。

操作：选用 28 号 1～2 寸毫针，每穴针感以酸、麻、胀为度，采用平补平泻法。每日 1 次，10 次为 1 个疗程。

处方九：迎香。

操作：取双侧穴，向外下沿鼻唇沟斜刺 1.5 寸，提插捻转数次，以后每隔 2 min 提插捻转数次，针刺 20 min。适用于快速性心律失常。

处方十：内关、郄门、大陵、人中。

操作：本法适用于房颤。内关，快速房颤先用大提插捻转，采用捻转补法，时间1～3 min，无效时隔 1 h 后作第 2 次，连续 3 次无效者为复律失败；郄门，根据心室率做提插泻法和捻转补法，施针 3～5 min；大陵，采用提插泻法，施针 3 min，主要用于快速房颤时加之；人中，于慢速房颤时加之，雀啄法。

处方十一：内关、足三里，均取双侧。心脾两虚加脾俞、心俞或神门；心气阴两虚加三阴交或厥阴俞；心肺气虚加肺俞、列缺；气虚血瘀加关元。

操作：针刺时一般用中等刺激，每 5～10 min 行针 1 次，留针 20～30 min，每日 1 次，10 次为 1 个疗程。

处方十二：俞府。

操作：取俞府穴，向璇玑方向，呈 45°～55°角缓慢进针，得气，须向右颈项部及左肩放射，采用平补平泻手法，持续 3 min 后，胸闷、心悸诸症即消。对无器质性病变者效更显。

(二)穴位注射法

处方一：主穴有内关（双）。配穴：失眠加神门；前额头痛加印堂；前侧头痛加太阳；后侧头痛加风池；头顶痛加百会。

操作：常规消毒皮肤，用 6～7 号注射针头扎入穴位，待患者有针感时边出针边推药，每穴 0.5～1 mL，每日 1 次，维生素 B$_1$ 与 2%普鲁卡因隔日交替使用，10 次为 1 个疗程，每疗程之间休息 5~7 d。

处方二：心俞、厥阴俞、膏肓俞、膈俞、三阴交、内关。

操作：每次选用 2 穴，每穴注入复方当归注射液或丹参注射液 0.5~1 mL，每日 1 次，10 次为 1 个疗程。

处方三：心俞、内关。

操作：用安定注射液 2 mL 加 5% 葡萄糖 4 mL，每次每穴注入 0.5~1 mL 药液，每日 1 次，5 次为 1 个疗程。本法对自主神经功能失调引起的心律失常疗效较好。

处方四：厥阴俞、郄门。

操作：可以用维生素 B_1 注射液，每次每穴注入药物 0.5~1 mL，每日 1 次，可适用于心动过缓。

处方五：心俞、厥阴俞、神门、风池。

操作：用复方丹参注射液，每次 1~2 穴，轮流使用，每次注入 0.5~1 mL，此法较适用于伴有心绞痛发作之患者。

(三)耳针法

处方：心、神门、交感、内分泌、脾、肾、小肠、皮质下、枕。

操作：每次选 4~5 穴，用 0.5~1.0 寸毫针中度刺激，留针 30 min。心房颤动者以心为主，留针期间行针 2~3 次，每日 1 次，10 次为 1 个疗程。

(四)耳压法

处方一：心、口、小肠、神门、三焦。

操作：用耳部信息探测仪，在耳部探及上述穴位阳性反应点，然后以 0.6 cm×0.6 cm 之胶布，中央放一粒王不留行籽，贴敷于上述穴位上，按压 5 min 致耳部发热。本法适用于窦性心动过速。

处方二：主穴心、交感、皮质下。配穴：心脏点、神门、肾上腺。

操作：用耳穴诊断治疗仪找出穴位阳性反应点，再将准备好的贴有王不留行籽的胶布准确地贴压在穴位上，用拇、食指对压耳穴，使之有酸、麻、胀感为度，不易重压。每日按压 3~5 次，每隔 5 d 更换 1 次，6 次为 1 个疗程。

(五)电针法

处方：①心俞、间使；②厥阴俞、灵道；③膻中、乳根(左)、内关、通里。

操作：上述三组穴位交替使用，心俞、厥阴俞针刺时针尖斜向椎体刺 0.8~1.2 寸，膻中、乳根于皮下肌层相互透刺；内关、通里、灵道、间使逆经斜刺，接电针仪，频率 120~150 次/分。留针 20 min，每日 1 次，7 次为 1 个疗程。

(六)灸法

处方一：心俞、厥阴俞、膏俞、肾俞、关元、气海、足三里。

操作：每次选用 3~5 穴，用大艾炷施无瘢痕灸，每穴 5~7 壮，也可用艾条灸或温针灸。每日 1 次，10 次为 1 个疗程。

处方二：心俞、内关、神门、巨阙。

操作：艾条温和灸，每穴灸 15 min，每日 1 次，10 次为 1 个疗程。

处方三：膻中。

操作:按隔姜灸操作常规操作,每日灸 1 次,每次灸 5~7 壮,10 次为 1 个疗程。

(七)拔罐法

处方:心俞、巨阙、厥阴俞、膻中。

操作:拔罐 5~10 min,每日 1 次,10 次为 1 个疗程。

(八)三棱针法

处方:心俞、厥阴俞、膈俞、神门、足三里、三阴交。

操作:用三棱针点刺上述诸穴,少量出血,隔日 1 次,5 次为 1 个疗程。

(九)皮肤针法

处方一:项背部、腰骶部、气管两侧、颌下部、内关、三阴交、膻中、人迎。

操作:用皮肤针叩刺,中度刺激,发作时每日治疗 2 次,10 次为 1 个疗程。

处方二:脊柱两侧、胸骨柄区、前肋间区、剑突,重点刺激胸椎 1~8 及其两侧与异常发现的部位。

操作:采用轻刺法或正刺法。先叩刺脊柱两侧 3 行 1~2 遍,再重点刺激胸椎 1~8 及其两侧 5 行各 5 遍和异常发现的部位,次对胸骨柄区、前肋间区、剑突作局部刺激。每日叩打 1 次。主治心动过速。

处方三:肾俞、心俞、内关、神门、通里、阴郄。

操作:采用正刺法或轻刺法。用梅花针在上述穴位皮区各叩刺 20 下左右。每日叩打 1 次。主治心动过速。

(十)头针法

处方一:双侧胸腔区。

操作:以 2.0 寸毫针由后向前平行刺入,施快速捻转手法,留针 30 min,隔日 1 次,10 次为 1 个疗程。

处方二:足运感区、胸腔区。

操作:手法同上,每日或隔日 1 次,每次治疗 20 min,10 次为 1 个疗程。

(十一)手针法

处方一:奇穴内阳池。

操作:刺 0.5 寸,行提插捻转,使酸麻感觉放射至指尖。

处方二:手针穴心点。

操作:毫针刺 0.5 寸,中等度提插捻转,留针 5 min。

处方三:手伏脏、横伏脏之相应心部位。

操作:毫针浅刺,小幅度提插捻转,不留针。

处方四:上 1 区(神门穴处)、上 2 区(内关穴处)。

操作:用 1.5 寸毫针向上沿皮平刺,留针 30 min,每日或隔日 1 次,10 次为 1 个疗程。本法对阵发性快速房颤疗效较好。

(十二)足针法

处方一:足临泣、申脉、然谷。

操作:毫针刺,提插捻转轻刺激,留针 20 min。

处方二:奇穴前后隐珠。

操作：直刺 0.3~0.5 寸,留针 20 min。

处方三：足针穴心、心痛点、4 号、18 号。

操作：足针常规操作,毫针刺 0.1~0.3 寸,轻刺激,留针 10 min。

处方四：足伏脏、胫倒脏及腓倒脏之相应心部位。

操作：毫针刺,小幅度提插捻转,留针 20 min。

(十三)穴位埋线法

处方：心俞、内关、郄门。

操作：每次选 1 穴,用三角缝针埋线法埋入羊肠线,15~20 d 后再埋其他穴位,3 次为 1 个疗程。

(十四)芒针法

处方一：天窗透人迎。

操作：患者取卧位,针尖由天窗穴刺入,向下平对人迎穴止,深度 1~1.5 寸,以局部有胀感为度。每日或隔日 1 次,10 次为 1 个疗程。

处方二：主穴心俞、内关、风池。配穴：气海、太溪。

操作：心俞穴施行捻转补泻,内关穴捻转百次,气海穴可用补法,针加灸。

(十五)穴位敷贴法

处方：膻中、心俞、虚里。

操作：将丹参、红花、川芎、当归、乳香、没药、丁香、人工麝香等药制成粉剂,加入姜汁,调成糊状,用胶布固定于上述穴位,约 12 h,揭去胶布,若见小水泡,任其自然吸收,如已溃破则涂以龙胆紫收干,此法尤适宜于中、轻度患者。

五、推拿治疗

处方一：郄门、内关、心俞、身柱、颈动脉窦、睛明。

操作：患者仰卧,医者站于其旁,双拇指轻按压两睛明穴 15~30 s。按压时,力量要均、稳。同时按压颈动脉窦(在颈侧相当于甲状软骨上缘水平,颈动脉分叉处)15~30 s。一般先按压右侧,再按压左侧,切忌两侧同时按压,以免造成头晕。再点按郄门、内关、心俞、身柱穴 3 min 结束。适用于心动过速者。

处方二：内关。

操作：两名医者同时推患者双侧内关穴 5 min,以患者感觉酸沉而能接受为度。刺激由轻渐加重,至症状缓解。对锑剂中毒性心动过速(伴有呕吐者)及其他原因的心动过速既可止呕又可使心率减慢。

处方三：心俞、厥阴俞、膻中、巨阙、内关、神门、三阴交、身柱、神堂、郄门等。

操作：先令患者取坐位,医者用双拇指点按心俞、脾俞、肾俞,以补益心气、培补肾气、健脾运胃,再点按内关、神门穴;再令患者俯卧位,医者站其旁,用双手在背部做揉法 3~5 遍,并用双拇指沿脊柱两侧由 1~7 胸椎做按压法 3~5 遍,重点取心俞、神堂、身柱穴各按压 1 min;再令患者仰卧位,医者由胸部向上经前臂做轻推法 3~5 遍,重点推膻中、巨阙、郄门、内关等手少阴心经穴,每穴推压 1 min,并点按太溪穴而结束。心动过速急性发作时,医者可先用拇指按压右侧眼球,再按压左侧,还可用拇指自大陵经劳宫至中指指根,每侧做推按法 5 次,点内关穴 1~2 min,力量向手指方向。

处方四:内关、神门、血海、三阴交、心俞、膈俞、厥阴俞、膻中、背部。

操作:①患者取俯卧位,医者位于患者右侧,以右手拇指按揉心俞、膈俞、厥阴俞诸穴各1 min,以透热为度;继则分别以右手掌或右手拇指、示指按摩头项部及背部5 min,使全身轻松、皮肤发热为佳。③患者取仰卧位,医者位于患者左侧,用拇指按揉内关、神门、血海、三阴交诸穴,每穴持续按压约1 min,以得气为度;然后以拇指推膻中穴3 min。适用于心血瘀阻型。

处方五:内关、神门、天突、中府、膻中、中脘、丰隆、心俞、肺俞、脾俞、三焦俞、胸部、腹部。

操作:①患者取仰卧位,医者位于患者左侧,用双手拇指按揉双侧神门、内关两穴,及下肢丰隆穴,每穴持续按压1 min,以得气为度;然后以右手中指勾揉天突穴2 min;再以胸部掌梳法,梳于胸部中府、膻中穴各2 min,以心中快然,痰浊自口中咳吐而出为度;最后用右手掌,以中脘为中心揉、运腹部约5 min。②患者取俯卧位,医者位于患者右侧,以右手拇指推心俞、肺俞、脾俞、三焦俞诸穴,每穴施术1 min。适用于痰饮上犯型。

处方六:风池、风府、印堂、太阳、百会、大椎、肩井、合谷、列缺、膻中、胸胁部。

操作:①患者取坐位,医者位于患者身后,以右手示指关节及拇指指腹揉、拿风池穴3 min。然后按、揉风府、大椎、百会诸穴各1 min;继以双手拇指从印堂向上推至百会穴,向左、右推至太阳穴,反复施术10次;最后双手分别提拿双侧肩井穴3~5 min。②患者取仰卧位,医者位于患者左侧,用拇指按、揉合谷、列缺穴各1 min,以得气为度;继以胸部掌梳法,沿胸骨正中自上而下向左右腋中线推、梳,施术3 min,以胸部豁然,周身微汗,胸中热透为度。适用于邪伤心脉证。

(蔡国滢)

第三节　脑动脉硬化症

一、概述

脑动脉硬化症系指脑部血管弥散性硬化、管腔狭窄及小血管闭塞以至脑部血流减少,脑组织长期处于慢性供氧不足的状态,导致神经细胞变性、坏死、胶质细胞增生,最后产生脑功能障碍综合征。本病以进行性脑功能衰退为特点,开始仅表现为神经衰弱综合征,渐至脑弥散性器质性损害的症状,临床表现主要为头痛、眩晕、记忆力减退、性格改变、手足异麻感、构音障碍、反射异常等。脑动脉硬化症是一种常见的老年性疾病,是脑卒中发生的重要因素,发作年龄多在50岁以上(占95%),65岁以下男性多发于女性,而女性患者多发生在绝经期后。脑动脉硬化症相当于中医学的"头痛""不寐""虚劳""眩晕""虚损""健忘""耳鸣""耳聋""中风"等,是针灸临床适应证之一。

二、病因病理

本病的发生发展系多因素作用于不同环节所致,常见的动脉硬化有动脉粥样硬化、动脉中层钙化和小动脉硬化三种,以前者最多见。内膜细胞反复受损导致内膜增厚是最终发展为脑动脉粥样硬化的首要因素,血流动力学、高血压、高血脂、高血糖、吸烟及免疫因素亦都参与了本病的发生与发展,易患(危险)因素还有肥胖、家族史、内分泌因素、精神紧张等。

病理变化:其主要病理改变是动脉内膜深层的脂肪变性和胆固醇沉积,形成粥样硬化斑块及各种继发病变,使管腔狭窄甚至闭塞。管腔狭窄需达80%～90%才影响脑血流量。硬化斑块本身并不引起症状,如病变逐渐发展,则内膜破裂、内膜下出血和形成内膜溃疡。内膜溃疡处易形成血栓,使管腔进一步变狭或闭塞;硬化斑块内容物或血栓碎屑可脱入血流形成栓子。硬化动脉可管壁软化扩张,形成梭形动脉瘤。动脉瘤内可形成血栓而闭塞血管,或因梭形扩大压迫周围神经组织而引起各种临床症状。如动脉瘤破裂,则引起脑内或蛛网膜下隙出血。

早在《黄帝内经》中已有了关于脑动脉硬化症的认识。《素问·玉机真脏论》云:春脉"太过则令人善忘,忽忽眩冒而巅疾",明确指出其动脉应指弦硬异常超出常人春脉之微弦者属病脉,所致"巅疾"即指眩晕、头痛、眼花、耳鸣、健忘等症状。《灵枢·海论》云:"髓海不足,则脑转耳鸣,胫酸眩晕,目无所见,懈怠安卧。"指出了脑髓空虚是发病的主要原因。

中医学认为本病系人至中老年期,五脏六腑渐虚(表现为体力渐衰、肝肾亏损、元气虚衰、阴血不足、髓海空虚等),再因将息失宜,烦劳过度,忧思恼怒,饮食不节,致脾失健运,气血生化乏源,肝郁化火,心肾亏损,从而引起人体阴阳失调,或元气不足,清阳不升,或肾精亏损,阴亏于下,阳亢于上,肝阳化风,血随气逆,冲犯脑腑,或血瘀、痰浊上蒙清窍,终致脑脉失养,神明失用,遂作头晕昏痛、善忘不眠、手足不遂等症状。病位在脑、心、肝、脾、肾,尤以脑、肾为重点。病性以虚损为本,表现为肝肾精血亏损,气血衰少,髓海不足等,常夹有痰瘀风火,表现为痰瘀阻络、肝阳化风、心火亢盛等,总属虚中夹实之候。

三、诊断

(一)临床表现

1.症状

起病缓慢,进行性加重,早期主要表现为高级神经活动障碍,类似神经衰弱,亦称之"动脉硬化性神经衰弱综合征"。其具体表现有头痛(以枕额部经常性钝痛多见),头昏头胀,头部压紧感,易疲劳,头沉耳鸣,颅内鸣响,头晕眼花,睡眠障碍,精力不集中,反应迟钝,记忆力减退,特别是近事遗忘,情绪不稳,易激动、焦虑、紧张,感觉走路不稳,对周围事物不感兴趣,一部分患者可有躯体麻木、蚁走感等异样感觉。随病情的进展,上述症状越来越明显,出现较严重的神经精神症状,可产生短暂性脑缺血发作(TIA),临床上出现一侧肢体感觉异常,短暂失语、失用、偏盲及中枢性面瘫等症状。

随着病情进行性加重,最终导致慢性脑缺血以及多发性腔隙灶,可引起痴呆,定向力、计算力、记忆力尤其是近事记忆的障碍,远期记忆力尚好。

2.体征

轻度脑动脉硬化症可无阳性体征表现。较重者因脑动脉壁粥样碎屑脱落致远端组织多灶性栓塞,可在慢性供血不足基础上出现局灶性神经系统损害的体征。

3.实验室检查

尚缺乏敏感、特异性的早期实验室诊断方法。目前常用的有如下。

(1)血液生化检查常有胆固醇、三酰甘油及β-脂蛋白、CM、VLDL、IDL、LDL的增高。国外已将TC(LDL)增高作为脑动脉硬化症主要危险因子之一。90%以上本病患者表现为Ⅱ～Ⅳ型高脂蛋白血症。

(2)脑血流图检查可见转折型、倾斜型、平顶型或三角波型;左右两侧波幅明显不对称,相差 25％以上;重搏波不明显或消失。

（3）CT、磁共振(MRI)检查可见多发性腔隙性梗塞灶,脑室扩大,脑萎缩。

（4）经颅多普勒超声据所测颅内血管的血流速度、峰值、频宽、流向,可判断出血管有无狭窄和闭塞。

（5）诱发缺血试验中屈颈试验阳性提示颈内动脉供血不足;伸颈试验阳性提示椎-基底动脉供血不足;转颈试验阳性提示为缺血侧。

（二）诊断标准

第二届全国神经精神科学术会议制订的脑动脉硬化症诊断标准如下。

（1）有高血压病史或目前血压高。

（2）血脂三项中至少有一项超过正常(β-脂蛋白＞6.0 g/L,三酰甘油＞1.54 mmol/L,胆固醇＞6.0 mmol/L)。

（3）眼底动脉硬化在Ⅱ级上(按 Keithwagener 四级分类法)。

（4）EKG 上有心肌缺血等表现,或 X 线胸透见主动脉弓迂曲、突出钙化,或掌颏反射阳性。

（5）有脑功能障碍的症状,如头痛、头昏、眩晕、失眠、健忘、情绪不稳、动作迟缓等。

（6）无中风、糖尿病、血液病及心、肺、肾功能不全史,神经系统无明显定位体征。

（7）脑血流图提示动脉硬化。

有符合以上三项标准者,即可诊断。

四、辨证分型

辨证首先应明确虚实标本之主次,病位病性之轻重。病初多虚瘀症轻,日久肾水干涸,挟风挟痰,脑失所养,则因虚致实,虚瘀夹杂,虚实互见,缠绵难愈。总属本虚标实之证。

（一）心脾两虚,中气不足(神经衰弱综合征)

心脾两虚,中气不足多见于疾病早期,属轻度脑动脉硬化的临床表现。头晕头痛或胀、麻而紧,倦怠乏力,心悸失眠或嗜睡,心烦健忘,情绪不稳,喜怒失常,四肢麻木,纳少便溏。舌体胖,舌质淡苔薄白或薄黄,脉弦或细弱。

（二）心肝火旺,痰热上扰(神经衰弱综合征)

心肝火旺,痰热上扰多见于疾病早期。心烦易怒,情绪急躁,头晕、头部胀痛,面红目赤,口苦干渴,大便干结,小便短黄,甚则可见神昏谵妄。舌质红,苔黄厚腻,脉滑数。

（三）肝肾不足,气虚血瘀(神经衰弱综合征)

肝肾不足,气虚血瘀多见于疾病早期。眩晕欲仆,耳鸣如潮,头痛如刺,固定不移,腰背酸痛,胫酸膝软,心悸,失眠多梦,时有盗汗,咽燥口干,不欲饮水。舌红少苔,舌质瘀紫或有瘀点,舌底脉络紫暗迂曲。

（四）心肾两虚,髓海不足(动脉硬化症痴呆)

心肾两虚,髓海不足多见于疾病中期。表情淡漠或盲目乐观,性情孤僻,沉默寡言或自言自语,反应迟钝,哭笑无常,语无伦次,多疑固执,健忘失眠,头晕耳鸣,二便失调。舌质红,苔薄白或薄黄,脉弦细或细数无力。

（五）肝肾阴虚,元气耗损(脑动脉硬化之假性延髓麻痹)

肝肾阴虚,元气耗损多见于疾病发展至严重阶段。言语謇涩含糊,构音不清,语声低微,饮食发呛,表情呆板,走路不稳,行走缓慢,甚至筋脉拘急,四肢抽搐,惕惕而动(震颤麻痹和舞蹈样不自主运动),头晕目眩,神倦痴呆,气短乏力,或言语增多(欣快),二便失控。舌淡或舌红少津,脉弱或弦细。

五、治疗

治法:以"虚则补之,实则泻之"为大法,注意虚、瘀之轻重缓急,病位之深浅。治以补气养血,充脑生髓,佐以活血化瘀,化痰祛浊,息风潜阳,以标本兼治。随证候不同治疗又有侧重,心脾两虚者治宜健脾养心,安神定志;心肝火旺者治宜平肝泻火,清热化痰;肝肾不足、气虚血瘀者治宜滋养肝肾,益气化瘀;心肾两虚、髓海不足者治宜交通心肾,填精补髓,养心安神;肝肾阴虚、元气耗损者治宜大补元气,滋养肝肾。处方按照辨证取穴和远近配穴的原则。各穴一般施以平补平泻手法,留针 30 min,每隔 10 min 行针 1 次,每日 1 次,10 次为 1 疗程,一般为 3 个疗程。

处方:百会、四神聪、风池、曲池、合谷、足三里、丰隆、太溪、太冲。

方义:百会是督脉穴,督脉总督一身之阳经,且通于脑,透刺四神聪可升阳益气,清脑开窍;风池为足少阳胆经经穴,能息风潜阳,清利脑窍,是治疗本病效穴;阳明乃多气多血之经,取曲池、合谷、足三里、丰隆以补气养血,活血化瘀通络,且丰隆为祛痰除浊要穴,有降血脂之效,曲池合足三里有较好降压作用;太溪为足少阴肾经原穴,补之可补肾充髓,太冲为肝经之原,肝脉上巅达脑,泻之可平肝息风。

随症选穴:心脾两虚加心俞、脾俞、神门、三阴交;心肝火旺加行间;肝肾阴虚加肝俞、肾俞、涌泉、复溜;兼有阳虚者加膏肓、气海。

六、其他疗法

(一)耳针

选穴神门、皮质下、枕、心、肾、脾、肝。

(二)穴位注射

(1)选用维脑路通注射液或当归注射液,取足三里、阳陵泉、三阴交,每次选 2~3 穴注入药液 1~2 mL,隔日 1 次,15 d 为 1 疗程。

(2)选用红花液加 10% 葡萄糖液,穴取风府、哑门、风池,每穴 3 mL,每 3 d 注射 1 次,10 次为 1 疗程,用治本病引起的眩晕之症。

(三)单穴疗法

独取大椎穴治疗脑动脉硬化、椎-基底动脉供血不足者。患者取坐位,双手扶椅背,头自然下垂,俯于双手之上,暴露大椎穴,常规消毒,用梅花针轻叩 2 min,以局部皮肤潮红或稍有渗血为宜。次日以艾条温灸大椎数分钟,如此叩刺与温灸交替应用,每日 1 次,14 d 为 1 疗程。本法可振奋督脉之气,使阳气上达清窍以养神,布达四肢以养筋,从而发挥扩张脑血管,增加脑血流量,改善血管弹性的作用。

七、结语

脑动脉硬化症可以采用针灸疗法防治。本病系因气虚血亏、髓海不足、脑髓失养、脑力衰退或痰阻瘀滞,风阳上扰,脑窍不清所致。病位在脑、心、肝、脾、肾,尤以脑、肾为重点,病性以虚损为本,常夹有痰瘀,总属虚中夹实之候。

治疗上以"虚则补之，实则泻之"为大法，以补气益血，充脑生髓为主，佐以活血化瘀、祛痰化浊、息风潜阳；以远近配穴、辨证取穴为治疗原则。

（隋康民）

第四节　脑血管性痴呆

一、概述

脑血管性痴呆（vascular dementia，VD）系指以脑血管疾病引起的以记忆障碍为主要表现的一种病症。一般可分为脑动脉硬化性痴呆（又名多发脑梗死性痴呆）、颈内动脉闭塞性痴呆和基底动脉硬化性痴呆三种类型。其中以多发脑梗死性痴呆最常见，在痴呆患者中占 9％～33％，居国内痴呆发病的第一位。

随着人口老龄化，VD 的发病率日趋增多。通常有全身性动脉粥样硬化病、脑卒中、高血压病及癫痫发作史。临床表现多样，可见智力下降，性情改变，甚至见失语、失认等。男性较多见，无明显家族史。脑血管性痴呆相当于中医学的"痴呆""呆证""呆病""善忘""郁证""癫狂"等。

二、病因病理

患者有多次反复发生的脑梗死，或一次严重的卒中；颈内动脉严重狭窄或双侧性闭塞，基底动脉硬化（表现为动脉延长、扩张与弯曲）压迫中脑使导水管扭曲或后移而致狭窄或闭塞，均可导致进行性痴呆。脑反复缺血是 VD 发病的主要病因。

病理变化：可能有以下三种。

（1）腔隙状态较为常见，在基底节、脑室周围的大脑白质、丘脑、小脑深部结构及桥脑内有许多小的空腔，继发于许多小动脉的梗死和组织的吸收。

（2）慢性皮质下脑病较少见，大脑半球的白质有弥散性斑状脱髓鞘病变，大脑皮质相对完整。

（3）颗粒状皮质萎缩少见，大脑皮质内有无数小的梗死，在主要脑动脉支配区域的交界地带最显著。

中医学认为本病系因年迈体衰，肾气不足，髓海空虚，中风之后气滞血瘀，痰瘀阻络，脑络不通，髓海与各脏气不相顺接，五脏精气不足上荣"元神之府"，神机失用，清窍失灵，而渐至痴呆。病位在脑而与五脏相关，多涉及心、肝、脾、肾。病性为本虚标实，肾虚髓空，精血亏虚为病之本；痰瘀互结，蒙蔽清窍为病之标。

三、诊断

（一）临床表现

以进行性智能减退为主要特征，可见记忆力减退，思维迟钝，计算、判别力低下等。大多数患者突然起病，病情进展较快，病程有起伏，情绪失控，性格改变，如精神焦虑、郁闷、神情淡漠、喜怒无常等，有局灶性神经症状和体征。可有高血压病、脑卒中和动脉硬化表现。头颅 CT 和

MRI 检查可发现多发性梗塞灶、腔隙性梗塞、脑积水等。脑电图检查可有局灶性异常,包括慢波活动发生率高。其中慢性皮质下脑病大都在 50 岁以后发病,隐袭渐进,表现为进行性智能衰退,一侧或双侧的局限性神经障碍,如单瘫、偏瘫、失语、偏盲等,以及局限性或全身性的癫痫发作。颗粒状皮质萎缩者可出现进行性痴呆,局灶性运动及感觉异常,皮质性失明及癫痫发作等。

(二)诊断要点

(1)符合第四版《精神病诊断和统计手册》中痴呆诊断标准。

(2)急性或亚急性发病的神经系统症状和体征。

(3)既往和近期有卒中发作史。

(4)病程波动,呈阶梯样进展。

(5)常合并高血压、糖尿病、心脏病、高脂血症等。

(6)Hachinski 缺血量表积分≥7 分。

(7)CT 及 MRI 证实脑内多灶性皮层或皮层下缺血性改变。

四、辨证分型

脑血管性痴呆病因复杂,症状多样,临床医家在辨证分型方面各持己见。但本病总属本虚标实之证,故辨证首当以虚实为分。虚者表现为髓海不足、气血亏虚、肝肾阴虚、脾胃虚弱等;实者为风、火、痰、瘀痹阻脉络。

一般情况下,可按病因分为五型:脾肾亏虚,髓海不足;气血亏虚,淤血阻滞;肝肾阴虚,肝阳上亢;脾胃亏虚,痰浊阻窍;肾阴亏虚,心火上炎。此外,尚有胆气不足,胆火上扰,痰浊阻窍等。

另外,还可据其影响脏腑程度的不同,而分别从心、肝、脾、肾四脏论治。

五、治疗

治法:补肝肾、益脑髓,泻火化痰,开窍醒神,活血化瘀通络。取头部穴位为主,并根据不同证型辨证选穴。进针得气后行捻转与提插补泻手法,可用灸法。

处方:颞三针、本神、太溪、悬钟、大椎、命门、肝俞、肾俞、四神聪、百会、神庭、水沟、内关、风池、神门、足三里。

方义:内关穴为八脉交会穴之一,属心包络之络穴,心藏神,主神明,故取内关穴可调神开窍,使心神复明。肝俞、肾俞之背俞穴是脏腑经气灌注之处,有益肾生髓,滋补肝肾,促进大脑生理功能恢复的作用。风池穴为足少阳胆经腧穴,能转输五脏之精上注,益髓充脑,利关开窍。

随症选穴:肾虚髓亏加太溪、绝骨;脾肾阳虚加脾俞、肾俞;瘀阻脑络加血海、脾俞、合谷;肝经火旺加太冲、太溪、行间;痰浊阻窍加丰隆、劳宫。

六、其他疗法

(一)艾灸疗法

取穴同体针疗法。头部穴位以针刺为多,肢体穴位以灸为主,可用艾炷直接灸或用熏灸法、隔药灸法等。

(二)电针疗法

取穴同体针疗法。用电针仪,施连续波,刺激量以患者耐受为度,每次 30 min,每日 1 次,连续 5 d,休息 2 d,7 周为 1 疗程。

(三)穴位注射

取穴风池、肾俞、足三里,药物选取胞二磷胆碱注射液、乙酰谷酰胺注射液或人参注射液、复方当归注射液等,每穴注入 1mL。

(四)头针

取穴顶中线,颞中线,颞前线,颞后线,颞旁一线,颞旁二线,颞旁三线。用直径 0.38 mm 毫针,沿头皮 15°～30°角斜刺进帽状腱膜下,得气后留针。亦可用电针。

(五)耳针

取穴心、脑、皮质下、肾、内分泌、神门、肝。用王不留行籽压耳穴。

(六)针药合用

1.取穴

(1)人中、四神聪、神庭、本神、足三里、太溪、悬钟。

(2)百会、大椎、命门、肝俞、肾俞。两组穴位交替使用,采用提插与捻转补法,针刺与小艾炷直接灸交替,每日 1 次,每次 30 min,配合中药复元汤(边条参 10 g、鹿茸 5 g、肉桂 3 g、黄精 15 g、黄芪 20 g、枸杞子 15 g、首乌 15 g、菟丝子 12 g、益智仁 12 g、山萸肉 12 g、熟地 12 g、丹参 15 g),每日 1 剂。2 个月为 1 疗程。适用于辨证属虚证的患者。

2.针刺配合药氧疗法

主穴取百会、神阙、四神聪、内关,辨证取穴足三里、三阴交、太溪、太冲。肢体功能障碍取肩髃、曲池、外关、合谷、阳陵泉、风市、悬钟、解溪;口角歪斜取地仓、颊车、承浆、四白。针刺得气后留针 30 min,每日 1 次,20 d 为 1 疗程。药物取胞二磷胆碱注射液 4 mL,用无菌注射器注入雾化器的雾化罐中,将医用纯氧接入雾化器的风门处,使氧气和药雾充分混合。患者戴上雾化器面罩,经呼吸道将药雾吸入,30 min 将药氧液雾化吸收。

七、结语

脑血管性痴呆是针灸疗法的适应证。本病主要因肾气不足,髓海空虚,中风之后气滞血瘀,痰瘀阻络,脑络不通,气血不得上荣于脑而渐至痴呆。病位在脑而与五脏相关。其病性总属本虚标实之证,辨证首辨虚实,虚者表现为髓海不足、精气亏虚、脏腑虚弱,实者为风、火、痰、瘀痹阻脉络。治疗宜标本兼顾,补肾健脑,补益气血,活血化瘀通络,化痰利浊开窍。针灸取穴以头部穴位为主,配合辨证取穴而分施不同的补泻手法。针灸疗法能明显改善 VD 的近期症状,恢复 VD 患者的智能及社会活动功能。

（隋康民）

第五节　肺结核

肺结核是结核分枝杆菌引起的慢性肺部感染性疾病。主症为发热、咳嗽、咯血、消瘦等。中医学称为"肺痨""痨瘵"。

一、病因病理

肺结核病大多为结核菌经呼吸道侵入而成,有原发性和继发性两类:原发性肺结核,全身反应较强,多发生于儿童;继发性肺结核,病变有局限化倾向,故以局部反应为主,多发生于成人。一般常见的肺结核,大多属于后者中的浸润性肺结核。本病的发生发展,与机体的抵抗力和细菌侵入数量与毒力强弱有密切关系。

如患者抵抗力较强,加之及时治疗,就能抑制细菌的生长繁殖,使炎症消失,或被纤维组织包围,则病变逐渐消散或硬结、钙化而痊愈。如患者体质虚弱加之治疗不妥当,则炎症发展,而致组织坏死,形成干酪样变,或液化而成空洞;如病灶溃破,结核菌可随血液循环引起扩散,出现严重的毒血症。中医学认为本病为内伤体虚,阴精耗损,易为"瘵虫"侵入,病位主要在肺,日久影响脾肾两脏。

二、临床表现

发热为肺结核最常见的症状,多为长期低热,朝轻暮重,常伴有无力、消瘦、盗汗、月经失调等。肺部病变急剧恶化者,可出现 39 ℃～40 ℃ 的高热。早期多无咳嗽或微咳、痰少,病情加重可咳黏液性痰,肺组织发生干酪性坏死或合并感染时,咳脓性痰。

约半数肺结核患者可有不同程度的咯血,较大血管破裂可发生大咯血,尤以具有空洞的患者为甚,大咯血后如继续高热不退,常示病灶播散。病变波及胸膜或胸膜腔有炎症及渗出液时,可发生患侧胸痛,且随呼吸、咳嗽加剧。晚期肺组织大面积纤维化、钙化、胸膜粘连增厚时,可有呼吸困难。

中医学认为本病以咳嗽、咯血、潮热、盗汗为主症,肺阴亏耗者咳声短促、痰中带血,舌红少津,脉细;阴虚火旺者咳呛气急、痰稠量多,咯血鲜红,口渴、胸痛,舌红绛而干,苔薄黄,脉细数;气阴两虚者伴有无力,气短神疲,舌红边有齿印,苔薄,脉细数无力;阴阳两虚者伴有神疲肢倦,少气,咯血色黯,自汗,水肿,心悸唇紫,肢冷泄泻,男子滑精阳痿,女子闭经,舌光少津,或淡胖,脉微细数或虚大无力。

三、实验室及器械检查

(一)X 线检查

X 线检查是诊断肺结核的必备检查,对确定病变部位、范围、性质,了解其演变及选择治疗具有重要价值。

(二)痰结核菌检查

痰结核菌检查是确诊肺结核最特异性的方法。抗酸杆菌阳性,诊断即基本成立。

(三)结核菌素试验

阳性反应表示感染,在 3 岁以下婴儿按活动性结核病论;成人强阳性反应提示活动性结核病可能,应进一步检查。

四、诊断与鉴别诊断

(一)诊断

根据患者的发病情况、既往史、临床表现和体征,结合结核菌素试验、痰结核菌检查、X 线检查即可做出明确诊断。

（二）鉴别诊断

1.慢性支气管炎

慢性咳嗽、咳痰，有少量咯血，反复发作，两肺多有湿啰音，X 线检查仅见肺纹理加深或完全正常；而肺结核 X 线显示结核病灶，痰结核菌阳性。

2.支气管扩张

患者往往幼年发病，有慢性咳嗽、咯大量黄脓痰、咯血等，反复发作。X 线检查，支气管造影和痰液检查结核菌是鉴别要点。

五、治疗

（一）治疗原则

补虚杀虫，轻则治其肺，重则并治脾肾。

（二）刺法

1.毫针

（1）常用穴位：肺俞、中府、大椎、膏肓、列缺、足三里。

（2）操作方法：补法或平针法，留针 30 min，每周 5 次或隔日 1 次，20 次为 1 个疗程，可持续几个疗程。

（3）随症施治：阴虚火旺者加泻尺泽、太溪；兼有脾气虚者，加脾俞、胃俞、中脘、内关；兼有肾气虚者，加肾俞、气海俞、气海、关元、阴谷、太溪；阴阳两亏者，加脾俞、肾俞、中脘、气海，并用灸法；盗汗者加阴郄、复溜；咯血者加孔最、膈俞。

2.皮肤针

皮肤针在胸椎段华佗夹脊及肺俞、脾俞等穴叩击至潮红为度，每日 1 次。

3.水针

一般用复方功劳叶注射液 4 mL 或百部注射液 4 mL，注于风门、肺俞、尺泽、孔最等穴，每日 1～2 次；阴虚火旺者，异烟肼 100 mg 或链霉素 0.5 g，注于上穴，每日 2 次；伴有脾虚者，加黄芪注射液 4 mL，注于肺俞、脾俞、胃俞、足三里；伴有肾虚者，加补骨脂注射液 4 mL，注于肾俞、气海俞、气海、阴谷、筑宾等穴；气阴两虚者，加生脉注射液 2～4 mL，每日 1 次；阴阳俱虚者，生脉注射液 4 mL 合鹿茸精 2 mL 混合注射，每日 1 次。

4.耳针

选穴肺、脾、背、气管、神门。每日或隔日 1 次，或用埋针、压丸。

（三）灸法

一般用肾俞、气海、足三里、三阴交、太溪等腰以下者，艾条灸为宜，每次灸 15 min，每日或间日 1 次，适用于气阴两虚或阴阳俱虚者，凡脉搏每分钟超过 90 次，或阴虚火旺者均不予施灸。

（四）推拿

1.手法

按、揉、一指禅推、擦法。

2.常用穴位及部位

中府、膏肓、夹脊、背部膀胱经、上肢手太阴经。

3.操作程序

（1）患者取俯卧位，先用拇指按、揉法于肺俞、膏肓穴，每穴操作 1～2 mim，再用揉法或搯法施于膀胱经第 1 侧线,从肺俞至肾俞以及胸椎段夹脊穴,反复操作 5～10 min,后用擦法,以透热为度。

(2)患者仰卧位,用拇指按、揉或一指禅推法于中府、膻中、或中穴,每穴 1～2 min,再用掌擦法自锁骨下沿肋间隙反复横擦 5 min,后于上肢手太阴经循行部施擦法,以透热为度。

(3)随症施治:脾虚者,加按揉脾俞、中脘、足三里,并在下肢足阳明经施以擦法,以透热为度;肾虚者,加按揉肾俞、气海俞、气海、关元、阴谷、太溪,并在下肢足少阴经施以擦法,以透热为度。

(五)其他疗法

肺阴亏耗型服月华丸加减;阴虚火旺型服百合固金汤合秦艽鳖甲散加减;气阴两亏型服保真汤加减;阴阳两虚型服补天大造九加减。

六、预后

随着医学的发展,肺结核预后良好。早期发现,早期治疗很重要。除药物治疗外,尚需重视疗养,配合食疗、体疗,加强营养,戒酒色,息妄想,适寒温,方能提高疗效,早复健康。

(隋康民)

第六节　慢性支气管炎

一、概述

慢性支气管炎是由感染或理化等因素长期刺激而致气管、支气管黏膜及其周围组织的慢性非特异性炎症。本病多发于秋冬两季,发病率随着年龄的增长而增加,老年患者较为多见,男性患者多于女性患者,患病率北方高于南方,农村高于城市。

患者多有长期吸烟、长期接触工业粉尘或刺激气体史,或有长期肺部疾病史。本病如不及时治疗,可导致慢性阻塞性肺气肿、慢性肺源性心脏病等,并可危及生命。本病属于中医学"内伤咳嗽"的范畴。

本病病位主要在肺,与肝、脾、肾三脏有关,是由脏腑功能失调,内邪干于肺所致。或肺阴素亏,虚火内炽,灼伤肺津;或饮食不调,过食辛辣,灼伤肺胃;或脾失健运,水湿不化,变生痰浊,上输于肺;或肝失条达,气郁化火,肺受燔灼;或肾气亏虚,摄纳无权,或命门火衰,蒸化无力,变生痰饮,上凌于肺等。

以上皆可致肺失清肃,宣降失司,气逆而咳。病深者可致肺、脾、肾、心等亏虚,重者致肺胀而危及生命。

二、临床表现

反复发作咳嗽、咳痰,部分伴喘息,每年发作累及 3 个月,并持续 2 年或 2 年以上。每年冬季或受凉感冒后发病,发病缓慢,病程较长,症状逐渐加重。轻者仅在晨起或晚睡时加重,咳痰稀薄或白黏;病情较重者,终年咳嗽,秋冬加剧,咳痰黄脓,甚至痰中带血。可伴有恶寒发热、头身疼痛等全身症状。听诊两肺可闻及散在的干、湿啰音,喘息型支气管炎可闻及哮鸣音,长期发作者,可有肺气肿体征出现。

三、诊断要点

(1)以反复发作的咳嗽、咳痰或伴喘息为主要表现。

(2)排除心肺其他疾病(如肺结核、肺癌)。

(3)X线检查可见两肺纹理增多、增粗或呈网状增生。

(4)肺功能测定可出现轻度的阻塞性通气功能障碍。

(5)痰培养、痰涂片查找致病菌。

四、辨证施治

(一)辨证分型

1.痰湿壅肺

咳嗽、咳痰反复发作,咳声重浊,痰多质黏、色白或灰色,晨起咳嗽明显,胸脘痞闷,呕恶食少,神疲倦怠。舌苔白腻,脉濡或滑。

2.肝火犯肺

气逆而咳,咳嗽阵作,咳时胸胁引痛,痰少质黏,咳之难出,口苦咽干,症状常随情绪的波动而变化。舌尖偏红、苔薄黄少津,脉弦数。

3.寒湿困脾

咳嗽、咳痰经久不愈,痰多易咳,质薄清稀,呈泡沫状,神疲食少,渴喜热饮,但饮不多。舌质淡、苔薄白,脉细或濡。

4.肺肾阴虚

干咳,咳声短,痰少、黏稠不易咳出,午后黄昏为剧,口燥咽干,动则气喘,潮热盗汗,五心烦热,两颧潮红,形体消瘦,腰膝酸软,神疲乏力。舌质红、少津,脉细数。

(二)针灸治疗

1.治法

痰湿壅肺者,治宜健脾化湿、祛痰止咳,用平补平泻法;肝火犯肺者,治宜平肝降火、清肺止咳,用泻法;寒湿困脾者,治宜散寒化湿、健脾化痰,用补法或平补平泻法;肺肾阴虚者,治宜滋阴润肺、益肾止咳,针灸并用,用补法。以手足太阴经穴为主。

2.主穴

肺俞、太渊、三阴交。

3.方义

肺俞为肺之募穴,是肺脏经气输注于背部之腧穴,功能调理肺气、化痰止咳,肺气通调,清肃有权,咳嗽自止;太渊为手太阴肺经之原穴,是本脏原气经过和留止的腧穴,功能补肺益气、化痰止咳,肺俞、太渊两穴俞原合用,可清肺化痰;三阴交为肝、脾、肾三经之交会穴,功能疏肝健脾、理气化痰。

4.加减

痰湿壅肺者,加脾俞、丰隆、阴陵泉,以健脾化湿、祛痰止咳;肝火犯肺者,加行间、太冲、肝俞、阳陵泉,以平肝降火、清肺止咳;寒湿困脾者,加中脘、脾俞、阴陵泉以散寒化湿,健脾化痰;肺肾阴虚者,加肾俞、太溪、足三里、定喘,以滋阴润肺、益肾止咳。

5.操作

主穴以补法为主,背俞穴、太溪、足三里亦用补法,丰隆、行间用泻法,余穴用平补平泻法。

五、其他疗法

(一)耳针疗法

处方:肺(CO14)、气管(CO16)、神门(TF4)、肾上腺(TG2p)、咽喉(TG3)。

操作:针刺得气后,留针 20 mm。亦可用压丸法,双耳同时取穴,嘱患者每日按压 2~3 次针刺得气后,每日 1 次,5 次为一疗程。

(二)腧穴贴敷疗法

处方:肺俞、天突、定喘、膻中。

药物:麻黄 15 g、杏仁 9 g、川乌 9 g、细辛 9 g、附子 9 g、川椒 9 g、白芥子 9 g、樟丹 120 g、香油 500 g、樟脑 9 g。

操作:中药除樟丹、樟脑外,余药入香油内,用火熬炭,去渣,入樟丹,以变色、滴水成珠为度,入樟脑,搅匀制药膏,针后贴于上述腧穴上,3 d 一次,10 次为一疗程。

(三)腧穴注射疗法

处方:定喘、大杼、风门、肺俞。

药物:维生素注射液或胎盘组织液。

操作:取上述任一种药液,每次 1~2 穴,选穴由上而下依次轮换,每穴注入药液 0.5 mL。隔日 1 次。

(四)艾灸疗法

处方一:大椎、肺俞、膏肓俞。

操作:选用麦粒灸法,灸上述腧穴。3~5 d 一次,5 次为一疗程。

处方二:大椎、风门、肺俞、厥阴俞、心俞。

操作:选用隔姜灸法,灸上述腧穴,每穴灸 3 壮,每周灸 3 次,在每年夏季三伏天灸治,共灸 12 次。

(五)腧穴埋线疗法

处方:肺俞、脾俞、肾俞、膻中。

操作:局部麻醉,用三角缝合针将 0 号羊肠线穿埋于腧穴下肌肉层,每月 2 次,3 个月为一疗程,可连续 2 个疗程。

六、按语

年老体弱者应积极参加体育锻炼和耐寒锻炼,以增强体质,提高机体抗病能力预防本病发生。患者应注意防寒保暖,尤其是气候多变时,更应该避免受凉和过度劳累,预防感冒,减少本病的发生。戒烟,避免空气中有害气体和灰尘侵入,保持室内空气清新;积极治疗感冒的原发病,防止疾病进一步发展。

(杨　静)

第七节 急性腹痛

一、概说

腹痛是一种临床常见症状,多数由腹部脏器疾病所引起。急性腹痛常见于腹腔内脏器发生功能失常或器质性病变时,按中医辨证多为实证。多因平时过食生冷,寒邪凝滞,或脐腹暴受外寒,寒性收引,气机痹阻;或暴饮暴食,食积化热,壅滞肠间,腑气通降不利;或平素食物不洁,酿生虫积,阻滞肠间而致。

现代医学认为急性腹痛多数因腹腔器官急性炎症、空腔脏器阻塞或扩张、脏器扭转破裂、腹膜炎症、腹壁疾病、胸腔性疾病所致的腹部牵涉性痛、全身性疾病导致的腹痛所致。本节仅讨论如急性胃炎、急性肠炎、急性胆囊炎、急性单纯性胰腺炎、胆管结石、泌尿系结石、胆管蛔虫症等所致的急性腹痛,而肠梗阻、胃肠穿孔、急性出血性坏死性肠炎、缺血性肠病、心肌梗死、胸膜炎、过敏性紫癜等所致急性腹痛不在讨论之列。

二、辨证

(一)寒邪凝滞

脐腹突然剧痛,无有休止,得温稍减,肠鸣腹冷,便溏或秘结不通,甚则四肢厥冷。舌淡,苔白润,脉沉紧而迟。

(二)湿热内阻

腹部剧痛拒按,胸闷纳呆,痛则欲泻,里急后重,大便黏稠秽臭,口干口苦,或伴有黄疸。舌暗红,苔黄厚腻,脉滑数。

(三)伤食积滞

脘腹胀痛,嗳腐吞酸,恶心呕吐,不思饮食,便秘或腹泻,泻下多为不消化食物,口气秽臭。苔黄腻,脉滑。

(四)蛔虫内扰

腹痛绕脐,发则疼痛如绞,或见腹部积块攻起,甚则呕吐蛔虫,面黄形瘦,面部或巩膜出现虫斑。苔薄腻,痛时脉弦。

三、治疗

治疗原则:理气止痛。

1.针刺疗法

基本方:天枢、支沟、上巨虚。

辨证加减:寒邪凝滞型,加内关、公孙、中脘以温中理气;湿热内阻型,加曲池、大横、阴陵泉、条口以泄热通肠;伤食积滞型,加下脘、内庭、梁门以健运肠胃;蛔虫内扰型,加阳陵泉、胆囊穴以理气止痛安蛔。大便秘结不通加次髎、大肠俞;黄疸者加日月、胆俞;四肢厥冷者加灸神阙。

2.灸法

对于寒凝气滞之腹痛,可用艾炷隔附子片灸神阙5~7壮;亦可用两根艾条悬灸气海、关元、神阙、足三里,每穴5~7 min。

3.穴位注射疗法

取穴：下脘、天枢、足三里、阳陵泉、胆囊穴。

方法：选择 2～3 穴，药物用 654-2 注射液 10 mg 加注射用水 2～4 mL，每穴注入药液 0.5～1 mL。适用于内脏平滑肌痉挛，如胆绞痛及肾绞痛等。

4.耳针疗法

取穴：耳尖、腹、胆、神门、交感、皮质下。

方法：用毫针刺以强刺激，每隔 5 min 行针 1 次。耳尖点刺放血。

5.电针疗法

取穴：同针刺疗法。

方法：针刺得气后，加电针用连续波，频率每分钟 150～200 次，留针 20～40 min。

四、结语

急性腹痛可因多种因素引起，针刺对胆绞痛、肠炎等不仅可迅速起到解痉止痛作用，还可治疗原发病。但本病病因复杂，变化迅速，及早准确诊断十分重要，不可以盲目止痛。诊断不明或腹痛严重针刺无法缓解时需及时中西医结合治疗。另需注意以下方面。

（1）平时饮食要定时定量，不要暴饮暴食，还应注意饮食卫生。

（2）对素有胆绞痛的患者，需忌食油腻，防止复发；泌尿系结石患者则需多饮开水，防止尿液浓缩，加重结石。

（3）内科保守治疗无效者，需进行手术。

（隋康民）

第八节　疟　疾

一、概说

疟疾是由于疟原虫寄生于人体所引起的疾病，临床上以周期间歇性的寒战、高热、出汗和退热以及脾大、贫血为特征。本病由按蚊传播，多发于夏秋季节，但其他季节亦可发生。

我国长江流域以南，气温高、湿度大的地区多见。疟疾为中医病名，早在《黄帝内经》中即有专篇记载。后世医家根据疟疾的不同类型给予不同名称，如以发作间隔时间命名的有每日疟、间日疟、三日疟等。

中医认为本病的成因，主要是感受"疟邪"，而感受风寒暑湿等邪，常为诱发因素。尤其是夏秋暑湿当令，正是"疟邪"传播最甚的时间，故为疟疾高发季节。其他如饮食不节、脾胃受损、痰浊内生，或劳累太过将息失宜、正气虚弱、疟邪乘虚而入，而发为本病。

本病传染源是疟疾患者和带疟原虫者。传播途径主要通过按蚊叮咬，或输入带疟原虫者的血液而引起感染。当疟原虫在人体血液中繁殖到一定的数量后，由于大量裂殖子进入血浆，以及原虫的代谢产物引起异性蛋白反应等，即导致寒战、高热等典型症状。因疟原虫裂殖体在成熟的时间上各不相同，所以有间日疟、三日疟、恶性疟等发作时间上的差异。由于疟原虫寄生在红细胞内,并大量破坏红细胞,故出现贫血。又由于网状内皮系统的增生,吞噬能力增强,可出现脾大和轻度的肝大。

周期性和间歇性发作是疟疾的临床特点,且多数患者起病急骤。典型发作可分为三个阶段:第一阶段,出现寒战、面色苍白、唇甲发绀、肢体厥冷、鸡皮样皮肤等,持续 10 min 至 1 h 之久,体温迅速上升;第二阶段,寒战停止后继以高热和面色潮红,体温可达 39 ℃~41 ℃,伴头痛、口渴、呼吸急促,一般持续 4~8 h;第三阶段,高热后患者突发全身大汗,体温骤然下降,当时除疲劳外,顿感轻松,可安然入睡,此时持续 2~3 h。

高热时常伴头痛、全身肌肉关节酸痛和显著乏力,但无毒血症表现,恶心、呕吐较常见。

发作后鼻唇部常有单纯疱疹出现。多次发作后脾脏明显肿大,可有压痛。慢性患者脾变硬,肝大并有轻度压痛。血检发现疟原虫有助于诊断。

二、辨证分型

(一)邪伏少阳

有典型的发作症状。先有寒战继则高热,汗出热退,每日或间一两日发作一次,伴有头痛、全身酸痛或恶心呕吐等症。其热邪偏盛者,寒轻热重,口渴欲饮,舌苔黄腻,脉象弦数;其寒邪偏盛者,寒多热少,口不渴,舌苔白腻,脉弦缓。本证多见于间日疟和三日疟。

(二)热毒内炽

证见发病急骤,热重寒轻或壮热不退,汗出不畅;或寒热往来一日数次,面红渴饮,呕恶频作,小便短赤。如邪热内陷心包则见烦躁不安,谵言妄语,嗜卧或昏迷,舌质红绛、苔黄腻或灰黑,脉象洪数或弦数。本证多见于恶性疟和脑型疟疾。

(三)正虚邪恋

证见疟疾迁延不愈,遇劳则发,发时寒热不著;或夜热早凉,面色萎黄,倦怠无力,饮食减少,自汗或盗汗,舌质淡或红,脉细弱或弦数。多见于慢性久疟体质衰弱者。

三、治疗

治则:截疟祛邪。

1.针刺疗法

取穴:大椎、陶道、间使、合谷、后溪、液门。

辨证加减:热毒内炽者加尺泽、委中、曲池;热毒内陷,加人中、中冲、劳宫;呕吐,加中脘、内庭;烦躁,加大陵、涌泉。正虚邪恋者加肝俞、脾俞、足三里;夜热、盗汗、舌红、脉数偏阴虚者,加后溪、太溪。

方法:每次选用 4~8 穴,在疟疾发作前 1~2 h 针刺,中等或较重刺激,留针 40~60 min。间歇动针,每日 1~2 次。一般 1~3 次能控制症状。疟疾停止发作后,仍应针刺 2~3 次,以防再发。

2.电针疗法

取穴:同针刺疗法。

方法:针法同上,针后通以脉冲电流,以连续波,较强刺激,每次 30~40 min,每日 1~2 次。

3.耳针疗法

取穴:耳尖、肺、内分泌、肝、脾、内鼻。

方法:在发作前 2 h 针刺,留针至预计发作后 1～2 h,间歇运针 2～3 次,连续针治2～3 d。

4.刺络法

取穴:十宣。

方法:在发作前 1～2 h,或已发作也可应用,用三棱针或一次性采血针点刺十宣出血 1～2 滴,每日或隔日 1 次。穴位可轮流或交替使用。

5.穴位注射疗法

取穴:参照毫针刺法。

方法:于疟疾发作前 2～3 h,用注射用水或生理盐水 1～2 mL 注射于间使、大椎等穴,每穴 1 mL,每日 1 次,连续 3～5 d。

6.灸法

取穴:脾俞、章门、肾俞、足三里。

方法:艾条温和灸 20～30 min,每日 1 次,连续 3～5 d。

四、结语

针刺治疗疟疾,经大量病例的治疗观察,确有较好疗效。但经验证明,针刺对疟区患者的疗效较高,外地人去疟区初病患者疗效低;成年人疗效高,年龄小者疗效低;感染疟原虫数少者疗效高,疟原虫多者疗效低;定时发作比不定时发作者疗效高;间日疟比恶性疟疗效高。这些经验可供临床参考。

恶性疟的脑型患者,症情危重,必须由中西医结合迅速进行抢救,针刺只能作为辅助治疗。久疟脾大,中医称为疟母,常可引起脾功能亢进,而导致严重贫血,必须积极治疗。

古人常有在块上直接针刺的方法,但是目前不宜采用此方法,此方法易于刺破脾脏造成出血的危重后果。在疟疾流行地区,应采用预防服药,同时结合爱国卫生运动,灭蚊防蚊以切断传染源。

(隋康民)

第九节　急性细菌性痢疾

急性细菌性痢疾(简称菌痢)是由痢疾杆菌引起的急性肠道传染病,以结肠化脓性炎症、黏膜弥散性溃疡为主要病变,有全身中毒症状、腹痛、腹泻、里急后重、排脓血便等临床表现。中医学古有"肠澼""滞下""痢疾"等名,今则通称"痢疾",但因症情不同,又有湿热痢、寒湿痢、禁口痢、疫毒痢等的区分。

一、病因病理

病原为痢疾杆菌经口食入而感染,常见的为痢疾、宋氏、福氏等贺志氏菌属。志贺氏菌毒力最强,感染后能引起严重症状;宋氏菌感染多呈不典型,发作症状较轻;福氏菌感染介于两者之间,但易转为慢性。铜绿假单胞杆菌引起人体发病的决定因素是其对肠黏膜上皮细胞的侵袭力,如无此侵袭能力,并不会致病。人吞食痢疾杆菌后,抵抗力较强者其胃酸可将细菌大部分杀死,正常肠道菌丛对其亦有干扰作用;如人体抵抗力下降,即便感染少量细菌,亦会引起发病。

痢疾杆菌侵入肠黏膜上皮后,于该处繁殖,继而通过基膜进入固有层生长繁殖,引起肠黏膜炎性反应,固有层内小血管亦痉挛充血以致上皮细胞缺血、缺氧,发生变性和坏死,脱落后形成小而浅表的溃疡。临床上则出现腹痛、腹泻等消化道症状以及发热等全身症状,后者系细菌内毒素引起。

肠道病变主要分布于结肠,以直肠、乙状结肠等部位为最常见,但升结肠、回肠下端亦不少见。

中毒性菌痢主要见于儿童,由于痢疾杆菌内毒素的作用和病者特异性体质的强烈反应,而出现微循环障碍、组织缺氧和循环衰竭。患者因脑水肿而出现呼吸衰竭。结肠黏膜的炎症反应而极轻。

中医学认为本病多由外受湿热、疫毒之气,内伤饮食生冷,损伤脾胃与肠腑而成。

二、临床表现

潜伏期为数小时至 7 d,多数为 1～2 d。

(一)西医学分型

按毒血症及肠道症状轻重,可分为 4 型。

1.普通型(典型)

普通型急起畏寒高热,伴头痛、乏力、食欲减退,继之出现阵发性腹痛及腹泻。多数患者先为稀水样大便,1～2 d后转为脓血便,日泻 10～20 次或更多,大便量少,里急后重显著。伴有肠鸣音亢进,左下腹压痛。自然病程 1～2 周,多数能自动恢复。

2.轻型(非典型)

轻型无明显发热。急性腹泻,每日大便 3～5 次,稀黏液便,一般无脓血,有腹痛及右下腹压痛,里急后重较轻甚至阙如。病程多在 3～5 d。

3.重型

重型多见于年老体弱及脾胃虚弱者。急起发热,日泻 30 次以上,甚至大便失禁,腹痛,里急后重明显,后期可有重度腹胀及中毒性肠麻痹。可有呕吐。可引起周围循环衰竭。

4.中毒性菌痢

中毒性菌痢多见于 2～7 岁儿童,起病急骤,突起高热 39 ℃～41 ℃或更高,常伴寒战、烦躁、谵妄、惊厥,继而出现面色苍白、四肢厥冷,迅速发生中毒性休克。临床上又分为休克型、脑水肿型、混合型。

(二)中医学分型

1.湿热痢

湿热痢起病急,畏寒、发热、头痛、乏力、纳减、腹痛、腹泻、里急后重、大便日十数次,便少甚而下痢赤白脓血,苔腻微黄,脉滑数。本型又有热重于湿和湿重于热的区分,前者发热较高,后者发热较低但纳少苔腻明显。

2.疫毒痢

疫毒痢主要表现在骤然发病,烦躁不安,甚而高热惊厥,或神色淡漠,精神萎靡,痢下鲜紫脓血(相当于中毒性菌痢)。舌质红绛,苔黄腻,脉洪数,甚至出现昏迷、抽搐、大汗、肢冷、脉伏的危候。

3.寒湿痢

寒湿痢会痢下赤白黏液,白多赤少,无脓血便,或纯为白冻样便,少腹冷痛,脘腹痞闷。舌淡、苔厚腻,脉濡缓。

4.噤口痢

噤口痢会下痢赤白黏稠,脘腹胀闷,呕吐不食,或食入即吐,高热,口气秽臭,神疲嗜睡,舌红、苔黄腻,脉滑数。

三、实验室及器械检查

(一)血常规

多有白细胞和中性粒细胞中等度增高。

(二)粪便检查

取新鲜脓血黏液便,镜检可见成堆脓细胞,其中有红细胞及巨噬细胞,大便培养可检出痢疾杆菌。

四、诊断及鉴别诊断

(一)诊断

根据流行季节和接触史,有腹痛、腹泻、里急后重,脓血便及发热等临床表现,大便镜检发现巨噬细胞即可确诊。

(二)鉴别诊断

1.阿米巴痢疾

阿米巴痢疾为散发性,潜伏期数周至数月,起病缓,大便次数少,量多,以血便为主,呈果酱样,有恶臭,腹痛,里急后重不明显,腹部压痛多在右侧,发热不高,少有毒血症状。镜检红细胞多,白细胞及脓细胞少,无巨噬细胞。

2.急性胃肠炎

近期有明显饮食不洁史,呕吐较著,水样大便,无脓血,无里急后重。病程多在 2～3 d。

3.流行性乙型脑炎

本病临床表现与重型或中毒型菌痢相似,但后者发病更急,进展迅猛,且易并发休克,可以温盐水灌肠并做镜检与培养。

五、治疗

(一)治疗原则

以清热化湿,调气和血为法。湿热型清热化湿,寒湿型温中化湿,噤口痢开噤解毒,疫毒痢解毒清热、凉血开窍。

(二)刺法

1.毫针

(1)常用穴位:天枢、气海、上巨虚。

(2)操作方法:行提插结合捻转的泻法。提插幅度宜大,捻转频率宜快。反复行针以加强针感,以天枢、气海之针感向四周放射,上巨虚向上下传导为宜。留针 1～2 h,每隔 5～10 min

行针 1 次,留针期间如有便意,给予行针即可控制,腹痛在此期间多可缓解。在开始治疗的第 1、2 次,特别是第 1 次治疗常为成败的关键,应严格按要求操作,以期顿挫病势。随着症状的缓解,逐渐减轻刺激。初始可每天针刺 2~3 次,直至大便细菌培养连续 3 d 阴转后停针。

(3)随症加减:发热 38 ℃以上者,加大椎、曲池、合谷;初起有恶寒体痛等表证者,加风池、合谷;后重甚者,加中膂俞;脘闷胃呆者,加中脘、足三里;恶心者加内关、内庭;噤口不能食而且呕吐者,加上脘、下脘、内庭、内关;湿重于热者,加中脘、阴陵泉、三阴交。

2.电针

选穴同毫针的腧穴,初起中强刺激,随着病情减轻则采用中刺激,留针 30~60 min。

3.水针

水针用穿心莲注射液 2 mL,或注射用水 2 mL,作大肠俞、天枢、关元等穴位轮换注射,每天 1 次。

4.耳针

耳针选用大肠、小肠、直肠等穴,口噤不能食者加刺贲门,用毫针强刺激,每天 1~2 次。症状较重者,每天 3 次,连续 3~7 d;耳针治疗不仅症状可迅速改善,而且大便镜检或细菌培养亦可转阴。

(三)灸法

1.艾条灸

艾条灸适合于寒湿痢。天枢、气海、足三里、阴陵泉、隐白等穴针刺后加艾条灸 15~30 min,每日 1 次。

2.电药灸

电药灸在针刺的同时,将刺腹部腧穴的毫针在得气后改为平刺,灸头置于该穴上,外覆以毛巾,灸 30~60 min,也可再适当延长灸疗时间。

(四)其他疗法

生大黄、槟榔、白芍、黄连、黄芩、肉桂、当归、甘草煎汤剂内服,每日 1 剂。

六、预后

绝大多数患者在发病 1 周后出现免疫力,症状逐渐好转,多可痊愈。但婴儿及年老体弱患者,特别是营养不良者预后较差。另外,志贺氏痢疾杆菌可产生内毒素与外毒素,毒血症及肠道症状均较重,并发症较多。治疗不及时、不彻底的患者易转为慢性。

(隋康民)

第十节 肠梗阻

肠梗阻是临床常见的急腹症。是由多种不同疾病,引起的肠道不同部位的阻塞和阻塞后引起的肠管膨胀,造成液体和电解质丧失,以及腹腔感染和全身毒血症等一系列全身性病理改变。

中医学将此病归为"腹胀""关格""肠结"等范畴,病因多由于饮食不节或暴饮暴食、食物积滞于肠、阻塞肠道、腑气不通或热结于肠;热久伤津、燥屎内结、阻于肠道、肠管气机痞塞;血行瘀结、通降下行功能失常、清浊不分、滞塞上逆而发病。

一、临床表现

腹痛、呕吐、腹胀为该病的主要临床表现。腹痛特点以脐周阵发性绞痛或窜痛,腹痛发作时伴有肠鸣或气过水声,有时腹壁可见肠型和肠蠕动波;反射性呕吐,梗阻部位愈高,呕吐出现的愈早、愈频繁;腹胀,腹周膨隆显著。梗阻发生后,患者排气排便消失,高位梗阻早期可有少量排便。腹部听诊对诊断有很大帮助;腹平片可见肠腔积气,积液。舌红,苔黄腻或垢,脉弦滑或紧。

二、鉴别诊断

本病为外科急腹症,有很多疾病均以腹痛为主要症状,因此,应认真进行疾病鉴别诊断。

1. 急性肠胃炎

患者有饮食不洁史,有腹痛、呕吐或腹泻,腹痛可为阵发性绞痛,亦可有肠鸣音活跃,肠蠕动增强。主要鉴别点:病史为饮食不洁,可见腹痛、呕吐,但无腹胀、便闭,腹平片检查无积液或积气。

2. 急性胆囊炎、胆绞痛

患者有反复发作史,腹痛为阵发性绞痛,主要鉴别点:疼痛以右上腹为主,向右肩部放射,呕吐但无明显腹胀,无肠鸣音亢进,B 超检查为主要依据。

3. 肾绞痛

发病急骤,腹痛。主要鉴别点:腰部绞痛牵制于腹,大多向生殖器或大腿部放射,肉眼血尿,X 线检查可在肾区发现密度增高影像,但无肠管扩张和液平面,B 超检查可见肾结石影像或肾盂、输尿管扩张。

4. 胃十二指肠溃疡穿孔

起病突然,上腹部剧烈疼痛,很快涉及全腹。主要鉴别点:多有典型溃疡病史,腹肌紧张,腹部压痛,反跳痛,肠鸣音消失,X 线可见膈下游离气体和腹腔积液,B 超检查腹腔液性暗区,无肠管扩张。

三、治疗规范

1. 治则

开闭止痛、通利腑气。

2. 配方

(1)经穴刺法:①大肠俞、小肠俞、天枢、关元、足三里、上巨虚;②水道(左)、归来(左)、外水道(左)、外归来(左)、丰隆、蛔虫扰动加四缝、中脘。

(2)穴位注射:新斯的明注射足三里。

(3)电针:大肠俞、小肠俞、上巨虚、丰隆。

(4)耳针:神门、交感、枕、便秘点、大肠、小肠、胃。

3. 操作

(1)经穴刺法:大肠俞、小肠俞直刺 2 寸,施提插捻转泻法,针感达于骶部;天枢、关元直刺 2 寸,施捻转泻法,针感达于小腹部;曲池、上巨虚直刺 1.5~2 寸,施提插捻转泻法 1 min;水道、归来、外水道、外归来,直刺进针 2.5 寸,呼吸泻法 1 min;丰隆直刺 2 寸,施提插捻转泻法 1 次,每次 5 min。

（2）穴位注射:新斯的明 0.5 mg,分注于两侧足三里穴内,适用于肠麻痹患者。

（3）电针:同侧大肠俞和小肠俞,上巨虚和丰隆应用疏密波或断续波电针刺激,电流量为强刺激,以患者能耐受为度,每次 30～60 min,以达到腹痛、腹胀缓解。

（4）耳针疗法:先施耳穴探察,选反应明显的穴 2～3 个,给予强刺激,留针 20 min,每 10 min 捻转一次,症状缓解后改用耳穴贴压法。

4.疗程

每天针刺 2 次,配合电针、耳针,穴位注射每日 1 次,7 d 为 1 个疗程;病情稳定后,诸治疗改为每日 1 次,耳针改用耳穴贴压法,隔日更换 1 次,直至完全康复。

四、配方理论

肠梗阻为外科常见病,隶属于中医学"腹胀""肠结""关格"范畴,该病源于《黄帝内经》,经曰:"饮食不下,膈塞不通,邪在胃脘。"明代《医贯》曰:"关者下不得出也,格者上不得入也。"我们通过多年临床实践认为,针刺治疗肠梗阻,可以增强胃肠蠕动功能,改善肠道血液运行,促进胃肠道吸收功能,针刺对肠梗阻止痛效果较好,针刺可以迅速达到排便排气。

急性肠梗阻病变主要在大肠、小肠,故取大肠俞、小肠俞、天枢、关元为俞募配穴法,以通利腑气;足三里为胃经下合穴,可加强胃肠功能,以达行气、活血、止痛;上巨虚为大肠经合穴,合治内腑;中脘为腑之会穴,以达祛食滞,通腑气;治疗肠梗阻应严格掌握适应证。机械性、动力性、单纯性肠梗阻均为针刺治疗范围,治疗中必须分清轻重缓急,严格按照手法量学要求施术。对病情变化者,不能采取保守治疗的,应尽快手术治疗,以免贻误病机。

五、预防与调护

本病关键是气机阻滞,郁而发胀,所以应使患者心情平静,避免各种精神刺激,以利气机调畅;同时饮食宜细软,易消化,少食或暂时禁食,以减少有形之物阻于胃肠,使腹胀易于恢复;热结型患者还应卧床休息,密切注意病情变化,以便及时采取相应处理措施。

（杨东云）

第十一节　急性脊髓炎

急性脊髓炎为多种原因所致脊髓炎症反应,表现病变节段以下的瘫痪、感觉减失和自主神经功能障碍。中下胸段脊髓最常受累。多数病因不明,但病前常有感染史。一部分患者在以后发展为多发性硬化。

一、临床表现

（1）最初症状可为病变节段的脊柱痛、束带感。脊髓症状出现急剧,数小时至数天内发展为最重。急性期,病损节段以下肢体弛缓性瘫痪,深浅感觉消失、大小便失禁,为脊髓休克期。

（2）经十数日至数月，逐渐出现腱反射，肌张力增高。继而反射亢进，肌力和感觉有不同程度恢复。

（3）累及骶段者出现鞍区感觉缺失，无明显运动障碍但有严重而持久的膀胱、直肠括约肌功能障碍。

二、辅助检查

（1）脑脊液动力学试验正常。外观无色透明，细胞数正常或轻度增多，蛋白质轻度至中度增高。脊膜受累越多蛋白增高越明显。糖和氯化物正常。

（2）脊髓 MRI 可见脊髓肿胀和髓内 T_2 散在高信号改变，随病情好转而消失。

三、体针疗法

1. 处方

根据病变部位选取穴位。运动及感觉障碍，取穴分为两组，第一组取病变部位及其以下的背俞穴、下肢的穴位，如肾俞、气海俞、大肠俞、关元俞、环跳、胞肓、秩边、承扶、承山、太溪、公孙；第二组取下肢的伏兔、足三里、丰隆、绝骨、三阴交、陷谷、太冲。两组交替取用。尿闭或尿失禁者，取穴分为两组，第一组取关元、三阴交；第二组取后侧的八髎、胞肓、秩边。两组交替取用。

2. 操作方法

常规消毒后，选用 28～30 号毫针，向脊椎方向 45°角斜刺肾俞、气海俞（0.8±0.2）寸，向脊椎方向 45°角斜刺大肠俞、关元俞（1.0±0.2）寸，直刺胞肓、秩边（1.2±0.2）寸，直刺环跳（3.0±0.5）寸，直刺承扶、承山（1.4±0.2）寸，直刺太溪（0.8±0.2）寸，直刺公孙（1.2±0.2）寸。直刺伏兔（1.2±0.2）寸，直刺足三里、丰隆（2.0±0.5）寸，直刺三阴交（1.4±0.2）寸、直刺绝骨（1.4±0.2）寸，直刺陷谷、太冲（0.5±0.1）寸。两组穴位交替使用。

向中极斜刺关元（1.4±0.2）寸，直刺三阴交（1.4±0.2）寸。直刺八髎（1.2±0.1）寸，直刺胞肓、秩边（1.2±0.2）寸。每天针刺 1～2 次，每次留针 20 min，留针期间行针 2～3 次，用强刺激手法行针，捻转的幅度为 3～4 圈，捻转的频率为每秒 3～5 个往复，每次行针 5～10 s。尿闭或尿失禁者，每天可治疗 2～3 次，每次留针 20 min，留针期间行针 2～3 次，用强刺激手法行针。

四、电针体穴疗法

1. 处方

与体针疗法的选穴相同。根据病变部位选取穴位，取穴分为两组，第一组取病变部位及其以下的背俞穴、下肢的穴位，如肾俞、气海俞、大肠俞、关元俞、环跳、胞肓、秩边、承扶、承山、太溪、公孙；第二组取下肢的伏兔、足三里、丰隆、绝骨、三阴交、陷谷、太冲。两组交替取用。尿闭或尿失禁者，取穴分为两组，第一组取关元、三阴交；第二组取后侧的八髎、胞肓、秩边。两组交替取用。

2. 操作方法

分为两步，第一步，进针操作与体针疗法一样；第二步为电针疗法操作方法。第一步操作完毕后，在第一组穴位与第二组穴位之间，连接电针治疗仪的两极导线，采用疏密波，刺激量的大小以出现明显的局部肌肉颤动或患者能够耐受为宜。每次电针治疗 20 min，每天治疗 1～2 次。

五、耳针疗法

多与其他疗法配合使用。

1.处方

主穴、配穴同时取用,两侧交替。

(1)主穴:取一侧的病变部位及其以下的脊柱对应区、膝、踝、脚。

(2)配穴:取另一侧的膀胱、肛门、盆腔神经丛。

2.操作方法

常规消毒后,用 28 号 0.5～1.0 寸毫针斜刺或平刺耳穴。每天针刺 1～2 次,每次留针 20 min,留针期间行针 2～3 次,采用较强刺激手法行针为主,捻转幅度为 3～4 圈,捻转频率为每秒 3～5 个往复,每穴行针 5～10 s。

六、电针耳穴疗法

1.处方

主穴、配穴同时取用,两侧交替。

(1)主穴:取一侧的病变部位及其以下的脊柱对应区、膝、踝、脚。

(2)配穴:取另一侧的膀胱、肛门、盆腔神经丛。

在上述耳针疗法处方的基础上,选取患侧的体穴中足三里、丰隆、三阴交、太冲。

2.操作方法

常规消毒后,用 28 号 0.5～1 寸毫针斜刺或平刺耳穴。用 28～30 号毫针,直刺足三里、丰隆(2.0±0.5)寸、直刺三阴交(1.4±0.2)寸,直刺太冲(0.8±0.2)寸。然后在耳穴与下肢穴位之间连接电针治疗仪的两极导线,采用疏密波,刺激量的大小以出现明显的局部肌肉颤动或患者能够耐受为宜。

每次电针 4～6 个穴位,每次电针 20 min。每天治疗 1～2 次。没有接电疗仪的耳穴,按普通耳针疗法进行操作。

七、耳穴贴压疗法

多与其他疗法配合使用。

1.处方

主穴、配穴同时取用,两侧交替。

(1)主穴:取一侧的病变部位及其以下的脊柱对应区、膝、踝、脚。

(2)配穴:取另一侧的膀胱、肛门、盆腔神经丛。

2.操作方法

用王不留行籽进行贴压法。常规消毒后,用 5 mm×5 mm 的医用胶布将王不留行籽固定于选用的耳穴,每穴固定 1 粒。让患者每天自行按压 3～5 次,每个穴位每次按压 2～3 min,按压的力量以有明显的痛感但又不过分强烈为度。隔 2～3 d 更换 1 次,双侧耳穴交替使用。

八、按语

(1)良好护理是脊髓炎治疗的重要措施。除做好心理护理之外,应勤翻身、勤换尿布,床垫要软,防止压疮的发生。

(2)尿道感染要特别当心,留置导尿要经常冲洗,密封连接无菌集尿袋。若有感染者可使用庆大霉素保留导尿,冲入后保留 1～2 h 再放出。为保持膀胱容量,保留导尿者应定时夹导尿管,每 3～4 h 开放一次,防止痉挛性小膀胱的发生。

(3)急性期患者应加强被动运动,防止长骨脱钙和膀胱结石的发生。

(4)肢体部分运动时应鼓励患者以上带下积极运动,并指导蹬腿等活动,争取早日下床活动。

(5)针灸治疗本病具有较好的疗效,但需要坚持较长时间的治疗。

(隋康民)

第十二节　急性脊髓损伤

急性脊髓损伤系指脊椎外伤损及脊髓引起一系列功能障碍的疾病。

一、临床表现

(1)急性期,病损节段以下肢体弛缓性瘫痪,深浅感觉消失、大小便失禁,为脊髓休克期。

(2)经十数日至数月,腱反射出现,肌张力增高。继而反射亢进,肌力和感觉有不同程度恢复。

(3)伤及圆锥马尾者出现鞍区感觉缺失,无明显运动障碍但有严重而持久的膀胱、直肠括约肌功能障碍。

二、辅助检查

脊髓、脊柱 CT 和 MRI 可见相应压迫性病变。

三、体针疗法

1.处方

根据病变部位选取穴位。运动及感觉障碍,取穴分为两组,第一组取病变部位及其以下的背俞穴,下肢的穴位,如肾俞、气海俞、大肠俞、关元俞、环跳、胞肓、秩边、承扶、承山、太溪、公孙;第二组取下肢的伏兔、足三里、丰隆、绝骨、三阴交、陷谷、太冲。两组交替取用。

尿闭或尿失禁者,取穴分为两组,第一组取关元、三阴交;第二组取后侧的八髎、胞肓、秩边。两组交替取用。

2.操作方法

常规消毒后,选用 28～30 号毫针,向脊椎方向 45°角斜刺肾俞、气海俞(0.8±0.2)寸,向脊椎方向 45°角斜刺大肠俞、关元俞(1.0±0.2)寸,直刺胞肓、秩边(1.2±0.2)寸,直刺环跳(3.0±0.5)寸,直刺承扶、承山(1.4±0.2)寸,直刺太溪(0.8±0.2)寸,直刺公孙(1.2±0.2)寸。直刺伏兔(1.2±0.2)寸,直刺足三里(2.0±0.5)寸,直刺丰隆(2.0±0.5)寸,直刺三阴交(1.4±0.2)寸,直刺绝骨(1.4±0.2)寸,直刺陷谷、太冲(0.5±0.1)寸。两组穴位交替使用。向中极斜刺关元(1.4±0.2)寸,直刺三阴交(1.4±0.2)寸。直刺八髎(1.2±0.1)寸,直刺胞肓、秩边(1.2±0.2)寸。

每天针刺 2 次,每次留针 20 min,留针期间行针 2～3 次,用强刺激手法行针,捻转的幅度为 3～4 圈,捻转的频率为每秒 3～5 个往复,每次行针 5～10 s。尿闭或尿失禁者,每天可治疗 2～3 次,每次留针 20 min,留针期间行针 2～3 次,用强刺激手法行针。

四、电针体穴疗法

1. 处方

与体针疗法的选穴相同。根据病变部位选取穴位,取穴分为两组,第一组取病变部位及其以下的背俞穴、下肢的穴位,如肾俞、气海俞、大肠俞、关元俞、环跳、胞肓、秩边、承扶、承山、太溪、公孙;第二组取下肢的伏兔、足三里、丰隆、绝骨、三阴交、陷谷、太冲。两组交替取用。

尿闭或尿失禁者,取穴分为两组,第一组取关元、三阴交;第二组取后侧的八髎、胞肓、秩边。两组交替取用。

2. 操作方法

分为两步,第一步,进针操作与体针疗法一样;第二步为电针疗法操作方法。第一步操作完毕后,在第一组穴位与第二组穴位之间,连接电针治疗仪的两极导线,采用疏密波,刺激量的大小以出现明显的局部肌肉颤动或患者能够耐受为宜。每次电针治疗 20 min,每天治疗 2 次。

五、耳针疗法

多与其他疗法配合使用。

1. 处方

主穴、配穴同时取用,两侧交替。

(1)主穴:取一侧的病变部位及其以下的脊柱对应区、膝、踝、脚。

(2)配穴:取另一侧的膀胱、肛门、盆腔神经丛。

2. 操作方法

常规消毒后,用 28 号 0.5～1.0 寸毫针斜刺或平刺耳穴。每天针刺 2 次,每次留针 20 min,留针期间行针 2～3 次,采用较强刺激手法行针为主,捻转幅度为 3～4 圈,捻转频率为每秒 3～5 个往复,每穴行针 5～10 s。

六、电针耳穴疗法

1. 处方

主穴、配穴同时取用,两侧交替。

(1)主穴:取一侧的病变部位及其以下的脊柱对应区、膝、踝、脚。

(2)配穴:取另一侧的膀胱、肛门、盆腔神经丛。

在上述耳针疗法处方的基础上,选取患肢的足三里、丰隆、三阴交、太冲。

2. 操作方法

常规消毒后,用 28 号 0.5～1 寸毫针斜刺或平刺耳穴。用 28～30 号毫针,直刺足三里、丰隆(2.0±0.5)寸,直刺三阴交(1.4±0.2)寸,直刺太冲(0.8±0.2)寸。然后在耳穴与下肢穴位之间连接电针治疗仪的两极导线,采用疏密波,刺激量的大小以出现明显的局部肌肉颤动或患者能够耐受为宜。

每次电针 4～6 个穴位,每次电针 20 min。每天治疗 2 次。没有接电疗仪的耳穴,按普通耳针疗法进行操作。

七、耳穴贴压疗法

多与其他疗法配合使用。

1.处方

主穴、配穴同时取用,两侧交替。

(1)主穴:取一侧的病变部位及其以下的脊柱对应区、膝、踝、脚。

(2)配穴:取另一侧的膀胱、肛门、盆腔神经丛。

2.操作方法

用王不留行籽进行贴压法。常规消毒后,用 5 mm×5 mm 的医用胶布将王不留行籽固定于选用的耳穴,每穴固定 1 粒。让患者每天自行按压 3~5 次,每个穴位每次按压 2~3 min,按压的力量以有明显的痛感但又不过分强烈为度。隔 2~3 d 更换 1 次,双侧耳穴交替使用。

八、按语

(1)有压迫时立即进行手术处理。

(2)良好护理是治疗脊髓损伤的重要措施。除做好心理护理之外,应勤翻身、勤换尿布,床垫要软,防止压疮的发生。

(3)尿道感染要特别当心,留置导尿要经常冲洗,密封连接无菌集尿袋。若有感染者可使用庆大霉素保留导尿,冲入后保留 1~2 h 再放出。

(4)应加强被动运动,防止长骨脱钙和膀胱结石的发生。

(5)肢体部分运动时应鼓励患者以上带下积极运动,并指导蹬腿等活动,争取早日下床活动。

(6)针灸治疗本病具有一定的疗效,但需要坚持较长时间的治疗。

(杨东云)

第十三节　视神经炎

视神经炎是指视神经任何部位发生炎变的总称。根据发病部位不同,临床上可分为视神经乳头炎和球后视神经炎。临床主要表现为视力下降或伴眼球深方疼痛。多发于青少年。中医学称之为"暴盲""视瞻昏渺"。

一、病因病理

引起视神经炎的病因较为复杂,概括起来有如下几个方面:颅内病变如脑炎、脑膜炎等;全身性疾病如结核、流感、麻疹、伤寒、疟疾及带状疱疹等;局灶性感染如鼻窦炎、扁桃体炎、口腔科疾病等;眼球本身疾病如色素层炎、视网膜脉络膜炎、交感性眼炎、眶蜂窝织炎等;代谢性疾病如糖尿病、B 族维生素缺乏等。

上述病因均可引起视神经发生炎性病变,病变部位早期可出现血管扩张充血,炎性渗出,由于炎变可致组织境界不清,后期可导致视神经萎缩。

中医学认为本病的病因常为情志郁结,肝失条达,气机失于调畅,或外感急性热病,损肝伤肾,肝肾阴虚,目失所养,均可损伤神光,精明失用而致暴盲。

二、临床表现

视神经乳头炎,多一眼发病,视力急降,或中心暗影,视野向心性缩小,甚至完全失明,眼周围有疼痛或眼动时微痛,有压痛但少见。急性球后视神经炎患者常一眼发病,视力急剧减退,甚至在短期内完全失明,常有头痛和眶内疼痛,眶内疼痛在眼球转动或压眼球向后时加重。视野的变化与病变部位损害的程度有密切关系,视盘黄斑束受累,视野内有中心相对性暗点或绝对性暗点,此暗点有时与生理盲点相连而呈哑铃状,亦可形成包括生理盲点在内的圆形或椭圆形暗点。有时亦可出现视野缩小及部分视野缺损现象,瞳孔光反应迟钝。慢性球后视神经炎常双眼发病,其发生与发展均极缓慢,主要症状也是中心暗点的出现与视力减退。

从中医学辨证来看,本病因邪热引起者,多伴有烦躁,口渴,舌红苔黄,脉洪数;因阴虚阳亢引起者,多伴有心烦,腰酸,手足心热,舌红少苔,脉细数;因肝郁引起者,多伴见急躁易怒,头痛目涩,苔薄脉弦;因气血虚弱引起者,多伴见头昏心悸,四肢倦怠,舌淡苔少,脉细数。

三、实验室及器械检查

眼底检查:视神经乳头炎早期见乳头有轻度充血和边缘模糊,视盘附近视网膜水肿,静脉怒张迂曲等;晚期见视神经乳头苍白,呈萎缩现象。球后视神经炎眼底多无改变,或仅有视神经乳头轻度充血,境界稍模糊,黄斑区有时发暗,但看不见有渗出物及病变。晚期视盘颞侧出现苍白的萎缩性变化,视网膜及其血管正常。

四、诊断与鉴别诊断

1.诊断

根据患者视力下降,视野及眼底的改变,可初步诊断为视神经炎,还需注意以下情况。

(1)注意观察有无与本病发作相关的全身性疾病,如糖尿病、急性传染病和各种中毒性疾病。

(2)观察眼球邻近组织有无感染病灶,如副鼻窦炎、扁桃体炎、牙病等。

(3)若患者一只眼患病时,应做两侧眼底检查,注意两眼之间相互比较,以协助诊断。

2.鉴别诊断

(1)颅内或眶内的占位性病变:表现为视盘水肿,早期视力无改变,视野的改变以生理性盲点扩大为主,多为双侧,且常可因颅内压增高出现剧烈头痛、恶心呕吐等症状而与视神经炎有别。

(2)高度近视眼:表现为假性视盘炎,为屈光不正引起,早期视力正常或可以矫正,视野无改变,视盘周围的视网膜无出血,静脉不扩张,发病多为双侧。

五、治疗

(一)治疗原则

以清解郁热,补益肝肾,活血明目为主。

(二)刺法

1.毫针

(1)常用穴位:球后、攒竹、承泣、睛明、瞳子髎、太阳、肝俞、肾俞、合谷、三阴交、太溪、太冲等。

(2)操作方法:每次选用4～6穴,眼周穴位宜用30号毫针轻轻刺入,稍作捻转,不宜提插,留针 15～30 min，每日 1 次，10 次为 1 个疗程。

（3）随症加减：伴胸闷胁胀者加日月、期门；伴头痛眩晕者加风池、百会；伴体虚乏力者加膈俞、气海、足三里。

2.皮肤针

用皮肤针叩刺背部膀胱经第 1 侧线的穴位为主，以皮肤潮红为度。

3.水针

用维生素 B_1 100 mg、维生素 B_{12} 1 mg 分别注射于膈俞、肝俞、肾俞穴位中，每次选用 2 穴为 1 组，交替使用，10 d 为 1 个疗程。

4.耳针

选用肝、肾、眼、目 1、目 2 等穴，中等刺激后留针，邪热外受者加刺耳尖与轮 1～6 穴。

（三）推拿

1.主要手法

一指禅推法、点压法、按法、揉法、拿法等。

2.常用穴位及部位

攒竹、丝竹空、太阳、四白、头临泣、百会、风池、合谷、太冲、肩井、曲池、外关和背部膀胱经第 1 侧线等。

3.操作程序

（1）急性者：令患者仰卧位，在攒竹、丝竹空、太阳、四白等穴施以一指禅推法 10～15 min，再用掌根揉头临泣、百会等穴 5～10 min。再令患者坐位，先用点压法施以风池 2 min，再用拿法拿风池 3 min，最后拿肩井、合谷，揉拿曲池、外关结束治疗，每日 1 次。

（2）慢性者：缓慢发病者，令患者取仰卧位，先以一指禅推法推面部攒竹、丝竹空、太阳、四白诸穴 5～10 min，再揉按头部百会、头临泣等穴，为防止损伤眼周皮肤，可用凡士林做介质。再令患者坐位，先以点按法施以风池穴 2 min，再以拿法拿风池穴 3 min，最后令患者取俯卧位，用点揉法施于背部膀胱经第 1 侧线的肝俞、膈俞、脾俞、肾俞等穴 15 min，再揉拿合谷、太冲穴结束治疗。每日 1 次。

（四）其他方法

1.内服中药

急性者可内服龙胆泻肝汤或加味逍遥散；慢性者内服知柏地黄汤或杞菊地黄汤、石斛夜光汤。

2.药物离子导入

可运用 50％决明子水溶液或 0.8％～3％川芎水溶液，通过电离子导入仪做双侧风池穴位导入。

六、预后

视神经乳头炎，虽然有时痊愈甚速，但多数病程较长，大部分病例预后较佳，经治疗后能恢复到正常视力，但也有因部分视神经萎缩，而使视力减退，有少数严重者，也可因视神经萎缩而失明。急性球后视神经炎预后较好，大部分经治疗后视力可恢复正常，只有少数严重病例可留下中心暗点，视盘颞侧变苍白，极少有永久性失明者。慢性球后视神经炎发展缓慢，颞侧视盘苍白常较急性病例显著，很少导致完全失明。

七、附注

(1)针灸结合推拿治疗视神经炎具有一定的疗效,可以缩短疗程,提高视力,但对部分症状严重的视神经炎应早期进行综合抢救治疗,如应用血管扩张药、皮质类固醇、抗生素等。

(2)视神经炎在治疗期间应嘱患者多闭目休息,避免情绪刺激,保持二便通畅,配合服用维生素 B_1、维生素 B_{12},哺乳妇女应立即停止给奶。

（杨东云）

第十四节　神经性皮炎

神经性皮炎以皮肤革化呈苔藓样改变和阵发性剧痒为主症,是一种皮肤神经功能失调所致的肥厚性皮肤病,又称慢性单纯性苔藓。成年人多发,多局限于某处,如颈项、肘窝、腋窝、腘窝、阴部、骶部等,偶可见散发全身,双侧对称分布。中医学称之为"顽癣""牛皮癣""摄领疮"等。中医学认为本病初起多为风热之邪阻滞肌肤,或颈项多汗,衣着硬领摩擦刺激所致;或病久耗伤阴血,血虚生风生燥,或血虚肝旺,情志不遂,郁闷不舒,紧张劳累,心火上炎致气血运行失职,凝滞肌肤而成。

西医学对本病病因未完全阐明,一般认为系大脑皮层兴奋和抑制功能失调所致。

一、辨证

本病以皮肤损害呈苔藓样改变,阵发性剧痒为主要症状。临床根据兼症等可分为风热、肝郁化火和血虚风燥等证型。

(一)风热

发病初期,仅有瘙痒而无皮疹,或丘疹呈正常皮色或红色,食辛辣食物加重,伴小便短赤,苔薄黄,脉弦数。

(二)肝郁化火

每因心烦发怒,情志不畅而诱发或加重。

(三)血虚风燥

病久丘疹融合成片,皮肤增厚,干燥如皮革样,或有少量灰白鳞屑,而成苔藓化,夜间瘙痒加剧。

二、治疗

(一)针灸治疗

(1)治则:疏风止痒,清热润燥。以病变局部阿是穴及手阳明、足太阴经穴位为主。

(2)主穴:阿是穴、合谷、曲池、血海、膈俞。

(3)配穴:风热者,配太渊、风池;肝郁化火者,配肝俞、太冲;血虚风燥者,配脾俞、三阴交、足三里。

(4)操作:毫针刺,阿是穴围刺,并可艾灸,其余主穴用泻法。配穴按虚补实泻法操作。

(5)方义：取阿是穴可直达病所，既可散局部的风热郁火，又能通患部的经络气血，使患部肌肤得以濡养；合谷、曲池祛风止痒；血海、膈俞活血养血，取"治风先治血，血行风自灭"之义。

（二）推拿治疗

(1)治则：舒筋活血，理气解郁，镇静安神，祛风止痒。以足阳明、足太阴经穴位为主。

(2)取穴：百会、风池、足三里、三阴交、血海、膏肓、心俞、肝俞、脾俞、肾俞。

(3)手法：揉法、拿法、点按法、推法等。

(4)操作：患者取俯卧位，于背腰部施以掌揉法，并点按膏肓、心俞、肝俞、脾俞、肾俞；用双手揉拿下肢前面，点按足三里、三阴交、血海；用双拇指分推印堂至太阳穴，揉眉弓；点按百会、风池穴。

（三）其他治疗

1.皮肤针

皮肤针先轻叩皮损周围，再重叩患处阿是穴以少量出血为度，同时可配合拔罐或艾条灸。

2.耳针

耳针选肺、肝、神门、相应病变部位，毫针刺，中等强度刺激，或用小手术刀片轻割相应部位耳穴，以轻度渗血为度。

三、按语

(1)针灸推拿治疗本病有一定疗效，以皮肤针叩刺局部及相应夹脊穴较为多用。在此基础上辨证选穴，作整体调整，或在局部加用艾灸与拔火罐，亦均能获得较好的治疗效果。

(2)本病应注意与慢性湿疹、原发性皮肤淀粉样变相鉴别。慢性湿疹多有糜烂、渗液等，苔藓样变不如神经性皮炎显著，但浸润肥厚比较明显，边界也不如神经性皮炎清楚；原发性皮肤淀粉样变好发于小腿伸侧，为绿豆大的半球形丘疹，质坚硬，密集成片。

(3)本病较难痊愈，须坚持治疗。治疗期间应注意劳逸结合，避免精神过度紧张。避免搔抓皮损区，并注意调理饮食，忌食鱼虾、辛辣之品，忌饮酒，忌恼怒。

（张晓文）

第十五节　痛　经

妇女在行经前后或行经期间发生周期性小腹疼痛称为痛经，以青年未婚者多见。

本证相当于西医学中的原发性痛经和继发性痛经，后者如子宫过度前倾或后倾、子宫颈狭窄、子宫内膜增厚、子宫异物、盆腔炎、子宫内膜异位症等所引起的痛经，均可参照本节辨证论治。

一、病因病机

本证多由情志所伤、六淫为害、气血亏虚、肝肾不足所致。

（一）气血瘀滞

素多抑郁，致肝气不舒，气机不利，气滞则血瘀，胞宫受阻，经血流通不畅，不通则痛。

（二）寒湿凝滞

多因经期冒雨涉水，或贪凉饮冷，或久居湿地，风冷寒湿于胞中，以致经血凝滞不畅，不通而痛。

（三）肝郁湿热

肝郁脾虚，水湿内生，郁而化火；或经期、产后调摄不当，湿热之邪，蕴结胞中，流注冲任，湿热与经血相搏结，瘀滞而成痹阻，不通则痛。

（四）气血亏虚

禀赋不足，脾胃素虚，或大病久病，气血两亏，经期行经下血，血海空虚，冲任、胞宫濡养不足，不荣则痛。

（五）肝肾亏损

禀赋素弱，或多产房劳，损及肝肾，精亏血少，冲任不足，行经之后，精血更虚，胞脉失养而痛；若肾阳不足，冲任、胞宫失于温煦濡养，经行滞而不畅，亦致痛经。

二、辨证

（一）气血瘀滞

证候：经前或经期小腹胀痛拒按，或伴乳胁胀痛和经行量少不畅，色紫黑有块、块下痛减。舌紫暗或有瘀点，脉沉弦或涩。

治法：理气活血，化瘀止痛。

（二）寒湿凝滞

证候：经行小腹冷痛，得热则舒，经量少，色紫暗有块，伴形寒肢冷，小便清长。苔白，脉细或沉紧。

治法：温经暖宫，化瘀止痛。

（三）肝郁湿热

证候：经前或经期小腹疼痛，或痛及腰骶，或感腹内灼热，经行量多质稠，色鲜或紫，有小血块，时伴乳胁胀痛，大便干结，小便短赤，平素带下黄稠。舌红，苔黄腻，脉弦数。

治法：清热除湿，理气止痛。

（四）气血亏虚

证候：经期或经后小腹隐痛喜按，经行量少质稀，神疲肢倦，头晕目花，心悸气短。舌淡，苔薄，脉细弦。

治法：益气养血，调经止痛。

（五）肝肾亏损

证候：经期或经后小腹绵绵作痛，经行量少，色红无块，腰膝酸软，头晕耳鸣。舌淡红，苔薄，脉细弦。

治法：补益肝肾，养血止痛。

三、针灸治疗

（一）刺灸

1.气血瘀滞

取穴：气海、次髎、太冲、三阴交、合谷。

随症配穴:乳胁胀痛甚者,加乳根。

刺灸方法:针用泻法,可加灸。

方义:气海、次髎、太冲理气活血,化瘀止痛。三阴交为调气血、化瘀滞的常用穴,配气海有理气化瘀止痛的作用。合谷配太冲为开"四关",能调气止痛。

2.寒湿凝滞

取穴:关元、中极、水道、地机。

随症配穴:小腹冷痛甚者,加次髎;湿重者,加阴陵泉。

刺灸方法:针用泻法,可加灸。

方义:关元温补元气,加灸可温经暖宫。中极、水道调理冲任,灸之可温经利湿。地机为脾经的郄穴,既可健脾利湿,又可调经理血止痛。

3.肝郁湿热

取穴:期门、中极、次髎、行间。

随症配穴:乳胁胀痛甚,加阳陵泉、乳根。少腹热痛者,加蠡沟、血海。大便干结,加支沟。

刺灸方法:针用泻法。

方义:期门疏肝解郁,清热利湿。中极、次髎能清热除湿,调理冲任。行间为肝经荥穴,可疏肝凉肝,清利湿热。

4.气血亏虚

取穴:脾俞、足三里、关元、三阴交。

随症配穴:心悸失眠者,加神门;头晕者,加百会。

刺灸方法:针用补法,可加灸。

方义:脾俞、足三里健脾和胃,益气养血。关元、三阴交益气养血,调经止痛。

5.肝肾亏损

取穴:肝俞、肾俞、照海、关元、三阴交。

随症配穴:头晕耳鸣者,加太溪、悬钟。腰膝酸软者,加命门、承山。

刺灸方法:针用补法,可加灸。

方义:肝俞、肾俞、照海补养肝肾,调理冲任。关元有益肝肾精血、调冲任督带的作用。三阴交可补肾调肝扶脾,加强调经止痛之功。

(二)耳针

耳针取内生殖器、内分泌、交感、肝、肾、神门,每次选 2～4 穴,毫针中度刺激,经期每日 1 次或 2 次,经前经后隔日 1 次。

(三)皮肤针

皮肤针扣打少腹任脉、肾经、脾经和腹股沟部以及腰骶部督脉、膀胱经,疼痛剧烈者用重刺激;发作前或疼痛较轻或体质虚弱者用中度刺激。

(四)穴位注射

穴位注射取三阴交、十七椎,选用当归注射液、安痛定各 4 mL,于月经来潮前 2～3 d 或经期内每穴注入 2 mL。共注射 2～4 次,治疗 2 个月经周期。

(五)艾灸

艾灸以艾条温灸关元、曲骨、子宫、三阴交诸穴,每穴 3～5 min。

四、推拿治疗

（一）基本治法

取穴：气海、关元、曲骨、肾俞、八髎、三阴交等。

手法：一指禅推、摩、按、揉、滚、擦等法。

操作：患者仰卧位，用摩法顺时针方向摩小腹，一指禅推或揉气海、关元、曲骨。

患者俯卧位，滚腰部脊柱两旁及骶部，用一指禅推或按揉肾俞、八髎，以酸胀为度。擦八髎，以透热为度。按揉三阴交，以酸胀为度。

患者坐位或侧卧位，实证痛经患者若第一至第四腰椎（大部分在第二腰椎）有棘突偏歪及轻度压痛者，可用旋转复位或斜扳法。

（二）辨证加减

气血瘀滞者，加按揉章门、期门、肝俞、膈俞，拿血海、地机。寒湿凝滞者，加按揉血海、阴陵泉、三阴交。直擦背部督脉、膀胱经，横擦肾俞、命门，以透热为度。肝郁湿热者，加按揉曲泉、蠡沟、行间、委中。气血亏虚者，加按揉脾俞、胃俞、中脘、足三里。直擦背部督脉、膀胱经，横擦脾俞、胃俞，以透热为度。肝肾亏损者，加一指禅推或按揉太溪、复溜、肝俞。直擦背部督脉、膀胱经，横擦肾俞、命门、八髎，以透热为度。

（蔡国滢）

第十一章 临床推拿治疗

第一节 颈椎间盘突出症

颈椎间盘突出症是指颈椎间盘退行性改变,使纤维环部分或完全破裂,或因外力作用于颈部,使椎间盘纤维环急性破裂,髓核向外膨出或突出,压迫神经根,或刺激脊髓,而出现颈神经支配相应区域的症状和体征的病证。

流行病学显示,近年来,由于人们生活方式改变,工作节奏加快,伏案低头工作时间延长,使得颈椎间盘突出症的发病率明显上升,成为颈椎发病的主要病证之一。因此,有必要对该病进行专门论述。

一、病因病理

颈椎间盘突出症多由脊柱急性损伤、慢性积累性劳损,颈椎生理弧度改变或侧弯等因素,在颈椎间盘退变的基础上发生,其病理与腰椎间盘突出基本一致。由于颈部长期负重,椎间盘长时间持续地受挤压,髓核脱水造成椎间盘的变性。纤维环发生变性后,其纤维首先肿胀变粗,继而发生玻璃样变性,弹性降低,纤维环部分、不完全或完全破裂。由于变性纤维环的弹性减退,承受盘内张力的能力下降,当受到头颅的重力作用,椎间盘受力不均匀,或椎周肌肉的牵拉,或突然遭受外力作用时,造成椎间盘纤维环向外膨出,严重时,髓核也可经纤维环裂隙向外突出或脱出,压迫神经根或脊髓,出现相应支配区域的疼痛、麻木症状。由于下段颈椎受力大,活动频繁,因此 $C_6 \sim C_7$ 椎间盘和 $C_5 \sim C_6$ 椎间盘最易发病。老年人肝肾亏损,筋失约束;或风寒侵袭,筋脉拘挛,失去了内在的平衡,均可诱发颈椎间盘突出。影像学上的椎间盘突出症并不一定都会出现症状,只有当突出物压迫或刺激神经根时才会出现症状。临床症状的轻重,则与颈椎间盘突出位置和神经受压的程度有关。根据椎间盘突出的程度,可分为膨出、突出、脱出三种类型。

(一)膨出型

椎间盘髓核变性,向后方或侧后方沿纤维环部分破裂的薄弱处膨出,纤维环已超出椎体后缘,但髓核则未超出,硬脊膜囊未受压。

(二)突出型

椎间隙前宽后窄,椎间盘纤维环和髓核向后方或侧后方沿纤维环不完全破裂处突出,超过椎体后缘,但纤维环包膜尚完整,硬脊膜囊受压。

(三)脱出型

椎间隙明显变窄,纤维环包膜完全破裂,髓核向后方或侧后方沿完全破裂的纤维环向椎管内脱出,或呈葫芦状悬挂于椎管内,脊髓明显受压。

常见突出位置有以下 3 种:①外侧型突出,突出部位在后纵韧带的外侧,钩椎关节内侧,该处有颈神经根通过,突出的椎间盘压迫或刺激脊神经根而产生症状;②旁中央型突出,突出部位偏于一侧,介于脊神经和脊髓之间,突出的椎间盘可以压迫或刺激脊神经根和脊髓而产生单侧脊髓和神经根受压症状;③中央型突出,突出部位在椎管中央,脊髓的正前方,突出的椎间盘压迫脊髓腹面的两侧而产生脊髓双侧压迫症状。椎间盘突出症临床症状往往表现为3种情况:一是疼痛明显,而无麻木;二是麻木明显,而无疼痛;三是疼痛与麻木并存。一般认为,疼痛是由于突出或膨出的椎间盘炎症、水肿明显,刺激硬脊膜或神经根所致;麻木是由于突出或脱出的椎间盘压迫脊神经所致;疼痛与麻木并存则有真性压迫和假性压迫之分,假性压迫由于突出物炎症水肿相当明显,既刺激又压迫脊神经,当炎症、水肿消退后,麻木也随之消失;真性压迫的当炎症、水肿消退后,压迫依然存在,麻木也难以消失。

本病属中医"节伤"范畴。颈为脊之上枢,督脉之要道,藏髓之骨节,上通髓海,下连腰脊,融汇诸脉。颈脊闪挫、劳损,致使脊窍错移,气血瘀滞,筋肌挛急而痛。窍骸受损,突出于窍,碍于脊髓,诸脉络受阻,经气不通,则筋肌失荣,痿弛麻木,发为本病。

二、诊断

(一)症状

(1)多见于30岁以上青壮年。

(2)男性发病多于女性。

(3)本病多发生于 $C_6 \sim C_7$ 椎间盘和 $C_5 \sim C_6$ 椎间盘。

(4)有外伤者,起病较急;无明显外伤者,起病缓慢。

(5)患者常有颈部疼痛,上肢有放射性疼痛和麻木,卧床休息症状可有缓解,活动后症状加重。由于椎间盘突出部位和压迫组织的不同,临床表现也不一致。

(二)体征

1.外侧型突出

(1)主要症状为颈项部及受累神经根的上肢支配区域疼痛与麻木。咳嗽、打喷嚏时疼痛加重。

(2)疼痛仅放射到一侧肩部和上肢,很少发生于两侧上肢。

(3)颈僵硬,颈后肌痉挛,活动受限,当颈部后伸,再将下颌转向健侧时可加重上肢放射性疼痛,做颈前屈或中立位牵引时疼痛可缓解。

(4)由于颈椎间盘突出的间隙不同,检查时可发现不同受累神经节段支配区域的运动、感觉及反射的改变。

(5)颈椎拔伸试验阳性。部分病变节段成角严重的患者可反应为上肢放射性神经痛加重,称反阳性。

(6)椎间孔挤压试验阳性。

2.旁中央型突出

患者除有椎间盘外侧型突出的症状、体征外,还有一侧脊髓受压的症状和体征,可出现同侧下肢软弱无力,肌肉张力增加。严重时可出现腱反射亢进,巴宾斯基征、霍夫曼征阳性。

3.中央型突出

中央型突出主要表现为脊髓受压,最常见的症状为皮质脊髓束受累,由于病变程度不一,可出现下肢无力,平衡明显障碍,肌张力增高,腱反射亢进;踝阵挛、髌阵挛及病理反射。重症者可出现两下肢不完全性或完全性瘫痪,大小便功能障碍,胸乳头以下感觉障碍。

（三）辅助检查

1. X 线片检查

正位片显示颈椎侧弯畸形，侧位片上可显示颈椎生理弧度改变、椎间隙变窄及增生性改变。斜位片上可显示椎间孔的大小及关节突情况。颈椎 X 线片不能显示是否有椎间盘突出，但可排除颈椎结核、肿瘤、先天性畸形。

2. CT 及 MRI 检查

CT 检查可显示颈椎椎管的大小及突出物与受累神经根的关系。MRI 检查可显示突出的椎间盘对脊髓压迫的程度，了解脊髓有无萎缩变性等。

3. 肌电图和神经诱发电位检查

肌电图和神经诱发电位检查可确定受累神经根以及损害程度，客观评价受损程度和评定治疗效果。

三、治疗

（一）治疗原则

舒筋通络，活血祛瘀，解痉止痛，扩大椎间隙，减轻或解除神经根和脊髓受压症状。

（二）手法

滚法、按法、揉法、拿法、拔伸法、旋转复位法等。

（三）取穴与部位

风池、风府、肩井、秉风、天宗、曲池、手三里、小海、合谷等穴及颈根、颈臂等经验穴，突出节段相应椎旁、颈肩背及患侧上肢部。

（四）操作

1. 舒筋通络

患者取坐位，术者立于其身后，用一指禅推法、按揉法沿督脉颈段、两侧颈夹脊穴上下往返操作 3～5 遍。自两侧肩胛带、颈根部、颈夹脊线用滚法操作，时间约为 5 min。

2. 解痉止痛

在上述操作的同时，在风池、风府、肩井、秉风、天宗穴及颈根、颈臂穴做一指禅推法或按揉法操作，时间约为 5 min。

3. 活血祛瘀

根据神经根受累的相应节段定位，在椎间盘突出间隙同侧，用一指禅推法、按揉法重点治疗，并对上肢相应穴位用按法、揉法操作，时间约为 5 min。

4. 扩大椎间隙

采用颈椎拔伸法操作，可配合颈椎摇法。时间 2～3 min。

5. 颈椎整复

采用颈椎旋转复位法，减轻或解除神经根和脊髓受压症状。患者取坐位，术者立于其身后，以一手屈曲之肘部托住患者下颌，手指托住枕部，另一手拇指顶推偏凸之颈椎棘突；令患者逐渐屈颈，至拇指感觉偏凸棘突有动感时，即维持该屈颈姿势；然后术者将患者头部向上牵拉片刻，以消除颈肌反射性收缩，在逐渐将颈部向棘突偏凸侧旋转至弹性限制位，在拇指用力顶推患椎棘突下做一瞬间有控制的扳动，使颈椎复位。旋转幅度控制在 3°～5°。此法只用于患侧。对患者因心理紧张或老年人，可采用在仰卧位牵引拔伸状态下进行旋转整复。

6.理筋放松

重复舒筋通络手法操作,并拿肩擦颈项,搓、抖上肢,结束治疗。

四、注意事项

(1)科学用枕,对颈椎生理弧度变直、消失的,枕头宜垫在颈部;弧度过大的,宜垫在枕后部;侧卧时枕头宜与肩膀等高,使颈椎保持水平位。

(2)避免长时间连续低头位工作或看书,提倡做工间颈椎活动。

(3)注意颈部保暖,适当休息,避免劳累。

(4)乘机动车应戴颈托保护,以防紧急制动时引起颈椎挥鞭性损伤,甚至高位截瘫。

(蔡国滢)

第二节　寰枢关节半脱位

寰枢关节半脱位又称为寰枢关节失稳,是指寰椎向前、向后脱位,或寰齿两侧间隙不对称,导致上段颈神经、脊髓受压以致患者出现颈肩上肢疼痛,甚至四肢瘫痪、呼吸肌麻痹,严重时危及生命。

寰枢关节系一复合关节,由4个小关节组成,其中部及外侧各有两个关节,中部的齿状突和寰椎前弓中部组成前关节,齿状突和横韧带组成后关节,即齿状突关节。在寰椎外侧由两侧块的下关节面和枢椎上关节面组成关节突关节。寰枢关节的关节囊大而松弛,关节面较平坦,活动幅度较大,且寰枢椎之间无椎间盘组织,因此受到外力或在炎症刺激下容易发生寰枢关节半脱位。

一、病因病理

寰枢关节半脱位是临床常见病证,其发病原因主要有炎症、创伤和先天畸形。

(一)寰枢关节周围炎症

咽部与上呼吸道的感染、类风湿等可以使寰枢关节周围滑膜产生充血水肿和渗出,引起韧带松弛而脱位;炎症又可使韧带形成皱襞而影响旋转后的复位,形成旋转交锁,造成关节半脱位。

(二)创伤

创伤可以直接造成横韧带、翼状韧带两者或两者之一发生撕裂或引起滑囊、韧带的充血水肿,造成寰枢关节旋转不稳并脱位。寰椎骨折、枢椎齿状突骨折可直接造成寰枢椎脱位。青少年可由于跳水时头部触及游泳池底,颈部过度屈曲,寰椎横韧带受到枢椎齿状突向后的作用力引起寰枢关节前脱位。而成年人多由于头颈部受到屈曲性外伤而引起不同程度的寰椎前脱位;也可表现为向侧方及旋转等方向移位,与外伤作用力方向有关。

(三)寰枢椎的先天变异和/或横、翼状韧带的缺陷

发育对称的寰枢两上关节面,受力均衡,关节比较稳定,当寰枢两上关节面不对称(即倾斜度不等大、关节面不等长)时,关节面则受力不均衡,倾斜度大的一侧剪力大,对侧小,使关节处

于不稳定状态,易发生寰枢关节半脱位。中医关于该病的论述,多记载于"筋痹""错缝"等病证中。中医认为患者素体气虚,筋肌松弛,节窍失固,或有颈部扭、闪、挫伤致脊窍错移,迁延不愈。脊之筋肌损伤,气血瘀聚不散则为肿为痛。筋肌拘挛,脊错嵌顿则活动受掣。

二、诊断

(一)症状

(1)有明显外伤史或局部炎症反应。其症状轻重与寰椎在枢椎上方向前旋转及侧方等半脱位的程度有关。

(2)颈项部、头部、肩背部疼痛明显,活动时疼痛加剧,疼痛可向肩臂放射。

(3)颈项肌疼挛、颈僵,头部旋转受限或呈强迫性体位为主要症状。

(4)当累及椎-基底动脉时,可出现头晕、头痛、恶心、呕吐、耳鸣、视物模糊等椎-基底动脉供血不足症状。

(5)当累及延髓时,则主要影响延髓外侧及前内侧,出现四肢运动麻痹、发音障碍及吞咽困难等。

(二)体征

(1)枢椎棘突向侧后偏突,有明显压痛,被动活动则痛剧。

(2)如为单侧脱位,头偏向脱位侧,下颌转向对侧,患者多用手托持颌部。

(3)累及神经支配区域皮肤有痛觉过敏或迟钝。

(4)累及脊髓时则出现脊髓受压症状,上肢肌力减弱,握力减退,严重时腱反射亢进,霍夫曼征阳性。下肢肌张力增高,行走不稳,跟、膝腱反射亢进,巴宾斯基征阳性。

(5)位置及振动觉多减退。

(三)辅助检查

(1)X 线片检查:颈椎张口正位,齿状突中线与寰椎中心线不重叠,齿状突与寰椎两侧块之间的间隙不对称或一侧关节间隙消失,齿状突偏向一侧。

(2)CT 检查:寰枢椎连续横断面扫描可显示寰枢椎旋转程度。矢状位和冠状位图像可显示关节突关节的序列,但大多数不能显示齿状突与寰椎分离。

(3)肌电图和神经诱发电位检查:可评价神经功能受损害程度。

三、治疗

(一)治则

舒筋活血,松解紧张甚至痉挛的颈枕肌群;整复失稳的寰枢关节,纠正发生寰枢关节异常位移的因素,扩大椎管的有效容积,改善椎管内外的高应力状态,减少或消除椎动脉或脊髓的机械性压迫和刺激。采用松解类手法与整复手法并重,以颈项部操作为主的原则。

(二)手法

一指禅推法、滚法、拔伸法、推法、拿法、按揉法和整复手法等。

(三)取穴与部位

颈项部、枕后部及患处等;风池、颈夹脊、天柱、翳风、阿是穴等。

(四)操作

(1)患者坐位,术者用轻柔的滚法、按揉法、拿法、一指禅推法等手法在颈椎两侧的夹脊穴部位及肩部治疗,以放松紧张、痉挛的肌肉。

(2)整复手法。患者仰卧位,头置于治疗床外,便于手法操作。助手两手扳住患者两肩,术者一手托住后枕部,一手托住下颌部,使头处于仰伸位进行牵拉,助手配合做对抗性拔伸。在牵拉拔伸状态下,做头部缓慢轻柔的前后活动和试探性旋转活动。如出现弹响,颈椎活动即改善,疼痛减轻,表示手法整复成功。

(3)复位后,患者取仰卧位,采用枕颌带于头过伸牵引,牵引重量控制在 2～3 kg,持续牵引,日牵引时间不少于 6 h。3～4 周撤除牵引,用颈托固定。

四、注意事项

(1)严格掌握推拿治疗适应证,有重度锥体束体征者不宜手法复位。

(2)注意平时预防,纠正平时的不良习惯姿势,平时戴颈围固定保护。

(3)少数伴炎症患者,可有发热,体温可达 38 ℃～40 ℃,注意观察,采取必要的降温措施。

(4)注意用枕的合理性和科学性;注意颈项、肩部的保暖。

(蔡国滢)

第三节　前斜角肌综合征

前斜角肌综合征是指因外伤、劳损、先天颈肋、高位肋骨等因素刺激前斜角肌,或前斜角肌痉挛、肥大、变性等,引起臂丛神经和锁骨下动脉的血管神经束受压,而产生的一系列神经血管压迫症状的病证。本病好发于 20～30 岁女性,右侧较多见。

一、病因病理

颈部后伸、侧屈位时,头部突然向对侧旋转,或长期从事旋颈位低头工作,使对侧前斜角肌受到牵拉扭转而损伤,出现前斜角肌肿胀、痉挛而产生对其后侧神经根的压迫症状。神经根受压又进一步加剧前斜角肌痉挛,形成恶性循环。

先天性结构畸形,如肩部下垂、高位胸骨、第 7 颈椎横突肥大、高位第 1 肋骨、臂丛位置偏后等,使第 1 肋骨长期刺激臂丛,使受臂丛支配的前斜角肌发生痉挛,压迫臂丛神经而发病。若前斜角肌痉挛、变性、肥厚,则易造成锁骨上部臂丛及锁骨下动脉受压。如颈肋或第 7 颈椎横突肥大,或合并前、中斜角肌肌腹变异时,当前斜角肌稍痉挛,即可压迫其间通过的臂丛神经和锁骨下动脉而导致出现神经血管症状。本病运动障碍出现较迟,可表现为肌无力和肌萎缩,偶见手部呈雷诺征象。

中医将本病归属"劳损"范畴。多由过度劳损,或风寒外袭,寒邪客于经络,致使经脉不通,气血运行不畅,发为肿痛。

二、诊断

(一)症状

(1)一般缓慢发生,均以疼痛起病,程度不一。

(2)局部症状:患侧锁骨上窝稍显胀满,前斜角肌局部疼痛。

（3）神经症状：患肢有放射性疼痛和麻木触电感，以肩、上臂内侧、前臂和手部的尺侧及小指、环指明显，表现为麻木、蚁行、刺痒感等。少数患者偶有交感神经症状，如瞳孔扩大、面部出汗、患肢皮温下降，甚至出现霍纳综合征。

（4）血管症状：早期由于血管痉挛致使动脉供血不足而造成患肢皮温降低，肤色苍白；后期因静脉回流受阻，出现手指肿胀、发凉、肤色发绀，甚至手指发生溃疡难愈。

（5）肌肉症状：神经长期受压，患肢小鱼际肌肉萎缩，握力减弱，持物困难，手部发胀及有笨拙感。

（二）体征

（1）颈前可摸到紧张、粗大而坚韧的前斜角肌肌腹，局部有明显压痛，并向患侧上肢放射性痛麻。

（2）局部及患肢的疼痛症状在患肢上举时可减轻或消失，自然向下或用力牵拉患肢时则加重。

（3）艾迪森试验、超外展试验阳性，提示血管受压。

（4）举臂运动试验、臂丛神经牵拉试验阳性，提示神经受压。

（三）辅助检查

X线片检查：颈、胸段的 X 线正侧位摄片检查，可见颈肋或第 7 颈椎横突过长或高位胸肋征象。

三、治疗

（一）治疗原则

舒筋活血，通络止痛。

（二）手法

滚法、按法、揉法、拿法、擦法等。

（三）取穴与部位

缺盆、肩井、翳风、风池、颈臂、曲池、内关、合谷、颈肩及上肢部。

（四）操作

1. 活血通络

患者取坐位。术者站于患侧，先用滚法在患侧自肩部向颈侧沿斜角肌体表投影区往返施术，同时配合肩关节活动，时间 3～5 min。

2. 理筋通络

继上势，术者以一指禅推法沿患侧颈、肩、缺盆穴及上肢进行操作，斜角肌部位、颈臂穴重点治疗，时间 5～7 min。

3. 舒筋通络

继上势，术者以拇指弹拨斜角肌起止点及压痛点，拇指揉胸锁乳突肌及锁骨窝硬结处为重点，拇指自内向外沿锁骨下反复揉压，时间 3～5 min。

4. 通络止痛

沿患侧斜角肌用拇指平推法，然后施擦法，以透热为度，时间 1～2 min；然后摇肩关节，揉、拿上肢 5～10 遍，抖上肢结束治疗。

四、注意事项

（1）注意不宜睡过高枕头，患部注意保暖。

（2）避免患侧肩负重物或手提重物，以免加重症状。

（3）嘱患者配合扩胸锻炼，每天 1～2 次，可缓解症状。

（蔡国滢）

第四节　腰椎间盘突出症

腰椎间盘突出症又称"腰椎间盘纤维环破裂髓核突出症"，是指腰椎间盘发生退行性改变后，因外力作用，使纤维环部分或完全破裂，髓核向外膨出或突出，压迫神经根，或刺激脊髓，而引起的一组以腰腿痛为主的证候群。本病是腰腿痛疾病中的常见病证，多见于青壮年体力劳动者，以工人发病率为高，好发于 20～40 岁。临床以 L_4～L_5 椎间盘最易发生；L_5～S_1 的椎间盘次之；L_3～L_4 椎间盘发生率较低；L_2～L_3 和 L_1～L_2 椎间盘极为少见。

一、病因病理

本病的发生原因有内因和外因两个方面，内因是椎间盘本身的退行性改变，或椎间盘发育上的缺陷；外因有损伤、劳损以及风寒侵袭等。

腰椎间盘位于相邻两个椎体之间，为脊椎活动的枢纽，连接构成脊柱的负重关节。椎间盘由纤维环、髓核、软骨板所组成。纤维环是由坚韧致密的弹性纤维在软骨基质中交织而成，与上下椎体紧密相连。髓核是一种含水分较多的胶状物，纤维环与上下椎体面上的软板，把髓核限制在一个球形腔内，对脊柱起到缓冲和吸收震荡的作用。随着年龄的增长和椎间盘不断遭受挤压、牵拉和扭转等外力作用，使椎间盘逐渐发生退化，髓核含水量减少而失去弹性，继之使椎间隙变窄，周围韧带松弛，或产生裂隙，是形成腰椎间盘突出症的内在原因。

急性腰椎间盘突出，常在负重情况下出现扭、挫、闪腰，由于椎间盘受力不均匀，盘内张力过大而发生纤维环破裂，导致髓核向纤维环薄弱部位突出，最常见的是后外侧突出，刺激、压迫脊神经或脊髓，引起明显的神经痛症状。无外伤性椎间盘突出，常因静坐、缺少运动，或因腰部受凉后，促使已退变的椎间盘突出。发生充血、水肿；神经根受刺激或压迫而发病，日久变性，与周围组织及突出的椎间盘发生粘连。腰椎间盘突出症多数为单侧发病，少数因髓核向后纵韧带两侧突出或椎管中央突出，可导致双下肢症状交替出现。

腰椎间盘突出症根据髓核突出的方向可分为向后突出、向前突出和向椎体内突出三种类型，其中向后突出可压迫神经根而产生临床症状，其余两型一般无明显临床意义。向后突出型按其突出的部位又分为单侧型、双侧型和中央型三种，由于其压迫或刺激的组织、突出节段不同，其临床症状也各不相同。根据突出髓核的病理学特点，可分为幼弱型（隐藏型）、成熟型（破裂型）、移行型（突出型）三种类型。在影像学上根据椎间盘突出的程度，可分为膨出型、突出型、脱出型 3 种类型。

本病属中医"节伤"范畴。腰为脊之下枢，藏髓之骨节，督脉之要道，藏诸筋，会诸脉。腰部扭挫、闪失，腰节受损，致使脊窍错移，气血瘀滞，筋肌挛急而痛。窍骶受损，突出于窍，碍于脊髓，诸脉络受阻，气血凝滞于经络，则经气不通，经筋失掣，沿经筋所循而发为筋腿痛、麻木。

二、诊断

(一)症状

(1)有腰部扭、挫伤或闪腰史，或慢性劳损、感受风寒湿邪侵袭病史。

(2)腰痛。有数周或数月的腰痛史，可反复发作，疼痛程度有较大的个体差异，多数患者休息后症状可减轻，重者卧立不安，咳嗽、喷嚏等腹压增高时疼痛剧烈。

(3)下肢放射痛。多数为一侧下肢放射痛，疼痛沿坐骨神经放射到大腿后侧、小腿外侧、足外侧及足跟等部位。双侧突出时两侧下肢交替发作，中央型突出则出现马尾神经症状。

(4)感觉障碍。受累神经根支配区域早期有感觉过敏，日久可见感觉迟钝、麻木等。中央型突出可有马鞍区麻痹，重者出现大小便失禁。

(二)体征

1.脊柱外观

腰部僵硬，功能性脊柱侧弯，腰椎生理前凸减弱或消失，部分患者脊柱呈后凸畸形。

2.脊柱侧弯

多数患者有不同程度的脊柱侧弯，其侧弯与突出物的位置有关。突出物位于神经根的腋部(腋下型)，脊柱往往向健侧侧凸；突出物位于神经根上方(肩上型)，脊柱则向患侧侧凸。

3.功能障碍

前屈受限明显，后伸受限较少。侧弯则根据突出方向而出现疼痛或受限，一般弯向凹侧，疼痛减轻，弯向凸侧，疼痛将加重。

4.压痛点

椎间盘突出相应节段的同侧椎间旁深压痛，用力按压则下肢放射性痛、麻症状加剧。

5.踇趾背伸、跖屈肌力改变

$L_4 \sim L_5$ 椎间盘突出，踇趾背伸肌力减弱或消失；$L_5 \sim S_1$ 椎间盘突出，踇趾跖屈肌力减弱或消失。

6.腱反射改变

$L_3 \sim L_4$ 椎间盘突出，膝腱反射减弱或消失；$L_5 \sim S_1$ 椎间盘突出，跟腱反射减弱或消失。

7.皮肤感觉改变

$L_4 \sim L_5$ 椎间盘突出，小腿前外侧、足内皮肤感觉减退或消失；$L_5 \sim S_1$ 椎间盘突出，外踝部、足外侧皮肤感觉减退或消失；马尾神经受压，则马鞍区感觉减退或消失。

8.其他

屈颈试验阳性；挺腹试验阳性；直腿抬高试验及加强试验阳性。

(三)辅助检查

1.X线片检查

正位片可显示腰椎侧凸；侧位片可见腰椎生理前凸消失，病变的椎间隙可能变窄，相邻椎体边缘有骨赘增生。可排除腰椎其他病变，如结核、肿瘤、骨折、腰骶先天畸形等。

2.CT检查

采用CT测定腰椎椎管的形态和管径，对诊断腰椎间盘突出症有重要的价值。可显示出腰、骶神经根受压的因素,椎间盘突出的程度和部位。

3.MRI 检查

采用核磁共振检查可显示突出椎间盘对脊髓硬脊膜、硬脊膜囊及脊髓的受压情况,横断面可观察椎间盘突出的程度及脊髓压迫情况。

三、治疗

(一)治疗原则

舒筋通络,松解粘连,解痉止痛,整复减压。

(二)手法

滚法、按法、揉法、点法、压拨法、捏法、斜扳法、抖腰法、擦法等。

(三)取穴与部位

阿是穴、腰阳关、大肠俞、环跳、居髎、承扶、殷门、委中、承山、阳陵泉、绝骨、丘墟及腰骶部和患肢。

(四)操作

1.舒筋通络

患者俯卧位,术者用滚、按、揉等手法在患者腰脊柱两侧膀胱经及臀部和下肢后外侧施术3～5 min,以腰部为重点。然后医者用双手掌重叠用力,沿脊柱由上至下按压腰骶部,此法作用在于改善血液循环,缓解腰背肌肉痉挛,促进炎症的吸收。时间为 5 min 左右。

2.解痉止痛

患者俯卧位,术者先用拇指指腹或肘尖点、按、揉腰阳关、大肠俞、环跳、居髎、承扶、殷门、委中、承山、阳陵泉、绝骨、丘墟及阿是穴,时间为 5～8 min。以解痉止痛。

3.松解粘连

继上势,用手法牵引或仰卧位机械行骨盆牵引,以拉开椎间隙(若用机械骨盆牵引,宜安排在第一步操作),然后进行腰部侧扳法,以纠正脊柱侧凸,松解突出物与神经根的粘连。根据椎间盘突出的相应节段,术者用双手拇指指腹重叠或肘尖推按,用力方向与脊柱呈 45°向椎间孔方向推按,时间为 5～8 min 左右。以消除突出髓核对周围组织及神经根的刺激,减轻神经根水肿,起到消肿止痛的作用。

4.减压止痛

在上法基础上,做双下肢后伸扳法,使腰部后伸;然后,患者仰卧位,做屈髋屈膝抱臀压腿法,强制性直腿抬高扳法,可根据需要进行向内、向外方向操作。以增加盘外压力,减轻突出物与脊髓和神经根的压力,改善相互关系,使症状得以缓解。

5.整复关节

最后根据突出的部位和程度,可分别选用坐位弯腰旋转扳法、侧卧位斜扳法,以调整后关节紊乱,松解粘连,改变突出物与神经根的位置,增加了椎间盘外周的压力,减轻疼痛,逐步恢复其功能。

6.理筋法

患者取俯卧位,术者用点、按、揉、弹拨手法沿腰部及患侧坐骨神经分布区操作,时间为2～3 min左右。以改善局部组织的血液循环,促进因损伤所致炎症的吸收,进而使萎缩的肌肉和麻痹的神经组织逐渐恢复功能。

四、注意事项

（1）治疗期间睡硬板床，以减少椎间盘承受的压力。

（2）注意腰部保暖，可用腰围加强腰背部的保护。

（3）腰椎间盘中央型突出一般不宜做重手法和后伸扳法，治疗时应注意马鞍区症状，当出现麻痹时应尽快手术治疗。

（4）注意起卧床和坐立姿势，以减轻腰部负重。

（蔡国滢）

第五节　急性腰扭伤

急性腰扭伤是指劳动或运动时腰部肌肉、筋膜、韧带、椎间小关节、腰骶关节的急性损伤，多为突然承受超负荷牵拉或扭转等间接外力所致。俗称"闪腰""岔气"。急性腰扭伤是临床中常见病、多发病。多见于青壮年和体力劳动者，平素缺少体力劳动锻炼的人，或偶尔运动时，用力不当亦易发生损伤。男性多于女性。急性腰扭伤若处理不当，或治疗不及时，可造成慢性劳损。

一、病因病理

造成急性腰扭伤的因素常与劳动强度、动作失误、疲劳，甚至气候、季节有关。大部分患者能清楚讲述受伤时的体态，指出疼痛部位。下列因素易造成腰部损伤：腰部用力姿势不当，如在膝部伸直弯腰提取重物时，重心距离躯干中轴较远，因杠杆作用，增加了肌肉的承受力，容易引起腰部肌肉的急性扭伤。行走失足，行走不平坦的道路或下楼梯时不慎滑倒，腰部前屈，下肢处于伸直位时，亦易造成腰肌筋膜的扭伤或撕裂。动作失调，两人搬抬重物，动作失于协调，身体失去平衡，重心突然偏移，或失去控制，致使腰部在肌肉无准备情况下，骤然强力收缩，引起急性腰扭伤。对客观估计不足，思想准备不够，如倒水、弯腰、猛起，甚至打喷嚏等无防备的情况下，也可发生"闪腰岔气"等。

腰部肌肉、筋膜、韧带和关节的急性损伤可单独发生，亦常合并损伤，但不同组织的损伤其临床表现又不完全相同。急性腰扭伤临床常见于急性腰肌筋膜损伤、急性腰部韧带损伤和急性腰椎小关节紊乱等。

本病属中医"筋节伤""节错证"范畴。腰脊为督脉和足太阳经脉所过，经筋所循，络结汇聚，脏腑之维系，运动之枢纽。凡跌仆、闪挫、扭旋撞击，伤及腰脊，筋络受损，或筋节劳损，气滞血淤，筋拘节错，致使疼痛剧烈，行动牵掣。

二、诊断

（一）急性腰肌筋膜损伤

急性腰肌筋膜损伤是一种较常见的腰部外伤，多因弯腰提取重物用力过猛，或弯腰转身突然闪扭，致使腰部肌肉强烈的收缩，而引起腰部肌肉和筋膜受到过度牵拉、扭挫损伤，严重者甚至撕裂。本病属于中医伤科跌仆闪挫病证。其损伤因受力大小不同，组织损伤程度亦不一样，筋膜损伤,累及血脉,造成局部瘀血凝滞,气机不通,产生瘀血肿胀、疼痛、活动受限等表现。临床以骶棘肌骶骨起点部骨膜撕裂,或筋膜等组织附着点撕裂多见。

1.症状

有明显损伤史,患者常感到腰部有一响声或有组织"撕裂"感疼痛。伤后即感腰部一侧或两侧疼痛,疼痛多位于腰骶部,可影响到一侧或两侧臀部及大腿后部;轻伤者,损伤当时尚能坚持继续劳动,数小时后或次日症状加重,重伤者,损伤当时即不能站立,腰部用力、咳嗽、喷嚏时疼痛加剧;活动受限。患者不能直腰、俯仰、转身,动则疼痛加剧。患者为减轻腰部疼痛,常用两手扶住并固定腰部。

2.体征

肌痉挛,肌肉、筋膜和韧带撕裂可引起疼痛,引起肌肉的保护性痉挛,腰椎生理前凸减小;不对称性的肌痉挛引起脊柱生理性侧弯等改变;压痛,损伤部位有明显的局限性压痛点,常见于腰骶关节、第3腰椎横突尖和髂嵴后部,可伴有臀部及大腿后部牵涉痛;功能障碍,患者诸方向的活动功能均明显受限;直腿抬高、骨盆旋转试验可呈阳性。

3.辅助检查

X线检查一般无明显异常。可排除骨折、骨质增生、椎间盘退变等。

(二)急性腰部韧带损伤

1.症状

有明显外伤史;伤后腰骶部有撕裂感、剧痛,弯腰时疼痛加重、疼痛可放散到臀部或大腿外侧。

2.体征

(1)肿胀:局部可见有肿胀,出血明显者有瘀肿。

(2)肌肉痉挛:以损伤韧带两侧的骶棘肌最为明显。

(3)压痛:伤处压痛明显,棘上韧带损伤压痛浅表,常跨越两个棘突及以上;棘突间损伤压痛较深,常局限于两个棘突之间;髂腰韧带损伤压痛点常位于该韧带的起点处深压痛;单个棘突上浅压痛常为棘突骨膜炎。有棘上、棘间韧带断裂者,触诊可见棘突间的距离加宽。

(4)活动受限:尤以腰部前屈、后伸运动时最为明显。

(5)普鲁卡因局封后疼痛减轻或消失,也可作为损伤的诊断性治疗方法之一。

3.辅助检查

严重损伤者应做X线片检查,以排除骨折的可能性。

(三)急性腰椎后关节滑膜嵌顿

1.症状

有急性腰部扭闪外伤史,或慢性劳损急性发作;腰部剧痛,精神紧张,不能直立或行走,惧怕任何活动;腰部不敢活动,稍一活动疼痛加剧。

2.体征

(1)体位:呈僵直屈曲的被动体位,腰部正常生理弧度改变,站、坐和过伸活动时疼痛加剧。

(2)肌痉挛:两侧骶棘肌明显痉挛,重者可引起两侧臀部肌肉痉挛。

(3)压痛:滑膜嵌顿的后关节和相应椎间隙有明显压痛,一般无放射痛。棘突无明显偏歪。

(4)功能障碍:腰部紧张、僵硬,各方向活动均受限,尤以后伸活动障碍最为明显。

3.辅助检查

X线检查可见脊柱侧弯和后凸,两侧后关节不对称,椎间隙左右宽窄不等。可排除骨折及其他骨质病变。

三、治疗

(一)治疗原则

舒筋活血,散瘀止痛,理筋整复。

(二)手法

一指禅推法、滚法、按法、揉法、弹拨法、擦法、抖腰法、腰部斜扳法。

(三)取穴与部位

阿是穴、肾俞、大肠俞、命门、三焦俞、秩边、委中等穴位,腰骶部及督脉腰段。

(四)操作

1.急性腰肌筋膜损伤

(1)患者取俯卧位。用一指禅推法和滚法在腰脊柱两侧往返操作3～4遍,以放松腰部肌肉。然后在伤侧顺竖脊肌纤维方向用滚法操作,配合腰部后伸被动活动,幅度由小到大,手法压力由轻到重。时间5～8 min。

(2)继上势,用一指禅推法、按揉法在压痛点周围治疗,逐渐移至疼痛处做重点治疗。时间为5 min左右。

(3)继上势,按揉肾俞、大肠俞、命门、秩边、环跳、委中、阿是穴等穴位,以酸胀为度,在压痛点部位做弹拨法治疗,弹拨时手法宜柔和深沉。时间为5 min左右。

(4)继上势,在损伤侧沿竖脊肌纤维方向用直擦法,以透热为度。患者侧卧位,患侧在上做腰部斜扳法。

2.急性腰部韧带损伤

急性腰部韧带损伤主要是指棘上韧带、棘间韧带和髂腰韧带在外力作用下,导致的撕裂损伤,使韧带弹性和柔韧性降低或松弛。是引起腰背痛的常见原因之一。以腰骶部最为多见。

正常情况下,腰部韧带皆由骶棘肌的保护而免受损伤。当腰椎前屈$90°$旋转腰部时,棘上韧带和棘间韧带所承受的牵拉力最大,此时突然过度受力,如搬运重物,或用力不当等,超越了韧带的负荷能力,则出现棘上韧带、棘间韧带或髂腰韧带的损伤。此外,腰脊柱的直接撞击也可引起韧带损伤。轻者韧带撕裂,重者韧带部分断裂或完全断裂。可因局部出血、肿胀、炎性物质渗出,刺激末梢神经而产生疼痛。临床上以L_5～S_1间韧带损伤最为多见,其次为髂腰韧带L_1～L_5间韧带损伤。

(1)患者取俯卧位:用按揉法和滚法在腰脊柱两侧往返操作3～4遍,然后在伤侧顺竖脊肌纤维方向用㨰法操作,以放松腰部肌肉。时间3～5 min。

(2)继上势,用一指禅推法、按揉法在韧带损伤节段脊柱正中线上下往返治疗,结合指摩、指揉法操作。时间5～8 min。

(3)继上势,点按压痛点,可配合弹拨法操作,对棘上韧带剥离者,用理筋手法予以理筋整复。时间3～5 min。

(4)继上势,在损伤节段的督脉腰段用直擦法,以透热为度。对髂腰韧带损伤者,加用侧卧位,做患侧在上的腰部斜扳法。

3.急性腰椎后关节滑膜嵌顿

急性腰椎后关节滑膜嵌顿亦称腰椎后关节紊乱症或腰椎间小关节综合征。是指腰部在运动过程中,由于动作失误或过猛,后关节滑膜被嵌顿于腰椎后关节之间所引起的腰部剧烈疼痛。本病为急性腰扭伤中症状最重的一种类型。以 L_4、L_5 后关节最为多见,其次为 L_5、S_1 和 L_2、L_1 后关节。其发病年龄以青壮年为多见,男性多于女性。

腰椎后关节为上位椎骨的下关节突及下位椎骨的上关节突所构成。每个关节突是互成直角的两个面,一是冠状位,一是矢状位,所以侧弯和前后屈伸运动的范围较大。腰骶关节,则为小关节面介于冠状和矢状之间的斜位,由直立面渐变为近似水平面,上下关节囊较宽松,其屈伸和旋转等活动范围增大。当腰椎前屈时,其后关节后缘间隙张开,使关节内产生负压,滑膜被吸入关节间隙,此时如突然起立或旋转,滑膜来不及退出而被嵌顿在关节间隙,形成腰椎后关节滑膜嵌顿。由于滑膜含有丰富的感觉神经末梢,受嵌压后即刻引起剧痛,并引起反射性肌痉挛,使症状加重。

(1)患者取俯卧位:用按揉法和滚法在患者腰骶部治疗。时间 5～8 min。

(2)继上势,根据滑膜嵌顿相应节段,在压痛明显处用按揉法操作,手法先轻柔后逐渐深沉加重,以患者能忍受为限。时间 3～5 min。

(3)继上势,术者双手握住其踝部,腰部左右推晃 10～20 次,幅度由小至大,然后抖腰法操作 3～5 次,以松动后关节,有利于嵌顿的滑膜自行解脱。

(4)解除嵌顿:在上述治疗的基础上,可选用以下方法操作。①斜扳法:患者侧卧位,伸下腿屈上腿,对滑膜嵌顿位于上腰段的,按压臀部用力宜大;对滑膜嵌顿位于下腰段的,推扳肩部用力宜大;对滑膜嵌顿位于中腰段的,按压臀部和推扳肩部两手用力应相等。左右各扳 1 次,不要强求"咯嗒"声响。②背法:具体操作见背法。

(5)沿督脉腰段用直擦法,以透热为度。

四、注意事项

(1)患者注意睡硬板床,避免腰部过度活动,以利于损伤的恢复。

(2)注意腰部保暖,必要时可用腰围加以保护。

(3)缓解期应加强腰背肌功能锻炼,有助于巩固疗效。

(蔡国滢)

第六节　慢性腰肌劳损

慢性腰肌劳损系指腰部肌肉、筋膜、韧带等组织的慢性疲劳性损伤,又称慢性腰部劳损、腰背肌筋膜炎等。本病好发于体力劳动者和长期静坐缺乏运动的文职人员。

一、病因病理

引起慢性腰肌劳损的主要原因是长期从事腰部负重、弯腰工作,或长期维持某一姿势操作等,引起腰背肌肉筋膜劳损。或腰部肌肉急性扭伤之后,没有得到及时有效的治疗,或治疗不彻底,或反复损伤,迁延而成为慢性腰痛。或腰椎有先天性畸形和解剖结构缺陷,如腰椎骶化、先天性隐性裂、腰椎滑移等,引起腰脊柱平衡失调,腰肌功能下降,造成腰部肌肉筋膜的劳损。其病理表现为肌筋膜渗出性炎症、水肿、粘连、纤维变性等改变,刺激脊神经后支而产生持续性腰痛。

中医认为,平素体虚,肾气亏虚,劳累过度,或外感风、寒、湿邪,凝滞肌肉筋脉,以致气血不和,肌肉筋膜拘挛,经络阻滞而致慢性腰痛。

二、诊断

(一)症状

(1)有长期腰背部酸痛或胀痛史,时轻时重,反复发作。

(2)天气变化,劳累后腰痛加重,经休息后,或适当活动、改变体位后可减轻。

(3)腰部怕冷喜暖,常喜欢用双手捶腰或做叉腰后伸动作,以减轻疼痛。

(4)少数患者有臀部及大腿后外侧酸胀痛,一般不过膝。

(二)体征

(1)脊柱外观正常,腰部活动一般无明显影响。急性发作时可有腰部活动受限、脊柱侧弯等改变。

(2)腰背肌轻度紧张,压痛广泛,常在一侧或两侧骶棘肌、髂嵴后部、骶骨背面及横突处有压痛。

(3)神经系统检查多无异常。直腿抬高试验多接近正常。

(三)辅助检查

X线检查一般无明显异常。部分患者可见脊柱生理弧度改变、腰椎滑移、骨质增生等;有先天畸形或解剖结构缺陷者,可见第5腰椎骶化、第1骶椎腰化、隐性脊柱裂等。

三、治疗

(一)治疗原则

舒筋通络,活血止痛。

(二)手法

滚法、推法、按法、揉法、点法、弹拨法、擦法等。

(三)取穴与部位

肾俞、命门、大肠俞、关元俞、秩边、环跳、委中、阿是穴,腰背部和腰骶部。

(四)操作

(1)患者取俯卧位,术者用滚法或双手掌推、按、揉腰脊柱两侧的竖脊肌。时间约 5 min。

(2)继上势,用拇指点按或按揉、弹拨竖脊肌数遍。再用拇指端重点推、按、拨、揉压痛点。时间约 5 min。

(3)继上势,用双手指指端或指腹按、揉、振肾俞、命门、大肠俞、关元俞、秩边、环跳、委中等穴,每穴各半分钟。

(4)继上势,沿督脉腰段及两侧膀胱经用直擦法,横擦腰骶部,以透热为度。

四、注意事项

(1)保持良好的姿势,注意纠正习惯性不良姿势,维持腰椎正常的生理弧度。

(2)注意腰部保暖,防止风寒湿邪侵袭。

(3)注意劳逸结合,对平素体虚,肾气亏虚者配合补益肝肾的中药治疗。

五、功能锻炼

(一)腰部前屈后伸运动

两足分开与肩同宽站立,两手叉腰,做腰部前屈、后伸各 8 次。

(二)腰部回旋运动

姿势同前。做腰部顺时针、逆时针方向旋转各 8 次。

(蔡国滢)

第七节　腰椎退行性脊柱炎

腰椎退行性脊柱炎是指以腰脊柱椎体边缘唇样增生和小关节的肥大性改变为主要病理变化的一种椎骨关节炎,故又称"增生性脊柱炎""肥大性脊柱炎""脊椎骨关节炎""老年性脊柱炎"等。本病起病缓慢,病程较长,症状迁延,多见于中老年人,男性多于女性。体态肥胖、体力劳动者及运动员等发病则偏早。其临床特征主要表现为慢性腰腿疼痛。

一、病因病理

本病分为原发性和继发性两种。原发性为老年生理性退变,人到中年,随着年龄的增长人体各组织器官逐渐衰退,骨质开始出现退行性改变。这种改变主要表现在机体各部组织细胞所含水分和胶质减少,而游离钙质增加,其生理功能也随之衰退,腰椎椎体边缘形成不同程度的骨赘,椎间盘发生变性,椎间隙变窄,椎间孔缩小,椎周组织反应性变化刺激或压迫周围神经,而引起腰腿疼痛。继发性常由于各种损伤、慢性炎症、新陈代谢障碍,或内分泌紊乱等因素,影响到骨关节软骨板的血液循环和营养供给,从而导致软骨的炎性改变和软骨下骨反应性骨质增生,而引起腰腿痛。本病主要的病理机制为关节软骨的变性、椎间盘的退行性改变。人体在中壮年以后,椎体周围关节的软骨弹性降低,其边缘、关节囊、韧带等附着处,逐渐形成保护性的骨质增生。椎间盘退变表现为髓核内的纤维组织增多,髓核逐渐变性,椎间盘萎缩,椎间隙变窄,椎间孔变小,又加速了髓核和纤维环的变性。椎间盘退变使脊柱失去椎间盘的缓冲,椎体前、后缘应力增加,所受压力明显增大,椎体两端不断受到震荡、冲击和磨损,引起骨质增生。椎体受压和磨损的时间越长,骨质增生形成的机会越多。此外,在椎间盘变性的同时,也会发生老年性的骨质疏松现象,削弱了椎体对压力的承重负荷能力。本病属中医"骨痹""骨萎证"范畴。中医认为本病与年龄及气血盛衰、筋骨强弱有关。人过中年,内因肝肾亏虚,骨失充盈,筋失滋养;外因风寒湿邪客于脊隙筋节,或因积劳成伤,气血凝滞,节窍粘结,筋肌拘挛,脊僵筋弛而作痛,每遇劳累即发,病程缠绵。

二、诊断

(一)症状

(1)发病缓慢,45 岁以后逐渐出现腰痛,缠绵持续,60 岁以后腰痛反而逐渐减轻。

（2）一般腰痛并不剧烈，仅感腰部酸痛不适，活动不太灵活，或有束缚感。晨起或久坐起立时腰痛明显，而稍事活动后疼痛减轻，过度疲劳、阴雨天气或受风寒后症状又会加重。

（3）腰痛有时可牵涉至臀部及大腿外侧部。

（二）体征

（1）腰椎弧度改变，生理前凸减小或消失，明显者可见圆背。

（2）两侧腰肌紧张、局限性压痛，有时腰椎棘突有叩击痛。臀上皮神经和股外侧皮神经分布区按之酸痛。

（3）急性发作时腰部压痛明显，肌肉痉挛，脊柱运动受限。

（4）直腿抬高试验、后伸试验可呈阳性。

（三）辅助检查

X线片检查可显示腰椎体边缘骨质增生、唇样改变或骨桥形成。椎间隙变窄或不规则，关节突模糊不清，可伴有老年性骨萎缩。

三、治疗

（一）治疗原则

行气活血，舒筋通络。

（二）手法

滚法、按法、揉法、点法、弹拨法、扳法、摇法、擦法等。

（三）取穴和部位

命门、阳关、气海俞、大肠俞、关元俞、夹脊、委中等穴及腰骶部。

（四）操作

（1）患者取俯卧位。术者用滚法、按揉法在腰部病变处、腰椎两侧膀胱经及腰骶部往返操作，可同时配合下肢后抬腿活动，手法宜深沉。时间5～8 min。

（2）继上势，用拇指按命门、阳关、气海俞、大肠俞、关元俞等穴，叠指按揉或掌根按脊椎两旁夹脊穴。时间5～8 min。

（3）有下肢牵涉痛者，继上势，在臀部沿股后肌群至小腿后侧，大腿外侧至小腿外侧用滚法、按揉法、捏法、拿法操作，并按揉、点压委中、承山、阳陵泉等穴位。时间5～8 min。

（4）继上势，在腰部边用滚法，边做腰部后伸扳法操作，然后改为侧卧位，做腰部斜扳法，左右各1次，以调整脊柱后关节。

（5）患者俯卧位，沿督脉腰段及脊柱两侧夹脊穴用掌擦法，腰骶部用横擦法治疗，以透热为度。然后患者仰卧位，做屈髋屈膝抖腰法，结束治疗。

四、注意事项

（1）对骨质增生明显或有骨桥形成者，老年骨质疏松者，伴有椎体滑移者，不宜用扳法。

（2）有腰椎生理弧度变直或消失者，可采用仰卧位腰部垫枕；对腰椎生理弧度增大者，可采用仰卧位臀部垫枕，以矫正或改善其生理弧度。

（3）注意腰部保暖，慎防受风寒湿邪侵袭。注意适当的功能锻炼。

（蔡国滢）

第十二章　临床常用中药

第一节　栓　剂

一、概念

栓剂是指药物与适宜的基质混合后制成的,具有一定形状,专供腔道给药的固体制剂。药物可溶解、乳化或混悬于基质中。

有肛门栓、阴道栓、鼻腔栓、尿道栓等。

二、特点

(1)药物不受胃肠道 pH 值或酶的破坏而失去活性。

(2)可避免刺激性药物对胃肠道黏膜的刺激。

(3)可部分避免肝脏的首过效应,并可减少药物对肝脏的毒副作用。

(4)直肠吸收比口服吸收影响因素少。

(5)便于不能或不愿吞服药物的患者使用。

(6)可发挥全身或局部治疗作用。

(7)不足之处是使用不便。

三、直肠给药药物吸收途径及影响药物吸收的因素

(一)药物吸收途径

(1)直肠上静脉→门静脉→肝脏→全身(30%～50%,栓剂距肛门 6 cm 处)。

(2)直肠下静脉及肛门静脉→髂内静脉→下腔静脉→全身(50%～70%,栓剂距肛门2 cm 处)。

(3)直肠淋巴系统吸收。

(二)影响药物吸收的因素

1.生理因素

(1)直肠处是否有粪便将影响药物扩散及药物与吸收黏膜的接触,空直肠吸收效果好于有粪便的直肠。

(2)栓剂纳入直肠的深度影响药物的吸收。

(3)直肠黏膜的 pH 值对药物的吸收起重要作用,一般直肠黏液的 pH 值为 7.4,且无缓冲能力。在环境 pH 值下,药物不解离,吸收好;解离,吸收差。

2.基质因素

栓剂纳入腔道后,首先必须使药物从基质中释放出来并溶解在分泌液中,才能穿过生物膜被吸收。但由于基质性质不同,释药速度也不同。一般来讲药物从基质中释放速度如下。

O/W 型乳剂基质＞水溶性基质＞油脂性基质。

3.药物因素

(1)在人体分泌液中的溶解度:溶解度大的药物,吸收好;溶解度小的药物,吸收差。

(2)粒度:对一些难溶性药物而言,粒度越小,其比表面积越大,吸收越快。

(3)脂溶性与解离度:当药物接触肠壁时,脂溶性药物吸收好。非解离型的药物比解离型的药物吸收好。

四、基质

(一)质量要求

(1)基质在体外(室温下)要有一定的硬度,在体内(37 ℃左右)易软化、熔化或溶解。

(2)基质不应与药物发生反应,不影响药物的吸收及含量测定,对黏膜无刺激性。

(3)对于起局部治疗作用的栓剂基质释药应缓慢,起全身治疗作用的栓剂基质释药应迅速。

(4)熔点与凝固点较近,具有一定的润湿或乳化能力,能吸收水分或与水分相混合。

(二)常用基质

1.油脂性基质

(1)天然油脂:如可可豆脂、香果脂、乌桕脂等。

(2)半合成或全合成脂肪酸甘油酯:如半合成椰子油酯、全合成混合脂肪酸酯等。

(3)氢化植物油类:如氢化棉籽油、氢化椰子油等。

2.水溶性基质

(1)甘油明胶:本品系用明胶、甘油及水按一定比例混合制成的基质,三者比例不同,所制基质的软硬度也不同。

(2)混合聚乙二醇类(PEG)

栓剂中除药物、基质外,有时还需加入一些附加剂,如吸收促进剂、抗氧剂、增塑剂、防腐剂等。

五、制法

一般有搓捏法、冷压法及热熔法三种。

(一)搓捏法

药物+基质→混匀(可塑团块)→置瓷板上,用保鲜膜包裹后搓揉,使成圆柱体→分剂量→捏成适宜的形状。

本法适用于油脂性基质栓剂的少量制备。

(二)冷压法

药物+基质→研匀→冷却→制成粉粒→置制栓机中→压制成所需要的形状。

本法适用于油脂性基质栓剂的大量生产。

(三)热熔法

药物加入已熔化的基质中→注入栓模→冷凝→切去多余部分→脱模。

本法适用于油脂性或水溶性基质栓剂,既可少量制备,也可大量生产。

本法在注模前栓模上需涂润滑剂,以便于脱模(油脂性基质涂水溶性润滑剂,水溶性基质涂油脂性润滑剂)。

六、置换价

（一）概念

置换价系指药物重量与同体积基质重量的比值。置换价在栓剂生产中对保证投料的准确性有重要意义。

（二）置换价的计算

$$f=W/[G-(M-W)]$$

f:置换价;G:纯基质栓每粒平均重;M:含药栓每粒平均重;W:含药栓中每粒平均含药量;(M-W):含药栓中基质的重量;[G-(M-W)]:空白栓与含药栓两种栓剂中基质的重量之差（即与药物同体积的基质重量）。

由上式可得,每粒含药栓剂所需基质的理论用量为:

$$X=M-W=G-W/f$$

（方凌云）

第二节 　胶囊剂

一、概述

（一）概念

将药物装在硬胶囊壳或软胶囊皮中所制成的固体制剂。包括硬胶囊剂、软胶囊剂（胶丸），其中各自又可分为普通胶囊、缓释胶囊、控释胶囊、肠溶胶囊等。

(1)硬胶囊剂主要装填粉末状、细小颗粒状、微丸类药物。

(2)软胶囊剂主要装填半固体状、油状液体类药物。

（二）特点

1. 优点

(1)可掩盖药物的不良臭味,便于服用。

(2)崩解时限与溶出速率比片剂、丸剂快。

(3)能提高药物的稳定性。

(4)可以获得速效、长效及定位释放制剂。

2. 缺点

(1)药物的水溶液或稀酒精溶液不能制成胶囊剂。因为水溶液、稀酒精溶液能溶解胶囊壳或胶囊皮。

(2)易溶于水且刺激性大的药物不能制成胶囊剂,否则胶囊剂在胃中崩解后,因局部药物浓度过高而对胃黏膜产生强烈的刺激作用。

(3)易风化(失水)或易潮解(吸水)的药物不能制成硬胶囊剂,前者可使囊壳软化,后者可使囊壳脆裂。

二、硬胶囊剂

（一）囊壳的组成

硬胶囊囊壳主要由明胶（有 A 型、B 型等规格）、增塑剂、遮光剂、着色剂等组成。

（二）囊壳的规格

000、00、0、1、2、3、4、5 号（共 8 种规格）。号码数越大，容积越小（5 号最小）。

（三）药物的处理

一般均要加辅料制成适宜的颗粒或微丸进行装填，必要时还需加润滑剂和助流剂，其主要目的是增加物料的流动性，减小吸湿性。少数流动性好、吸湿性小的物料可直接用粉末装填。

几种常见药物的处理如下。

1. 剂量小的药物（如毒剧药）及贵细药

直接粉碎后用适宜的稀释剂稀释，制粒，装填。

2. 剂量大的药物

可部分或全部提取、分离、精制后，用适宜方法制粒，装填。

3. 挥发油或挥发性成分

应先用吸收剂吸收（或包结）后，在装填前加入到其他粉末或颗粒中，混匀，装填。

囊帽与囊体的套合方式有平口与锁口两种，如使用平口胶囊，为防药物泄漏或避免外界因素对药物的影响，常需进行封口处理。

三、软胶囊剂

（一）囊皮的组成

软胶囊囊皮也是由明胶、增塑剂、防腐剂、遮光剂、着色剂等组成的。

（二）对充填药物的要求

软胶囊囊皮内可充填各种油类或对明胶无溶解作用的液体药物（包括药物溶液或混悬液），也可充填半固体药物，甚至还可充填固体粉末或颗粒。

（三）制法

1. 压制法

压制法又称模压法（有缝胶丸）。

将以明胶为主的软质囊材制成厚薄均匀的胶片，药液置于两胶片之间，用钢板模或旋转模压制而成，模的形状可为椭球形、球形或其他形状（决定成品的形状）。

（1）小量生产时，用压丸模手工压制。

（2）大量生产时，常采用自动旋转轧囊机。

2. 滴制法（无缝胶丸）

囊材胶液和药物油溶液为互不相溶的两相，由滴制机喷头使两相按不同速度喷出，一定量的胶液将定量的油状液滴包裹后，滴入另一种不相混溶的液体冷却剂中，胶液接触冷却剂后，由于表面张力作用而形成圆球，并逐渐凝固成软胶囊。

（方凌云）

第三节　颗粒剂

一、概念

中药颗粒剂是指中药提取物或/和中药细粉与适宜的辅料混合以后所制成的干燥颗粒状制剂(少数为块状)。用时加开水冲服,有时也可吞服。

二、特点

(一)优点

(1)兼具固体制剂和液体制剂的优点,服用、贮藏、运输方便,起效迅速。

(2)剂量小,口感好,患者的依从性好。

(3)制备工艺比较简单。

(二)缺点

容易吸潮,必须密闭包装贮存。

三、分类

(一)按溶解性能分

1.可溶性颗粒剂

水溶性颗粒、醇(酒)溶性颗粒。

2.混悬性颗粒剂

加开水搅拌后,呈混悬状。

3.泡腾性颗粒剂

这类颗粒剂中含有枸橼酸或酒石酸与碳酸氢钠等泡腾崩解剂,遇水时产生二氧化碳气体,呈泡腾状。泡腾性颗粒剂又可分为可溶性颗粒与混悬性颗粒。

(二)按形状分

(1)颗粒状颗粒剂。

(2)块状颗粒剂。

四、制法

工艺流程:提取→精制→制粒→干燥→整粒→包装。

(一)提取、精制

由于不同的中药含有效成分种类不同及对颗粒剂溶化性的要求不同,可根据情况采用不同的溶剂和方法进行提取,大多数颗粒剂一般采用水提法。为了减少颗粒剂的服用剂量,降低其引湿性,得到提取液后,往往还需进一步精制处理,通常都是采用水提醇沉法精制。

(二)制粒

1.辅料

矫味剂(有的兼具吸湿作用):糖粉(蔗糖)、甜菊苷、阿斯巴甜等。

稀释剂:糊精(应选用高溶性糊精)、中药细粉(混悬性颗粒剂常用中药细粉作稀释剂,尤其是处方中的贵细药)。

泡腾崩解剂：枸橼酸或酒石酸、碳酸氢钠。

2.制粒方法（一般采用湿法制粒）

（1）稠浸膏制粒：糖粉 3～4 份＋糊精 1 份＋稠膏 1 份→制成软材（用 50％～70％酒精调节润湿度）→挤出法制粒（10～12 目）。

（2）稠浸膏与部分中药细粉混合制粒：将部分中药粉碎成细粉（往往是贵细药或粉性强的药），加入适量糖粉，混匀，再加入稠浸膏→制软材→制颗粒（10～12 目）。

（3）干浸膏制粒：将干浸膏粉碎成细粉，加适量糖粉与糊精，用一定浓度的酒精为润湿剂→制软材→制颗粒（10～12 目）；或将稠浸膏加适量糊精及糖粉，混匀，制得块状物，于 60 ℃～70 ℃干燥，直接粉碎成一定大小的颗粒；或将干浸膏粉碎成细粉，加适量糖粉与糊精，流化制粒。此法称为一步制粒法，省工、省时，且颗粒大小均匀一致。

（3）干燥：湿粒制成后，应迅速干燥，放置过久，湿粒易黏结成块或变形。干燥的温度一般以 60 ℃～80 ℃为宜。

（4）整粒：是指用与制粒时相同筛号的筛子或比制粒时稍细点的筛子将干颗粒重新过筛一次，将粘结成疏松块状物的颗粒重新分开，并剔除过分粗大的颗粒或硬块，同时，用 60 目左右的筛子筛去其中的细粉，使颗粒外观均匀一致（筛下的细粉可置下一批重新制粒）。

（方凌云）

第四节　气雾剂和喷雾剂

一、气雾剂

（一）概念

将药物与抛射剂同封于耐压容器中，使用时借抛射剂的压力将内容物喷出的制剂。喷出物可以是雾状、糊状或泡沫状。

（二）分类

1.按分散系统分

（1）二相气雾剂：气＋液（"气"为抛射剂的蒸气；"液"为药物溶解于抛射剂液体中所形成的溶液。）——溶液型气雾剂。

（2）三相气雾剂

1）双层气雾剂：气＋液＋液（"气"同上；"液"为抛射剂液体和药物的水溶液或水性液体）——溶液型气雾剂。

2）粉末型气雾剂：气＋液＋固（"气"同上；"液"为抛射剂液体；"固"为混悬于抛射剂液体中的药物细粉）——混悬液型气雾剂。

3）泡沫型气雾剂：气＋O/W 或 W/O 型乳剂（"气"同上；抛射剂液体与水性液体乳化后形成乳剂，药物溶于水相或油相中）——乳浊液型气雾剂。

2.按用途分

（1）吸入性气雾剂：将药物溶解或以微粒/微滴形式分散在抛射剂中，通过呼吸系统吸入而发挥局部或全身治疗作用。

（2）体表及黏膜用气雾剂：前者供体表用，起到保护创面，清洁消毒，局部麻醉，止血止痛等作用，如云南白药气雾剂；后者用于腔道，如鼻腔、口腔等。

（3）空间消毒与杀虫用气雾剂。

（三）特点

（1）能直达病灶部位或吸收部位，奏效快，剂量小，特别适用于哮喘等病症。

（2）药物装在密闭的容器中，避免了与空气、水分的接触，提高了药物的稳定性，并可长时间保持无菌状态。

（3）使用时可以避免减少局部机械刺激作用。

（4）既能起局部治疗作用，又能发挥全身治疗作用。

（5）生产成本较高，要有耐压容器及特殊的生产设备。

（四）吸收途径与吸收机制

体表与黏膜用气雾剂（外用气雾剂）主要靠皮肤和黏膜吸收。而吸入性气雾剂主要靠肺泡吸收。气雾剂吸收的机制主要是被动扩散。

（五）影响吸入性气雾剂药物吸收的因素

（1）药物要有一定的脂溶性，药物在肺部的吸收速度与药物的脂溶性成正比。

（2）药物的吸收速度与分子大小成反比，分子大，吸收速度慢；分子小，吸收速度快。

（3）与雾化粒子大小有关，雾化粒子小，则易吸收（$3\sim10\ \mu m$ 的雾化粒子多沉积于支气管，$2\ \mu m$ 以下者方能到达肺泡。一般气雾剂药物粒径控制在 $1.5\sim5\ \mu m$），但并非越小越好，粒径过小，进入肺泡后又可随呼气排出体外。

（六）气雾剂的组成

气雾剂由药物与附加剂、抛射剂、耐压容器和阀门系统四部分组成。雾滴或雾粒大小与抛射剂类型、压力大小、阀门和推动钮类型、药液黏度等有关。

1. 耐压容器（剂型的组成部分）

（1）金属容器：抗压力、抗撞击性能好，但不耐腐蚀。为避免腐蚀，常在金属的内层涂一层聚乙烯或环氧树脂的薄膜。

（2）玻璃容器：耐腐蚀，但耐压、耐撞击性能差。为提高其抗撞击能力，有时在玻璃瓶外面搪有塑料防护层。

（3）塑料容器：耐腐蚀、抗压力、抗撞击性能好，但有穿透性。

2. 阀门系统（有普通阀门和定量阀门之分）

由封帽、阀杆、橡胶封圈、定量杯、弹簧、浸入管、推动钮（按钮）等组成。

3. 抛射剂

抛射剂为液化的气体，常温下其蒸气压大于大气压。其作用是在容器内产生一定的压力（气雾剂的动力来源），并可作为药物的溶剂、载体与稀释剂。常用的有：氟氯烷烃类（氟里昂）、碳氢化合物。

4. 药物与附加剂

（1）药物：可以为液体、固体或半固体。

（2）附加剂：潜溶剂、表面活性剂（如润湿剂、增溶剂、乳化剂等）、抗氧剂、助悬剂、防腐剂、矫味剂等。

(七)制法

(1)容器及阀门系统的处理。

(2)药物的配制与分装。

1)溶液型气雾剂

溶液型气雾剂能直接溶于抛射剂的药物,可采用直接溶解法。不能直接溶于抛射剂的药物,要通过潜溶剂,再与抛射剂相混合。将上述药物直接分装在洗净的瓶中或先用潜溶剂溶解后分装在洗净的瓶中。

2)混悬型气雾剂:将不溶于抛射剂的药物粉碎成微粉,直接分装于干净的容器中。

3)乳浊型气雾剂:将药物先制成乳剂,再分装于干净的容器中。

(3)充填抛射剂

1)压入法:将已装好药物的容器,装上阀门系统,压紧封帽,放在高压充气机中,通过高压压入气体状态的抛射剂(抛射剂压入瓶中后,由于压力作用,部分抛射剂会液化)。

优点:设备简单,不需要低温操作。缺点:灌入速度慢。

2)冷灌法:在低温环境中,将已装好药物的容器冷却,立即灌入已冷却至液态的抛射剂,然后装上阀门系统,压紧封帽。

优点:灌入速度快。缺点:需低温环境和低温操作,抛射剂损耗较多。含水产品不宜采用此法充填抛射剂(水会结冰)。

二、喷雾剂

(一)概念

不含抛射剂,借助手动泵的压力或其他方法将内容物以雾状等形态喷出的制剂称为喷雾剂。抛射药物的动力是压缩在容器内的气体。

(二)特点

(1)不含抛射剂,避免对环境的污染。

(2)增加了药物的稳定性,减少了不良反应与刺激性。

(3)简化了生产设备,降低了生产成本,提高了生产安全性。

(4)容器内的压力在使用过程中会逐渐下降,使得雾滴大小和喷射量难以恒定。

(三)分类

(1)按给药途径不同可分为吸入性喷雾剂、外用喷雾剂等。

(2)按给药定量与否可分为定量喷雾剂与非定量喷雾剂。

（方凌云）

第五节　消食药

一、含义

凡以消化饮食积滞为主要作用的药物,称为消食药。

二、作用

消食药具有消食化积,开胃和中。在药性方面,多为平性;在药味方面,消食药均具甘味,但非大甘之品,只淡薄之甘味。在归经方面,均归脾、胃经以治疗食滞证,少数药兼归肝经、肺经、小肠、膀胱经。

三、适应证

消食药适用于食积不化所致的脘腹胀满、嗳气吞酸、恶心呕吐、大便失常,以及脾胃虚弱、消化不良等证。

四、配伍

若宿食停积、脾胃气滞,则配理气药用,以行气导滞;若兼脾胃气虚,则配健脾益胃药用,以标本兼顾、消补并用;若素体脾胃虚寒,则配温里药用,以温运脾阳、散寒消食;若兼湿阻,则配化湿药用,以芳香化湿、醒脾消食;若食积化热,则配苦寒攻下药用,以泻热化积。

五、各药功用提要

(一)山楂、莱菔子

山楂性味酸甘微温。主归脾、胃、肝经。功能消食化积、行气散瘀。主治肉食积滞证、泻痢腹痛、疝气痛、瘀阻胸腹痛、痛经。现代临床中,常单用山楂制剂治疗冠心病、细菌性痢疾、高血压病、高脂血症。

山楂有消积化滞之功,尤善助肉食之消化,故最宜治疗肉食积滞证。因本品性温而能通利气血而止痛,味甘而能缓急止痛,故可用于治泻痢腹痛、疝气痛及瘀阻胸腹痛、痛经等证。

莱菔子功效消食除胀、降气化痰。主治食积气滞证、咳喘痰多、胸闷食少等。因莱菔子味辛能行散、味甘能缓急止痛,故消食化积之中尤善行气消胀,较适宜于食积气滞较明显而见脘腹胀满、腹痛者。又本品能消食开胃而绝生痰之源,又能化痰止咳以治咳痰之标,能降气平喘以平喘息之象,故最适宜于食滞、咳喘痰多之山楂、莱菔子二药,均有较好的消食化积之功。对食积胀满、嗳腐吞酸或腹痛泄泻每多应用。然山楂尤为消油腻肉食积滞之要药,其性微温,又善入血分而活血化瘀,对于产后瘀阻腹痛,恶露不尽也常用;而莱菔子又长降气祛痰,对于痰涎壅盛、气喘咳嗽之实证,常与苏子、白芥子等同用。

此外,近年临床以生山楂治高血压病、冠心病及高脂血症有一定疗效。现代研究认为山楂内服能增加胃中消化酶的分泌、促进消化;又山楂含脂肪酶,可促进脂肪的分解;其次,山楂所含之多种有机酸能提高蛋白酶的活性,使肉食易被消化,故消食之中,尤善治肉食积滞。

(二)鸡内金

鸡内金,即鸡肫里黄皮,其消食积能力强,可消各种食积。为运脾消食之良药,用于治小儿脾虚疳积也有效;又有固精止遗之功,与固涩药同用,对遗尿、遗精等证亦有疗效。此外,鸡内金尚有化坚消石之功,对治结石证,每与金钱草等同用。

(三)神曲、麦芽、谷芽

神曲功能消食和胃。主治饮食积滞证。因兼有和中止泻之功,故尤善治食积肠鸣腹泻者;此外,因其略能解表,故尤宜用于外感兼食滞者。凡丸散剂中有金石、贝壳类药物者,可用神曲糊丸以助消化。

麦芽功能消食健胃、回乳消胀。主治米面薯芋食滞证、乳房胀痛以及肝气郁滞或肝胃不和之胁痛、脘腹痛。尚用于断乳。

谷芽功效消食健胃。专入脾胃,消食之功似麦芽而力较缓,用于治米面薯芋食滞证及脾虚食少者。

(四)药物比较

麦芽、谷芽、神曲三药均有消食化积、和中的作用。同治食积不化、消化不良等证。然三药的区别在于:麦芽善消米、面、薯、芋积滞,又有回乳之功;谷芽善消谷食积滞,作用较麦芽和缓,每与麦芽同用以增强疗效;神曲善消面食积滞,为消食开胃之佳品。

山楂与麦芽:两药味甘,同具消食健胃作用,用于治饮食积滞证。山楂味酸为主,消伐之性较大,其性温通,并能行气止痛,故食积气滞者用之,效力强于麦芽,且善于消化油腻肉食积滞,为治肉食积滞之要药。其行气止痛之功,还可用于治泻痢腹痛、疝气痛等;并能活血散瘀,用于治产后瘀滞腹痛、痛经、瘀滞胸胁痛。麦芽性平和,消伐之性较缓,来源于谷物发芽生成,禀谷气助脾以资运化,善开发胃气以传化物,诚消食健胃之良药,长于消化淀粉性食物,用于治米面薯芋食滞证,脾虚食少者亦常用之配补脾药以开胃进食;此外,麦芽尚有回乳消胀、疏肝解郁之功,可用于断乳乳房胀痛、肝郁胁痛、肝胃气痛。

山楂、麦芽、莱菔子:三药均能消食化滞,用于治饮食积滞证。但山楂还能行气散瘀,有较好的止痛作用,可用于治泻痢腹痛、疝气痛、瘀阻胸腹痛、痛经等。麦芽还能回乳消胀、疏肝解郁,可用于治断乳乳房胀痛证、肝郁胁痛、肝胃不和脘腹痛等。莱菔子还能降气化痰,可用于治咳喘痰多、胸闷食少等。

神曲、麦芽、莱菔子:三药均能消食化滞,用于治食滞证。但神曲因其有和中止泻作用,故治食滞证症见肠鸣腹泻者,用之更宜。因其兼有解表之功,故又善治外感食滞者。麦芽因其善于促进淀粉性食物的消化,故长于治疗米面薯芋食滞证;又因其药性平和,故脾虚食少者也常用之。莱菔子因其消食之中尤善行气消胀,用于治食积气滞脘腹胀痛明显者更宜。

山楂与鸡内金:两药均具甘味,同能消食化积,用于治饮食积滞证,每相须为用以提高疗效。但山楂味酸而化肉食积滞之功胜,且性微温,能温通脾胃升降之气而奏行气止痛之效,用于食积气滞之脘腹胀满疼痛,则山楂独居其功;其行气之功并治泻痢腹痛、疝气痛。此外,山楂并善活血散瘀而用于治产后瘀阻腹痛、痛经以及瘀滞胸胁痛。鸡内金性平和,消食化积之中;又能健运脾胃,既治米面薯芋肉食积滞,又疗小儿疳积,消食而无伤正之弊者,则鸡内金自树其效。此外,鸡内金并能涩精止遗、通淋化石,用于治肾虚遗精、遗尿及砂石淋证、胆结石。

六、使用注意

(1)本类药能克伐正气,中病即止。

(2)常须配伍理气药同用。

(3)消食后应当健脾。本类药物应用中,在用法用量上及使用注意方面应注意:麦芽能抑制乳汁分泌,故有回乳消胀之功,授乳期妇女不宜使用;又不宜与人参同用,以免影响人参的功用。本类药物因药性多较平和,故一般用量可稍大,山楂、麦芽、谷芽的常用剂量为煎服每次10~15 g,大剂量可用至30 g;麦芽用于回乳消胀,鸡内金用于消食化积,散剂服比煎剂效果好,故多为研末服,每次1.5~3 g。在炮制方面,山楂生用功偏消食散瘀,炒焦用功偏止泻止痢。生麦芽功偏消食健胃,炒用多用于回乳消胀,须用大剂量,一般用至每次120 g。生谷芽长于和中,炒用偏于消食。生莱菔子研服吐风痰,炒用消食下气化痰。南山楂、莱菔子宜打碎入煎。

（方凌云）

第六节　温里药

一、含义

凡以温散里寒为主要作用的药物,称为温里药。

二、作用及特点

温里药作用为温里散寒、益火助阳。性能有以下特点:在药性方面,多为热性或温性;在药味方面,多具辛味,以其辛能散;在归经方面,多归脾、胃以及心、肾、肝经。

三、适应证

温里药适用于寒邪内侵、脾胃阳气被困及虚寒内生所致的里寒证,如脘腹冷痛、呕吐泻痢或畏寒肢冷、面色苍白、小便清长,甚则四肢逆冷、脉微欲绝等症。

此外,部分药还能用于阳虚水肿、风寒湿痹、寒饮咳喘、寒疝腹痛、阴冷阳痿、宫寒不孕等证。

四、配伍

在配伍方面,若外寒内侵、表寒未解者,须配辛温解表药;寒凝经脉、气滞血瘀者,须配行气活血药;寒湿内阻者,宜配芳香化湿或温燥祛湿药;脾肾阳虚者,宜配温补脾肾药;气虚欲脱者,宜配大补元气药。

五、各药功用提要

（一）附子、乌头

附子辛热燥烈、有毒之品,主归心、脾、肾三经。走而不守,无处不到,能上助心阳以通脉,中温脾阳以健运,下补肾阳以益火,温经散寒以止痛,祛表里之寒湿,然重在峻补下焦之元阳,挽救散失之元阳,为回阳救逆之要药。

附子常用于因大汗、大吐或大下而致的亡阳证。症见四肢厥逆、脉微欲绝,常与干姜相须为用,若阳衰气脱,症见冷汗淋漓、气促喘急,宜与人参(用红参)同用,以回阳固脱。附子能温一身之阳气,凡阳虚者均可用,然尤常用于肾脾阳虚之证。如肾阳衰弱之腰酸脚弱、畏寒肢冷、阳痿尿频,脾肾阳虚之水肿、脘腹冷痛、大便溏泄皆常配伍应用。用于痹痛,尤以寒湿偏盛者效佳。用于治亡阳证时,常配干姜用;治肾阳不足、命门火衰之阳痿宫冷、腰膝冷痛、夜尿频多,常配肉桂、山茱萸用;治脾肾阳虚、寒湿内盛之脘腹冷痛、大便溏泄,常配党参、白术、干姜用;治脾肾阳虚所致阴寒水肿,常配白术、茯苓;治脾肾不足、寒湿内阻之阴黄证,常配茵陈、白术用。

附子、乌头均为毛茛科植物乌头的根,其子根为附子,块根(母根)为乌头。附子、乌头二者功用相近,然乌头祛风湿、散寒止痛作用较附子为胜,而补阳之力不及附子。附子、乌头有毒,内服不慎可导致中毒。中毒时主要表现为心率变缓、传导阻滞、室性期前收缩或室性心动过速、室性纤维颤动,严重时可出现抽搐、昏迷,甚至死亡。故内服必须制用。

乌头又有川乌、草乌之别,川乌主产四川,系栽培;草乌为野生,全国各地均产。二者性味、功效相同,唯毒性草乌为胜。

(二)干姜

干姜辛热而燥,功能温中回阳,善温中焦脾胃之阳,主温脾阳,为脾胃寒证及亡阳厥逆之常用。用于中焦虚寒证,症见脘腹冷痛、呕吐泄泻,常与党参、白术等同用,取其温肺化饮之功,对于寒饮伏肺之咳嗽气喘也有良效。

附子与干姜性味均辛热,但附子味兼甘,其性有毒,两药都能温中散寒、回阳救逆,但干姜回阳救逆之功逊于附子,并能温肺化饮;附子为回阳救逆第一要药,并能助阳补火、散寒止痛。"附子无姜不热"之意,是指附子、干姜配伍应用能增强回阳救逆作用,同时并能减弱附子的毒性。

干姜炒炭后即名炮姜,炮姜性苦涩而温,功效虽与干姜相似,但温里作用大减而长于温经止血,多用于虚寒性出血。

干姜与生姜两药性味均为辛温(热),同有温胃散寒、温肺化饮之效,均可用于治胃寒呕吐、肺寒痰饮咳嗽痰多清稀者。干姜温热性较大,性走里而偏守,温中散寒、温肺化饮之力较强,为治脾胃受寒或脾胃虚寒所致脘腹冷痛、寒呕、冷泻以及寒邪犯肺所致痰饮咳喘之要药。此外,干姜长于回阳通脉,用于治心肾阳虚、阴寒内盛之亡阳证。生姜温性较小,性走表而偏散,长于发汗解表,用于治风寒表证。其治胃寒呕吐、肺寒咳嗽也以外寒侵胃犯肺者为宜。

生姜、生姜皮、干姜、炮姜四药同出一物。生姜为姜之鲜品,长于发散风寒,又能温中止呕,温肺止咳;生姜皮为生姜之外皮,功能和脾行水;干姜为姜之干品,长于温中回阳,兼可温肺化饮;炮姜由干姜炒黑而成,温中作用较干姜弱,长于温经止血。

(三)肉桂

肉桂辛甘大热,为气厚纯阳之品,为治命门火衰、下元虚冷之要药,常与附子同用。又善通血脉而散寒止痛,临证凡属寒凝血脉之证均可应用。如血分有寒之瘀滞经闭,腹痛及阴疽等证,每多用之。若下元虚冷,虚阳上浮,见上热下寒者,又可用之引火归原。

峻补气血方中,加入肉桂少量之意在于鼓舞气血,促使阳生阴长。

肉桂、附子均为大辛大热之品,能峻补元阳,然大汗亡阳虚脱证多用附子不用肉桂是因为:此证乃属阳气暴脱,危在旦夕,必须迅速挽回正在暴脱的阳气。而附子辛烈气雄走而不守,无所不至,既峻补元阳,又能迅速追回失散之元阳;然肉桂虽补命火,但作用较缓慢,又为血分之药,力量不够专一,不能迅速追回已失元阳,故亡阳之证,多用附子而不用肉桂。肉桂配附子之意在于:峻补命火、温肾壮阳。

肉桂与桂枝,药性味均辛甘温,均有散寒止痛、温经通脉的作用,用于治寒凝血滞之胸痹、闭经、痛经、风寒湿痹证。但肉桂甘温之性较大,主温里散寒,并能补火助阳,主要用于治里寒证,如肾阳衰虚之阳痿宫冷、腰膝冷痛、夜尿频多及肾不纳气之虚喘证等;并治脾胃虚寒或寒邪内侵之脘腹冷痛、呕吐,治脾肾虚寒之腹痛呕吐、四肢厥逆、大便溏泄以及寒疝腹痛等;其甘热助阳之功并能鼓舞气血生长而可用于气血虚衰之证及疮疡脓成不溃或久溃不敛者。桂枝气味轻薄,善祛散外寒,有发汗解表之功,主治风寒表证,因其有助卫阳之功而治风寒表虚证尤宜。

其性甘温升浮,有助阳化气之功,亦可用于治痰饮、蓄水证;并助心阳而治心悸。

肉桂与附子、干姜三药性味均辛热,均能温中散寒止痛,用于治脾胃虚寒之脘腹冷痛、大便溏泄等。肉桂、附子味甘而温热性较大,并能助阳补火、散寒止痛而用于治肾阳虚证、脾肾阳虚证及寒湿痹痛证。肉桂还能温经通脉以治寒凝瘀滞之闭经、痛经、阴疽及肝寒气滞之寒疝腹痛;附子、干姜并能回阳,用于治亡阳证。但附子回阳救逆功胜,干姜回阳力较弱,姜、附每相须为用,相得而益彰。干姜还能温肺化饮以治肺寒痰饮咳喘;温中散寒之中长于止呕。

(四)吴茱萸

吴茱萸辛散苦降,性热而燥,为厥阴肝经之主药,主归肝、脾、胃、肾经。有小毒。善疏肝温肝暖脾胃而降逆止痛,又长于燥湿。凡肝经寒气上逆、肝寒犯胃、肝胃不和、肝经寒凝气滞的呕吐涎沫、巅顶头痛、脘腹冷痛、呕吐吞酸、疝痛及寒湿脚气疼痛,皆为常用。如治中焦虚寒,肝经寒气上逆之巅顶头痛、呕吐涎沫,常与党参、生姜同用。

吴茱萸与干姜均有温中散寒的作用,故寒郁中焦、脘腹冷痛,二药每常同用。但吴茱萸散寒止痛之中,以温肝散寒止痛为主,并善温中止呕、助阳止泻。干姜散寒止痛之中,以温中散寒止痛为主,亦能止呕,但也属温中散寒以止呕,并能回阳通脉、温肺化饮。

吴茱萸性虽大热,配伍黄连同用,是取其引经、疏肝下气止呕的作用,以治肝郁化火、肝胃不和的呕吐吞酸。

吴茱萸、藁本善治巅顶头痛,其不同在于,藁本入太阳膀胱经,偏治外感风寒及头风所致的巅顶头痛;而吴茱萸主入厥阴肝经,主治肝经寒气上逆、呕吐涎沫之巅顶头痛。

吴茱萸性辛热燥烈,易耗气动火,故不宜多用、久服。又有小毒,内服多经制用。

(五)高良姜、丁香、花椒、小茴香

高良姜、丁香、花椒、小茴香均为辛温(热)之品,具有温中散寒之功,均可用于脾胃寒证。然四药的区别在于:高良姜善温中散寒,止痛止呕,以中寒脘腹冷痛及胃寒呕吐多用;丁香长于温中降逆,为治胃寒呕吐呃逆之要药,兼能温肾助阳,肾阳不足之阳痿、脚弱可用;花椒善祛阴寒之邪,为治脾胃虚寒的常用药,又有杀虫止痛之功;小茴香尤能温散下焦之寒、疏肝理气而止痛,对于寒疝腹痛,睾丸坠胀痛等证多用,又能理气和胃。

高良姜、干姜均辛热而归脾胃经,为温中散寒之品,善治中焦寒证,然不同之处在于:高良姜擅长于暖胃散寒、善治胃寒冷痛及呕吐噫气;干姜长于暖脾散寒,善治脾寒腹痛泄泻。

丁香以花蕾入药,也称公丁香。其成熟果实又叫母丁香。母丁香的性味、功效与公丁香相似而力较弱。

八角茴香与小茴香来源不同,但性味、功用与小茴香相近,药力较逊,常作食物调味使用。

(六)荜茇、荜澄茄、胡椒

荜茇、荜澄茄、胡椒均为胡椒科植物的果实。均能温中止痛,对中寒之脘腹冷痛、呃逆呕吐或泄泻均可用。然三药中以荜茇温散力胜。荜茇、胡椒又能温散大肠之寒,故对胃肠寒冷之证皆宜。

(方凌云)

参 考 文 献

[1] 何永恒,凌光烈.中医肛肠科学[M].2版.北京:清华大学出版社,2012.

[2] 陈志强,蔡光先.中西医结合内科学[M].北京:科学出版社,2012.

[3] 姜良铎.中医急诊学[M].北京:人民卫生出版社,2012.

[4] 陈利国,马民.中医养生康复学[M].广州:暨南大学出版社,2013.

[5] 连方.中西医结合妇产科学[M].北京:人民卫生出版社,2012.

[6] 黄桂成.中医正骨学[M].北京:人民卫生出版社,2012.

[7] 李元聪.中西医结合口腔科学[M].2版.北京:中国中医药出版社,2012.

[8] 黄春林.心血管科专病中医临床诊治(专科专病中医临床诊治丛书)[M].3版.北京:人民卫生出版社,2013.

[9] 黄贵华,陈国忠.消化内科中西医结合诊疗手册[M].北京:化学工业出版社,2015.

[10] 王哲.消化系统疾病的中西医结合治疗[M].上海:第二军医大学出版社,2015.

[11] 许光兰,陈平.呼吸内科中西医结合诊疗手册[M].北京:化学工业出版社,2015.

[12] 马融.中医儿科学[M].北京:人民卫生出版社,2015.

[13] 苏晓.风湿病中西医实用手册[M].北京:人民军医出版社,2015.

[14] 陈红霞.神经系统疾病功能障碍中西医康复[M].北京:人民卫生出版社,2016.

[15] 唐爱华,李双蕾.内分泌科中西医结合诊疗手册[M].北京:化学工业出版社,2015.

[16] 肖国士,孙绍裘.泌尿系统疾病验方集锦[M].北京:人民军医出版社,2014.

特邀编辑/徐　梅

责任编辑/韩玉堂

封面设计/李　林

终　　审/李学伦

ISBN 978-7-5670-3213-2

9 787567 032132 >

定价：169.00元